Thomas Harms (Hg.)
Körperpsychotherapie mit Säuglingen und Eltern

Neue Wege für Eltern und Kind

Thomas Harms (Hg.)

Körperpsychotherapie mit Säuglingen und Eltern

Grundlagen und Praxis

Mit einem Geleitwort von Manfred Thielen

Mit Beiträgen von Matthew Appleton, Dirk Beckedorf, Regina Bücher, Mechthild Deyringer, Paula Diederichs, Peter Geißler, Thomas Greil, Thomas Harms, Christine Hausch, Ludwig Janus, Klaus Käppeli, Doris Lange, Sabrina Mathea, Uta Meier-Gräwe, Rudolf Merkel, Gerd Poerschke, Franz Renggli, Petra Saltuari, Antonia Stulz-Koller, Sabine Trautmann-Voigt, Inga Wagenknecht und Anja Weiffen

Psychosozial-Verlag

Bibliografische Information der Deutschen Nationalbibliothek
Die Deutsche Nationalbibliothek verzeichnet diese Publikation in der Deutschen Nationalbibliografie; detaillierte bibliografische Daten sind im Internet über
http://dnb.d-nb.de abrufbar.

2. Auflage 2017

Gesetzlich vertreten durch die persönlich haftende Gesellschaft Wirth GmbH,
Geschäftsführer: Johann Wirth
Walltorstraße 10, 35390 Gießen, Deutschland
06 41 96 99 78 0
info@psychosozial-verlag.de
www.psychosozial-verlag.de

Umschlagabbildung: *Kinderhand und Erwachsenenhand*
Umschlaggestaltung und Innenlayout nach Entwürfen von Hanspeter Ludwig, Wetzlar
www.imaginary-world.de
Druck und Bindung: Druckhaus Bechstein GmbH,
Willy-Bechstein-Straße 4, 35576 Wetzlar, Deutschland
Printed in Germany

ISBN 978-3-8379-2753-5
ISSN 2625-1043 (Print)
ISSN 3053-4739(Digital)

Inhalt

Geleitwort 9
Manfred Thielen

Einleitung 13

Eltern-Säugling-Körperpsychotherapie 21
Theoretische Grundlagen, Praxis und Anwendungen
Thomas Harms

Pränatalpsychologische Sichtweisen auf die Eltern-Säugling-Psychotherapie 41
Ludwig Janus

Jedes Baby hat eine Geschichte zu erzählen 53
Das Erinnerungsweinen und die Babykörpersprache als ein Ausdruck von Erfahrungen bei Babys
Matthew Appleton

Die Integration prä- und perinataler Erfahrungen nach Ray Castellino 73
Regina Bücher

Die Kaiserschnittgeburt 91
Klaus Käppeli

Kleinkinder als Taktgeber für die Eltern 115
Der Psychotherapeutin über die Schultern geschaut
Antonia Stulz-Koller

Ein Baby weint die Tränen seiner Eltern 129
Krisen am Lebensanfang als Ausdruck eines Mehrgenerationen-Traumas
Franz Renggli

Emotionelle Erste Hilfe 143
Grundlagen und Praxis bindungsbasierter
Eltern-Säugling-Körperpsychotherapie
Thomas Harms

Bindung durch Berührung 181
Die Entwicklung der Schmetterlings-Babymassage nach Eva Reich zu einem therapeutischen Konzept der körperbezogenen Bindungsförderung
Mechthild Deyringer

Traumatisches Geburtserleben und Auswirkungen auf die Mutter-Kind-Interaktion 209
Ein Fallbeispiel aus der körperorientierten Krisenbegleitung
Paula Diederichs, Sabrina Mathea & Anja Weiffen

Rolle der Väter in der Eltern-Säugling-Körperpsychotherapie 227
Gerd Poerschke

Das Bonner Modell der Interaktionsanalyse (BMIA) 243
Konzept und Leitfaden einer psychodynamisch fundierten
Eltern-Säugling/Kleinkind-Psychotherapie
Sabine Trautmann-Voigt

Freiräume schaffen, Potenziale fördern 267
Die Bewegungsentwicklung aus der Sicht von Body-Mind Centering (BMC)
Thomas Greil

Der Ansatz Aucouturier in der Arbeit mit Säuglingen und Kleinkindern 299
Christine Hausch

Das interaktionelle Feld am Beispiel einer Videomikroanalyse der frühen Interaktion 321
Peter Geißler

Psychosomatische Selbstregulation 335
Funktionelle Entspannung im psychotherapeutischen Prozess mit Eltern, Säuglingen und Kleinkindern
Doris Lange

Funktionelle Entspannung und Kunsttherapie mit Risikoschwangeren 353
Petra Saltuari

Craniosacrale Osteopathie für Säuglinge 377
Rudolf Merkel

Hören und Bindung – Die Systemische Hörtherapie nach Dr. A. Tomatis 407
Dirk Beckedorf

Auf- und Ausbau Früher Hilfen in Zeiten knapper öffentlicher Kassen 431
Warum es sich lohnt, in Frühe Hilfen zu investieren
Inga Wagenknecht & Uta Meier-Gräwe

Die Autorinnen und Autoren 449

Geleitwort

Manfred Thielen

Thomas Harms ist es gelungen, führende VertreterInnen der prä-, peri- und postnatalen Psychologie und der Eltern-Säugling-Körperpsychotherapie zu gewinnen, ihre theoretischen Konzepte und vor allem ihre praktischen klinischen Erfahrungen in einer Art Handbuch und Nachschlagewerk darzustellen. Es werden sechs grundlegende Richtungen aus diesem Bereich vorgestellt.

Anhand einer Reihe von anschaulichen Fallbeispielen werden Gemeinsamkeiten, aber auch Unterschiede und Besonderheiten der jeweiligen Richtung deutlich. Thomas Harms hat wesentlichen Anteil daran, dass in Deutschland ein weitverbreitetes Netzwerk von Schreibaby-Ambulanzen entstanden ist und eine körperorientierte Eltern-Säugling-Psychotherapie entwickelt wurde. In einer Reihe von Publikationen hat er sich um die theoretische und behandlungspraktische Fundierung der Eltern-Säugling-Körperpsychotherapie verdient gemacht.

Doch das vorliegende Buch ist nicht nur für Psychotherapeuten spannend, die mit dieser Klientel direkt arbeiten, sondern auch für diejenigen, die Erwachsene und Kinder und Jugendliche therapieren.

In einzelnen Beiträgen wird anschaulich deutlich, dass mit dem Beginn des Lebens, der Zeugung, auch die psychische Entwicklung und mögliche psychische Störungen des Individuums bereits in der Schwangerschaft, in der perinatalen Phase, bei der Geburt selbst und im Säuglingsalter beginnen und Auswirkungen auf die späteren Entwicklungsphasen haben können.

Psychische Problematiken wie Depressionen, Ängste oder Persönlichkeitsstörungen können ihre Ursachen und Prägungen bereits in dieser frühen Entwicklungsphase haben. In der Regel entstehen sie durch Interaktions- (»missattunements« nach D. Stern) und Bindungsstörungen zwischen den Eltern, bzw. den primären Bezugspersonen, und dem Säugling.

Aus den Erkenntnissen der prä-, peri- und postnatalen Forschung und klinischem Erfahrungswissen kann geschlussfolgert werden:

- dass der psychische Zustand der Mutter bereits Auswirkungen auf den Embryo/Fötus hat;
- dass traumatische Ereignisse, Abtreibungsversuche/-gedanken sowie eine ablehnende und ambivalente Haltung zum Kind Rückwirkungen auf die embryonale Entwicklung haben können.

Elterliche Haltungen zum Kind können seine Basiseinstellungen zum Leben prägen und werden in der Regel introjektiv verinnerlicht. Sätze wie »Ich bin nicht willkommen«, »Ich bin nicht liebenswert« oder »Ich habe Angst vor dem Leben« können ihre Wurzeln bereits in der Schwangerschaft, in den perinatalen Phasen und in der Geburt haben.

Die frühe vorsprachliche Emotionsschicht kann grundlegende determinierende Bedeutung für unser Selbst- und Weltgefühl haben. Frühe Traumata können die Bindungsfähigkeit des Babys behindern und der Mangel an Bindung kann anfällig für destruktive Aggressionen und Gewalt machen.

Mithilfe der Atmung und einer Vielzahl von körperpsychotherapeutischen Techniken und Interventionen können auf der Basis einer vertrauensvollen Beziehung sowohl zu dem Baby als auch zu seinen Eltern diese sehr frühen Traumata, Bindungs- und Interaktionsstörungen in Richtung affektiver und emotionaler Selbstregulation verändert werden.

Dabei kann es zu erstaunlichen Therapieerfolgen kommen, wie eine Reihe von Fallvignetten in diesem Buch zeigt. Eine empathische, vertrauensvolle therapeutische Beziehung im Hier und Jetzt, die emotionale Präsenz und Berührbarkeit des Körperpsychotherapeuten/der Körperpsychotherapeutin im direkten Kontakt, insbesondere auch mit dem Baby, spielen eine zentrale Rolle und machen ihren humanistischen Charakter deutlich.

Aus meiner Sicht kann deshalb auch die Eltern-Säugling-Körperpsychotherapie als Teil der Humanistischen Psychotherapie (vgl. Eberwein & Thielen, 2014) verstanden werden. Auch ihr Menschenbild ist von tiefem Respekt und liebevoller Akzeptanz gegenüber der sich entwickelnden Persönlichkeit des Babys wie auch seinen Eltern geprägt.

Wenn ich diese Arbeit »live« oder im Videofilm sehe, bin ich immer wieder fasziniert und erstaunt, wie schnell ein sogenanntes »Schreibaby« aufhört zu schreien, wenn es der Therapeutin/dem Therapeuten gelingt, die Eltern zur Selbstanbindung und zur parasympathisch geprägten Ruhe zu führen. Dann hört auch das Baby nach kurzer Zeit auf zu schreien und fängt je nach Lebensalter an, seine Umwelt zu erkunden. Es wirkt so einfach: Die Eltern kommen zur Ruhe und fast unmittelbar danach wird auch das Baby ruhig. Doch in der Praxis ist dies ein komplexer und anspruchsvoller Prozess, der vor allem auf der Beziehungs- und der körperlichen Ebene stattfindet.

Die sehr frühen Störungen beim Fötus und später beim Baby erfolgen präverbal. Von daher ist es naheliegend, dass nonverbale Interventionen auch eine große Rolle bei ihrer Therapie spielen können. Dies trifft nicht nur auf die Eltern-Säugling-Körperpsychotherapie, sondern auch auf die Psychotherapie mit Kindern, Jugendlichen und Erwachsenen zu. Bei ihnen können mit körperpsychotherapeutischen Mitteln das Körper- bzw. implizite Gedächtnis aktiviert und auch emotionale Regulationsstörungen aus der sehr frühen Zeit positiv beeinflusst werden. Von daher bietet dieses Buch nicht nur wichtige Erkenntnisse und klinische Erfahrungen für Eltern-Säugling-Therapeuten, sondern auch für Psychotherapeuten, insbesondere KörperpsychotherapeutInnen, für Kinder, Jugendliche und Erwachsene.

Literatur

Eberwein, W. & Thielen, M. (Hrsg.). (2014). *Humanistische Psychotherapie. Theorien, Methoden, Wirksamkeit.* Gießen: Psychosozial-Verlag.

Einleitung

Körperpsychotherapie mit Eltern, Säuglingen und Kleinkindern ist eine berührende Angelegenheit. Und dies in doppelter Weise: Zum einen ist die Körperberührung ein zentraler Bestandteil der heutigen Eltern-Säugling-Körperpsychotherapie. Zum anderen berühren Emotionen und Ausdruckssprache der Babys so direkt, wie dies in keinem anderen Bereich der Psychotherapie der Fall ist.

Um die Jahrtausendwende stellte ich einen ersten Sammelband mit dem Titel *Auf die Welt gekommen. Die neuen Babytherapien* (Harms, 2000; vgl. auch Harms, 2008) zusammen. Dieses Buch sollte die neueren Entwicklungen in dem Feld der körperbasierten Psychotherapien mit Eltern und Babys einem größeren Publikum vorstellen. Das Echo auf diese Veröffentlichung war unerwartet stark. Obwohl die Aktualität der damals erschienenen Beiträge weiterbesteht, lässt sich heute – 15 Jahre später – sagen, dass das gesamte Arbeitsfeld der Eltern-Säugling-(Körper-)Psychotherapie, mitsamt seiner theoretischen und praktischen Grundlagen, an einem anderen Ort angekommen ist.

Zum einen ist die Vielfalt der Strömungen und Angebote innerhalb der körperbasierten Eltern-Säugling-Beratung und -Psychotherapie deutlich gewachsen. Von tiefenpsychologisch orientierten, bindungsbasierten, pränatal bis hin zu psychomotorisch orientierten Ansätzen lässt sich im Feld der Eltern-Baby-Körperpsychotherapien mittlerweile alles finden. Die Gemeinsamkeit, die alle in diesem Buch vorgestellten Arbeitsmodelle teilen, ist der jeweilige Bezug auf den Körper als wichtigstes Referenzsystem ihrer psychotherapeutischen Arbeit. Die Art und Weise, wie der Körper in den jeweiligen therapeutischen Dialekten eingesetzt wird, ist hingegen sehr unterschiedlich. Einige TherapeutInnen beobachten und analysieren den Tanz der Körpersprache zwischen Eltern und Kind. Andere nutzen den Körper als Medium, um den Zustand der Bindungs- und Kontaktbereitschaft bei Erwachsenen und ihren Kindern zu verbessern. Und wieder andere betrachten die Ausdruckssprache des Körpers der Babys, um die dort enthaltenen Hinweise auf erlittenes Leid in den Frühphasen menschlicher Entwicklung zu entschlüsseln. Somit bietet jeder der vorgestellten Ansätze der Eltern-Säugling-Körperpsychotherapie eine spezifische Eintrittstür an, durch die dann der Raum der Beziehungs- und Gefühlsprozesse zwischen Eltern und ihren Kindern erkundet und verändert werden kann.

Trotz dieses mittlerweile beeindruckenden Angebots an methodischen Zugängen machen Eltern-Baby-Körperpsychotherapeuten eine ähnliche Erfahrung, wie dies auch von anderen Eltern-Baby-Psychotherapeuten berichtet wird, die in Mainstreamverfahren wie der Psychoanalyse oder Verhaltenstherapie zu Hause sind: Arbeit mit Säuglingen und ihren erwachsenen Begleitern erfordert ein multimodales und kreatives Vorgehen (Baradon, 2011; Cramer, 2009; Fraiberg, 2011). Kein Körperpsychotherapeut, egal in welchem psychotherapeutischen Dialekt er sich beheimatet fühlt, könnte erfolgreich arbeiten, würde er sich allein auf das begrenzte Repertoire von körperbasierten Interventionsstrategien und Prozessperspektiven verlassen.

Arbeit mit Säuglingen und Kleinkindern benötigt immer auch ergänzende entwicklungsbasierte, familiensystemische, psychoedukative und verhaltensorientierte Zugänge, um den oftmals hochkomplexen Problemstellungen in der Praxis der Eltern-Baby-Psychotherapie gerecht zu werden. Insofern ist körperpsychotherapeutische Arbeit mit Eltern und Säuglingen – und dies wird in den folgenden Beiträgen dieses Sammelbandes eindrücklich beschrieben – in der konkreten Wirklichkeit immer auch integrativ in ihrem Methodenspektrum und ihren Sichtweisen.

Leider stand diese Tatsache der gelebten Multimodalität in der Vergangenheit oftmals in krassem Widerspruch zu den theoretischen Aufarbeitungen dieser therapeutischen und beratenden Wirklichkeit. Entweder fanden sich kategoriale Fokussierungen und paradigmatische Betonungen, die die methodische Vielschichtigkeit in der praktischen Arbeit mit Eltern und Babys einengten. Oder aber – wie dies in den Anfängen der Eltern-Säugling-Körperpsychotherapie häufig zu beobachten war – es wurde gänzlich auf eine theoretische Analyse verzichtet und man erlag einer eher grandios-idealisierenden »Yes, we can-Haltung«, in der man sich an der emotionalen Intensität der Babytherapie und ihrer Wirkungen berauschte.

Mit diesem Buch soll jetzt ein neuer Weg eingeschlagen werden: Zum einen soll die Vielfalt der methodischen Zugänge innerhalb der Eltern-Baby-Körperpsychotherapie sichtbar werden. Es soll gezeigt werden, dass die therapeutisch-beratende Arbeit mit den Beziehungs- und Regulationsstörungen von Eltern, Säuglingen und Kleinkindern in dem Gebäude der Körperpsychotherapie längst kein Randphänomen mehr ist. Ganz im Gegenteil: In den letzten zwei Jahrzehnten ist hier eines der lebendigsten und innovativsten Forschungsbereiche im Feld der Körperpsychotherapie entstanden.

Andererseits versucht dieser Sammelband mit alten Vorurteilen aufzuräumen. Lange Zeit stand die Körperpsychotherapie in dem Ruf, sie entbehre jeder wissenschaftlichen Basis. Dieser Band möchte zeigen, dass in allen Strömungen der körperbasierten Eltern-Baby-Psychotherapie eine sehr intensive Auseinandersetzung mit den neueren Erkenntnissen aus den Bereichen der Trauma-, Bindungs- und Gehirnforschung stattfindet. Insofern möchte dieser Band einen Metadiskurs anzustoßen, der die engen Grenzen der jeweiligen Schulen und ihrer VertreterInnen überwindet, der neue Blickwinkel eröffnet und letztlich Denkbarrieren abbaut, um die (nach wie vor wirksamen) Körper- und Berührungstabus in der Psychotherapie zu überwinden.

Ein paar Hinweise für den Leser

Ich habe versucht, die einzelnen Beiträge verschiedenen Untergruppen im Feld der Eltern-Säugling-Körperpsychotherapie zuzuordnen. Nicht immer ist dies ganz einfach gewesen, da einzelne Autoren sowohl in der einen wie der anderen Gruppe gut aufgehoben sind. Ein Beispiel mag hier das Therapiekonzept von Sabine Trautmann-Voigt sein, die in ihrer Arbeit sowohl tanz- und bewegungstherapeutische als auch interaktionale und psychoanalytische Ansätze vereinigt.

Aus meiner Sicht lassen sich grob sechs Untergruppen und konzeptionelle Strömungen der Körperpsychotherapie mit Eltern und Säuglingen unterscheiden, die ich in diesem Buch vorstellen werde:

- pränatal-psychologische Konzepte
- neoreichianische Konzepte
- psychoanalytische Ansätze
- tanz- und bewegungstherapeutische Ansätze
- interaktionale und videogestützte Konzepte
- sonstige Ansätze

Zu Beginn des Buches möchte ich Ihnen als Herausgeber einen ersten Überblick verschaffen. Ich werde dort die wissenschaftlichen Grundlagen, Methoden und Denklinien innerhalb des Feldes der Eltern-Säugling-Körperpsychotherapie skizzieren. Der Beitrag soll den Lesern des Sammelbandes auch als Landkarte dienen, um sich anschließend in der komplexen Landschaft der Eltern-Baby-Therapien besser bewegen zu können.

Im ersten Abschnitt des Buches werden Arbeiten von Eltern-Baby-Körperpsychotherapeuten vorgestellt, die theoretisch und praktisch in der pränatalen Psychologie verwurzelt sind. Die Anerkennung und Rekonstruktion von stressreichen und überwältigenden Schwangerschafts- und Geburtserfahrungen hat in diesen psychotherapeutischen Modellen eine herausragende Bedeutung. Dabei werden Regulations- und Bindungsstörungen der Babys und ihrer Eltern als Ausdruck von erfahrenen prä- und perinatalen Entwicklungstraumatisierungen beleuchtet.

Ludwig Janus – einer der wichtigsten Pioniere der pränatalen Psychologie in Europa – wird in seinem Beitrag die Geschichte und Entwicklungen der pränatalen Babytherapien genauer beschreiben. Was im Rahmen der pränatalen Eltern-Baby-Körperpsychotherapien konkret unternommen wird, um die früh entstandenen Verletzungen aus der prä- und perinatalen Entwicklungszeit zu überwinden und integrieren, zeigen danach *Matthew Appleton*, *Regina Bücher*, *Klaus Käppeli*, *Antonia Stulz-Koller* und *Franz Renggli* in ihren Beiträgen und Fallberichten.

Eine zweite Gruppe innerhalb des Feldes der Eltern-Säugling-Körperpsychotherapien findet ihre Wurzeln in psychosomatischen und bioenergetischen Säuglings- und Kleinkindforschungen des Arztes und Naturforschers Wilhelm Reich. Obwohl Reich heute als einer der wichtigsten Pioniere der körperbasierten Psychotherapie gilt, ist kaum bekannt, dass er bereits in den 40er Jahren des 20. Jahrhunderts ein komplexes theoretisches und methodisches Fundament für die körperpsychotherapeutische Arbeit mit Eltern und Babys legte. *Paula Diederichs*, *Mechthild Deyringer*, *Thomas Harms* und *Gerd Poerschke* beleuchten in ihren Beiträgen, wie sie diese Arbeiten Wilhelm Reichs und seiner Tochter, der Ärztin und Geburtshelferin Eva Reich, in ihre bindungsbasierten Konzepte der Krisenintervention und Frühprävention integriert und weiterentwickelt haben.

Die Gruppe der tiefenpsychologisch fundierten Ansätze der Eltern-Säugling-Körperpsychotherapie wird vertreten von *Doris Lange*, *Petra Saltuari* und *Christine Hausch*. Während Doris Lange in ihrem Beitrag die Bedeutung der Arbeit mit Gegenübertragungsprozessen als wichtiges

Instrument in ihrer körperpsychotherapeutischen Begleitung von Eltern und Säuglingen herausstreicht, präsentiert Christine Hausch den psychomotorischen Ansatz von Bertrand Aucouturier, der sowohl im analytischen als auch im bewegungstherapeutischen Umfeld verortet werden kann. Eine besondere Stellung nimmt in dieser Gruppe die Körperpsychotherapeutin Petra Saltuari ein, die in ihrem Beitrag eindrucksvoll beschreibt, wie sie auf der Grundlage der *Funktionellen Entspannung von Marianne Fuchs* und kunsttherapeutischen Methoden eine Schwangere und ihr ungeborenes Kind begleitet.

Die tanz- und bewegungstherapeutischen Ansätze fokussieren in ihren Arbeiten besonders auf die Analyse und Qualitäten des Körper- und Bewegungsausdrucks der Interaktion der Eltern und ihrer Kinder. In ihrem Bonner Modell der Interaktionsanalyse (BMIA) verwebt *Sabine Trautmann-Voigt* tanz- und bewegungstherapeutische Konzepte mit neueren psychoanalytischen und interaktionalen Ansätzen der modernen Eltern-Säugling-Psychotherapie. Demgegenüber zeigt *Thomas Greil* in seinem Beitrag, wie das Konzepte des Body-Mind-Centering (BMC), das von der amerikanischen Tanz- und Bewegungstherapeutin Bonnie Bainbridge-Cohen entwickelt wurde, in der Arbeit mit Säuglingen und Kleinkindern eingesetzt wird.

Die Sichtweise der interaktionalen und videogestützten Ansätze in der Eltern-Säugling-Körperpsychotherapie findet sich in dem Beitrag von *Peter Geissler*. Dieser widmet sich einigen kurzen Sequenzen einer Mutter-Säugling-Interaktion, die mit dem Blick eines Körperpsychotherapeuten analysiert und kommentiert werden.

Es folgen zwei Beiträge zu Konzepten der Eltern-Baby-Therapie, die im eigentlichen Sinne nicht der Körperpsychotherapie zugeordnet werden können. Zum einen handelt es sich um den Ansatz der Craniosacralen Osteopathie, die von dem Schweizer Therapeuten *Rudolf Merkel* vorgestellt wird. Zum anderen betrifft dies den Ansatz der systemischen Hörtherapie, der von dem Bremer Arzt und Psychotherapeuten *Dirk Beckedorf*, auf Grundlage der Forschungen des französischen Hörforschers Alfred Tomatis, entwickelt wurde.

Obwohl beide Ansätze sich in ihrer therapeutischen Arbeit mit Babys intensiv auf den Körper beziehen, stellen sie bei genauerer Betrachtung keine körperpsychotherapeutischen Verfahren dar. Die craniale Osteopathie wirkt direkt auf die spezifischen zerebrospinalen Flüssigkeitsströme und Pulsationen ein. Als Folge dieser körpertherapeutischen Bottom-up-

Strategie können sich dann vorliegende Verhaltenssymptome des Säuglings, wie etwa Schrei- oder Schlafdysregulationen, fundamental verändern. Eine große Zahl von Eltern-Säugling-Körperpsychotherapeuten greift heute in ihrer praktischen psychotherapeutischen Arbeit auf spezifische Instrumente der cranialen Osteopathie zurück. Insbesondere in der Aufarbeitung von prä- und perinatalen Entwicklungstraumatisierungen der Babys erweisen sich die craniosacralen Techniken als überaus hilfreich.

In der systemischen Hörtherapie ist es die Technik des Klangwandlers, die im Kind oder in den Eltern einen Impuls für die tief greifende Umorganisation der kindlichen Hör- und Bindungsbereitschaft bewirkt. Obwohl die daraus resultierenden Entwicklungsveränderungen in einem komplexen psychotherapeutischen Prozessverständnis eingebettet sind, ist auch hier der Ansatz von seinen Grundlagen her nicht körperpsychotherapeutisch. Nichtsdestoweniger bietet die Arbeit grundlegend neue Einsichten für das bindungsbasierte Verständnis der frühen Beziehungsprozesse zwischen Eltern und ihren Babys. Deshalb habe ich mich entschieden, auch diesen therapeutischen Zugang in diesen Sammelband aufzunehmen.

In dem abschließenden Beitrag dieses Sammelbandes beschäftigen sich *Inga Wagenknecht* und *Uta Meier-Gräwe* mit der Frage, warum es sich gesellschaftlich lohnt, in die Frühen Hilfen zu investieren. Sie zeigen an speziellen Modellrechnungen, dass das gesellschaftliche Engagement für Bindungsprävention nicht nur einen enormen Gewinn für jedes einzelne Kind und seine Eltern darstellt. Vielmehr könnte durch frühzeitige gesellschaftliche Maßnahmen, die die seelische Gesundheit jedes neugeborenen Kindes von Beginn an schützen, langfristig gesehen eine enorme wirtschaftliche Kostenersparnis erreicht werden. In Zeiten knapper Kassen ist dies kein unerhebliches Argument, alles nur mögliche dafür zu tun, dass das Kind gar nicht erst in den Brunnen fällt und das Gesunde in jedem Menschen bewahrt wird.

Das Buch folgt einer lockeren Ordnung. Obwohl die einzelnen Arbeiten in Gruppen zusammengefügt wurden, steht doch jeder einzelne Beitrag für sich. Sie können das Buch von vorne nach hinten durcharbeiten und lesen. Aber ebenso ist es denkbar, dass Sie ihren intuitiven Impulsen folgen und die Beiträge in bunter Reihenfolge studieren. Ich wünsche Ihnen viel Vergnügen bei der Lektüre dieser Arbeiten, die einen tiefen Einblick in die faszinierende Welt der Babys und Eltern ermöglicht.

Thomas Harms
Hude bei Bremen, im November 2015

Literatur

Cramer, B. & Palacio-Espasa, F. (2011). *Psychotherapie mit Müttern und Babys. Kurzbehandlungen in Theorie und Praxis*. Gießen: Psychosozial-Verlag.

Fraiberg, S. (Hrsg.). (2011). *Seelische Gesundheit in den ersten Lebensjahren*. Gießen: Psychosozial-Verlag.

Harms, T. (Hrsg.). (2000). *Auf die Welt gekommen. Die neuen Babytherapien*. Berlin: Leutner.

Harms, T. (2008). *Emotionelle Erste Hilfe. Bindungsförderung, Krisenintervention, Eltern-Baby-Therapie*. Berlin: Leutner.

Baradon, T., Broughton, C., Gibbs, I., James, J., Joyce, A. & Woodhead, J. (2011). *Psychoanalytische Psychotherapie mit Eltern und Säuglingen: Grundlagen und Praxis früher therapeutischer Hilfe*. Stuttgart: Klett-Cotta.

Eltern-Säugling-Körperpsychotherapie

Theoretische Grundlagen, Praxis und Anwendungen

Thomas Harms

Wissenschaftliche Strömungen in der Eltern-Baby-Körperpsychotherapie

Die körperpsychotherapeutische Arbeit mit Eltern, Säuglingen und Kleinkindern hat sich in den vergangenen 25 Jahren zu einer innovativen und dynamischen Sparte innerhalb des größeren Feldes moderner Körperpsychotherapie entwickelt. Speziell in der kriseninterveniernden Arbeit mit Eltern und regulationsgestörten Babys mit Schrei-, Schlaf- und Fütterungsproblematiken wurden in den letzten Jahren klinisch wertvolle Beiträge aus dem Feld der Körperpsychotherapie entwickelt und veröffentlicht. Grob lassen sich in der aktuellen Diskussion sechs grundlegende Strömungen der Eltern-Säugling-Körperpsychotherapie differenzieren:

1. pränatal-psychologische Konzepte
2. neoreichianische Konzepte
3. psychoanalytische Konzepte
4. interaktionale und videogestützte Konzepte
5. tanz- und bewegungstherapeutische Ansätze
6. sonstige Ansätze

Die *pränatalen Ansätze der Babytherapie* haben ihre Wurzeln in der pränatalen Psychologie sowie im amerikanischen Human Potential Movement (Terry, 2014; Emerson, 2012; Renggli, 2013). Der besondere Fokus dieser Ansätze liegt auf der Rekonstruktion der prä- und perinatalen Ätiologie von Regulations- und Bindungsproblematiken bei Eltern und Säugling. Das regressive Wiedererleben, die Rekonstruktion und anschließende Integration der traumatischen Schwangerschafts- und Geburtserfahrungen spielen hier eine zentrale Rolle.

Die *neoreichianischen Konzepte* bewegen sich in der Tradition der vegetotherapeutischen und bioenergetischen Säuglingsforschungen Wilhelm Reichs sowie seiner Tochter, der Ärztin und Geburtshelferin Eva Reich (Reich & Zornanszky, 1993; Reich & Weaver, 2006). Wilhelm Reichs säuglingstherapeutischer Ansatz stützte sich weniger auf das Wiedererleben von traumatischen Primärerfahrungen als vielmehr darauf, durch behutsame Interventionen die vegetativen und energetischen Grundlagen der gegenwärtigen Kontakt- und Öffnungsbereitschaft von Eltern und Kind anzuregen (Reich, 1987). In den vergangenen Jahren waren es vor allem die – in dieser Denklinie stehenden – körperpsychotherapeutischen Modelle der Krisenintervention (Harms, 2008; Diederichs & Jungclaussen, 2009), deren fokaltherapeutische Ansätze heute in Schreibaby- und Krisensprechstunden in Deutschland und im europäischen Ausland größere Verbreitung gefunden haben.

Eine weitere Strömung der körperpsychotherapeutischen Arbeit mit Eltern und Babys findet ihren Ursprung in den modernen Säuglingsforschungen, wie sie von Stern und Lichtenberg begründet wurden (Stern, 2006; Dornes, 1993). Besonders George Downing verknüpfte die Ergebnisse der empirischen Säuglingsforschung mit den praktischen Ansätzen der Körperpsychotherapie (Downing, 2003). In seinem Ansatz der Video-Interventions-Therapie (VIT) werden *videogestützte Interaktionsanalysen* von Eltern und Säuglingen mithilfe von bekannten körperpsychotherapeutischen Methoden (wie z.B. Körperwahrnehmung) ausgewertet. Obwohl körperpsychotherapeutische Bezüge reichlich zu finden sind, verortet Downing seinen Ansatz der Eltern-Säugling-Psychotherapie mittlerweile im Feld der kognitiven Verhaltenstherapie.

In den *psychoanalytischen Strömungen* der Eltern-Säugling-Körperpsychotherapie konzentriert sich die Aufmerksamkeit vornehmlich auf die Analyse und Integration der unbewussten Persönlichkeitsanteile bei den Eltern (Lange 2015). Diese Arbeitsmodelle liegen ganz in der Tradition der psychoanalytischen Forschungen mit Eltern und Säuglingen, wie sie von Selma Fraiberg in den USA entwickelt wurden (Fraiberg, 2011). In diesen Konzepten ging es vor allem darum, die »Gespenster im Kinderzimmer« durch Bewusstwerdung in ihrer schwächenden Wirkung zu neutralisieren. So zeigt sich zum Beispiel in einer psychotherapeutischen Begleitung, wie eine junge Mutter ihr blickvermeidendes Baby durch ihre aktualisierten Übertragungs- und Projektionsmechanismen in ein unbewusstes Elternsubstitut verwandelt, das im Kontakt als gefährlich, emotional erkaltet oder gar vernichtend erlebt wird. Durch behutsame Deutungen dieses affektiven

Erlebens der Eltern sollen innerhalb dieses psychoanalytischen Vorgehens die nicht erinnerbaren Anteile der Biografie für die Eltern zugänglich und bewusst gemacht werden. Als Folge dieser Bewusstwerdung entwickeln die Eltern im besten Falle eine bessere Fähigkeit, sich in die Bedürfnisse und Gefühlszustände des Babys einzufühlen bzw. sich von den massiven Erregungs- und Stresszuständen des Kindes abzugrenzen.

Ein weiterer Ansatz ist das Bonner Modell der Interaktionsanalyse (BMIA), das von Sabine Trautmann-Voigt vertreten wird (Trautmann-Voigt & Moll, 2010). In dem Konzept werden *tanz- und bewegungstherapeutische* Zugänge mit tiefenpsychologischen, bindungstheoretischen Sichtweisen in multimodaler Weise verwoben. Körpersprache und Bewegung werden besonders stark einbezogen, um dysfunktionale Interaktionsmuster der Eltern zu korrigieren. Neben Live-Situationen werden auch hier videobasierte Zugänge genutzt, um speziell mit den Eltern psychotherapeutisch zu arbeiten. An dieser Stelle sei auch auf die tanztherapeutischen Arbeiten zur Mutter-Kind-Interaktion von Lier-Schehl (2008) verwiesen, die sich in ihren Studien mit den Bewegungsmustern von psychisch erkrankten Müttern und ihren Säuglingen auseinandersetzt. Andere Modelle aus diesem therapeutischen Umfeld sind das Kestenberg Movement Profile (Koch, 1999) oder das Body-Mind Centering, das von der amerikanischen Tanz- und Bewegungstherapeutin Bonnie Bainbridge-Cohen speziell für die Arbeit mit körperlich und geistig behinderten Säuglingen und Kleinkindern entwickelt wurde (Bainbridge-Cohen, 2014).

Die videogestützten Ansätze der Eltern-Säugling-Psychotherapie haben als evidenzbasierte Konzepte innerhalb der klinischen Psychotherapieversorgung mittlerweile eine größere Verbreitung gefunden (Lier-Schehl et al., 2011). Demgegenüber zeigt sich, dass die pränatalen und neoreichianischen Eltern-Säugling-Körperpsychotherapien überwiegend im außerklinischen Feld der Krisenberatung und Traumapsychotherapie verbreitet sind.

Die letzte Gruppe der *sonstigen Ansätze* bezieht sich auf *körpertherapeutische Modelle*, die gerade in der körperpsychotherapeutischen Arbeit mit Babys und Eltern sehr verbreitet sind. Dabei greifen zahlreiche Eltern-Baby-Körperpsychotherapeuten auf körpertherapeutische Methoden zurück, um im Rahmen einer Bottom-up-Strategie auf die basalen organismischen Steuerungsvorgänge bei Eltern, Säuglingen und Kleinkindern einzuwirken. In dieses Methodenspektrum gehören die craniosacrale Körperarbeit, die ganzheitliche Polaritytherapie nach Randolph Stone, die manuellen KISS-Therapien nach Biedermann (Biedermann, 2000) sowie diverse Massagetechniken, wie etwa die Arbeit mit der biodynamischen Psychoperistaltik nach Boyesen bzw. den verschiedenen Spielarten von Babymassagen nach Leboyer, Eva Reich und anderen (Claussen, 2000; Meyer, 2015; Reich & Zornanszky, 1993). Allen diesen Methoden ist gemeinsam, dass ihre therapeutischen Interventionen darauf abzielen, die unterhalb der Verhaltensebene wirksamen physiologischen Prozesse zu verändern oder wieder anzuregen. Da sich der Fokus jedoch primär auf die Körpersysteme selbst bezieht, und erst in zweiter Linie auf das Wechselspiel von psychischen und körperlichen Vorgängen, stellen sie im eigentlichen Sinn keine psychotherapeutische Verfahren dar, sondern gehören vielmehr in die Gruppe der Körpertherapien. Nichtsdestoweniger sind sie gerade im Feld der heutigen Eltern-Säugling-Körperpsychotherapien sehr weit verbreitet. Insbesondere unter den pränatal und traumapsychologisch orientierten Babytherapien finden craniosacrale Arbeitsmodelle eine sehr große Verbreitung und werden, in Ergänzung zu anderen psychotherapeutischen Methoden, häufig eingesetzt.

Kernpunkte der körperpsychotherapeutischen Arbeit mit Eltern und Babys

Im Folgenden möchte ich einige zentrale Säulen der körperpsychotherapeutischen Arbeit mit Eltern und Säuglingen vorstellen und diskutieren. Diese Diskussion ist wichtig, um verständlich zu machen, warum – trotz vielfältiger praktischer Einsatzbereiche der Körperpsychotherapie – die akademische Rezeption körperpsychotherapeutischer Eltern-Baby-Arbeit im Feld der verhaltenstherapeutisch und tiefenpsychologisch geprägten Eltern-Säugling-Psychotherapie bisher weitgehend ausgeblieben ist (Windhaus, 2007). Ein Beispiel sei hier das aktuelle Standardwerk *Frühe Kindheit (0–3 Jahre)* von Cierpka, der trotz der von ihm propagierten Methodenvielfalt die körperbasierten Zugänge der Eltern-Säugling-Psychotherapie vollständig ignoriert (Cierpka, 2012).

Punkt 1: Der Körper als Referenzpunkt der Eltern-Säugling-Psychotherapie

Der Körper ist in der Eltern-Säugling-Körperpsychotherapie der zentrale Referenzpunkt in der Behandlung und Beobachtung von Eltern und Kind.

Die zentrale These lautet dabei, dass sich gelingende (ebenso wie nichtgelingende) Beziehungsmomente in spezifischen Körperfunktionen und -qualitäten widerspiegeln. Wenn eine verhaltensunsichere Mutter in einer therapeutischen Sequenz erstmals einen feinfühligen Zugang zu ihrem Säugling entwickelt, so verortet die Körperpsychotherapie die sich vollziehende Passung in der Mutter-Kind-Beziehung im Körperlichen. In der Eltern-Baby-Körperpsychotherapie ist die seufzende Atmung der Mutter bedeutsam. Sie ist Hinweis dafür, dass sich ihr Körper im Zuge der verbesserten affektiv-motorischen Abstimmung mit ihrem Baby entspannt. Die gelösten Gesichtszüge der Mutter sind ebenso relevant wie der schwingende Klang ihrer Stimme und auch die weichen, ultrazarten Berührungen, mit denen sie über den Körper des Babys streicht. Für den Körperpsychotherapeuten bilden diese körperlichen Manifestationen wichtige Hinweise darauf, wie es um die Öffnungs-, Erlebens- und Beziehungsqualität der Mutter im Kontakt mit ihrem Kind bestellt ist (Geuter, 2015).

Die wichtigste These der Körperpsychotherapie mit Eltern und Säuglingen lautet somit, dass frühe Regulationsprozesse, Bindungsverhalten sowie die unterschiedlichen Qualitäten der elterlichen Feinfühligkeit in einem körperlichen Prozess verwurzelt sind. Bindungs- und Regulationsstörungen haben einen Körper.

Körperpsychotherapie verwertet diese körperliche Dimension in mehrfacher Weise: Zum einen wirkt sie durch ihre Interventionen direkt auf die körperlichen Voraussetzungen der Regulationsfähigkeit von Eltern und Kind ein. So weisen heute neurobiologische Forschungen darauf hin, dass ein dominanter körperlicher Stress- und Spannungszustand einschränkend auf die Beziehungs- und Resonanzfähigkeit wirkt (Bauer, 2006; Porges, 2010; Rizzolatti, 2008). Insofern ist es sinnvoll, dass Körperpsychotherapie im Sinne eines Bottom-up-Modells auf die basalen Regulationen des Organismus einwirkt. Das Ziel von Berührungen, Ateminterventionen und Imaginationen ist dabei, dass die psychovegetative Reaktionslage der Eltern und ihrer Kinder verändert wird.

In der Eltern-Säugling-Körperpsychotherapie ist der Körper der Ort des Erlebens. Anders als primär verhaltensbeobachtende Zugänge, die sich auf die objektiven Ausdrucksprozesse und deren Veränderungen konzentrieren, wird in der körperpsychotherapeutischen Arbeit mit den Eltern das subjektiv-verkörperte Erleben der frühen Beziehung zum Kind erkundet. Hier interessiert also, wo die Mutter ihren Stress und ihre Hilflosigkeit im Kontakt mit dem schreienden Kind körperlich erlebt. Durch achtsame Körperwahrnehmung und -beobachtung werden die Eltern darin unterstützt, spezifische Orte des Körpererlebens mit konkreten stressauslösenden Situationen zu verbinden. Eltern-Baby-Körperpsychotherapie ist somit nicht nur an dem objektiven und vermessbaren Körper interessiert. Vielmehr ist es der subjektive Körper – der Körper, den wir erleben – der im Zentrum der Aufmerksamkeit steht. Da, wo verhaltenstherapeutische Zugänge im Rahmen einer videoanalytischen Arbeit auf die Fehlschritte innerhalb der Eltern-Kind-Interaktion verweisen, fragt der Körperpsychotherapeut: Was spüren/erleben Sie jetzt in Ihrem Körper? Ziel ist dabei, dass elterliches Beziehungsverhalten verkörpert zugänglich wird. Anders formuliert: Eltern sollen spüren, wie es sich anfühlt, wenn sie das Köpfchen des Babys nicht richtig abstützen, eben dass es sich nicht »richtig« anfühlt (Fogel, 2013).

In den neoreichianischen Strömungen der Eltern-Säugling-Körperpsychotherapie wird nach dem Bedeutungsgehalt von körperlich-muskulären Verspannungen gesucht. Schon Wilhelm Reich, einer der wichtigsten Pioniere heutiger Körperpsychotherapie, formulierte in den 1930er Jahren, dass die Muskel- und Gewebeverkrampfung die körperliche Entsprechung der innerpsychischen Abwehrprozesse darstellt. Sie enthält somit den Sinn und die Bedeutung ihrer Entstehung (Reich, 1997, 2010). Insofern geht es in der Eltern-Säugling-Körperpsychotherapie immer um das Verstehen der tieferen Funktion eines körperlichen Abwehrprozesses. Im Zentrum steht weniger die Frage nach den Ursachen als vielmehr die nach der emotionalen Funktion einer bestehenden Muskel- und Gewebekontraktion. Welche emotionale Bewegung wird durch die Spannung im Zwerchfell des Säuglings verhindert? Welcher Affekt wird durch die Verbissenheit und die anhaltende Anspannung der Kaumuskulatur abgewehrt?

In der Diagnostik der Eltern-Säugling-Körperpsychotherapie lesen wir den Körperausdruck, beobachten wir den Atem, den Muskeltonus sowie die Rhythmik und Koordination der Bewegungen bei Eltern und Säugling. Nun mag eingewandt werden, dass auch heutige verhaltensbeobachtende Verfahren psychovegetative Dimensionen in die Analyse mit einbeziehen (Derksen & Lohmann, 2009). Ebenso greifen relationale Ansätze der Psychoanalyse auf Körperinformationen zurück, indem die TherapeutInnen ihre Gegenübertragungsreaktionen auswerten (Israel, 2007). Was ist also anders in der körperpsychotherapeutischen Arbeit mit Eltern und Babys?

Der entscheidende Unterschied ist, dass Körperinformationen (Körperbeobachtungen und Körperwahrnehmungen) ein zentrales Leitsystem des therapeutischen Handelns sind. Wenn eine Mutter im Zusammensein mit ihrem unruhiger werdenden Säugling plötzlich die Luft anhält, so ist dies ein wichtiger Hinweis darauf, dass sich die Bindungs- und Kontaktbereitschaft der Mutter verändert. Für alle Richtungen der Eltern-Säugling-Körperpsychotherapie ist die diagnostische Auswertung der Atemverflachung ein Ausgangspunkt, um das jeweilige Affekt- und Körpererleben sowie Bewegungsmuster genauer zu ergründen. Was geschieht in dem Moment, in dem die Mutter die Luft anhält und sich Spannung in ihr aufbaut? Welche Gedanken begleiten diesen Anspannungsprozess ihrer Atmung? Nimmt die Mutter überhaupt die Kontraktion ihrer Atemmuskulatur wahr? Körperpsychotherapeutische Interventionen beziehen sich direkt auf die Atmung der Betroffenen, um den stressbedingten Rückzug wieder zu verändern. Im Fall der belasteten Mutter könnte dies bedeuten, dass wir die Mutter auffordern, ihren Atem in ihren Bauchraum zu lenken und die dortigen Körperveränderungen zu beobachten. Indem sie sich bewusst auf ihre Atmung konzentriert, verändert sich das innere Erleben. Die Mutter spürt plötzlich wieder Boden unter den Füßen und erlebt sich sicherer im Umgang mit dem Kind.

Insbesondere in den Ansätzen der Körperpsychotherapie mit Eltern und Säuglingen, die sich auf bindungstheoretische und pränatal-psychologische Grundlagen beziehen, spielt die direkte Körperberührung eine wichtige Rolle. So wird einer verunsicherten Mutter eine Hand in den Rücken gelegt, um ihr im Zusammensein mit ihrem Baby das Gefühl von (Rück-) Halt und Sicherheit zu vermitteln. Für Mütter, die sich in der Begleitung ihrer exzessiv schreienden Babys nur mehr im Kreis drehen und ihre Gedanken nicht mehr zur Ruhe bringen können, ist es entlastend, wenn der Kopf für eine Weile vom Therapeuten gehalten wird. Wichtig ist zudem, dass eine Vielzahl der körperpsychotherapeutischen Ansätze auch das Baby in die Körperberührungen mit einbezieht. So werden hier minimal stimulierende Ganzkörperstreichungen und -berührungen eingesetzt, um den Körper des Kindes zu entspannen oder regressive Prozesse zu induzieren (Deyringer, 2008; Diederichs & Jungclaussen, 2009; Meyer, 2015).

Punkt 2: Therapeutische Unterstützung des Babyschreiens

Die Körperpsychotherapie mit Eltern und Babys fokussiert auf die emotionalen Ausdrucksprozesse. Speziell in den neoreichianischen und pränatal orientierten Eltern-Baby-Körperpsychotherapien spielen emotionale Ausdrucksprozesse eine große Rolle. Harms fokussiertt in seinem Ansatz der Emotionellen Ersten Hilfe auf eine bindungsbasierte Begleitung der Eltern (Harms, 2008). Dabei wird darauf geachtet, dass die Eltern durch achtsame Körperbeobachtung und Halt spendende Körperberührungen in einem präsenten und emotional verfügbaren Modus verbleiben, während sie das Schreien ihres Kindes begleiten.

In den pränatalen Körperpsychotherapien wird das Schreien des Säuglings als Teil einer komplexen szenischen Wiederholung von prä- und perinatalen Traumatisierungen verstanden. Das Babyschreien wird dabei als Aspekt einer umfassenden Rekapitulation und verkörperten Erinnerung früher Entwicklungstraumatisierungen verstanden. Terry (2014) unterscheidet in diesem Zusammenhang zwischen »Erinnerungs- und Bedürfnisschreien« des Säuglings. Er argumentiert in seinem Ansatz, dass – anders als das Schreien, das durch Bedürfnisdefizite begründet ist – das Erinnerungsschreien eine Anerkennung und Spiegelung im therapeutischen Beziehungsfeld benötigt, um zu einer Auflösung und Befriedung zu finden.

Die spezifische kathartische und traumalösende Dimension des Schreiens wird in den derzeit diskutierten anerkannten Verfahren der Eltern-Säugling-Psychotherapie im Allgemeinen nicht gesehen (Windhaus, 2007). Vielmehr wird hier primär der Signalcharakter des Babyschreiens hervorgehoben. Eltern werden kognitiv geschult, die Körper- und Verhaltenssprache frühzeitiger zu erkennen und zu beantworten (Barth, 2008). Indem Eltern und Säugling sich besser aufeinander abstimmen, erübrigt sich ein großer Teil der interaktionell bedingten Schreiproblematiken der Säuglinge. Grundsätzlich steht dies nicht im Widerspruch zu den körperpsychotherapeutischen Sichtweisen der Eltern-Baby-Therapie. Diese weisen dem Schreiprozess des Babys jedoch eine zusätzliche affektregulative und energieökonomische Funktion zu.

Diese Sicht- und Vorgehensweisen der Körperpsychotherapie sind historisch in der tiefenpsychologischen Tradition der Körperpsychotherapie verwurzelt, wie sie besonders von Wilhelm Reich vertreten wurde. Reich hatte in seinen charakteranalytischen und vegetotherapeutischen Therapiekonzepten an den ursprünglichen Positionen Freuds festgehalten. Letzterer hatte in den Anfängen der Entwicklung der Psychoanalyse der Entladung von zurückgehaltenen, »eingeklemmten« Affekten eine reinigende und heilende Wirkung beigemessen. Wenn somit in der therapeutischen Arbeit die Eltern eingeladen werden, bisher von ihnen genutzte kompensatorische Stimulationen aufzugeben, öffnet sich schnell ein Raum, in dem bisher zurückgedrängte Impulse des Säuglings an die Oberfläche drängen und nach Ausdruck verlangen (Geuter, 2015).

Die Intensität dieser Schreibegleitungen ist tatsächlich enorm. Das länger andauernde Babyschreien durchdringt schnell die psychischen Abwehrsysteme der Anwesenden. Dies führt dazu, dass sowohl betroffene Eltern als auch die professionellen Berater und Therapeuten einem erhöhten Affektdruck ausgesetzt sind (Fraiberg, 2011). Dies mag erklären, warum gerade Körperpsychotherapien, die der emotionalen Ausdruckssprache des Menschen in ihren Behandlungen einen großen Raum einräumen, ungewollt auf Zurückweisung oder ambivalente Reaktionen stoßen.

Punkt 3: Einbezug der prä- und perinatalen Dimensionen menschlicher Entwicklung

Ein weiteres Paradigma, das alle heutigen Eltern-Säugling-Körperpsychotherapien teilen, ist die besondere Betonung von prä- und perinatalen Traumatisierungen und Beziehungsabbrüchen als ätiologischem Faktor von behandlungswürdigen Regulations- und Bindungsstörungen bei Kindern im Altersspektrum von null bis drei Jahren. Tatsächlich handelt es sich hierbei nicht um eine These, die am »grünen Tisch« entwickelt wurde, sondern vielmehr um praktisch-klinische Beobachtungen in der konkreten Arbeit mit Säuglingen. Insbesondere die Arbeiten von William Emerson (2012) und Karlton Terry (2014) haben durch ihre exakte Beschreibung einer prä- und perinatalen Babykörpersprache viel dazu beigetragen, die prägenden und oftmals traumatisierenden Einflüsse in Schwangerschaft und Geburt nicht nur bewusster, sondern auch therapeutisch nutzbarer zu machen.

Die These einer prä- und perinatalen Mitverursachung von Regulationsstörungen im Säuglings- und Kleinkindalter konnte bisher nur teilweise empirisch untermauert werden. Während der wissenschaftliche Nachweis der toxischen Wirkung von chronischem Pränatalstress mittlerweile vorliegt (Evertz, 2014; van den Bergh, 2005), gilt dies noch nicht für die negative Wirkung von perinatalen Belastungen. Wenngleich sich in der körperpsychotherapeutischen Praxis mit Säuglingen die traumatisierende Wirkung von überwältigenden Geburten in aller Klarheit offenbart, ist es wesentlich schwieriger, diese therapeutische Erfahrungsdimension auch empirisch exakt zu erfassen.

Punkt 4: Körperpsychotherapeutische Arbeit mit dem Baby

Ein letzter Punkt, der im Widerspruch zu den aktuellen Sichtweisen von psychoanalytischen und verhaltenstherapeutischen Eltern-Baby-Psychotherapien steht, ist die Rolle des Säuglings. In den meisten Verfahren, welche die Verhaltensbeobachtung als wichtigstes Agens des Therapieprozesses nutzen, ist der Säugling vornehmlich als Interaktionspartner der Eltern im Fokus. Die therapeutischen Interventionen richten sich jedoch nur an die Eltern. Diese werden über Videofeedback-Techniken und kognitiv-verbale Therapiestrukturen dazu angeleitet, ihre dysfunktionalen Beziehungsmuster zu verändern.

In der Körperpsychotherapie ist es insofern anders, als dass neben dem vorhandenen Eltern-Fokus auch körperorientierte Interventionen im direkten Austausch mit dem Säugling vorgenommen werden. Das können auf der einen Seite gezielte Berührungen und Massagen sein, die verspannte Muskel- und Gewebebereiche des Säuglings lockern. Aber darüber hinaus wird der Säugling in den pränatal-psychologischen Körperpsychotherapien auch eingeladen, die spezifischen Erfahrungshintergründe körpersprachlich mitzuteilen. So kann das Baby zum Beispiel mit seinen Bewegungen und Körperpositionierungen »zeigen«, wie der Geburtsprozess subjektiv von ihm erlebt wurde (Emerson, 2012; Schindler, 2011; Terry, 2014). Eine Hand des Therapeuten unterstützt dabei die Fußsohlen des Kindes, wo dessen schubartige Bewegungen einen Widerstand finden. Die andere umhüllt das Kind, sodass künstlich ein Geburtskanal symbolisiert wird. In diesem Vorgehen treten implizite Körpererinnerungen in Form von Bewegungsmustern, Vokalisierungen und Positionierungen in Erscheinung, die dem Behandelnden wichtige Hinweise darauf geben, was in dem jeweiligen Geburtsprozess geschehen ist. Speziell in den neoreichianischen und pränatal-psychologischen Konzepten der Eltern-Säugling-Körperpsychotherapie ist das Baby oftmals mehr als nur ein Interaktionspartner und Auslöser elterlichen Verhaltens. Vielmehr ist der Säugling selbst Zielort von körperpsychotherapeutischen Interventionen, die darauf abzielen, die Regulations- und Kontaktfähigkeit des Kindes zu verbessern (Harms, 2000, 2013).

Sobald die Ko-Regulationsfähigkeit der Eltern hinreichend entwickelt ist, beginnen Säuglinge, im Kontakt mit den Eltern und TherapeutInnen ihre Schwangerschafts- und Geburtsgeschichte zu »erzählen«. Dabei fokussieren insbesondere Baby-Körperpsychotherapeuten mit pränatalpsychologischem Hintergrund auf die spezifischen Körperzeichen und

Ausdrucksprozesse des Säuglings, die in den Sitzungen einen Hinweis auf Zeitpunkt, Form und Inhalt der jeweiligen Belastungen in den einzelnen Schwangerschafts- und Geburtsphasen geben. So wiederholen die Säuglinge in den therapeutischen Geburtserfahrungen spontan jene Körperhaltungen, die auf ihrem Geburtsweg mit besonders hohem Stresserleben verbunden waren. Sie vermitteln körpersprachlich, wo es ihnen »zu viel« war und in welcher Not sie konkret steckten, aber auch, welche Unterstützung sie benötigt hätten, um den Geburtsprozess aus eigener Kraft zu einem guten Abschluss zu bringen (Hildebrandt, 2015; Renggli, 2013).

In der babyzentrierten Prozessarbeit bleibt der Therapeut in einem ständigen Dialog mit dem Säugling. Er »spiegelt« die Körpersprache des Babys und übersetzt sie in eine Sprache, die es den Eltern erlaubt, den jeweiligen Entstehungshintergrund des »problematischen« Verhaltens ihres Babys (z.B. haltloses und nicht enden wollendes Schreien des Säuglings) aus einer veränderten Perspektive zu sehen und emotional neu zu erfahren.

Die babyzentrierte Regressionsarbeit bekommt dann ihren Platz, wenn die Mütter und Väter in ihrer Selbstanbindungsfähigkeit genügend gesichert sind. In diesem Fall rekapituliert der Säugling eine unabgeschlossene Gestalt seines Geburtsprozesses. Das therapeutische Agens besteht somit nicht allein darin, das perinatale Muster erneut zu erleben und zu wiederholen. Vielmehr fokussiert der Ansatz auf die Entwicklung eines veränderten Gegenwartsmoments (Stern, 2010). Der Säugling muss im Hier und Jetzt die verkörperte Erfahrung von Halt und Sicherheit machen. Der Aufbau einer verkörperten Selbstwahrnehmung der Eltern schafft den notwendigen Boden, auf dem dann die impliziten Körpererinnerungen des Kindes ausgedrückt und wiederbelebt werden können. Das Gewinnbringende dieses Vorgehens liegt meines Erachtens weniger in der szenischen Wiederholung als in der Tatsache begründet, dass sich die Eltern im Rahmen der therapeutischen Regressionen ihrer Kinder so sicher erleben, dass sie auch in schwersten Momenten der Kinder an ihrer Seite bleiben können.

Die wichtigsten Aspekte der babyzentrierten Arbeit seien hier nochmals stichwortartig zusammengefasst:

1. Einladung an das Baby, die affektiv-motorischen Schemata zu präsentieren;
2. empathische Spiegelung der beobachtbaren Reaktionsmuster des Säuglings;
3. Exploration der jeweiligen körperlichen und affektiven Antworten der anwesenden Eltern;

4. Rekapitulation des spezifischen prä-, peri- oder postnatalen Entwicklungstraumas;
5. Lösung der Entwicklungsblockaden und Ermöglichung von stärkenden affektmotorischen Impulsen beim Kind; sowie
6. Formulierung von ersten entwicklungsbasierten Interpretationen der kindlichen Körperreaktionen.

Die hier vorgestellten Kernaspekte der körperpsychotherapeutischen Arbeit mit Babys werden in psychoanalytischen und verhaltenstherapeutischen Schulen der Eltern-Säugling-Psychotherapie nicht geteilt oder gar vehement abgelehnt. In weiten Teilen der psychoanalytischen Eltern-Baby-Psychotherapie gilt nach wie vor ein explizites Berührungstabu (Baradon et al., 2011). Weder der Körper der Erwachsenen noch der des Kindes wird dabei berührt. Ebenso ist es in den kognitiv ausgerichteten Eltern-Säugling-Verhaltenstherapien, wo expressive, körperbasierte Vorgehensweisen eher ungewöhnlich sind (Jansen & Streit, 2015). Die Verhaltensbeobachtungen in den Eltern-Säugling-Psychotherapien fokussieren vornehmlich auf den Gegenwartsmoment des Beziehungsgeschehens, während der szenischen Aufarbeitung von prä- und perinatalen Traumatisierungen keine Bedeutung beigemessen wird.

Werkzeuge der Eltern-Säugling-Körperpsychotherapie

Körperwahrnehmung und Stresserkundung

Achtsame Körperwahrnehmung wird in den Eltern-Säugling-Körperpsychotherapien eingesetzt, um das elterliche Körper- und Affekterleben während spezifischer Bindungs- und Regulationsproblematiken zu erkunden. Anhand von gezielten Körperwahrnehmungen werden objektive Verhaltensprozesse der erwachsenen Begleiter (z.B. hektisches Schaukeln des Babys im Arm) mit den inneren Gefühls- und Körperzuständen verbunden (Harms, 2008; Levine, 2011). So wird die verunsicherte Mutter im Zusammensein mit ihrem weinenden Kind angeleitet, ihre Aufmerksamkeit – statt auf den gebannten und fragenden Blick zum Kind – auf die inneren Körper- und Organempfindungen zu verlagern. Dabei werden spezifische Coping- und Handlungsstrategien der Eltern (»Schaukeln des Babys im Arm«) mit inneren Körperzuständen (»Enge in der Brust«) sowie affektiven Aspekten des Bindungserlebens zum Kind (»Gefühle der Hilflosigkeit und Entfremdung«) verknüpft.

Anders als in klassisch neoreichianischen Ansätzen, in denen der Ausdruck abgewehrter und unterdrückter Affektzustände im Vordergrund steht, wird in den bindungsorientierten Ansätzen der Körperpsychotherapie auf die Wahrnehmung und Einbindung bisher un- und vorbewusster Erfahrungsinhalte gesetzt. Indem die Eltern die positiven und negativen Zustände des Zusammenseins mit dem Kind »somatisch markieren« und lokalisieren (Damasio, 2006), werden die sie befähigt, drohende Zustände des Bindungs- und Kontaktverlustes frühzeitiger zu erkennen und diesen gezielt entgegenzuwirken. Körperwahrnehmung selbst wird dabei auch als Werkzeug eingesetzt, um einen Zustand der inneren Gelassenheit und dualer Bewusstheit zu entwickeln. Eltern werden während der therapeutischen Arbeit darin geschult, durch innere Aufmerksamkeitslenkung den Körper als innere Informationsquelle zu nutzen, um die jeweilige Kontaktbereitschaft zu befürsorgen und zu modulieren. Neben Verhaltensbeobachtung und Köperlesen ist dieser innere Körperscan eines der wichtigsten Mittel, um die Beziehungs- und Feinfühligkeitsfähigkeit der Eltern wieder aufzubauen.

Atmung und Bindungsstärkung

Die Atmung nimmt im Methodenspektrum der Körperpsychotherapie seit jeher eine zentrale Stellung ein. Ursprünglich wurde die Atemarbeit in der körperpsychotherapeutischen Arbeit eingesetzt, um die psychischen Abwehrprozesse aufzuweichen und den Ausdruck von unterdrückten Affekten zu erleichtern. Im Rahmen der Eltern-Säugling-Körperpsychotherapie wird die Atemarbeit in unterschiedlichen Funktionen genutzt. Dabei lassen sich in der Arbeit mit Eltern und Säuglingen drei unterschiedliche Einsatzbereiche der Atemarbeit unterscheiden:

1. Unterstützung der körperlichen Entspannungsfähigkeit: Die Eltern werden im Körperkontakt mit ihren Säuglingen angeleitet, die Aufmerksamkeit während der Einatmungsphase auf den Bauchraum zu verlagern. Durch diese Atemmodulation kommt es zu einer Stärkung der parasympathischen Teile des autonomen Nervensystems. Körperliche Entspannung, allgemeine Verlangsamung der Verhaltensabläufe sowie eine Verbesserung der allgemeinen Resonanz- und Kontaktfähigkeit der Eltern sind direkte

Folgen dieser Vorgehensweise. Atmung wirkt somit als Mittel, um die tiefere körperlich-vegetative Regulation zu beeinflussen, sodass die intuitiv elterlichen Kompetenzen leichter zum Tragen kommen. Während Harms in seinen bindungsorientierten Konzepten die Bauchatmung betont (Harms, 2000, 2008), fokussieren andere Autoren (Diederichs & Olbricht, 2002; Diederichs & Jungclaussen, 2009; Wendelstadt, 2000) auf die Unterstützung der Ausatmungsphase. Letztlich scheint sowohl die eine wie die andere Vorgehensweise zu funktionieren. Anders als in expressiv orientierten Verfahren der Körperpsychotherapie (Lowen, 2008; Reich, 2010) geht es weniger um die Freisetzung von zurückgehaltenen Emotionen als vielmehr um den Aufbau einer inneren Verfassung, welche die Kontaktaufnahme zum Kind erleichtert.

2. Atmung als Mittel der Aufmerksamkeitsteuerung: Die Atmung kann zudem genutzt werden, um die Aufmerksamkeit primär auf das Innenerleben zu lenken. Dabei werden die Eltern so angeleitet, dass sie die Atmung mit gerichteten Körperwahrnehmungen verknüpfen. Während das Baby auf der Bauchdecke der Mutter liegt, soll sie in der Einatmungsphase *von innen* spüren, wie ihr Bauch sich an die Körperoberfläche des Kindes kuschelt. Die Atmung hilft der Mutter, die Innenwahrnehmung des Körpers mehr in den Mittelpunkt zu stellen. Durch die vagotone Wirkung der Atmung wird die Innenwahrnehmung des Körpers erleichtert. Innere Körper- und Affektzustände können von den Klienten leichter identifiziert und beschrieben werden.

3. Atmung als Frühwarnsystem: Indem die Eltern lernen, ihre Atemtätigkeit kontinuierlich innerlich zu beobachten, wird die Atmung für sie zu einem Frühwarnsystem, das einen drohenden Verlust der elterlichen Beziehungsbereitschaft anzeigt. Die innere Verbindung zur (Bauch-)Atmung ist für Harms ein Parameter für das Vorhandensein einer hinreichenden Kontakt- und Aufnahmebereitschaft der Begleiter des Kindes (Harms, 2008, 2013). Verlieren die erwachsenen Begleiter den Kontaktfaden zur Atmung, ist dies ein Signal für eine einsetzende Dominanz der Stress- und Alarmsysteme des Organismus. So können die Eltern zum Beispiel in der Begleitung ihres unruhigen und verzweifelt schreienden Säuglings durch wiederholte Kontaktaufnahme mit der Bauchatmung dafür sorgen, dass sie als Ko-Regulatoren des Säuglings weiterhin verfügbar bleiben.

Für viele Eltern ist zweierlei wichtig: Zum einen lässt sich die Technik der Bauchatmung leicht in den Alltag integrieren. Zum anderen können die Eltern auch in schwierigen Phasen etwas tun, sie erfahren sich selbstwirksam und sind in der Lage, ihre Kontaktbereitschaft konstruktiv zu beeinflussen.

Körperberührung und Sicherheitsaufbau

In den heutigen Eltern-Säugling/Kleinkind-Körperpsychotherapien werden Körperberührungen genutzt, um das Sicherheits- und Bindungserleben der Eltern zu verbessern. In dem Modell der »Sicherheitsstationen« (Harms, 2008) suchen die professionellen Begleiter gemeinsam mit den Eltern nach einer spezifischen Körperstelle, die in der Berührung ein optimales Sicherheitserleben vermittelt. Dieser Suchprozess selbst ist eine wichtige Übung zur Stärkung der elterlichen Fähigkeit zur Feinfühligkeit. Durch die aktive Erprobung verschiedener Berührungsstellen identifizieren die Klienten nicht allein die sicheren und kohärenten Orte am Körper, sondern auch innere Zustände der Bindungssicherheit, die dann unmittelbar und »affektiv ansteckend« an die Babys weitervermittelt werden.

Ein weiteres Einsatzfeld der Körperberührungen findet sich in der körperpsychotherapeutischen Arbeit mit Eltern, die ein eigenes Trauma haben. Deren Traumaanteile werden häufig durch die Schrei- und Unruheäußerungen des Säuglings reaktiviert und führen zu Zuständen temporärer Dissoziation. Dieses zeitweilige Eintreten in einen Erstarrungszustand durchtrennt den Beziehungsfaden zwischen Eltern und Kind (van der Kolk, 2014). In der Praxis zeigt sich, dass die bereits diskutierten Techniken bindungsstärkender Körper- und Atemarbeit hier wenig bewirken.

Harms erörtert in diesem Zusammenhang eine weiterführende Methode, bei welcher der Therapeut die etablierten Sicherheitsstationen nutzt, um sich in das elterliche System »einzuloggen«. Konkret bedeutet dies, dass der professionelle Helfer über das Kontakterleben an der Sicherheitsstation kontinuierlich an den inneren Befindlichkeitsveränderungen des Klienten teilnimmt. Das »Dünner-Werden« oder »Abreißen« des Kontaktfadens repräsentiert die Bindungsschwächung im doppelten Sinne: Zum einen ist es ein Hinweis auf den Verlust der Abstimmung zwischen Therapeut und Klient, zum anderen repräsentiert die Schwächung des »Nabelschnur-Kontakts« die instabile Verbindung zwischen der Elternperson und ihrem Kind. Indem die Nabelschnur-Verbindung durch den Therapeuten in einem dualen Aufmerksamkeitsprozess kontinuierlich beobachtet, benannt und ausgewertet wird, können drohende Kontaktabrisse zum Kind frühzeitig erkannt und aufgelöst werden. Der Therapeut übernimmt somit in der Körperberührung zeitweilig die Regulationsfunktion der überlasteten Elternperson. Anders formuliert: Der professionelle Helfer wird zum Bodyguard und Hilfs-Ich des temporär überwältigten Begleiters des Kindes (Harms, 2008, 2013).

Bindungsstärkung durch Imagination

In der Eltern-Säugling-Psychotherapie gibt es häufig die Problematik, dass sich die geschilderten Problemstellungen mit dem Kind nicht unmittelbar im Behandlungssetting abbilden. Dies gilt besonders für die Regulationsstörungen im Bereich des kindlichen Schlafes. Ähnliches trifft aber auch für Zustände der Überwältigung bei abendlichen Schreiphasen des Säuglings zu. Häufig stellt sich die Situation so dar, dass während der Präsentation der belastenden Schrei- und Schlafsituationen das »reale« Baby ein komplett unauffälliges Verhalten zeigt. In diesen Fällen arbeiten die unterschiedlichen Verfahren im Feld der Eltern-Säugling-Psychotherapie mit imaginativen Verfahren, um sich den bindungsstärkenden Momenten von Eltern und Kind zu nähern. Dabei spielt die Visualisierung von »gelingenden« Beziehungsmomenten eine besondere Rolle. Die Eltern werden dabei aufgefordert, sich eine schöne Situation mit dem Kind vorzustellen und dabei zugleich die inneren Reaktionen ihres Körpers zu beobachten. So führt die Vorstellung der morgendlichen Kuschelsituation mit dem neugeborenen Kind zu einem Erleben von »Weite in der Brust«, verbunden mit dem sich ausbreitenden Gefühl von Glück und Zufriedenheit. Gerade Eltern, die den Beziehungsfaden zum Säugling dauerhaft verloren haben, fällt es schwer, die – häufig noch vorhandenen – gelingenden und stärkenden Augenblicke mit ihrem Baby zu realisieren. Durch die positiven Imaginationen können die negativen Selbstbewertungen abgeschwächt und eine realistische Neubewertung der konkreten Beziehung zum Kind eingeleitet werden.

Ebenso werden imaginative Zugänge verwandt, um in einem Zustand »sicherer« Distanz die Problemsituationen neutraler zu betrachten. Dabei wird auch in der vorgestellten Situation ständig gewechselt zwischen externer Verhaltens- und Körperbeobachtung und einem Wechsel hin zur Erkundung des inneren Körper- und Affekterlebens.

Eine weitere Möglichkeit liegt in der Verknüpfung von Körperinterventionen mit den durchgeführten Imaginationen. Die Mutter wird aufgefordert, ihre Aufmerksamkeit auf die ruhigen, ausdehnenden Atembewegungen im Bauch zu verlagern. Nachdem sie spürt, wie sich ein Zustand der Wärme und Entspannung in ihrem Körper ausbreitet, wird sie aufgefordert, diese Bauchatmung in die Vorstellung der belastenden Abendsituation »hineinzunehmen«. Die betroffene Mutter sieht nun, wie sie in einer Haltung innerer Verbundenheit das weinende Baby in ihren Armen hält und dabei ganz gelöst und gefasst aussieht. Durch die Verbindung von Imagination und Körpererleben entwickelt die Klientin neue Handlungsperspektiven für die Alltagsbewältigung der jeweiligen Problemsituationen (Harms, 2008).

Abschließende Bemerkung

Nirgends ist die Selbstregulation des Lebendigen so eindrücklich und unmittelbar erfahrbar, ist das »Gesunde« mit den Händen so zu greifen wie in der Arbeit mit Säuglingen und Kleinkindern. Babys sind Lehrmeister des Gegenwartsmoments, der Langsamkeit und der essenziellen Begegnung. Die Ärztin Eva Reich forderte zu Lebzeiten, dass jeder angehende (Körper-) Psychotherapeut im Rahmen seiner Ausbildung eine Weile lang mit Babys arbeiten solle, um sich von der Ausdruckssprache des Säuglings beeindrucken zu lassen. Die Erfahrungen in der Begleitung von Babys schaffen einen veränderten Blick auf die Menschen, denen wir in der Psychotherapie begegnen: einen Blick für die Verletzungen, die in den frühesten Stadien der menschlicher Entwicklung ihren Anfang nehmen, aber auch den Blick für das Gesunde, das Echte, das in jedem von uns erhalten ist.

Literatur

Bainbridge-Cohen, B. (2014). *Sensing, feeling and action*. Berkeley: North Atlantic Books.

Baradon, T., Broughton, C., Gibbs, I., James, J., Joyce, A. & Woodhead, J. (2011). *Psychoanalytische Psychotherapie mit Eltern und Säuglingen: Grundlagen und Praxis früher therapeutischer Hilfe*. Stuttgart: Klett-Cotta

Barth, R. (2008). *Was mein Schreibaby mir sagen will: Hilfe durch bessere Kommunikation – Schritt für Schritt zum Erfolg*. Weinheim/Basel: Beltz.

Bauer, J. (2006). *Warum ich fühle, was du fühlst: Intuitive Kommunikation und Spiegelneurone*. München: Heyne.

Cierpka, M. (Hrsg.). (2012). *Frühe Kindheit (0–3 Jahre). Beratung und Psychotherapie für Eltern mit Säuglingen und Kleinkindern*. Heidelberg: Springer.

Cierpka, M. & Windaus, E. (Hrsg.). (2007). *Psychoanalytische Säugling-Kleinkind-Eltern-Psychotherapie. Konzepte – Leitlinien – Manuale*. Frankfurt a.M.: Brandes & Apsel.

Claußen, H. (2000). Biodynamische Arbeit mit Eltern und Babys. Ihre Anwendung bei Müttern prä- und perinatal. In T. Harms (Hrsg.), *Auf die Welt gekommen. Die neuen Babytherapien* (S. 279–309). Berlin: Leutner.

Damasio, A. (2006). *Der Spinoza-Effekt. Wie Gefühle unser Leben bestimmen*. Berlin: List.

Deyringer, M. (2008). *Bindung durch Berührung: Schmetterlingsmassage für Eltern und Baby*. Berlin: Leutner.

Derksen, B. & Lohmann, S. (2009). *Baby-Lesen: Die Signale des Säuglings sehen und verstehen*. Stuttgart: Hippokrates.

Diederichs, P. & Jungclaussen, I. (2009). Zwölf Jahre Berliner SchreiBabyAmbulanzen – eine Positionierung körperpsychotherapeutischer Krisenintervention und früher Hilfen. In M. Thielen (Hrsg.), *Körper – Gefühl – Denken* (S. 209–250). Gießen: Psychosozial-Verlag.

Diederichs, P. & Olbricht, V. (2002). *Unser Baby schreit so viel! Was Eltern tun können*. München: Kösel.

Dornes, M. (1993). *Der kompetente Säugling. Die präverbale Entwicklung des Menschen*. Frankfurt a.M.: Fischer.

Downing, G. (2003). Video Microanalyse Therapie. Einige Grundlagen und Prinzipien. In H. Scheuerer-English, G.J. Suess & W.-K. Peiffer (Hrsg.), *Wege zur Sicherheit: Bindungswissen in Diagnostik und Intervention* (S. 51–68). Gießen: Psychosozial-Verlag.

Downing, G. (2006). Frühkindlicher Affektaustausch und dessen Beziehung zum Körper. In G. Marlock & H. Weiss (Hrsg.). (2006). *Handbuch der Körperpsychotherapie* (S. 333–351). Stuttgart: Schattauer.

Emerson. W. (2012). *Behandlung von Geburtstraumata bei Säuglingen und Kindern*. Heidelberg: Mattes Verlag.

Evertz, K., Janus, L. & Linder, R. (2014). *Lehrbuch der Pränatalen Psychologie*. Heidelberg: Mattes Verlag.

Fogel, A. (2013). *Selbstwahrnehmung und Embodiment in der Körperpsychotherapie. Vom Körpergefühl zur Kognition*. Stuttgart: Schattauer.

Fraiberg, S. (Hrsg.). (2011). *Seelische Gesundheit in den ersten Lebensjahren*. Gießen: Psychosozial-Verlag.

Geuter, U. (2015). *Körperpsychotherapie. Grundriss einer Theorie für die klinische Praxis*. Heidelberg: Springer.

Harms, T. (1999). Instroke und frühe Säuglingsentwicklung. Theorie und Praxis der bioenergetischen Säuglingsforschungen Wilhelm Reichs. In H. Lassek (Hrsg.), *Wissenschaft vom Lebendigen* (S. 193–260). Berlin: Leutner.

Harms, T. (Hrsg.). (2000). *Auf die Welt gekommen. Die neuen Babytherapien*. Berlin: Leutner.

Harms, T. (2008). *Emotionelle Erste Hilfe. Bindungsförderung, Krisenintervention, Eltern-Baby-Therapie*. Berlin: Leutner.

Harms, T. (2013). Eltern-Baby-Körperpsychotherapie im Spannungsfeld von Trauma und Bindung. In M. Thielen (Hrsg.), *Körper – Gruppe – Gesellschaft. Neue Entwicklung in der Körperpsychotherapie* (S. 233–256). Gießen: Psychosozial-Verlag.

Hildebrandt, S. (Hrsg.). (2015). *Schwangerschaft und Geburt prägen das Leben*. Heidelberg: Mattes Verlag.

Israel, A. (Hrsg.). (2007). *Der Säugling und seine Eltern. Die psychoanalytische Behandlung frühester Entwicklungsstörungen*. Frankfurt a.M.: Brandes & Apsel.

Jansen, F. & Streit, U. (Hrsg.). (2015). *Fähig zum Körperkontakt.* Heidelberg: Springer.

Koch, S. (1999). *The Kestenberg Movement Profile (KMP). Reliability of novice raters.* Stuttgart: Ibidem Verlag.

Levine, P. (2011). *Sprache ohne Worte. Wie unser Körper Trauma verarbeitet und uns in die Balance zurückführt.* München: Kösel.

Lier-Schehl, H. (2008). *Bewegungsdialoge bei Mutter und Kind. Bewegungsmuster bei Beziehungsstörungen postpartal erkrankter Frauen und ihrer Säuglinge in einer stationären psychiatrischen Mutter-Kind-Station.* Hamburg: Dr. Kovac.

Lier-Schehl, H., Turmes, L., Pinnow, M., El-Khechen, W. & Kramer, M. (2011). Selbst-und Fremdeinschätzungsfragebogen zum Mutter-Kind-Interaktionsverhalten (SF-MKI). *Praxis der Kinderpsychologie und Kinderpsychiatrie, 60*(3), 192–205.

Lowen, A. (2008). *Bioenergetik. Therapie der Seele durch Arbeit mit dem Körper.* Reinbek bei Hamburg: rororo.

Meyer, A. (2015). *Sanfte Schmetterlings-Babymassage.* Frankfurt a.M.: Meyer-Info3 Verlag.

Odgen, P., Minton, K. & Pain, C. (2010). *Trauma und Körper. Ein sensumotorisch orientierter psychotherapeutischer Ansatz.* Paderborn: Junfermann.

Porges, S. (2010). *Die Polyvagal-Theorie. Emotion. Bindung. Kommunikation und ihre Entstehung.* Paderborn: Junfermann.

Porges, S. (2005). Neurozeption – die drei Regelkreise des Autonomen Nervensystems. Trauma-Newsletter 3, Zentrum für Innere Ökologie, Zürich.

Porges, S. (1998). Love: an emergent property of the mammalian autonomic nervous system. *Psychoneuroendocrinology, 23*(8), 837–861.

Reich, W. (2010). *Die Entdeckung des Orgons I. Die Funktion des Orgasmus.* Köln: Kiepenheuer & Witsch.

Reich, W. (1997). *Charakteranalyse.* Köln: Kiepenheuer & Witsch.

Reich, W. (1987). *Children of the Future. On the Prevention of Sexual Pathology.* New York: Giroux, Farrar & Strauss.

Reich. E. & Weaver, J. (2006). Emotionale Erste Hilfe. In G. Marlock & H. Weiss (Hrsg.), *Handbuch der Körperpsychotherapie* (S. 823–827). Stuttgart: Schattauer.

Reich, E. & Zornanszky, E. (1993). *Lebensenergie durch Sanfte Bioenergetik.* München: Kösel.

Renggli, F. (2013). *Das goldene Tor zum Leben: Wie unser Trauma aus Geburt und Schwangerschaft ausheilen kann.* München: Arkana.

Rizzolatti, G. (2008). *Empathie und Mitgefühl. Die biologische Basis des Mitgefühls.* Berlin: Suhrkamp.

Schindler, P. (Hrsg.). (2011). *Am Anfang des Lebens. Neue körperpsychotherapeutische Erkenntnisse über unsere frühesten Prägungen durch Schwangerschaft und Geburt.* Basel: Schwabe.

Siegel, D.J. (2010). *Die Alchemie der Gefühle.* New York: Kailash.

Solter, A. (2009). *Warum Babys weinen. Die Gefühle von Kleinkindern.* München: Kösel.

Stern, D. (2006). *Mutterschaftskonstellationen. Vergleichende Darstellung verschiedener Formen der Mutter-Kind-Psychotherapie.* Stuttgart: Klett-Cotta.

Stern, D. (2010). *Der Gegenwartsmoment: Veränderungsprozesse in Psychoanalyse, Psychotherapie und Alltag.* Frankfurt a.M.: Brandes & Apsel.

Terry, K. (2014). *Vom Schreien und Schmusen, vom Weinen zur Wonne: Babys verstehen und heilen.* Wien: Axel Jentzsch.

Terry, K. (2006). Therapeutische Arbeit mit »Schreibabys«. In G. Marlock & H. Weiss (Hrsg.), *Handbuch der Körperpsychotherapie* (S. 787–795). Stuttgart: Schattauer.

Thielen, M. (Hrsg.). (2009). *Körper – Gefühl – Denken. Körperpsychotherapie und Selbstregulation*. Gießen: Psychosozial-Verlag.

Trautmann-Voigt, S. & Moll, M. (2010). *Bindung in Bewegung: Konzept und Leitlinien für eine psychodynamisch fundierte Eltern-Säuglings-Kleinkind-Psychotherapie*. Gießen: Psychosozial-Verlag.

van den Bergh, B. (2005). Über die Folgen negativer mütterlicher Emotionalität während der Schwangerschaft. In I. Krens & K. Krens (Hrsg.), *Grundlagen einer vorgeburtlichen Psychologie* (S. 94–105). Göttingen: Vandenhoeck & Ruprecht.

van der Kolk, B. (2014). *Verkörperter Schrecken. Traumaspuren in Gehirn, Geist und Körper und wie man sie heilen kann*. Lichtenau: G.P. Probst.

Weiss, H., Harrer, M.E. & Dietz, T. (2010). *Das Achtsamkeitsbuch. Grundlagen, Anwendungen, Übungen*. Stuttgart: Klett-Cotta.

Wendelstadt, S. (2000). Wege ins Leben – Bioenergetischer Kontakt, Quelle der emotionalen Entwicklung des Neugeborenen. In T. Harms (Hrsg.), *Auf die Welt gekommen. Die neuen Babytherapien* (S. 261–276). Berlin: Leutner.

Windhaus, E. (2007). Konzepte der psychoanalytischen Säuglings-Kleinkind-Eltern-Psychotherapie. In M. Cierpka & E. Windhaus (Hrsg.), *Psychoanalytische Säuglings-Kleinkind-Eltern-Psychotherapie* (S. 11–50). Frankfurt a.M.: Brandes & Apsel.

Pränatalpsychologische Sichtweisen auf die Eltern-Säugling-Psychotherapie

Ludwig Janus

1 Einleitung

Die Pränatale Psychologie entwickelte sich aus den Erfahrungen in der Psychotherapie mit Erwachsenen. Es ging dabei um die Wurzeln späteren Erlebens in der vorgeburtlichen Zeit und während der Geburt und die Auswirkungen von Belastungen in dieser Lebensphase. Die Entwicklung der Pränatalen Psychologie vollzog sich in einem langen klippenreichen Prozess von ahnungshaften Einsichten in die Bedeutung des frühen Erlebens, heftigen Verleugnungen und erneuten Annäherungen. Dabei kommt der International Society for Prenatal and Perinatal Psychology and Medicine (ISPPM), gegründet 1971, eine besondere Bedeutung zu, weil sie dem wissenschaftlichen Austausch zu den jeweils gewonnenen Einsichten ein schützendes Forum bot (s. www.isppm.de). Die gleiche Funktion hatte die in Nordamerika 1981 von Thomas Verny gegründete American Association for Prenatal Psychology and Health (APPPAH) (s. www.birthpsychology.com). Die ISPPM war aus der von Otto Rank und Gustav Hans Graber ausgehenden psychoanalytischen Hintergrundstradition hervorgegangen und erhielt ihre interdisziplinäre Erweiterung 1986 auf dem von Peter Fedor-Freybergh organisierten Kongress in Bad Gastein (1987, 1989). Die APPPH bezog ihre Anregungen wissenschaftlich aus der ISPPM, integrierte aber von Anfang an auch die von Arthur Janov und Stanislav Grof ausgehenden Impulse einer auf das Körpererleben bezogenen Selbsterfahrung. Insbesondere die Forschung von William Emerson war hier bedeutsam, die nach England und dann auch in die Schweiz und nach Deutschland ausstrahlte.

Bemerkenswert ist, wie langsam diese Einsichten für ein Verständnis der Säuglinge genutzt wurden. Dabei hatte schon in den 40er Jahren Wilhelm

Reich (1983) tiefe intuitive Einsichten in die Bedeutung des Erlebens von Säuglingen gewonnen und fundamentale psychosomatische Forschungen gemacht, die leider immer noch zu wenig erschlossen und gewürdigt sind (Fuckert, 2000). Damit war er seiner Zeit weit voraus. Erst in den 60er Jahren entwickelte sich dann die Bindungsforschung und dissoziiert davon in den 70er Jahren die Säuglingsforschung. Damit rückten aber das Erleben des Säuglings und seine Bedürfnisse in das allgemeine Bewusstsein und die frühere rigorose Trennung nach der Geburt verschwand und stattdessen etablierte sich das Rooming-in (Klaus & Kennel, 1983). Aber erst die jahrelange Beobachtung der Präsenz frühester Erfahrungen im Erleben des Erwachsenen in den Regressionstherapien eröffnete die Wahrnehmung für die Präsenz der frühen Erfahrungen auch im Erleben der Jugendlichen, der Kinder und schließlich auch bei den Säuglingen. Dieser Forschungsprozess verbindet sich vor allem mit dem Namen von William Emerson, der die einzelnen Schritte jeweils auf den Kongressen der APPPAH in den 90er Jahren berichtete. Die Übersetzung dieser Vorträge erschien 2012 im Heidelberger Mattes Verlag unter dem Titel *Behandlung von Geburtstraumata bei Kindern und Jugendlichen*. Diese Forschungen stellten den Beginn eines wirklichen Verstehens des Erlebens von Säuglingen dar. Unter dem Titel *Auf die Welt gekommen, die neuen Babytherapien* wurde dieser neue Zugang unter Integration der von Wilhelm Reich ausgehenden Forschungstradition in dem von Thomas (2000a) herausgegebenen Sammelband erstmals im deutschen Sprachraum dargestellt.

Neben dem von der Pränatalen Psychologie und der reichianischen Körperpsychotherapie ausgehenden Zugang zum Erleben des Säuglings gibt es den von der Bindungsforschung und Säuglingsforschung ausgehenden Zugang zum Erleben des Kindes. Das verbindet sich mit dem Namen des Ehepaars Papousek wie auch mit jenem von Daniel Stern, George Downing, Christiane Körner, Lotte Köhler, Gertrud Diem Wille, Manfred Cierpka und anderen. Einen weiteren Hintergrund bildet die kleinianische Psychoanalyse, die schon in den 40er Jahren das Fortleben vorsprachlichen Erlebens und vorsprachlicher Fantasien im Erleben des Kindes und des Erwachsenen erforscht und beschrieben hatte. Vor diesem Hintergrund hatte die englische Analytikerin Ester Bick (1964) die psychoanalytische Säuglingsbeobachtung entwickelt.

Das große Problem der von der Bindungs- und Säuglingsforschung (z.B. Wortmann et al., 2006) und von der psychoanalytischen Säuglingsbeobachtung (z.B. Cierpka & Windaus, 2007; Häußler, 2015) ausgehenden

Forschungs- und Praxisrichtung in der Eltern-Säugling-Psychotherapie besteht in der zeit- und traditionsbedingten zu geringen Beachtung oder auch Ausblendung vorgeburtlicher und geburtlicher Erfahrungen. Dasselbe gilt auch für die von der Kinder- und Jugendpsychiatrie entwickelte Eltern-Säugling-Psychotherapie (z.B. Möhler, 2013). Dies führt in der Praxis zu einer unzureichenden Wahrnehmung der Potenziale, die in der therapeutischen Situation mit Eltern und Kindern liegen, etwa dazu, dass zum Beispiel Irritationen und Schwierigkeiten eines Säuglings, die aus einer überlastenden Geburtserfahrung resultieren, nicht therapeutisch aufgearbeitet werden, sondern mit verhaltenstherapeutischen Mitteln mehr oder weniger leidlich gemanagt werden. Dies ist ein größeres Problem, weil diese Richtung der Eltern-Säugling-Therapie wegen einer guten institutionellen Anbindung die Praxis noch weitgehend bestimmt. Darum soll der zeitgeschichtliche Hintergrund dieser Problematik ein Stück weit dargestellt werden, um die notwendige Integration zu fördern.

2 Exkurs zum zeitgeschichtlichen Hintergrund der zu geringen Beachtung der seelischen und lebensgeschichtlichen Bedeutung der vorgeburtlichen Lebenszeit und der Geburt

Anders als in naturwissenschaftlichen Bereichen stehen psychologische Einsichtsmöglichkeiten in einem unmittelbareren Kontext zu den gesellschaftlichen Strukturen der jeweiligen Zeit und den damit gegebenen Bewusstseinsmöglichkeiten. So ist die Fähigkeit zu einer wirklichen Reflexion eigenen Denkens und Handelns ein spätes Produkt einer langen Entwicklung hin zu einer stabileren Organisation der Gesellschaften und gleichzeitig einer größeren eigenen Verantwortlichkeit. Lag vordem die Verantwortung bei höheren geistlichen oder weltlichen Mächten, so begann letztlich erst in der Aufklärung die Bemühung um eine vernunftgeleitete Handlungsführung im eigenen Leben. Man kann diese Veränderung in der Mentalität als einen Internalisierungsprozess beschreiben (Obrist, 1988, 2013; Janus, 2013), um seine grundsätzliche Bedeutung zu unterstreichen. Es verändern sich im Gefolge der Aufklärung nicht nur die gesellschaftlichen Strukturen, sondern auch die Persönlichkeitsstrukturen, wie sich dies in der Literatur des 19. Jahrhunderts widerspiegelt und natürlich in besonderer Weise in der Entwicklung der Psychoanalyse und der Tiefenpsychologien des 20. Jahrhunderts. Gerade aber die Entwicklung der Psychoanalyse zeigt die Zeitbedingtheit psychologischer Forschung wieder besonders eindrücklich. So war es entsprechend den Bedingungen der Zeit anfangs nur möglich, die gesellschaftsdominanten Autoritäts- und Vaterkonflikte zu reflektieren, während die Mutterbezüge unseres Erlebens erst in den 20er Jahren in der Generation nach Freud, dessen Psychologie noch tief in den Strukturen des 19. Jahrhunderts wurzelte, zugänglich wurden. Erst die Abdankung des Kaisers und die Etablierung demokratischer Strukturen erlaubte diese Vertiefung der psychologischen Reflexion. Dies vollzog sich aber in einer Zeit, in der die autoritären Strukturen noch gesellschaftsbestimmend nachwirkten, wie die Orientierung an autokratischen Führerpersönlichkeiten zeigte.

Die Tragik der Entwicklung im Feld der Psychoanalyse bestand darin, dass die vaterbestimmten Strukturen der psychoanalytischen Gesellschaften und die tiefe Loyalität zu Freud und dessen Ausblendung der Mutterbezüge dazu führte, dass es nach dem Tod Freuds zu einem problematischen Kompromiss kam: Aufhebung der zu offensichtlich nicht mehr haltbaren Ausblendung der lebensgeschichtlichen Bedeutung der Mutterbeziehung in der Psychoanalyse Melanie Kleins, aber mit der aus der Loyalität zu Freud stammenden Aufrechterhaltung der Ausblendung der lebensgeschichtlichen Bedeutung vorgeburtlicher und geburtlicher Erfahrung. Vor diesem Hintergrund entwickelte sich auch die wesentlich von Psychoanalytikern bestimmte Bindungs- und Säuglingsforschung. Die Zeit scheint überreif, diese Zusammenhänge zu reflektieren und auch notwendige Konsequenzen zu ziehen, wie ich dies in meinem Buch *Geburt* (2015) für die Psychotherapie Erwachsener getan habe.

Die Konsequenz aus der geschilderten Traditionslage führte dazu, dass die Thematik der Pränatalen Psychologie weitgehend aus dem Feld der Psychoanalyse auswanderte und im Rahmen der Humanistischen Psychologie weiterverfolgt wurde, wofür die Namen Arthur Janov (1977, 1984, 2012), Stanislav Grof (1983), William Emerson (2012, 2013, 2014) und Karlton Terry (2014) aus den USA und Frank Lake (House, 1999) und Terence Dowling (1989, 2000) aus England stehen. Deren Forschung gewann auch im Rahmen der ISPPM zunehmend an Bedeutung, wobei es hier auch immer um eine Integration der verschiedenen Traditionslinien ging.

Die Folgerung aus dieser Forschungs- und Praxislage ist, dass die momentane Aufgabe einer prä- und perinatalpsychologisch basierten Eltern-Säugling-Psychotherapie neben der Fortentwicklung eigener Forschung und Praxis darin besteht, den reichen Erfahrungsschatz, der bisher weitgehend nur in Selbsterfahrungsseminaren und Workshops vermittelt wurde, auch im Rahmen von Tagungen und in Publikationen einem weiteren Kreis zur Verfügung zu stellen, wie es jetzt durch die Tagung in Bremen und den Tagungsband sowie durch die Tagungen und Tagungsbände der ISPPM (s. www.mattes.de) geschieht.

3 Anmerkungen zur augenblicklichen Situation einer pränatal und perinatal basierten Eltern-Säugling-Psychotherapie

Es handelt sich hier um ein junges Praxisfeld der Psychotherapie, das darum erst in Ansätzen einen eigenen methodischen Rahmen besitzt. Es wird darum wesentlich geprägt durch das Beispiel einzelner erfahrener Therapeuten, die aufbauend auf der Arbeit des Pioniers William Emerson (2012, 2013, 2014) und seiner Schüler Ray Castellino (2000), Karlton Terry (2014) und Matthew Appleton (2015) ihr eigenes persönlich geprägtes therapeutisches Vorgehen entwickelt haben. Es sind hier vor allem folgende Therapeutenpersönlichkeiten zu nennen: Franz Renggli (2004, 2011, 2015), Klaus Käppeli (2012, 2013), Antonia Stulz-Koller (2013, 2014), Ilka-Maria Thurmann (2014) und die von der reichianisch bestimmten Körperarbeit herkommenden Therapeuten – etwa Thomas Harms (2000b, 2008) und Paula Diederichs (2002) –, die vielfältige körperpsychotherapeutische Ansätze integriert. Es überschreitet den Rahmen des vorliegenden Beitrags, die Arbeit dieser Therapeuten im Einzelnen vorzustellen, da man sie am besten durch die Lektüre ihrer so wertvollen Beiträge kennenlernt, von denen einige in diesem Sammelband versammelt sind.

Ich will nun versuchen, einige Gemeinsamkeiten dieser Therapeutinnen und Therapeuten zu benennen. Es ist insbesondere eine *erweiterte Wahrnehmung*, die die vorgeburtliche Lebenszeit und die Geburt wie auch die Abkömmlinge von Erfahrungen aus dieser Zeit grundsätzlich mit einbezieht, und zwar nicht im Sinne von »daran soll man natürlich auch denken«, was neuerdings durchaus üblich ist, sondern in einer ganz konkreten Weise, die der szenischen und emotionalen Präsenz dieser immer ganz individuellen vorsprachlichen Erfahrungen Raum gibt. Insofern besteht hier eine große Nähe zu der psychoanalytischen »freischwebenden

Aufmerksamkeit«, die eben zeitbedingt auf die Vaterebene oder die postnatale Mutterebene eingeengt war. Es handelt sich bei der pränatal basierten Eltern-Säugling-Therapie eigentlich um eine vertiefte oder erweiterte Form der Psychoanalyse, die sich eben nicht als eine »Redekur« versteht, sondern als »Beziehungskur«, aber ohne Einschränkung auf die postnatale Zeit. Dies setzt aber bei der Therapeutin oder beim Therapeuten eine Selbsterfahrung in Bezug auf die eigenen vorgeburtlichen und geburtlichen Erfahrungen voraus, die zurzeit nur bei einem sehr kleinen Kreis von TherapeutInnen gegeben ist. Um so bedeutsamer ist es, dass dieses therapeutische Feld mehr ins allgemeine Bewusstsein kommt, damit in ganz anderer Weise als bisher solche Selbsterfahrungsmöglichkeiten angeboten werden, die die konventionelle Analyse in der Regel nicht bietet. Zur Diskussion und Förderung dieser Aspekte hat sich im Rahmen der ISPPM eine Arbeitsgruppe »Psychotherapie« etabliert, die auch schon erste Rahmenbedingungen für eine pränatal basierte Psychotherapie ausgearbeitet hat (s. www.isppm.de).

Ein weiteres Element ist die *Vorrangstellung des Erlebens vor einem Verstehen und Deuten*, wie dies bereits Otto Rank im zweiten Kapitel seines mit Sandor Ferenczi verfassten Buches *Entwicklungsziele der Psychoanalyse* (Ferenczi & Rank, 1924) im Detail ausgearbeitet hatte, aus dem einfachen Grunde, weil es nicht um sprachlich codierte und verdrängte Inhalte geht, sondern um vorsprachlich, unvollständig erlebte und nicht integrierte Inhalte, die sich nur in einem therapeutischen Raum zeigen können, der hierfür eine tiefe Akzeptanz und ausreichend Zeit zur Verfügung stellt. Es geht also um einen stärkenden und fördernden therapeutischen Raum, der ein Zu-Ende-Erleben und eine Nachentwicklung der inneren Selbstwahrnehmung und Beziehungswahrnehmung ermöglicht.

Hierfür haben sich insbesondere *szenische Elemente* bewährt, wie etwa die Verwendung eines Tunnels für Geburtssimulationen oder die Nutzung von Kissen oder Schaumstoffelementen für die Gestaltung eines symbolischen uterinen Raumes. In der Regel sind die Eltern als Beobachter oder Mitgestalter des therapeutischen Raumes anwesend. Die vielfältigen Beschreibungen von therapeutischen Prozessen von Babytherapeuten machen dies anschaulich.

Eine besondere Rolle im therapeutischen Geschehen spielt die *Beachtung von Befindlichkeiten und Körperempfindungen* aller Beteiligten. Diese sind immer bedeutsam. Über eine Vertiefung können sich überraschende Zusammenhänge eröffnen und vertiefende Einsichten gewonnen werden.

Letztlich geht es im therapeutischen Geschehen um eine *szenische und emotionale Vergegenwärtigung* der jeweils überfordernden Belastung vor oder während der Geburt, die im schützenden und unterstützenden therapeutischen Beziehungsraum ein Nacherleben und Zu-Ende-Erleben ermöglicht. Wesentlich dabei ist, dass ein solches Geschehen Zeit braucht, damit sich zunächst einzelne Elemente der überfordernden Situation zeigen, worauf sich allmählich ein vollständigeres Bild entwickeln kann. Diese Gewährung von Zeit für Entwicklung und Vergegenwärtigung ist ein wesentliches Element pränatal basierter Eltern-Säugling-Psychotherapie.

Durch das Wiedererleben vorsprachlicher Erfahrungswirklichkeit ist eine Rekonstruktion urtümlicher vorsprachlicher Erfahrungen aus der Zeit vor und während der Geburt möglich, die ein nachträgliches Verstehen und eine nachträgliche Integration ermöglicht. Dem Wesen nach folgt dieses Vorgehen genuin psychoanalytischen Grundannahmen, die aber aus den oben genannten zeitbedingten Einengungen nicht im Rahmen der Tradition der Psychoanalyse ausgearbeitet werden konnten

4 Zum Verhältnis von pränatal basierter Eltern-Säugling-Psychotherapie und postnataler Eltern-Säugling-Psychotherapie

Wie schon oben ausgeführt, ist diese aus den Brüchen in der Geschichte der Psychotherapie herrührende Dichotomie von Forschungs- und Praxisfeldern heute in jeder Hinsicht unhaltbar. Bei der psychoanalytisch begründeten Babytherapie tritt der Mangel, den die zu geringe Beachtung der pränatalen und perinatalen Vorgeschichte bedeutet, besonders eklatant in den Vordergrund. Diese Richtung ist, wie gesagt, unter anderem aus der von Esther Bick in London initiierten Säuglingsbeobachtung hervorgegangen, was seinerzeit sehr innovativ und fortschrittlich war. Wegen der Beschränkung auf die nachgeburtliche Zeit stehen die aktuelle Familiendynamik und die Beziehung des Elternpaares wie auch mögliche Wiederholungen in der Beziehung zum Kind im Vordergrund. Die Schwierigkeiten des Kindes werden in wesentlicher Hinsicht im Sinne der Tradition der psychoanalytischen Familientherapie als Auswirkung von unbewussten, lebensgeschichtlich bedingten Konflikten in den Eltern verstanden (z.B. Cramer, 1989; Hirschmüller, 2015). Dies ist ein wichtiger realer Gesichtspunkt und hier kann eine von der Regressions- und Körpertherapie herkommende Eltern-Säugling-Psychotherapie Anregungen gewinnen.

Umgekehrt verfügt eine prä- und perinatal basierte Eltern-Säugling-Psychotherapie über einen reichen Schatz an Wissen und Erfahrung darüber, wie sich vorgeburtliche und geburtliche Erfahrungen in der aktuellen Problematik vergegenwärtigen. Weil dies in einer körpernahen Weise erfolgt, haben hier Therapeuten mit einer körpertherapeutischen Kompetenz den Vorteil der Möglichkeit einer unmittelbaren therapeutische Hilfe und Unterstützung, wie dies die Arbeiten von Thomas Harms (2000b, 2008) und Paula Diederichs (2000, 2002) anschaulich zeigen. Eine vermittelnde Stellung zwischen pränataler und postpartaler Perspektive nimmt Karl-Heinz Brisch ein, insofern er sowohl ein Buch zur postpartalen Eltern-Säugling-Therapie (Brisch, 2014a) als auch eines zur pränatalen Psychotherapie geschrieben hat, das aber sehr einlinig auf die Bindungs- und Störungsaspekte zentriert, wodurch die Breite der pränatalen Erlebenswirklichkeit, wie sie in den oben genannten Arbeiten präsent ist, verkürzt erscheint (Brisch, 2013; s. auch Brisch, 2014b).

Eine besondere, heute noch gar nicht genutzte Ressource für die Eltern-Säugling-Psychotherapie könnte die von den ungarischen Psychoanalytikern György Hidas und Jenö Raffai (2005) entwickelte »Bindungsanalyse« zur Förderung der vorgeburtlichen Mutter-Kind-Beziehung darstellen, die das intensive Beziehungsgeschehen zwischen Mutter und Kind erstmals unmittelbar zugänglich macht (Blazy, 2009, 2012, 2014, 2015; Auhagen-Stephanos, 2014).

Wie unhaltbar die heute noch weithin praktizierte Trennung der Felder einer postnatalen und einer pränatal basierten Eltern-Säugling-Psychotherapie ist und wie sehr es ihrer Zusammenführung bedarf, zeigt die empirische Forschung, die eine solche Dichotomie weit hinter sich gelassen hat, auf die hier nur Hinweise gegeben werden können. Schon die Titel der diesbzüglichen Arbeiten machen die weitere Perspektive deutlich: *Developmental (Fetal) Origins of Health and Disease* (Gluckman & Hanson, 2009), »Die fötale Programmierung von Kognition und Emotion« (Van den Bergh, 2013), *Schwangerschaft – Wiege der Gesundheit* (Nathanielsz, 2003), »The Pre- and Perinatal Origins of Childhood and Adult Diseases and Personality Disorders« (Verny, 2014) usw. (s. auch Linderkamp, 2014; Nathanielsz, 1995; Plagemann, 2011; Von Lüpke, 2014; Van den Bergh, 2014 u.v.a.). Eine integrative Sicht auf diesem Hintergrund vermittelt Peter Fedor-Freyberg (2014).

5 Abschließende Bemerkungen

Ich habe mich in meiner Darstellung auf relativ allgemeine Gesichtspunkte bezogen, um das Dilemma eines irrational gespaltenen therapeutischen Feldes der Eltern-Säugling-Psychotherapie herauszuarbeiten. Dies hat zur Folge, dass eigentlich vorhandene therapeutische Potenziale im Einzelfall nicht genutzt werden können. Eine Klärung scheint mir nur möglich über eine Diskussion der Brüche in der historischen Entwicklung, eine Beachtung der Ergebnisse der empirischen Forschung und über den fachlichen Austausch in gemeinsamen Tagungen oder auch kleineren Symposien, damit eine Integration der verschiedenen Gesichtspunkte, wie es in der Praxis oft schon geschieht, auch auf einer systematischen Ebene vollzogen werden kann.

Literatur

Appleton, M. (2015). Der Einfluss des Geburtstraumas auf das körperliche und seelische Wohlbefinden des Babys. In S. Hildebrandt, H. Blazy, J. Schacht & W. Bott (Hrsg.), *Schwangerschaft und Geburt prägen das Leben* (S. 41–54). Heidelberg: Mattes Verlag.

Auhagen-Stephanos, U. (2014). Mutter-Embryo-Dialog. In K. Evertz, L. Janus & R. Linder (Hrsg.), *Lehrbuch der Pränatalen Psychologie* (S. 143–166). Heidelberg: Mattes Verlag.

Bick, E. (1964). Notes on infant obsevrtion in pscho-analytical training. *International Journal of Psychoanalysis, 45,* 558–566.

Blazy, H. (Hrsg.). (2009). *Wie wenn man eine innere Stimme hört.* Heidelberg: Mattes Verlag.

Blazy, H. (Hrsg.). (2012). *Gespräche im Innenraum. Intrauterine Verständigung zwischen Mutter und Kind.* Heidelberg: Mattes Verlag.

Blazy, H. (Hrsg.). (2014). *»Und Anfang riesige Räume … und dort erschien das Baby«.* Heidelberg: Mattes Verlag.

Blazy, H. (Hrsg.). (2015). *Jenö Raffai. Gesammelte Aufsätze.* Heidelberg: Mattes Verlag.

Brazelton, T.B. & Cramer, B.G. (1989). *Das Kind als Wiedergeburt eines Vorfahren.* Stuttgart: Klett-Cotta.

Brisch, K.H. (2013). *Schwangerschaft und Geburt. Bindungspsychotherapie – Bindungsbasierte Beratung und Therapie.* München: Kohlhammer.

Brisch, K.H. (2014a). *Säuglings- und Kleinkindalter – Bindungstherapie.* München: Kohlhammer.

Brisch, K.H. (2014b). Prävention durch prä- und postnatale Psychotherapie. In K. Evertz, L. Janus & R. Linder (Hrsg.), *Lehrbuch der Pränatalen Psychologie* (S. 571–597). Heidelberg: Mattes Verlag.

Castellino, R. (2000). Bindungsprozesse von Neugeborenen und Eltern bei der Geburt. In T. Harms (Hrsg.). *Auf die Welt gekommen, die neuen Babytherapien* (S. 87–128). Berlin: Leutner.

Chamberlain, D. (2000). Babys erinnern den Schmerz – Noch immer wird das Schreien der Babys nach der Geburt nicht als Ausdruck von Schmerz anerkannt, der sich in der

Erinnerung festsetzt. In T. Harms (Hrsg.), *Auf die Welt gekommen, die neuen Babytherapien* (S. 71–86). Berlin: Leutner.

Cierpka, M. & Windaus, E. (Hrsg.). (2007). *Psychoanalytische Säuglings-Kleinkind-Eltern-Psychotherpaie*. Frankfurt a.M.: Brandes & Apsel.

Diedederichs, P. (2000). Von der Anspannung in die Entspannung – Erfahrungen aus der Schreibaby-Baby-Ambulanz und ihre Bedeutung. In T. Harms (Hrsg.), *Auf die Welt gekommen, die neuen Babytherapien* (S. 231–260). Berlin: Leutner.

Diederichs, P. & Olbricht, V. (2002). *Unser Baby schreit so viel!*. München: Kösel.

Dowling, T. (1989). The Significance of Pre- and Perinatal Experiences in Child Psychotherapy. *International Journal of Prenatal and Perinatal Psychology and Medicine, 1*, 303–316.

Dowling, T. (2000). The Roots of the Collective Unconscious. In L. Janus (Hrsg.), *Das Seelenleben des Ungeborenen – eine Wurzel unseres Unbewussten* (S. 76–86). Freiburg i.Br.: Centaurus. [auch als Download von http://www.Ludwig-Janus.de]

Emerson, W. (2000). Das verletzliche Ungeborene, Behandlungstechniken und Forschungsergebnisse, Prä- und Perinatale Traumata bei Kindern. In T. Harms (Hrsg.), *Auf die Welt gekommen, die neuen Babytherapien* (S. 39–70). Berlin: Leutner.

Emerson, W. (2012). *Behandlung von Geburtstraumata bei Kindern und Jugendlichen*. Heidelberg: Mattes Verlag.

Emerson, W. (2013). Die Folgen geburtshilflicher Eingriffe. In L. Janus (Hrsg.), *Die pränatale Dimension in der Psychotherapie* (S. 65–99). Heidelberg: Mattes Verlag.

Emerson, W. (2014). Prä- und perinataler Schock – ein universelles Leiden und dessen Ursprünge. In K. Evertz, L. Janus & R. Linder (Hrsg.), *Lehrbuch der Pränatalen Psychologie* (S. 520–548). Heidelberg: Mattes Verlag.

Fedor-Freybergh, P. (1986). *Die Begegnung mit dem Ungeborenen*. Heidelberg: Mattes Verlag.

Fedor-Freybergh, P. (1989). *Prenatal and Perinatal Psychology and Medicine*. Casterton Hall: Carnforth.

Fedor-Freybergh, P. (2014). Kontinuität und Dialog. In K. Evertz, L. Janus & R. Linder (Hrsg.), *Lehrbuch der Pränatalen Psychologie* (S. 34–49). Heidelberg: Mattes Verlag.

Ferenczi, S. & Rank, O. (1924). *Die Entwicklungsziele der Psychoanalyse*. Wien: Turia und Kant 1996.

Fuckert, D. (2000). Auf die Welt gekommen – Wilhelm Reichs Prä- und Perinatalforschung. In T. Harms (Hrsg.), *Auf die Welt gekommen, die neuen Babytherapien* (S. 157–188). Berlin: Leutner.

Gluckman, P. & Hanson, M. (Hrsg.). (2006). *Developmental Origins of Health and Disease*. New York: Cambridge University Press.

Grof, S. (1983). *Topographie des Unbewussten*. Stuttgart: Klett-Cotta.

Häußler, G. (2015). *Psychoanalytische Säuglingsbeobachtung und Säuglings-Kleinkind-Eltern-Psychotherapie*. Frankfurt a.M.: Brandes & Apsel.

Harms, T. (Hrsg.). (2000a). *Auf die Welt gekommen. Die neuen Babytherapien*. Berlin: Leutner.

Harms, T. (2000b). Emotionelle Erste Hilfe. Grundlagen einer postnatalen Krisenarbeit mit Eltern und Säuglingen. In T. Harms (Hrsg.), *Auf die Welt gekommen, die neuen Babytherapien* (S. 189–230). Berlin: Leutner.

Harms, T. (2008). *Emotionelle Erste Hilfe. Bindungsförderung, Krisenintervention, Eltern-Baby-Therapie*. Berlin: Leutner.

Hidas, G. & Raffai, J. (2005). *Die Nabelschnur der Seele*. Gießen: Psychosozial-Verlag.

Hirschmüller, B. (2015). Von der Säuglingsbeobachtung zur analytischen Psychotherapie von Müttern mit Säuglingen und sehr kleinen Kindern. In G. Häußler (Hrsg.), *Psychoanalytische Säuglingsbeobachtung und Säuglings-Kleinkind-Eltern-Psychotherapie* (S. 123–146). Frankfurt a.M.: Brandes & Apsel.

House, S. (1999). Primal Integration. The School of Lake. *International Journal of Prenatal and Perinatal Psychology and Medicine, 11*, 437–458.

Janov, A. (1977). *Das befreite Kind*. Frankfurt a.M.: Fischer.

Janov, A. (1984). *Frühe Prägungen*. Frankfurt a.M.: Fischer.

Janov, A. (2012). *Vorgeburtliches Bewusstsein. Das geheime Drehbuch, das unser Leben bestimmt*. München: Scorpio-Verlag.

Janus. L. (2013d). *Die Psychologie der Mentalitätsentwicklung*. Münster: LIT.

Janus, L. (2015). *Geburt*. Gießen: Psychosozial-Verlag.

Käppeli. K. (2012). Die Kaiserschnittgeburt im Erleben des Kindes. In S. Hildebrandt, J. Schacht & H. Blazy (Hrsg.), *Wurzeln des Lebens* (S. 174–181). Heidelberg: Mattes Verlag.

Käppeli, K. (2013) »Mami, warum haben sie mich einfach geholt?« Natürliche Wehen und Wehenmittel im Erleben des Kindes und Erwachsenen. In L. Janus (Hrsg.), *Die pränatale Dimension in der psychosomatischen Medizin* (S. 73–83). Gießen: Psychosozial-Verlag.

Klaus, M. & Kennel, J.(1983). *Mutter-Kind-Beziehung*. München: Kösel.

Köhler, C. (2000). Prä- und perinatale Traumata – Ursachen, Folgen, therapeutischer Ansatz. In T. Harms (Hrsg.), *Auf die Welt gekommen, die neuen Babytherapien* (S. 129–156). Berlin: Leutner.

Levend, H. & Janus, L. (Hrsg.), *Bindung beginnt vor der Geburt*. Heidelberg: Mattes Verlag.

Linderkamp, O. (2014). Gehirnentwicklung und frühe Förderung. In K. Evertz, L. Janus & R. Lindner (Hrsg.), *Lehrbuch der Pränatalen Psychologie*. Heidelberg: Mattes Verlag.

Möhler, E. (Hrsg.). (2013). *Eltern-Säuglings-Psychotherapie*. München: Reinhardt.

Nathanielsz, P. (1995). *Leben im Mutterleib*. Berlin: List-Verlag.

Nathanielsz, P. (2003). *Schwangerschaft – Wiege der Gesundheit*. München: Droemer-Verlag.

Piontelli, A. (1996). *Vom Fetus zum Kind: Die Ursprünge des psychischen Lebens*. Stuttgart: Klett-Cotta.

Plagemann, A. (Hrsg.). (2011). *Perinatal Programming – State of the Art*. Berlin: de Gruyter.

Reich, W. (1983). *Children of the Future. On the Prevention of Sexual Pathology*. New York: Farrar, Strauss and Giroux.

Renggli, F. (2004). Babytherapie. In L. Janus (Hrsg.), *Pränatale Psychologie und Psychotherapie* (S. 159–174). Heidelberg: Mattes Verlag.

Renggli, F. (2011). Den Teufelskreis in einen Engelskreis verwandeln – Erfahrungen aus Babytherapien. In H. Levend & L. Janus (Hrsg.), *Bindung beginnt vor der* Geburt (S. 270–285). Heidelberg: Mattes Verlag.

Renggli, F. (2015). Das goldene Tor zum Leben. Meine Arbeit mit Verletzungen aus der frühesten Lebenszeit. In S. Hildebrandt, H. Blazy, J. Schacht & W. Bott (Hrsg.), *Schwangerschaft und Geburt prägen das Leben* (S. 63–74). Heidelberg: Mattes Verlag.

Stulz-Koller, A. (2013). Über die Kunst des Drachenbändigens. In L. Janus (Hrsg.), *Die pränatale Dimension in der Psychotherapie* (S. 22–47). Heidelberg: Mattes Verlag.

Stulz-Koller, A. (2014). Therapiegeschichten zu prä- und perinatalen Erfahrungen. Wie Kleinkinder prä- und perinatale Erfahrungen in der Psychotherapie zum Ausdruck bringen. In K. Evertz, L. Janus & R. Linder (Hrsg.), *Lehrbuch der Pränatalen Psychologie* (S. 355–382). Heidelberg: Mattes Verlag.

Thurmann, I.M. (2014). Therapeutische Arbeit mit Kindern und Müttern nach Kaiserschnitt. In S. Hildebrandt, H. Blazy, J. Schacht & W. Bott (Hrsg.), *Kaiserschnitt* (S. 31–53). Heidelberg: Mattes Verlag.

Van den Bergh, B. (2013). Die fötale Programmierung von Kognition und Emotion. In L. Janus (Hrsg.), *Die pränatale Dimension in der psychosomatischen Medizin* (S. 11–17). Gießen: Psychosozial-Verlag.

Van den Bergh, B. (2014). Antenatal maternal anxiety and stress and the neurobehavioural development of the fetus and child: links and possible mechanisms. A review. In K. Evertz, L. Janus & R. Linder (Hrsg.), *Lehrbuch der Pränatalen Psychologie* (S. 70–103). Heidelberg: Mattes Verlag.

Verny, T. (2003). *Das Baby von Morgen*. Frankfurt a.M.: Zweitausendeins

Verny, T. (2014). The Pre- and Perinatal Origins of Childhood and Adult Diseases and Personality Disorders. In K. Evertz, L. Janus & R. Linder (Hrsg.), *Lehrbuch der Pränatalen Psychologie* (S. 50–69). Heidelberg: Mattes Verlag.

Von Lükpke, H. (2014). Epigenetik. In K. Evertz, L. Janus & R. Linder (Hrsg.), *Lehrbuch der Pränatalen Psychologie* (S. 104–110). Heidelberg: Mattes Verlag.

Wortmann-Fleischer, S., Downing, G. & Hornstein, C. (2006). Postpartale psychische Störungen. München: Kohlhammer.

Jedes Baby hat eine Geschichte zu erzählen

Das Erinnerungsweinen und die Babykörpersprache als ein Ausdruck von Erfahrungen bei Babys

Matthew Appleton[1]

1 Prä- und Perinatale Psychologie – ein neues Feld entsteht

Es herrscht unter Ärzten und Wissenschaftlern allgemeiner Konsens darüber, dass Babys unter der Geburt keinen Schmerz erleben und sich daran auch nicht erinnern können. Diese Annahme basiert auf einem Verständnis der neurologischen Entwicklung und des Gedächtnisses, das zunehmend als überholt betrachtet werden kann. Die Erfahrungen von Praktizierenden in einer Reihe von therapeutischen Disziplinen, die in ihrer Arbeit mit KlientInnen auf pränatale und Geburtserinnerungen stießen, stehen im Widerspruch zu diesem vorherrschenden Verständnis. Dazu zählen Traumerinnerungen und die damit verbundenen Bilder in der Psychoanalyse (Rank, 1929; Fodor, 1949; Share, 1994), der medizinische Gebrauch von LSD (Lake, 1966; Grof, 1976), Atemtechniken (Grof, 2010), Hypnose (Gabriel, 1995; Chamberlain, 2013), spontane Regressionen in der Körperarbeit (Upledger, 1995) und spezifische körperorientierte Geburts- und pränatale Simulationstechniken (Emerson, 2000).

In den vergangenen grob 50 Jahren haben Tausende von Menschen an Seminaren teilgenommen, die pränatale und Geburtsprozesse ermöglichten. Diese Erfahrungen halfen Forschern, eine Art Landkarte davon zu erstellen, wie sich diese unterschiedlichen Erfahrungen verkörpern und mit welcher spezifischen Körpersprache sie einhergehen. Der Psychiater R.D. Laing erinnerte sich beispielsweise an eine Klientin, deren Ehemann sich von ihr scheiden lassen wollte. »Das war wie ein Schlag hierhin (sie zeigte auf ihren Bauchnabel)« (Laing, 1976, S. 73). Diese »Körpererinne-

---

1 Übersetzung aus dem Englischen: Marc Rackelmann, Berlin

rung« ihres früheren Traumas, der vorzeitig durchtrennten Nabelschnur und der Trennung von der Mutter, wurde durch das aktuelle Trauma des Trennungswunsches ihres Ehemannes stimuliert.

William Emerson, ein Pionier des neu entstehenden Feldes der Prä- und Perinatalen Psychologie, unterschied vier Stadien der Geburt aus Sicht des Babys. Um diese herum bilden sich existenzielle und psychische Themen mit dazugehörigen physiologischen Folgen (Emerson, 2004a).

Kurz gesagt korrespondiert das erste Stadium mit dem Abstieg des Babys in den Beckeneingang und dem Kontakt mit dem noch geschlossenen Muttermund. Die hiermit verbundenen Themen sind »Anfänge« und »Ausweglosigkeit«. Das zweite Stadium bezieht sich auf die Drehung des Babykopfes im mittleren Becken. Die Themen, die hiermit in Verbindung stehen, sind »Vertrauen« und »Orientierung«. Im dritten Stadium geht es um die Bewegung durch den Beckenausgang. »Erschöpfung« und »gesehen werden« sind hier die zentralen Themen. Das vierte Geburtsstadium beginnt mit der Geburt des Kopfes und des Körpers und reicht bis zu dem Zeitpunkt, an dem die Familie ohne Interventionen durch medizinisches Personal zur Ruhe kommen kann. Die Themen hier sind »Exponierung«, »Trennung« und »Invasion«. Ungelöste Traumata aus diesen Stadien zeigen sich oft im späteren Leben, üblicherweise in Übergangsstadien wie der Einschulung, Umzügen, Beginn oder Ende einer Beziehung und sogar beim Verlassen des Hauses.

Wird eines dieser Stadien im aktuellen Leben aktiviert, sei es durch Regression in einem therapeutischen Setting oder bei einem aktuellen Ereignis, das das »Körpergedächtnis« anregt, wird unbewusst eine spezifische Körpersprache zum Leben erweckt.

Mit jedem dieser Stadien sind bestimmte »Kontaktflächen« und »Kontaktpfade« verbunden. Eine Kontaktfläche ist ein Bereich des Körpers, üblicherweise der Schädel, der durch Teile des Beckenknochens der Mutter unter der Geburt zusammengepresst wurde. Ein Kontaktpfad ist eine Strecke komprimierten Gewebes am Kopf oder Körper des Babys, die dadurch entsteht, dass es durch die Wehen über Teile des mütterlichen Beckens geschoben wurde. Wenn das alte Geburtstrauma aktiviert wird, berühren die Hände unbewusst diese Kontaktflächen und bewegen sich entlang der Kontaktpfade. Wenn zum Beispiel ein Trauma aus dem dritten Geburtsstadium aktiviert wird, streichen die Hände von der Stirn abwärts das Gesicht entlang und ahmen auf diese Art nach, wie sich das Gesicht des Fötus durch die Kurve des Kreuzbeins hindurchbewegt hatte. Dies kann einhergehen mit Gefühlen von Erschöpfung und Bemerkungen wie »Ich kann einfach nicht mehr!« oder »Als ob ich mit dem Kopf gegen eine Wand renne!«. Wenn in diesem Stadium die Nabelschnur durch die Wehen zusammengepresst gewesen sein sollte, können hier auch Gefühle von Panik oder von »Ich bekomme keine Luft mehr!« vorkommen.

In einem Artikel mit dem Titel »Universal Body Movements in Cellular Consciousness and What They Mean« (»Universelle Körperbewegungen im zellulären Bewusstsein und was sie bedeuten«) von Terry Larimore und Graham Farrant (Larimore & Farrant, 1995) werden sieben Körperbewegungen beschrieben, die mit den frühen zellulären Prozessen der Samenzelle, der Eizelle und der Einnistung der Blastozyste in Verbindung stehen. Andere Forscher entwickelten die Kartierung dieses ganz frühen Territoriums und der damit verbundenen Körpersprache weiter. Hier sind besonders William Emerson und Karlton Terry (Emerson, 2004b; Terry, 2005) zu nennen.

Es ruft bei vielen Menschen Skepsis hervor, wenn sie hören, dass diese frühen zellulären Erfahrungen mit unserer Psyche in Resonanz stehen und dass sich diese spezifischen zellulären Bewegungen auf der Ebene erwachsener Organismen ausdrücken können sollen. Die Grundlage dieser Behauptung ist das kontinuierliche Auftreten dieser zutiefst menschlichen formativen Prozesse in Therapiesitzungen und Workshops in Form von unbewusster Körpersprache und den entsprechenden Bildern und Gefühlen. Diese Bilder und Körperbewegungen würden ohne eine umfassende Kenntnis der menschlichen Embryologie nicht zu verstehen sein. Die sie begleitenden Gefühle spiegeln die tiefen existenziellen und psychischen Themen der jeweiligen embryologischen Stadien wider. Sie repräsentieren ein fundamentales und wichtiges Stadium menschlicher Erfahrung, das von der westlichen Psychologie oder Medizin nicht erkannt und in unserer westlichen Kultur als nicht bedeutsam angesehen wird.[2] Es bildet sich heute allmählich eine Wissenschaft heraus, die diese therapeutischen Erkenntnisse unterstützt. An den Rändern des herrschenden mechanistischen

2 Das gilt nicht für viele indigene Kulturen, in denen die Empfängnis, das pränatale Leben und die Geburt als fundamentale Erfahrungen betrachtet werden, die sowohl die individuelle Psyche formen, als auch für das Wohlergehen der Gesellschaft als Ganzes entscheidend sind.

Paradigmas werden Belege dafür gesammelt, dass Bewusstsein nicht einfach ein Epiphänomen des Gehirns ist, sondern Zellen, Geweben und sogar Feldern innewohnt (Chamberlain, 2013).

2 Babykörpersprache

Die mit pränatalen und Geburtserfahrungen verbundene Körpersprache wird einfach »Babykörpersprache« genannt (BKS) (Terry, 2009). Auch wenn die BKS das ganze Leben hindurch präsent ist, kann sie durch eine Erziehung, die eher die kognitiven Funktionen als den Ausdruck betont, abgeschwächt werden. Dazu kommen sanktionierende oder nicht angemessene Reaktionen der Umwelt auf das Ausgedrückte. Babys sind noch frei von diesen Beschränkungen und »erzählen« deshalb ihre Geschichte über die BKS sehr deutlich und ausdrucksstark. Die BKS wird jedoch üblicherweise nicht als solche erkannt und ihr wird nicht mit der Empathie begegnet, die der erzählten Geschichte »Gehör« verschaffen würde. Wir können deshalb sagen, dass die Babys mit den Erfahrungen der in ihren Körpern und ihrer Psyche eingesperrten »Geschichten« alleine gelassen werden. Das ist für die Babys sehr quälend, was sie über untröstliches Weinen, in sich zerrissenes Verhalten und gestörtes Schlafverhalten ausdrücken. Diese unerhörten Geschichten tauchen später in der Kindheit in Form von Albträumen oder in Spielen auf. Sie begünstigen das Entstehen von Ängsten, Phobien, Zwangsverhalten und Gewaltausbrüchen (Share, 1994).

Mit dem aus Jahrzehnte langer regressiver Arbeit mit Erwachsenen gewonnenen Wissen begannen einige Therapeuten direkt mit Babys zu arbeiten (Emerson, 2000; Terry, 2009). BKS ist universell und jedes Baby erzählt mehr oder weniger die Geschichte seiner Reise hierher durch diese Bewegungen. Karlton Terry, ein Pionier im Verständnis der BKS, beschreibt diese Bewegungen als »nicht willkürliche, nicht zufällige Bewegungen« (Terry, 2009). Sie sind nicht willkürlich in dem Sinne, dass sie spontan aus den Körpersensationen heraus entstehen und sie keine bewusst-intentionalen Handlungen darstellen. Wenn ich zum Beispiel Durst habe, entsteht in mir die bewusste Absicht, Wasser in ein Glas zu schütten und es zu trinken. Wenn ich hingegen einen Bereich meines Kopfes berühre, weil meine Geburtserinnerung stimuliert wurde, ist das eine spontane Geste, die meinem Unterbewusstsein entstammt. Ich merke vielleicht nicht einmal, dass ich es tue. Dennoch teilt es etwas über meine Erfahrungen mit. Babys werden genauso wenig von der bewussten Absicht gelenkt, ihre Erfahrungen mitzuteilen. Und doch tun sie es aus der Wahrnehmung dessen, was in ihren Körpern geschieht. In dieser Hinsicht ist die BKS »nicht zufällig«. Sie hat eine Bedeutung, auch wenn sie nicht durch eine bewusste Absicht motiviert ist.

Die BKS kann von anderen spontanen Bewegungen unterschieden werden, etwa von denen, die Babys zeigen, wenn sie allmählich ihre Koordinationsfähigkeit entwickeln. Die BKS hat meist eine emotionale Komponente. Die Babys drücken Stress oder Frustration aus, wenn sie die unterschiedlichen Kontaktflächen oder -pfade berühren oder frühe pränatale Themen nachempfinden. Die BKS geht mit einer Intensität und einer Frequenz einher, die sie von anderen Bewegungen unterscheidet. Eltern, insbesondere die Mütter, *fühlen* oft, dass ihre Babys versuchen, ihnen etwas mitzuteilen, das sie nicht verstehen. Das vielleicht größte Hindernis, das Vorhandensein von BKS als bedeutungsvolle Kommunikation von Erfahrungen anzuerkennen, ist, *dass sie so offensichtlich ist!* Wie kann es sein, dass eine so universelle Form menschlichen Ausdrucks nicht vorher erkannt worden ist? Es ist wie im Märchen *Des Kaisers neue Kleider*, nur umgekehrt: Anstatt auszurufen, dass da nichts ist, während sich doch alle darin einig sind, dass da etwas ist, sagen wir, dass da etwas ist, während der allgemeine Konsens besagt, da sei nichts. Menschen, die lernen mit der BKS zu arbeiten, fragen uns häufig: »Wie kann es sein, dass ich das nicht früher gesehen habe?« Es ist selbst für Hebammen, Kinderärztinnen und -ärzte oder Craniosacral-TherapeutInnen, die regelmäßig mit Babys arbeiten, eine Offenbarung. Vielleicht ist die tiefere Frage, wie eine Theorie – Babys sind für pränatale und Geburtserfahrungen nicht empfänglich – so machtvoll sein kann, dass sie uns blind macht für das, was vor unseren Augen geschieht?

Diese nicht willkürlichen, nicht zufälligen Bewegungen stellen die aktiveren Teile der BKS dar. Die Kontaktflächen und -pfade sind die »fixen« Komponenten. Die kompressiven Kräfte und Stressmuster werden in den Bindegeweben des Körpers festgehalten (Upledger, 1990). Häufig können klar Vertiefungen ausgemacht werden, die von den Knochen des mütterlichen Beckens oder dem Muttermund herrühren. Die offensichtlichste fixe Komponente der BKS ist die »Geburts-Liegeseite« (Terry, 2009). Dies ist die Seite des Babys, die in den letzten Wochen der Schwangerschaft und während der Geburt dem mütterlichen Rückgrat zugewandt gewesen ist. Auch wenn es hier Variationen gibt, befinden sich die meisten Babys in den letzten Wochen der Schwangerschaft im Verhältnis zum mütterlichen Becken in einer querliegenden Position. Der Kopf führt (bei Schädellage) den Abstieg in das Becken an und während das Baby hinabsteigt, beugt sich der Hals des Babys, sodass dessen Scheitel in Kontakt mit dem Muttermund kommt. Während des Abstiegs dreht sich der Kopf des Babys um circa 45%, sodass dieser sich in einem schrägen Winkel befindet. Nun zeigt der Hinterhauptknochen entweder nach links oder rechts zum vorderen Teil des mütterlichen Beckens. In der Geburtshilfe sind diese bekannt als linke vordere Hinterhauptslage (li v HHL) oder rechte vordere Hinterhauptslage (re v HHL). Bei der häufigsten Position (li v HHL) ist der Weg durch das mütterliche Becken am einfachsten. Andere Lagen sind die hintere Hinterhauptslage (»Sternengucker«) und die Steißlage.

Während die Babys in das Becken hinabsinken, wird die Liegeseite des Schädels, besonders nach Einsetzen der Geburtswehen, gegen eine große knochige Masse gepresst, die »Lumbosacral Promontorium« genannt wird (LSP). Dieses besteht aus den unteren Lendenwirbeln und dem hervorstehenden Teil des Kreuzbeins. Während die Geburt fortschreitet, werden der Kopf und die Schultern des Babys über das LSP geschoben. Durch das Zusammengepresst-Werden in der Gebärmutter in den letzten Wochen der Schwangerschaft ist es bereits zu einer gewissen Kompression gekommen. Diese wird unter der Geburt noch verstärkt, weil der fötale Schädel sich verformt, um sich dem Druck durch das LSP anzupassen. Auch wenn der Schädel des Neugeborenen die Fähigkeit besitzt, nach der Geburt wieder seine alte Form anzunehmen, werden doch die stärkeren kompressiven Kräfte in den Geweben gespeichert. Es gibt verschiedene Indikatoren, um die Liegeseite zu identifizieren. Allgemein ist der Schädel an dieser Seite stärker deformiert, das Auge ist hier zur Mittellinie hin verschoben und sitzt etwas tiefer als das andere Auge. Das rührt von den ziehenden Kräften her, die auf den Schädel einwirken, wenn das Baby über das LSP geschoben wird. Da sich die meisten Babys im Rotationsstadium der Geburt in ihre Liegeseite hineindrehen, zeigt die Nase weg von der Liegeseite. Denn wenn sich das Baby in seine Liegeseite hineindreht, drückt das Kreuzbein auf die Nase. Die Schulter ist auf der Liegeseite meist kontrahierter und das Baby kommt in eine »Bananenform«, bei der es in einer konvexen Beugung die Beugung der mütterlichen Lendenwirbelsäule nachempfindet.

Wir können daher sagen, dass in der Liegeseite die intensivsten Aspekte der Geburt enthalten sind. Dies trifft insbesondere für die Bindegewebe zu, die sich an Stress anpassen und Erinnerungen an alle intensiven oder traumatischen Erfahrungen abspeichern (Upledger, 2009). Das sanfte Stimulieren der Kontaktflächen und -pfade ruft meist eine emotionale Reaktion hervor und Babys reinszenieren spontan Aspekte ihrer Geburtserfahrung, vor allem die Teile, in denen sie feststeckten (E. Peirsman & N. Peirsman, 2006; Agustoni, 2013). Es gibt tendenziell mehr aktive BKS an der Liegeseite. Die Babys berühren hier wiederholt die wichtigsten Kontaktflächen und -pfade. Die Bewegungen sind auf der Liegeseite ruckartiger, da oft die peripheren Nerven zusammengepresst wurden und auf dieser Seite des Körpers mehr »Schock« festgehalten wird. Der emotionale Ausdruck weicht am Auge der Liegeseite oft vom Auge der Nicht-Liegeseite ab. Es kann weniger präsent wirken und mehr Angst oder Wut enthalten.

3 Erinnerungsweinen

Die BKS wird oft von Erinnerungsweinen begleitet. Dieses kann unterschieden werden vom »Bedürfnisweinen«. Das Weinen aufgrund eines aktuellen Bedürfnisses entsteht bei Hunger, Durst, Unbehagen aufgrund von zu großer Wärme oder Kälte, Langeweile, Müdigkeit, Überstimulation oder einer vollen Windel. Den meisten Menschen ist dieses Weinen bekannt und sie wissen darauf zu reagieren. Das Erinnerungsweinen taucht auf, wenn Erinnerungen an ein früheres traumatisches Ereignis an die Oberfläche kommen.

Es gibt verschiedene Theorien darüber, wie Erinnerungen auf der Ebene der Zellen und der Gewebe holografisch eingeschrieben werden (Pearshall, 1988; Ho, 1996; Oschmann, 2003; Barrett, 2013; Verny, 2014). Bei Erwachsenen können pränatale und Geburtserinnerungen auftauchen, wenn diese sich in der Gegenwart holografisch entfalten. Bilder und Emotionen, die mit diesem früheren Ereignis verbunden sind, werden als Gestalt erfahren. Wenn es möglich ist, die Intensität dieses Ereignisses mit einem bezeugenden Bewusstsein nachzuerleben, kann dieses Ereignis auf einer höheren Bewusstseinsebene integriert werden und muss uns nicht mehr als unbewusste Überlebensstrategie steuern.

Das Erinnerungsweinen bei Babys wird eindeutig als gegenwärtige Erfahrung erlebt. Die BKS erscheint dann häufiger und wird oft noch dynamischer. Der emotionale Ausdruck, der in den Augen sichtbar wird, und der Ton des Weinens machen uns auf die existenziellen Themen aufmerksam, mit denen das Baby in Kontakt ist. Das Erinnerungsweinen drückt eine von drei essenziellen Emotionen aus: Ärger/Wut, Traurigkeit/Trauer oder Angst/Schrecken. Die Babys können verloren, allein, verwirrt, unter

Druck oder zurückgezogen aussehen. Diese Nuancen in Verbindung mit den drei essenziellen emotionalen Qualitäten geben uns weitere Hinweise darauf, welche Erfahrungen uns das Weinen mitteilen will.

Wenn das Erinnerungsweinen als solches erkannt und adäquat darauf reagiert wird, kann es zu einem Nachlassen der Spannung führen. Wird es indes fälschlich für ein Bedürfnisweinen gehalten und darauf mit Versuchen reagiert, zu füttern, ruhigzustellen oder einen Schnuller zu geben, führt das nur zu noch größerer Spannung und Leid. Dies kann für das Baby wie für die Eltern zu permanenten Stresszyklen führen. Die Eltern versuchen aus ihrer Sicht alles Mögliche zu tun, um ihr Baby zu beruhigen, doch nichts funktioniert. Dies führt wiederum zu einem Verlust an Selbstvertrauen und erhöht Stress und Frustration. Dazu gesellt sich häufig Erschöpfung aufgrund von Schlafmangel und Spannungen zwischen den Eltern, die beide mit ihrer jeweiligen Anspannung und Müdigkeit zu kämpfen haben. Das Baby fühlt intensiv das Stressniveau der Eltern, was seine eigene Not und seine Spannung noch verschärft. Und so geraten Baby und Eltern in einen Teufelskreis negativer Feedbackschleifen, in denen sich jeder in seiner Hilflosigkeit isoliert fühlt.

Vielleicht nehmen die Eltern wahr, dass ihr Kind Schmerz zu empfinden scheint und dass der nicht einfach mit einem gegenwärtigen Bedürfnis zusammenhängt, aber sie wissen nicht, was zu tun ist. Das Körpergedächtnis ist seinem Wesen nach nicht statisch, sondern mal mehr oder weniger ruhend oder aktiv, abhängig von externen Stimuli. Ein weitverbreitetes Beispiel ist die Aktivierung der Erinnerung an den Austritt aus dem Muttermund, wenn Kleidung über den Kopf des Babys gezogen wird. Körpererinnerungen werden auch wahrscheinlicher aktiviert, wenn Babys müde sind. Diese können in Resonanz treten mit der Erschöpfung vom dritten Geburtsstadium oder das Baby nimmt hier einfach genauer seinen inneren Körperzustand wahr, weil es weniger Ablenkung im Außen gibt. Wir kennen wahrscheinlich alle die Erfahrung, wie wir am Ende eines Tages in den Schlaf sinken und wir dann Schmerzen wahrnehmen, die uns tagsüber nicht aufgefallen sind. Oder wir wachen von unserem eigenen Zucken auf, wenn eine Angst aus unserem Tag sich noch einmal in Erinnerung bringt. Babys geht es ganz genauso. Auch sie können plötzlich aufschrecken, wenn sie gerade dabei sind einzuschlummern.

Neben dem emotionalen Inhalt des Körpergedächtnisses und seiner Aktivierung können auch zusammengedrückte Schädelknochen und gespanntes Bindegewebe die Quelle eines aktuell wahrgenommenen Schmerzes sein.

Noch bis vor Kurzem wurde angenommen, dass Babys nicht wie Erwachsene Schmerzen empfinden können. Babys wurden deshalb bis in die 1980er Jahre hinein ohne Betäubung operiert (Chamberlain, 1998, S. 200f.). Selbst heute noch werden Babys während und nach der Geburt vielen schmerzhaften und invasiven medizinischen Prozeduren unterzogen, so als ob sie keine Schmerzen empfinden könnten. Eine jüngere Studie der Universität Oxford konnte jedoch belegen, dass Neugeborene tatsächlich empfänglicher für Schmerzen sind als Erwachsene (Goksan et al., 2015). Die Gehirne von Babys und Erwachsenen wurden hier durch funktionelle Magnetresonanztomografie (fMRT) untersucht und man beobachtete, wie die Schmerzzentren reagierten, wenn die Versuchspersonen mit einem Stift in den Fuß gepiekt wurden. Bei den Babys reagierten die Schmerzzentren auch auf Reizungen, die viermal schwächer waren als die, die bei Erwachsenen dieselbe Reaktion hervorriefen. Dies bestätigt die eindeutigen Beobachtungen aus der klinischen Praxis, dass Babys schmerzvolle oder stressende medizinische Interventionen unter der Geburt und auch danach als schmerzhaft empfinden.

Emotionaler und physischer Schmerz kann nur für eine bestimmte Zeit ertragen werden. Wenn die Qualen nicht nachlassen, kann das zu Resignation und Dissoziation führen. Wenn dem Weinen der Babys nicht angemessen begegnet wird (d.h., das Erinnerungsweinen z.B. mit einem hungrigen Weinen verwechselt wird) oder wenn man es alleine weinen lässt, wird nicht nur das ursprüngliche Trauma nicht anerkannt, es wird auch noch überlagert von der Frustration, nicht verstanden zu werden. Von einigen »Experten« wird das kontrollierte Weinen propagiert, bei dem man Babys für kurze Zeit alleine weinen lässt und die Zeitdauer sukzessive verlängert. Dies würde den Babys helfen, »zufrieden zu werden« (Ford, 2006). Auch wenn diese Methode kurzfristige Erfolge bringen mag, weil die Eltern Auszeiten von den quälenden Zyklen bekommen, die sie zuvor vergeblich in den Griff zu kriegen versuchten, empfinden Babys häufig, dass sie in ihrem Schmerz alleine gelassen werden. Das Baby wird ruhig, aber nicht, weil es nun zufrieden ist, sondern weil es sich von der unerträglichen Erfahrung dissoziiert. Dies wird als »Gutes Baby Syndrom« bezeichnet (Appleton, 2013a) und zeigt sich später in regressiven Sitzungen mit Erwachsenen als der Ursprung von einem geringen Selbstwert, Existenzängsten, Energielosigkeit, wie beim chronischen Erschöpfungssyndrom und dem zugrunde liegenden Glaubenssatz »Meine Bedürfnisse werden sowieso nie erfüllt werden«, was sich zum Beispiel in ungesunde Beziehungsdynamiken übersetzt.

4 Integrative Babytherapie

Eltern bringen ihre Babys aus einer Reihe von Gründen zur Behandlung. Dazu zählen untröstliches Weinen, sogenannte Koliken, Schlafprobleme, unruhiges Verhalten oder einfach deshalb, weil sie wissen möchten, ob ihr Baby von der Geburt Folgeerscheinungen davongetragen hat. Für die meisten Eltern ist es neu zu hören, dass Babys bereits in der Gebärmutter und bei der Geburt Erfahrungen machen und dass diese Erfahrungen eine Ursache ihrer Beschwerden sein können. Deshalb sollte dies sehr achtsam angesprochen werden, ohne Druck auf das Weltbild der Eltern auszuüben und ohne ihnen Schuldgefühle zu machen (wie: »Ich habe meinem Baby wehgetan«, »Ich habe mein Baby nicht schützen können«). Der Fokus liegt deshalb zu Beginn nicht vorrangig auf dem Baby, sondern auf dem Aufbau von Vertrauen und der Herstellung einer therapeutischen Allianz mit den Eltern. Wir bitten die Eltern daher, es sich bequem zu machen, sodass sie sich sowohl körperlich als auch emotional wohl fühlen können. Wir klären, was sie von dieser Sitzung erwarten und was die Therapie ihnen bieten kann. Hier gibt es keine besondere Reihenfolge. Der Therapeut erspürt eher, was Aufmerksamkeit braucht, um so Ungezwungenheit und Offenheit zwischen sich und den Eltern zu ermöglichen.

Nach diesen Vorbereitungen besteht die therapeutische Absicht darin, einen »Möglichkeitsraum« zu eröffnen. Dieser Begriff wurde geprägt von dem Kinderpsychoanalytiker D.W. Winnicott (Winnicott, 1971, S. 107). Er gebrauchte ihn, um den Raum zwischen Mutter und Baby zu beschreiben, in dem das Selbstgefühl des Babys aus der Wechselseitigkeit der Beziehung entsteht. Hier wird er benutzt, um den Raum zu beschreiben, in den das Baby und die Eltern ihre Erfahrungen einbringen können. Die Eltern werden dazu eingeladen, in ihren eigenen Worten zu beschreiben, wie die Schwangerschaft und die Geburt für sie gewesen sind. Für viele Eltern ist es das erste Mal, dass sie voneinander erfahren, wie sie die Geburt jeweils erlebt haben, selbst wenn sie noch vor der Geburt Stunden damit zugebracht haben sollten, sich über ihre Hoffnungen und Absichten auszutauschen. Durch die ganze Geschäftigkeit, die die Anpassung an die Bedürfnisse des Babys mit sich bringt, bekommt dieser Teil oft nicht die Zeit, die er verdient hat. Es kann sein, dass starke Gefühle entstehen, während die Geschichten erzählt werden. Die Eltern werden darin unterstützt, diese Gefühle als Teil des therapeutischen Prozesses zulassen zu können. Während diese Geschichten erzählt werden, kann es passieren, dass das Baby in ein Erinnerungsweinen kommt. Die Eltern werden dann darin unterstützt, der Geschichte des Babys zuzuhören.

Der Möglichkeitsraum gestattet es dem »inhärenten Behandlungsplan« aufzutauchen (Becker, 1997). Dieser Begriff wurde von dem Craniosacral-Osteopathen Rollin Becker geprägt, um die Fähigkeit des Körpers zu beschreiben, sich auf eine eigene Lösung des Symptoms zuzubewegen. Der Arzt muss diese Bewegung lediglich unterstützen. Das gleiche Prinzip wirkt im »Beziehungsfeld«, das durch empathisches Zuhören vom Therapeuten und seitens der Familie entsteht. Der Therapeut nimmt nicht die Rolle des Experten ein, der die Antworten hat. Er wird vielmehr, um einen anderen osteopathischen Begriff zu verwenden, zum »Angelpunkt«, dem »Stillpunkt«, um den herum sich der inhärente Behandlungsplan entfalten kann. Dazu muss der Therapeut voll präsent sein und alles beobachten, was im Beziehungsfeld vor sich geht. So kann er sehen, was von Augenblick zu Augenblick Aufmerksamkeit benötigt. Dies geschieht in dem Bewusstsein, dass im Beziehungsfeld etwas sehr »Intelligentes« zu geschehen versucht, dass das in seinem eigenen Tempo tut. Der Therapeut muss der Versuchung widerstehen, voreilig zu intervenieren. Nur dann kommt der »auffällige Präsentator« zum Vorschein. Karlton Terry beschrieb den »auffälligen Präsentator« als »den Affekt, der am überzeugendsten und wiederholt von der Körpersprache des Babys gezeigt wird. Dieser erfordert es, dass die Therapie sich am auffälligsten und durchgängigen Thema orientiert, das vom Baby ausgedrückt wird« (Terry, 2014, S. 19). Hier wird der Begriff so ausgeweitet, dass er auch die Eltern mit einschließt. Häufig brauchen Babys einen Elternteil, um ihren eigenen Stress abzubauen und um den Möglichkeitsraum entstehen zu lassen, in dem sie sich sicher genug fühlen können, um sich auf ihre Geschichte tiefer einzulassen. So kann das ungelöste Trauma eines Elternteils zum auffälligen Präsentator werden.

Es ist bezeichnend für die Sensibilität von Babys für das Beziehungsfeld, dass sie warten, bis ein Elternteil seine traumatischen Themen durchgearbeitet hat, bevor es BKS zu zeigen beginnt. Wenn ein Elternteil über ein bestimmtes Schwangerschafts- oder Geburtsstadium erzählt, können Babys die entsprechende BKS ausdrücken. Das Baby geht eindeutig in Resonanz zu dem, was der Elternteil sagt und fühlt. Dies bedeutet für uns, dass wir auf das Baby und das, was es uns über seine Erfahrungen zeigen möchte, achten.

Jedes Vorgehen in der Integrativen Babytherapie basiert auf Erlaubnis. So könnte der Therapeut die Eltern fragen: »Wäre es für Sie in Ordnung, wenn wir uns jetzt einmal Ihrem Baby zuwenden?« Das gibt den Eltern zum einen die Sicherheit, dass ohne ihre Erlaubnis nichts mit ihrem Baby getan wird, und lädt sie zum zweiten ein, neugierig auf das zu werden, was ihr Baby ausdrückt.

Wenn man das Terrain der Geburt und der pränatalen Stadien kennt, hilft das, diese Neugier zu fokussieren. Wenn wir beispielsweise sehen, wie das Baby eine bestimmte Kontaktfläche auf der Liegeseite berührt, können wir genau feststellen, wo das Baby im Geburtsprozess feststeckte. Doch anstelle den Eltern viele Informationen darüber zu geben, kann der Therapeut dies nutzen, um Interesse bei den Eltern zu wecken, indem er etwas sagt wie: »Mir fällt auf, dass der kleine Jonny immer wieder die gleiche Stelle an der linken Schädelseite berührt. Ich frage mich, ob er da etwas fühlt?«

Indem der Therapeut die Eltern in den Prozess mit einbezieht, lädt er sie zu tieferer Empathie ein, während er gleichzeitig den Weg dafür eröffnet, das Geschehene gründlicher zu erforschen. Das kann zum Beispiel bedeuten, die Eltern um Erlaubnis zu fragen, die Kontaktfläche palpieren zu dürfen. Dies geschieht, indem die Hand oberhalb des Körpers über die Kontaktflächen geführt wird. Babys sind unglaublich offen. Häufig reagieren sie selbst auf die feinste Palpation. Es kann sein, dass sich jedes Mal die BKS intensiviert oder das Baby mit Erinnerungsweinen beginnt, wenn sich die Hand des Therapeuten über die Kontaktfläche bewegt. Dies ermöglicht es den Eltern zu sehen, dass das Baby auf etwas reagiert, was eindeutig kein gegenwärtiges Bedürfnis ist. Höchstens im weiteren Verlauf oder gegen Ende der Sitzung kann es hilfreich sein, eine detailliertere Beschreibung der Theorie der Liegeseiten oder der spezifischen Geburts- und Pränatalstadien zu geben, auf die die BKS hingewiesen hat.

Wenn der auffälligste Präsentator deutlich geworden ist, werden die Eltern dazu ermutigt, die emotionale Qualität zu identifizieren. Dies hilft, ihre Empathie für das, was das Baby fühlt, genauer werden zu lassen. Und anstatt hilflos zusehen zu müssen, wie das Baby anscheinend ohne besonderen Grund weint, können die Eltern jetzt erkennen: »Wenn mein Baby diese bestimmte Stelle an seinem Kopf anfasst, weint es und sieht ärgerlich aus.« Der Ärger ist nun mit einer spezifischen Erfahrung der Vergangenheit in Verbindung gebracht, was für die Eltern nachvollziehbar wird. Die Eltern werden dann darin unterstützt, diese Emotion empathisch widerzuspiegeln. Der Therapeut macht das normalerweise vor, indem er direkt mit dem Baby spricht: »Ich kann sehen, dass du wirklich ärgerlich bist.« Dies kann um die Informationen erweitert werden, die wir durch die BKS bekommen haben, wie: »Das hat dir sehr wehgetan, als du dort feststecktest«, oder: »Das hat dir große Angst gemacht, als die Medikamente durch deine Nabelschnur gekommen sind.«

Häufig wird das Weinen stärker, wenn wir dem Baby seine Erfahrung widerspiegeln. Wir haben wahrscheinlich alle schon die Erfahrung gemacht, dass wir einem Freund etwas mitgeteilt haben, was uns belastet hat, und während des Erzählens – *vorausgesetzt der Zuhörer ist wirklich präsent und versucht keine Lösungen zu finden* – tauchen wir tiefer in die Geschichte ein und fühlen sie mehr. Danach gibt es ein Gefühl von Erleichterung. Für Babys ist das genauso. In diesem Stadium wird es zur Hauptaufgabe des Therapeuten, die Eltern darin zu unterstützen, das Weinen ihres Babys in der Sitzung auszuhalten. Wenn die Toleranzschwelle der Eltern zu sinken beginnt, sucht der Therapeut vielleicht nach Wegen, wie er sie unterstützen kann. Dazu gehören verschiedene Arten von Atem- und Achtsamkeitstechniken, das Anbieten von Unterstützung durch Körperkontakt, verbale Versicherungen oder eine Pause im Prozess. In mitfühlender Resonanz mit dem Baby zu bleiben, während das Weinen sich intensiviert, ist meist der herausforderndste Teil der Sitzung für die Eltern. Dies liegt teilweise daran, dass die Eltern ihr Baby natürlicherweise beruhigen möchten, und teilweise an ihren eigenen ungelösten prä- und perinatalen Traumata, die hierdurch stimuliert werden können.

Wenn das Baby den Höhepunkt seines Weinens hinter sich hat, beginnt es sich zu beruhigen. Die Eltern berichten oft, dass ihr Baby nach einer Sitzung weniger weint, und wenn es weint, ist der Grund dafür häufiger ein aktuelles Bedürfnis als eine Körpererinnerung.

Die mit dieser Erinnerung verbundene BKS vermindert sich in ihrer Intensität oder verschwindet vollständig. Wenn sich das Erinnerungsweinen und die BKS fortsetzen, sind die Eltern nun dazu in der Lage, darauf mit angemessener Empathie zu reagieren, sodass sich das Baby durch die Erfahrung hindurchbewegen und wieder zur Ruhe kommen kann. Dies fördert das elterliche Selbstvertrauen und ermöglicht eine tiefere Bindung, als wenn Eltern und Baby permanent gestresst und erschöpft sind.

Das empathische Spiegeln und die Fähigkeit, die »Geschichte« des Babys zu hören, stehen im Zentrum der Integrativen Babytherapie. Es können aber auch andere therapeutische Interventionen eingesetzt werden, die die Babys darin unterstützen, den Prozess zu vollenden. Damals waren sie vielleicht aufgrund überwältigender Schmerzen und Qualen dissoziiert, oder die Auswirkungen der unter der Geburt gegebenen Medikamente, wie bei eingeleiteten Geburten und der Gabe von Wehen- oder Schmerzmitteln, haben den Abschluss verhindert.

Babys reinszenieren oft spontan ihre Geburt in einer Sitzung, indem sie sich in die Position begeben, in der sie feststeckten oder überwältigt wurden. Dadurch, dass wir das Baby darin unterstützen, bei der Bewegung durch besagtes Stadium seinen eigenen inneren Impulsen zu folgen – dieses Mal mit bewusster Unterstützung und mit Mitgefühl seitens des Therapeuten und der Eltern –, kann es durch diesen »beängstigenden Ort« gestärkt hindurchgehen. Auf diese Weise verändert sich die Erfahrung. Was ursprünglich als überwältigend und beängstigend erfahren wurde, wird nun zu einer bewältigbaren Herausforderung.

Die Unterstützung des Babys an seinen Füßen hilft ihm, den inneren Impuls aufzubauen, um sich vorwärtszuschieben, während wir es gleichzeitig empathisch beobachten und ihm seine Erfahrungen widerspiegeln. Dies ist eine Möglichkeit damit zu arbeiten. Es gibt eine Vielzahl weiterer stärkender Interventionen, die man als Antwort auf die jeweilige BKS und die ausgedrückte emotionale Qualität anbieten kann.

5 Fallstudie

N. war sechs Monate alt, als ihn seine Eltern in die Behandlung brachten. Sie machten sich Sorgen, weil er sich in seinem Körper nicht wohlzufühlen schien, »als ob er gegen etwas ankämpfen würde«. Immer wieder verfiel er in ein hohes Weinen, das nur nachließ, wenn er sich erschöpfte. Beide Eltern waren bei den Sitzungen dabei. Ihnen beiden war klar, das N. versuchte etwas mitzuteilen, das sie nicht verstanden. Der Vater war während der Sitzungen ein wenig dissoziiert, während die Mutter sehr gestresst war, mit einer ausgeprägten Neigung, sich selbst zu kritisieren, was sie auf ihre Fähigkeiten als Mutter ausweitete. Beide wollten unbedingt alles tun, um N. zu verstehen und zu unterstützen. Beide Eltern waren außerdem an unterschiedlichen Punkten ihres Prozesses in Einzeltherapie, im Rahmen derer sie in den folgenden Jahren ihre Themen bearbeiten sollten.

Sie hatten beide sehr ein Baby gewollt und waren überglücklich, als sie nach Jahren des Versuchens schwanger wurden. Sie hatten auf eine Wassergeburt zu Hause gehofft, aber da er schon über dem errechneten Datum war, überzeugte man sie davon, in ein Krankenhaus zu gehen, wo die Geburt eingeleitet wurde. Ihr wurde Penthidin gegeben, um die Schmerzen der Wehen zu lindern. Danach ging die Geburt sehr schnell voran, doch N. steckte im Geburtskanal fest, als sein Kopf schon sichtbar war. Seine Mutter war bestürzt über die Geschwindigkeit und die Intensität der Geburt. Nach der Geburt schien ihr N. von dem Penthidin noch sehr benommen zu sein. Obwohl beide noch nicht zum Stillen bereit waren, versuchte ihn das Krankenhauspersonal dennoch mit Nachdruck anzulegen. Er musste ursprünglich mit einer Spritze gefüttert werden und in der Folgezeit gab es eine Reihe von Problemen mit dem Füttern. Schließlich aber klappte es mit dem Stillen.

In der ersten Sitzung nahm N. meine Hand mehrere Male, drückte meine Finger hart in seine Nabelregion, um dann meine Hand wieder wegzuschieben. Jedes Mal wenn er das tat, hielt er seinen Atem an, überstreckte seinen Rücken und spannte sich so an, als ob er versuchen wollte, etwas durch seinen Unterbauch hinauszupressen. Seine Eltern waren offen für die Möglichkeit, das N. uns etwas zeigte, was er während seiner Geburt erlebt hatte. Das ermutigte mich, ihnen mitzuteilen, was ich sah: N. wollte uns erzählen, wie er es erlebt hat, als da etwas durch die Nabelschnur gekommen war. Da er sich zugleich auf die rechte Seite drehte, die seine Liegeseite gewesen ist, war davon auszugehen, dass das mit seiner Geburtserfahrung zu tun hatte. Die besondere Intensität und der Rhythmus seines Ausdrucks passten auch zur Eigenart der wehenfördernden Medikamente, die viel stärkere und längere Wehen als die natürlichen verursachen. Diese besondere Intensität und diesen Rhythmus sieht man bei vielen Babys, bei denen die Geburt eingeleitet oder deren Mütter wehenfördernde Medikamente gegeben wurden. Als sich N. in die Rotationsphase bewegte, drückte er mit seinen Augen und seinem Weinen Ärger aus. Seine Vorwärtsbewegung besaß eine ambivalente Qualität, *als ob* er gedrängt worden war, bevor er sich dazu bereit gefühlt hatte. Viele Kinder und Erwachsene, deren Geburten eingeleitet oder beschleunigt wurden, reagieren sehr sensibel darauf, wenn ihr eigenes Tempo übergangen wird. Sie empfinden dann vielleicht selbst eine sanfte Ermutigung als gewalttätige Manipulation (Emerson, 1996, S. 76).

In dieser Sitzung konnten sowohl die Eltern als auch ich mit N.s Ärger mitfühlen. Dadurch, dass er meinen Finger zum Bauchnabel hin und wieder davon weg führen konnte, konnte er die Erfahrung, dass da etwas in dieser Region in ihn hereingekommen war, auf eine Weise regulieren, die für ihn während der Geburt nicht möglich gewesen ist. Am Ende der Sitzung war sein Körper entspannter und er war froh an der Brust trinken zu können. Als die Eltern eine Woche später zur nächsten Sitzung kamen, erzählten sie, dass N. »enorm gereift« sei, er würde sich »mehr bemerkbar« machen und sein Kopf und sein Gesicht hätten »ihre Form verändert«. Das hohe Weinen war verschwunden und auch der angespannte Ausdruck.

N. zeigte sich in der zweiten Sitzung entspannter. Die Liegeseite seines Schädels zeigte weniger Kompression. In dieser Sitzung bewegte er sich spontan in das Rotationsstadium der Geburt (zweites Stadium), was ihn sehr desorientiert und ängstlich werden ließ. Dies schien mehr mit den Wirkungen des Penthidin zu tun zu haben, das in ihm wirkte, als er sich durch das mittlere Becken bewegte. Durch das Penthidin fühlen sich Babys von ihren Müttern getrennt und alleine. Zugleich wird ihr eigenes Bewusstsein durch das Medikament vermindert und getrübt (ebd., S. 48). Wenn in den Therapiesitzungen eine Schicht der prä- und perinatalen Erfahrungen durchgearbeitet wurde, zeigt sich häufig eine weitere, die bearbeitet werden will. Hier lässt man sich immer vom inhärenten Behandlungsplan leiten. Dieser entfaltet sich, während das Baby bestimmt, womit gearbeitet werden soll. *Er wird niemals vom Therapeuten vorgegeben.* Nachdem N. die Erfahrungsschicht durchgearbeitet hatte, die mit den die Geburt einleitenden Medikamenten zu tun hatte, wollte er nun mit den Auswirkungen des Penthidin und der Desorientierung des zweiten Geburtsstadiums arbeiten. N. wurde in der Sitzung darin unterstützt, sich wieder mit seiner Mutter verbunden zu fühlen. Die Eltern berichteten anschließend von »großen Entwicklungsfortschritten« und dem subjektiven Eindruck, dass N. »verkörperter« wirke.

Wir arbeiteten noch neun weitere Sitzungen miteinander, zunächst wöchentlich, dann 14-tägig, schließlich monatlich. In dieser Zeit zeigte N. weiterhin BKS und Erinnerungsweinen. Manchmal bewegte er sich schnell zwischen einer Geburts- und einer pränatalen Phase, wenn es ein Erfahrungsthema gab, dass diese miteinander verband. Das pränatale Thema, mit dem er hauptsächlich arbeitete, war das der Einnistung. Diese findet statt, wenn die Blastozyste sich in die Wände des Uterus eingenistet und einen ersten Geschmack des mütterlichen Blutes bekommen hat. Er machte dies durch eine sehr spezifische Gebärde deutlich, die mit dieser Phase in Verbindung steht. Dazu gehört eine bohrende Bewegung der Stirn, entweder gegen ein Kissen oder den Körper der Mutter, gemeinsam mit einer sich im ganzen Körper ausdrückenden, pulsatorischen Bewegung.

Manchmal warf er sich gewaltsam gegen seine Mutter, stieß mit ziemlicher Kraft mit ihr zusammen und biss sie ärgerlich. Wenn die Einnistungs-BKS von einem derart aggressiven Ausdruck begleitet wird, spiegelt sie häufig die Erfahrung der auf das uterine Gewebe stoßenden Blastozyste wider. Es mag zunächst bizarr klingen, dass solche frühen zellulären Erfahrungen sich auf das spätere Leben auswirken, aber klinische Erfahrungen bestätigen dies. Obwohl N.s Eltern sehr ein Baby gewollt hatten, war es in diesem Fall so, dass seine Mutter aus ihrer Geschichte heraus viel Stress in sich trug, der durch ihren Wunsch verschlimmert wurde, eine »perfekte Mutter« zu sein. Dieser war in ihren Geweben gespeichert und es schien, als ob N. uns etwas über seine Begegnung mit dieser Qualität in ihr mitteilen wollte.

Im Hier und Jetzt behandelte sie ihn eher ruppig, es mangelte ihr an Sanftheit. Wir arbeiteten einige Sitzungen daran, indem ich sie ermutigte, sich zu schützen. So konnte N. seine Gefühle ausdrücken, während sie sanfter zu ihm sein konnte. Sie konnte ihm auch ihr Bedauern darüber zeigen, dass es ihr nicht möglich gewesen war, ihn sanfter in ihrer Gebärmutter zu empfangen. Diese Gefühle waren mehr eine intuitive Reaktion auf sein Verhalten als eine Interpretation des Therapeuten. Diese Kombination aus Mitgefühl für N., eine bessere Selbstfürsorge der Mutter und eine Veränderung in der Kontaktqualität ließ sein aggressives Verhalten weniger werden und seine Einnistungs-BKS verschwinden. Da seine Mutter weiter zu starker Selbstkritik neigte und sie im Umgang mit diesen Themen einen gewissen Masochismus an den Tag legte, schlug ich ihr vor, sich noch etwas Unterstützung für sich selbst zu holen. Sie begab sich daraufhin einige Sitzungen in Craniosacral- und Psychotherapie, was ihr half, diese Neigungen abzumildern. Dies machte es ihr möglich, für N. auf eine angemessene Weise da zu sein.

Sie schrieb später über die Sitzungen mit ihrem Sohn:

> »[Sie] waren für uns eine bahnbrechende Gelegenheit, unser gegenseitiges Verständnis und unser Mitgefühl innerhalb und außerhalb der Familie zu vertiefen. Durch die Sitzungen konnte N. auf einer fundamentalen und präverbalen Ebene ausdrücken, wie er seinen Weg in die Welt erfahren hat. Mit Unterstützung haben wir gelernt, wie wir diese ›Stimme‹ erkennen und auf sie reagieren können. Er ist zu einem Kind herangewachsen, das sehr klar kommuniziert und er zeigt oft ein verblüffendes Verständnis von Beziehungen. Seine Lebensäußerungen werden begleitet von einem Vertrauen zu dem ›in der Welt sein‹ und sich frei zu fühlen. Für uns ist es sehr klar, dass wir das dem Raum zu verdanken haben, der durch die Sitzungen eröffnet worden ist. Hier konnte er die Welt als einen unterstützenden, zuhörenden und bestätigenden Ort erfahren« (Appleton, 2013b, S. 29).

Zusammengefasst: Babys enthüllen uns ihre pränatalen und Geburtserfahrungen durch BKS und Erinnerungsweinen. Diese »Geschichten« bleiben meist ungehört. Die klinische Erfahrung zeigt, dass die Fähigkeit, diese »Geschichten« zu »hören« und auf sie empathisch zu antworten, Symptome wie untröstliches Weinen, zerfahrenes Verhalten und Schlafstörungen reduziert. Neben der Symptomreduktion werden dadurch ein tieferer Kontakt und eine tiefere Bindung zwischen Babys und ihren Eltern unterstützt. Wie in den Worten von N.s Mutter angedeutet, kann dies zugleich bessere Kommunikationsfähigkeiten, größeres Selbstvertrauen und Mitgefühl erzeugen.

Literatur

Agustoni, D. (2013). Craniosacral Therapy for Babies, Children and Families. Berkeley, CA: North Atlantic Books

Appleton, M. (2013). Good Baby Syndrome. *Juno. A Natural Approach to Family Life, 32*, 28–29.

Appleton, M. (2013). Craniosacral Therapy for Babies, Children and Families. *Juno. A Natural Approach to Family Life, 34*, 40–41.

Barrett, S. (2013). *Secrets of Your Cells*. Bolder, CO: Sounds True.

Becker, R. (1997). *Life in Motion*. Rudra Press.

Chamberlain, D. (1998). *The Mind of Your Newborn Baby*. Berkeley, CA: North Atlantic Books.

Chamberlain, D. (2013). *Windows to the Womb. Revealing the Conscious Baby from Conception to Birth*. Berkeley, CA: North Atlantic Books.

Emerson, W. (1996). *Birth Trauma: The Psychological Effects of Obstetrical Interventions*. Emerson Training Seminars.

Emerson, W. (2000). *Collected Works 2: The Pre- and Perinatal Treatment of Children and Adults*. Emerson Training Seminars.

Emerson, W. (2004a). *The Emerson Perinatal Stages Manual*. Emerson Training Seminars.

Emerson, W. (2004b). *The Emerson Prenatal Stages Manual*. Emerson Training Seminars.

Fodor, W. (1949). *The Search for the Beloved*. New York: Hermitage Press Incorporated.

Ford, G. (2006). *The Complete Sleep Guide For Contented Babies and Toddlers*. London: Vermillion.

Gabriel, M (1995). *Remembering Your Life Before Birth*. Santa Rosa, CA: Aslan Publishing.

Goksan, S., Hartley, C., Emery, F., Cockrill, N., Poorun, R., Moutltie, F., Rogers, R., Campbell, J., Sanders, M., Adams, E., Clare, S., Jenkinson, M., Tracey, I. & Slater, R. (2015). fMRI reveals neural activity overlap between adult and infant pain. *Elife, 4*. DOI: 10.7554/elife.06356

Grof, S. (1976). *Realms of the Human Unconscious. Observations From LSD Research*. New York: Viking, Penguin.

Grog, S. & Grof, C. (2010). *Holotropic Breathwork*. New York: State University of New York Press.

Ho, M. (1998). *The Rainbow and the Worm. The Physics of Organisms*. New Jersey/London/Singapore/Hong Kong: World Scientific.

Laing, R.D. (1976). *The Facts of Life*. London: Penguin Books.

Lake, F. (1966). *Clinical Theology*. London: Darton, Longman & Todd.

Larimore, T. & Farrant, G. (1995): Universal Body Movements in Universal Body Consciousness and What They Mean. *Primal Renaissance, 1*(1). www.primals.org/articles/larimore04.html (18.04.2016).

Oschman, J. (2000). *Energy Medicine. The Scientific Basis.* 8th revised edition. Edinburgh u.a.: Churchill Livingstone.

Pearshall, P. (1988). *The Heart's Code*. London: Thorsons.

Peirsman, E. & Peirsman, N. (2006): *Craniosacral Therapy for Babies and Small Children*. Berkeley, CA: North Atlantic Books.

Rank, O. (1929). *The Trauma of Birth*. New York: Harcourt Brace.

Share, S. (1994). *If Someone Speaks, It Gets Lighter. Dreams and the Reconstruction of Infant Trauma.* The Analytic Press.

Terry, K. (2009). *Baby Therapy Course*. Class 1 notes. Institute of Pre- and Perinatal Education.

Terry, K. (2005). *The Sperm Journey/The Egg Journey.* Edicolibri.

Terry, K. (2014). *Vom Schreien und Schmusen, vom Weinen zur Wonne: Babys erstehen und heilen.* Wien: Axel Jentzsch.

Upledger, J. (1995). *SomatoEmotional Release and Beyond.* Seattle, WA: UI Publishing Inc.

Verny, T. (2014). What Cells Remember: Toward A Unified Field Theory of Memory. *Journal of Prenatal and Perinatal Psychology and Healthh, 29*(1), 16–29.

Winnicott, D.W. (1971). *Playing and Reality.* London/New York: Tavistock/Routledge.

Die Integration prä- und perinataler Erfahrungen nach Ray Castellino

Regina Bücher

Mit dem Ansatz der Integration prä- und perinataler Erfahrungen nach Ray Castellino kann auf die unterschiedlichsten Herausforderungen eingegangen werden, die Familien mit Säuglingen und Kleinkindern erleben. Dazu gehören zum Beispiel Schreien ohne ersichtlichen Grund, nicht zur Ruhe kommen, Herausforderungen beim Essen/Stillen, Schlafprobleme, Herausforderungen im Kontakt, Ängste, Rückzug, Auffälligkeiten in der Entwicklung u.v.m.

Wir gehen davon aus, dass diese Herausforderungen des Hier und Jetzt geprägt sind von den frühen Erfahrungen des Babys/Kleinkindes und der Eltern. Der Schwerpunkt dieses Ansatzes sind die Stärkung der Verbindungen in der Familie sowie die psychosomatische Verarbeitung prä- und perinataler Erfahrungen. Die Orientierung ist die innere Gesundheit.

In diesem Beitrag stelle ich die wichtigsten Grundsteine der Integration prä- und perinataler Erfahrungen nach Ray Castellino vor. Als ich Ray 1996 kennenlernte, berührte mich die Feinheit, Achtsamkeit und Authentizität, mit der er den Menschen begegnete, und mich berührte die Tiefe und Wirksamkeit seiner Arbeit.[1]

Ray widmet sich seit mehr als vier Jahrzehnten der Erforschung unterschiedlicher Aspekte der prä- und perinatalen Arbeit, der bestmöglichen Art, Menschen darin zu begleiten, ihre Gesundheit und ihr volles Potenzial zu leben. So entstand dieser eklektische Ansatz, in dem neben seinen persönlichen Erfahrungen und Erkenntnissen aus der praktischen Tätig-

1 Der Inhalt dieses Beitrages gibt die Arbeit Ray Castellinos wieder, wie ich sie in seinen Vorlesungen, Vorträgen, unveröffentlichten Unterlagen und vielen Gesprächen im persönlichen Kontakt von 1996 bis 2015 studiert, erlebt und durch zwanzig Jahre berufliche und persönliche Erfahrungen vertieft habe.

keit sowohl körperorientierte Ansätze und (tiefen-)psychologische Ansätze als auch aktuelle Forschungsergebnisse aus unterschiedlichen Disziplinen, miteinander in Austausch gebracht werden.

Von den körperorientierten Ansätzen muss besonders die Polarity-Therapie erwähnt werden. Ray Castellino studierte intensiv mit Randolph Stone. Dessen Heilungsphilosophie sowie das Beachten der feinen Körperprozesse sind feste Bestandteile der Integration prä- und perinataler Erfahrungen. Hervorzuheben wäre hier die Orientierung zur Gesundheit und das Lauschen in die Rhythmen der craniosacralen Flüssigkeit. Letzteres erhielt durch Rays Studium der Biodynamischen Craniosacraltherapie bei Franklyn Sills nochmals Nachdruck.

Ray Castellino, William Emerson und Frankly Sills kooperierten und beeinflussten sich gegenseitig in ihren Erfahrungen und Forschungen zu energetischen, mentalen, emotionalen und physikalischen Mustern, die sie als Auswirkungen der prä-, peri- und postnatalen Zeit erlebten.

Auch die Begegnung Rays mit Peter Levine *(Somatic Experiencing)* hinterließ deutliche Spuren im eklektischen Ansatz der Integration prä- und perinataler Erfahrungen.

Gleichzeitig basiert die Methode der Integration prä- und perinataler Erfahrungen auf einem fundierten Studium der Forschung in Medizin, Psychologie, Neurologie, Bindungsforschung und besonders in der Geburtshilfe und Hebammenkunst.

Seit 1996 lerne, lebe und praktiziere ich diese Arbeit. Dahin zu kommen, wo ich jetzt bin, ist nicht nur ein Lernprozess, sondern vor allem auch ein Wachstumsprozess. Ich bin Ray Castellino von tiefem Herzen dankbar für seine jahrzehntelange Begleitung und Unterstützung.

Seit 2012 unterrichte ich diese Arbeit im deutschen Sprachraum, zusammen mit meinem geschätzen Kollegen Klaus Käppeli.

1 Im Zentrum der Integration prä- und perinataler Erfahrungen steht die Orientierung zur Gesundheit

Ray Castellino betont immer wieder, dass die Integration prä- und perinataler Erfahrungen sich an der Gesundheit orientiert. Wenn wir tief genug in unser Nervensystem sinken, kommen wir in Berührung mit den somatischen Erfahrungen, die im Hirnstamm gespeichert sind. Hierzu gehören auch die frühen Erfahrungen und Traumata. Wenn wir noch tiefer in uns hineinlauschen, haben wir Kontakt zur innewohnenden Gesundheit, der »Blaupause« oder »Original Matrix«.[2] Das ist quasi ein gesunder Bauplan, der schon vor den herausfordernden prä- und perinatalen Erfahrungen da war und auf den wir trotz aller schwierigen Erfahrungen Zugriff haben können (Sills, 2001). Ein wesentlicher Grundstein der Integration prä- und perinataler Erfahrungen nach Ray Castellino ist die Orientierung zu dieser gesunden inneren Matrix. Egal was das Baby, das Kleinkind und seine Eltern erlebt haben, diese gesunde Ebene der ureigenen Potenziale und eines tiefen inneren Wissens ist immer gleichzeitig da. Das Ziel der Arbeit ist, dass die Familie, die Eltern und der Säugling sich letztendlich nicht mit dem Trauma, sondern mit der Gesundheit identifizieren und sich von da aus entwickeln und entfalten. Alle weiteren Grundsteine wirken daran mit.

Die Gestalt der Sitzung ist so aufgebaut, dass jedes einzelne Familienmitglied, sowie die Familie als Ganzes, Zugang zu dieser inneren Gesundheit erhalten kann. Die Sicherheit, die durch die Grundhaltung entsteht, unterstützt das. Wir arbeiten von innen nach außen. In diesem sicheren Setting und mit dem Fokus auf der Gesundheit können das Erlebte und das Trauma berührt werden. Hierbei arbeiten wir sehr achtsam und fein, in einem langsamen Tempo, sodass jeder Schritt auch wirklich integriert werden kann. Wir begleiten jeglichen Ausdruck des Körpers – Mimik, Gestik, Bewegungen, Laute, Atemrhythmus, craniosacraler Rhythmus, Rhythmen des Nervensystems usw. Zusätzlich haben wir dabei auch die Verbindungen in der Familie in unserer Wahrnehmung (Castellino, 2004). Wie Peter Levine arbeiten wir mit dem Pendeln und der Titration (s. Levine, 2011). Wir gehen nicht mitten hinein ins Trauma, sondern berühren nur die Schwelle (»leading edge«; Castellino, 2000) und verankern uns immer wieder in der Gesundheit und in den Ressourcen des Hier und Jetzt. Wir pendeln hin und her zwischen der Schwelle zum Trauma und den Ressourcen (Levine & Kline, 2005).

Die Eltern können so integrieren, was sie als Mutter oder Vater rund um die Zeugung, Schwangerschaft, Geburt und erste Zeit danach mit ihrem Baby erlebt haben, und möglicherweise auch das, was sie aus ihrer eigenen Geschichte mitbringen. Dadurch differenziert sich ihr Erleben vom Erleben des Babys. Das macht es dem Baby sehr viel leichter, sein eigenes Erleben zu integrieren (Siegel &

2 Der Begriff wurde geprägt von Dr. Randolph Stone, dem Gründer der Polaritätstherapie. Dr. James Jealous spricht von der »original matrix«. Siehe den Vortrag »The embryological Ordering Principle« von Franklyn Sills unter http://www.craniosacral.co.uk/articles/art1.htm (19.03.2016).

Hartzell, 2004). Im Hier und Jetzt lassen sich die Eltern innerlich von dem berühren, was das Baby psychosomatisch »erzählt« und erkennen von ganzem Herzen die Erfahrung des Babys an. Diese gefühlte und entsprechend kommunizierte Anerkennung des Erlebten ist ein wichtiger Schritt in die Integration.

2 Familiensetting – im Mittelpunkt stehen die Verbindungen

Das Baby/Kleinkind kann nicht unterscheiden, was sein Erleben ist und was zur Mutter (oder zum Vater) gehört (Castellino, 2004). Es erlebt seinen eigenen Körper als inneren Körper und den Körper der Mutter als seinen äußeren Körper. Entsprechend erlebt es all das, was die Mutter erlebt hat, auch als etwas, was es selbst erlebt hat. Was die Mutter erlebt, ist wiederum geprägt von ihrer eigenen Geschichte und auch von ihrer Beziehung zum Vater. Was der Vater erlebt und wie er mit der Mutter und dem Kind in Beziehung geht, ist geprägt von seiner Geschichte. Somit kommen drei Erfahrungen und drei Geschichten zusammen. Um die Themen wirklich in der Tiefe zu integrieren, braucht es also alle drei: die Eltern und den Säugling/das Kleinkind.

Sind beide Eltern dabei, so ist für das Kleine sehr viel mehr Unterstützung im Raum. Väter unterschätzen oftmals die Wichtigkeit ihrer Rolle in der Bindung und Anbindung von Mutter und Kind. Je entspannter die Mama ist, desto leichter kann sie sich innerlich auf das Baby zubewegen und vice versa. Die Mutter wiederum ist oft sehr viel entspannter, wenn der Vater mit im Raum ist und sie sich an ihn anlehnen kann bzw. wenn sie seine Unterstützung spürt (ebd.). Das Baby ist sehr viel gelöster, wenn es die Verbindung und gegenseitige Zusammenarbeit und Unterstützung der Eltern spürt.

Die Anwesenheit aller drei unterstützt die Rollenfindung in der Dreierkonstellation: die besondere Nähe zwischen Mutter und Kind und die wichtige Rolle des Vaters, der diesen besonderen Raum schützt und unterstützt. Dies unterstützt nicht nur die Bindung und Anbindung zwischen Eltern und Kind, sondern auch die Beziehung zwischen den Eltern.

In den Sitzungen schauen wir dahin, was in der Energie zwischen den Menschen in der Familie geschieht. Damit einher geht die Intention zu entdecken, wie innerhalb dieser Gruppe eine harmonische Resonanz entstehen kann. In dieser sind die Verbindungen der Familienmitglieder untereinander am besten zu spüren. Die Familienmitglieder resonnieren miteinander und regulieren sich dadurch gegenseitig. Sie, haben ein Körpergefühl von sich gegenseitig und sind miteinander im Fluß. In der harmonischen Resonanz ist die Familie als stabiles, kohärentes System erfahrbar (Castellino, 2004).

3 Für die Orientierung zur Gesundheit braucht es eine sichere Umgebung

Damit Sicherheit in einer Familie aufgebaut werden kann, hat Ray Castellino im Laufe der Jahre sieben Leitgedanken entwickelt (Castellino & White, 2013). Klaus Käppeli setzte diesen noch einen achten Leitgedanken voran.

Diese Leitgedanken schaffen eine Grundhaltung für einen sicheren sozialen Kontakt. Das Nervensystem kann in einem ausgeglichenen Zyklus zwischen Erregung und Beruhigung schwingen. Durch diese Sicherheit werden die Verbindungen in der Familie gestärkt. Gleichzeitig braucht es diese Sicherheit, damit sich die einzelnen Familienmitglieder auf den Weg der Integration der schwierigen Erlebnisse machen können.

4 Leitgedanken einer Grundhaltung für soziale Sicherheit[3]

4.1 Leitgedanke des Willkommenseins

Jeder Mensch ist so willkommen, wie er ist. Egal, was jeder innerlich mitbringt, es hat hier Platz und darf sein. Jede Person hat das Recht, gesehen und gehört zu werden.

Ich erlebe oft, wie durch das Nennen dieses Leitgedankens schon eine erste Entspannung eintritt und die Gesichter weicher und offener werden.

4.2 Leitgedanke der gegenseitigen Unterstützung und Zusammenarbeit

Jede Person im Familiensystem ist ebenso wichtig wie das System als Ganzes. Jede wird ernstgenommen in ihren Bedürfnissen, ihrem Sein und

3 Ray Castellino nennt diese Leitgedanken »principles«. http://belvederearts.com/va/wp-content/uploads/2013/07/Castellino.final_.pdf (19.03.2016)

ihren Anliegen. Gleichzeitig ist jede Person respektvoll gegenüber den Bedürfnissen und Anliegen der anderen.

Dieser Leitgedanke spiegelt sich in allen weiteren Leitgedanken wider. Wenn alles Handeln und Kommunizieren sich an gegenseitiger Unterstützung und Zusammenarbeit orientiert, ist ein hohes Maß an Sicherheit gegeben.

4.3 Leitgedanke der Wahl

Jede Person hat die Wahl. Im Sinne der gegenseitigen Zusammenarbeit und Unterstützung machen alle nur das, was wirklich für sie stimmt. Ein authentisches »Nein« unterstützt sehr viel mehr als ein angepasstes »Ja«. Selbst wenn ich als Therapeut/Begleiterin noch so gute Ideen habe, was der Familie oder einzelnen Familienmitgliedern guttun könnte, braucht es für jede und jeden die Möglichkeit, »nein« dazu sagen zu dürfen. Dasselbe gilt für die Familienmitglieder untereinander. Auch ein Baby signalisiert uns deutlich sein »Nein«, etwa über Laute, Mimik, Gestik oder Bewegungen. Damit sowohl das Baby als auch die Eltern die Wahl wahrnehmen können, müssen wir langsam machen. Dann haben alle genug Zeit zu spüren, was tatsächlich für sie stimmig ist.

Hier geht es um das Vertreten und Achten von Grenzen. Im Sinne der gegenseitigen Unterstützung und Zusammenarbeit respektieren wir sowohl unsere eigenen Grenzen als auch die Grenzen unseres Gegenübers.

4.4 Leitgedanke des kurzen häufigen Augenkontaktes

Ein Säugling hat oft eine große magische Anziehungskraft, und alle Erwachsenen um ihn herum schauen vor allem zu ihm. Das ist eine Menge Aufmerksamkeit für das kleine Wesen. Gleichzeitig verlieren die Erwachsenen die Verbindung untereinander – sie nehmen nur noch den Säugling wahr. Bei einem kurzen Augenkontakt im Sinne der gegenseitigen Zusammenarbeit und Unterstützung wird Oxytocin in unserem Gehirn ausgeschüttet und so treten die Erwachsenen auch untereinander immer wieder in Verbindung. Für den Säugling bedeutet dies Entlastung und Sicherheit.

4.5 Leitgedanke der Berührung und der Aufmerksamkeit

Bei diesem Leitgedanken geht es um die Achtsamkeit im Aufnehmen von Körperkontakt und im Umgang mit der Aufmerksamkeit.

Bevor ich jemanden berühre, seien es die Eltern oder sei es das Baby, kündige ich das an. Dies geschieht mit Augenkontakt und in so langsamem Tempo, dass mein Gegenüber genug Zeit hat zu spüren, ob die Berührung bei ihm willkommen ist. Dadurch ist die Wahl möglich, die Berührung anzunehmen oder »nein« zu sagen.

Auch ein Säugling signalisiert sehr deutlich, wie es für ihn stimmig ist. Ich kündige die Berührung an und bewege mich sehr langsam auf das Kleine zu. Ist meine Berührung willkommen, kommuniziert das Baby mir das zum Beispiel mit offener wartender Haltung oder indem es sich in meine Hand hineinlehnt. Umgekehrt, wenn es die Berührung nicht möchte, wendet es sich zum Beispiel ab oder schiebt meine Hand weg.

Gleichzeitig mit meiner Berührung bin ich auch mit meiner Aufmerksamkeit präsent.

Ebenso langsam und respektvoll löse ich die Berührung auch wieder auf. Ich kündige es an und mache ganz langsam. Ich löse zuerst den Körperkontakt auf, bleibe noch mit meiner Aufmerksamkeit da. Dann gehe ich langsam auch mit dieser zurück. Ich spreche es aus: »Jetzt gehe ich mit meiner Aufmerksamkeit.« Diese Achtsamkeit und Langsamkeit erlaubt es dem Baby – aber auch älteren Kindern und Erwachsenen – zu wissen, was auf sie zukommt, und sie können es im Geschehen gleich integrieren. Wenn ich etwa ankündige, dass ich nun mit meiner Aufmerksamkeit weggehe, geht das Baby meist schon vor mir mit seiner Aufmerksamkeit weg. Wenn es noch nicht bereit dazu ist, dass ich mit meiner Aufmerksamkeit weggehe, zeigt es mir das auch, etwa indem es mich fest anschaut,oder sein Körperchen sich mir zuwendet. Dann verweile ich damit, bin in Kontakt, spiegle und gehe erst dann mit meiner Aufmerksamkeit weg, wenn das Baby diesen Schritt integrieren kann. Wieder ist es wichtig, sehr langsam zu sein.

4.6 Leitgedanke der Selbstregulation/des Innehaltens

Was sich während einer Sitzung zeigt, kann sehr vielschichtig sein und berührt uns auf vielen Ebenen. Bei jedem Anwesenden – den Eltern, dem Baby, dem Therapeuten/der Begleiterin – können Themen berührt werden.

Alles hat seinen Platz. Das Tempo, in dem die einzelne Person das Geschehen aufnimmt und integriert, kann sehr unterschiedlich sein. Hier wird das Innehalten sehr wichtig. Wenn jemand merkt, dass sie nicht mehr präsent sein kann, dann ist sie eingeladen, sich zu melden und wir alle halten inne. Manchmal braucht es nur, dass wir durch das Innehalten das Tempo soweit verlangsamen, dass das, was gerade in dieser Person berührt ist, integriert werden kann. Manchmal braucht es einfach die Anerkennung, dass gerade etwas berührt ist. Und manchmal braucht es Verweilen, Berührung oder Begleitung bei etwas Innenarbeit.

Als Begleiterin halte ich immer wieder inne, damit ich bei jedem Schritt gut dabei sein und die Familie bestmöglich unterstützen kann. In der Familiensitzung kommt es eher selten vor, dass die Eltern sich von sich aus melden, um innezuhalten. Es kommt eher vor, dass ich sehe, dass die Eltern von etwas berührt sind oder gerade Mühe haben, präsent zu sein. Dann spreche ich sie an und wir verweilen damit, bis Mutter oder Vater wieder in der Verbindung mit dem Partner und dem Baby/Kleinkind sein können. Auf diese Weise können die Eltern ihre eigenen Themen integrieren. Da das Baby nicht unterscheiden kann, was die Themen der Eltern sind und was seine eigenen, wird es durch das Innehalten sehr entlastet. Die Eltern nehmen auf diese Art ihre Themen zu sich und das Baby braucht sie nicht weiter mitzutragen.

Auch das Baby oder Kleinkind zeigt uns, wenn es zu schnell geht und es das Geschehen nicht mehr integrieren kann. Vielleicht wird es unruhig oder weint. Auch hier reagieren wir mit Verlangsamung und Innehalten, damit das Nervensystem des Babys wieder in Ausgleich kommen kann. Erst dann geht es weiter.

Beispiel 1: Mutter C. und Sofie

Es ist unsere erste Begegnung. Der Vater kann leider nicht mitkommen. Die Mutter kommt alleine mit Sofie. Sofie ist im Arm der Mutter. Die Mutter lehnt sich bequem zurück und erzählt die Geburtsgeschichte. Ich bin gut zentriert und orientiert zu meiner Mitte. Ich lasse mich innerlich berühren von dem, was ich durch das Erzählen und durch die Körperprozesse von Mutter und Kind erlebe und spüre. Gleichzeitig lausche ich in die Tiefe, zu der tiefen Ruhe, die darunter liegt (siehe unten: »Orientierung zur Gesundheit«).

Während die Mutter erzählt, »erzählt« Sofie mit: Sie macht mit ihren Beinchen stoßende Bewegungen. Ich habe meine linke Hand bei ihren Füßchen. Ich gebe so viel Widerstand, wie Sofie Kraft einsetzt.

Dadurch erhält sie ihre Kraft gespiegelt. Sofie drückt sich an meiner Hand ab. Ihr Köpfchen macht einen Ansatz zu einer Drehung. Meine rechte Hand ist an Sofies Rumpf, damit ich ihre Bewegung unterstützen und begleiten kann.

Beim Ansatz der Drehung kam Sofies Geburt zu einem Stillstand. Sofie erzählt es, indem sie in ihrer Bewegung stockt. Es geht nicht weiter. Sofie weint. Die Mutter ist so in Fahrt, dass sie in ihrer Aktivierung eher schneller wird und spontan mit der Erzählung über das Geburtsgeschehen fortfährt, ohne ihre Tochter wirklich wahrzunehmen. Hier nutze ich den Leitgedanken des Innehaltens. Ich erkenne an, dass hier gerade vieles gleichzeitig im Raum ist und ich ganz langsam machen möchte, damit alles seinen Platz bekommt. Wir verweilen. Ich erkenne an, was Sofie zeigt und wie schwierig es damals für sie war. Ich lasse das, was Sofie zeigt, in meinem Herzen ankommen und reflektiere auch ihre Emotionen – Verzweiflung und Wut. Und ich wende mich der Mutter zu und frage sie, was sie spürt. Sie erzählt von ihrer eigenen Verzweiflung – sie wollte auf keinen Fall einen Kaiserschnitt. Sie fühlt sich von mir mit diesen Gefühlen gesehen und kann entspannen. Das hilft der Mutter, mehr im Hier und Jetzt zu sein und sich ihrer Tochter zuzuwenden. Sie kann anerkennen, was Sofie erlebt hat. Sofie geht immer mehr in Blickkontakt mit der Mutter und entspannt sich. Es wird eine Resonanz zwischen den beiden spürbar. Sofie sinkt entspannt an den Körper der Mutter.

4.7 Leitgedanke der Selbstfürsorge

Dies ist eine Erweiterung der Selbstregulation. Es geht um die Erfüllung der eigenen Bedürfnisse wie bequem sitzen, trinken, essen, Wärme, auf die Toilette gehen, ausruhen, sich anlehnen, Unterstützung annehmen usw. Eine Mutter oder ein Vater, die gut für sich selbst sorgen, können sehr viel präsenter für das Baby da sein. Ihr Nervensystem ist sehr viel ausgeglichener, was sich direkt ausgleichend auf das Kind auswirkt.

4.8 Leitgedanke der Verschwiegenheit

Die Verschwiegenheit gilt für alle, nicht nur für den Therapeuten/die Begleiterin. Die Vereinbarung ist, dass jede und jeder nur von sich selbst erzählt. Wenn wir von jemand anderem erzählen wollen, holen wir uns die Erlaubnis dafür. Wir unterstützen die Eltern, auch sehr achtsam damit zu sein, was und wem sie von ihrem Säugling erzählen. Dazu gehört zum Beispiel, nicht über den Säugling, sondern achtsam mit und zu ihm zu sprechen (siehe weiter unten: »das Baby erzählt mit«).

Diese Leitgedanken sind für jegliche soziale Settings gültig und wir regen die Familien an, sie auch zu Hause mit in den Alltag zu integrieren.

5 Lauschen zur inneren Gesundheit

In erster Linie geht es darum, dass ich als Therapeut/Begleiterin einfach präsent bin. Wir sind einfach da, in einem ruhigen Zustand, in dem wir sensitiv genug sind, auch ganz feine Phänomene auf der Körper- und Beziehungsebene wahrzunehmen (Castellino, 2004; Chitty, 2013). Wir orientieren uns zu unserem energetischen Mittelraum und damit zu dem Raum in unserem Körper, der vor unserer Wirbelsäule liegt. Wir lassen uns tief in unseren Körper und unseren Geist hineinsinken. Eine gute Unterstützung ist Vertrautheit mit den Rhythmen der craniosacralen Flüssigkeit. Wenn wir tief in das craniosacrale System hineinlauschen, können wir uns zur tiefen Ruhe in der Longtide orientieren (Sills, 2001; Castellino, 2004). Ein anderer Zugang ist, uns tief in unseren Geist/unser Bewusstsein sinken zu lassen. Je tiefer wir hineinsinken, desto ruhiger wird es, vergleichbar mit der Ruhe des Meeres direkt über dem Meeresboden. Über beide Wege sind wir mit unserer Aufmerksamkeit tief in unserem Körper und kommen zu einer Art körperzentrierter meditativer Stille. Dies sind mögliche Wege, wie wir zur immer präsenten inneren Gesundheit mit ihren Ordnungskräften lauschen können, die unter allen Prägungen liegt.

6 Gemeinsames Erzählen, Beziehungs- und Körperarbeit

6.1 Das Baby erzählt mit

Beispiel 2: Eltern S. mit Luca

Luca ist in seiner motorischen Entwicklung etwas verzögert. Er ist schon seit einiger Zeit stabil auf allen Vieren, aber er krabbelt nicht vorwärts. Er rollt und bewegt sich rückwärts, aber niemals vorwärts. Die Intention der Eltern ist, Luca zu unterstützen, dass er den nächsten Entwicklungsschritt in die Vorwärtsbewegung tun kann.

Während die Eltern das ansprechen, geht Luca in Krabbelposition. Die Bewegung und Drehung seines Köpfchens lässt mich an die Geburt denken. Ich lade die Eltern ein, von Lucas Geburt zu erzählen.

Sie erzählen: Luca kam zehn Tage nach dem errechneten Geburtstermin. Er steckte viele Stunden im Geburtskanal fest, ehe er mit Kaiserschnitt herausgeholt wurde. Erst beim Herausholen zeigte sich, dass er die Nabelschnur um den Hals hatte.

Ich gebe Luca sachten Widerstand an den Füßen, während er in der Krabbelposition ist. Er drückt sich gegen meine Hand, wie um sich abzustoßen, bewegt sich jedoch nicht nach vorne. Er steht wie an einer Schwelle und er wimmert. Die Eltern und ich sehen, dass er an diesem Platz Angst hat. Wir lassen uns von seiner Angst berühren. Die Mutter hat Tränen in den Augen und spricht mit ihm, dass sie seine Angst sieht. Sie erzählt, dass sie während der Geburt gewartet hat, dass er sich endlich weiter ins Becken senkt und dass sie jetzt weiß, warum er sich nicht weiterbewegen konnte. Luca geht etwas von der Schwelle zurück und macht eine kleine Pause, in der er etwas ruhiger wird. Beide Eltern sind sehr präsent. Luca geht wieder in Aktivierung und wieder an die Schwelle. Meine Hände begleiten seine Bewegung. Ich lasse mich von seiner Aktivierung und der Angst berühren und lausche gleichzeitig in die Ruhe, die darunter liegt.

Gleichzeitig bin ich gut mit den Eltern in Verbindung und unterstütze diese in ihrer Verbindung. Der Vater berührt die Mutter und ich frage die Mutter, die mit ihrer Aufmerksamkeit mehr bei Luca ist, ob sie ihren Mann spürt. Sie lächelt und wird weicher und lehnt sich an ihren Mann.

Die Eltern und ich erkennen Luca gegenüber an, dass es während der Geburt gefährlich gewesen wäre weiter zu gehen, da er die Nabelschnur um den Hals hatte. Und ich erwähne, dass jetzt alles frei ist und dass es jetzt sicher ist. Diese Szene wiederholt sich etwa vier bis fünf Mal. Luca geht immer wieder hin und zurück zu dieser Schwelle, an der er Angst verspürt, und die Eltern erkennen an, was er erlebt hat. Schließlich macht Luca mehrere Krabbelschritte vorwärts. Er strebt zur Mutter. Diese nimmt ihn auf den Arm und Luca entspannt sich und kommt zu tiefer Ruhe. Alle drei sind in guter Verbindung und resonnieren mit der tiefen Ruhe.

Wenn die Eltern erzählen und mit Luca reden, dann tun sie das ganz langsam. Es wirkt für uns Erwachsene fast wie Zeitlupe. Diese Langsamkeit gibt dem Säugling die Gelegenheit mitzuerzählen. Als Therapeut/Begleiterin unterstützen wir, dass das Erzählen ein Dialog zwischen den Eltern und dem Baby ist. Wir unterstützen die Eltern, dass sie nicht über das Baby sprechen, sondern dass sie beim Erzählen das Baby ansprechen.

6.2 Von innen nach außen

Aus dem Erzählen der Geschichte entstehen ganz unwillkürlich – von innen nach außen – kleine Gesten, Bewegungen, Körperreaktionen usw. Diese beachten und begleiten wir. Es handelt sich hierbei um die Informationen aus dem impliziten Körpergedächtnis, in dem alle frühen Erfahrungen gespeichert sind. In ihnen sind auch die Informationen, die noch tiefer im System verborgen liegen, die Informationen zur inneren Gesundheit.

Was das Baby oder Kleinkind bei diesem Erzählen zeigt, ist kein Zufall. Es erzählt mit. Möglicherweise bewegt es sich auf spezifische Weise. Es zeigt Mimik und Gestik. Der Atemrhythmus ändert sich. Das Nervensystem aktiviert oder entspannt sich. Der Craniorhythmus ändert sich. Das Baby geht in Blickkontakt oder es geht aus dem Blickkontakt heraus. Das Kleinkind initiiert Spielszenen usw.

Im obigen Beispiel 2 geht Luca spontan in die Krabbelposition, als die Eltern davon erzählen, und zeigt seine Herausforderung an dieser Schwelle.

Ich unterstütze die Eltern, dass sie das, was das Baby ausdrückt, bei sich ankommen lassen können. Das Baby braucht mehr, als kognitiv verstanden zu werden. Das Baby braucht, dass die Eltern sich in ihrem Herzen davon berühren lassen, was es ihnen zeigt. Und es braucht, dass die Eltern von dieser Berührtheit her aufrichtig mit ihm in Kontakt gehen. Dieser Kontakt kann zum Beispiel so aussehen, dass die Eltern in ihrer Mimik die Empfindungen des Babys spiegeln, dass sie diese mit ihren Worten spiegeln und dass sie ausdrücken, was es in ihnen berührt. Das Baby oder Kleinkind fühlt sich so anerkannt, gesehen und verstanden. Es reagiert weniger auf die einzelnen Worte, als auf die aufrichtige Anerkennung.

6.3 Unterschiedliche Arten der Bewegungsbegleitung

Wir begleiten die Bewegungen des Babys/des Kleinkinds am ganzen Körper und beziehen da auch die Eltern mit ein. Es gibt unterschiedliche Arten der Bewegungsbegleitung:

6.3.1 Einfaches Begleiten der Bewegung

Beispiel 3: Eltern L. und Marco
Marco ist in den Armen seiner Mutter. Er schaut mich an und bewegt sein Ärmchen. Ich komme mit meiner Hand in die Nähe von Marcos Händchen und gebe kund, dass ich gerne seine Hand berühren möchte. Ich warte einige Sekunden, meine Hand in der Nähe von Marcos Hand. Marco hält Blickkontakt mit mir und kommt mir mit seinem Händchen minimal entgegen. Ich berühre seine Hand und gehe mit Marcos Bewegung mit. Wir kommen in Resonanz und ich lasse mich von Marcos Bewegung führen. Marco lächelt, ist entspannt und hält Blickkontakt. Auf diese Weise erlebt Marco, dass ich ihn sehe und anerkenne. Er wird in seinem Sein bestärkt.

6.3.2 Vitalisierender Widerstand

In einer natürlichen Geburt arbeiten Mutter und Kind mit vitalisierendem Widerstand zusammen. Das Kind stößt sich mithilfe des Widerstandes des Gebärmutterbodens ab. Beim Erzählen der Geburt fangen die Beinchen oft an, sich stoßend zu bewegen. Dann legen wir (ich oder die Eltern) die Hände an die Füße und geben dem Kind genauso viel Widerstand, wie es selbst Kraft einsetzt (siehe Sofie und Luca, Beispiele 1 und 2). Somit kann es sich an unseren Händen abstoßen und die Bewegung weiterführen. Damit erhält es seine Kraft gespiegelt und erlebt, dass es durch seinen Krafteinsatz etwas erreicht.

6.3.3 Einladung, die Bewegung zu verlangsamen

Beispiel 4: Eltern L. und Marco
Diesmal bewegt Marco seine Ärmchen ganz schnell, ruckhaft und

unkoordiniert. Er wirkt nicht wirklich verbunden mit seiner Bewegung. Ich verkünde, dass ich gerne sein Ärmchen berühren würde und warte ein paar Sekunden, um zu sehen, ob er dafür offen ist. Ich berühre sein Ärmchen. Ich gehe in Marcos Tempo mit der Bewegung mit und bin innerlich mit meiner Ruhe und Langsamkeit verbunden. Das ist wie eine Einladung. Hierbei ist wichtig, dass ich nicht die Intention habe, Marcos Bewegung zu verlangsamen. Ich komme lediglich in mir selbst immer mehr zur Ruhe (Castellino, 2004). Marcos Bewegung wird langsamer und bewusster. Was vorher eine schnelle Bewegung war, hat nun verschiedene Sequenzen. Manche sind entspannt und fließend, an andern Stellen der Bewegung stockt es und Marcos Gesichtchen zeigt, dass da Erlebnisse und Emotionen in der Erinnerung liegen. Die Eltern und ich halten jeweils inne und sind präsent mit dem, was Marco uns über seine Gestik und Mimik zeigt. Marcos Bewegung wird immer ruhiger und fließender.

6.4 Das Beachten des Tempos hilft, mit der Gesundheit in Kontakt zu kommen

In dieser Sequenz mit Marco kommt die Bedeutung der Langsamkeit gut zum Ausdruck. Ein langsames Tempo erlaubt, tiefer in Körperempfindungen und in das eigene Körperwissen einzutauchen. In der Langsamkeit können die Babys jeden Schritt, der geschieht, integrieren.

Manche Menschen fühlen sich mit der Langsamkeit nicht sicher. Ein schnelleres Tempo fühlt sich wie ein Schutz davor an, Schmerzliches oder zu viel auf einmal zu spüren. Ihr Nervensystem bleibt so allerdings in der Aktivierung.

Wir begegnen den Menschen in dem Tempo, indem sie sich zunächst am sichersten fühlen. Gleichzeitig bleibe ich innerlich mit meiner tiefen Ruhe verbunden. Ich halte immer wieder inne, um trotz des schnellen Tempos in guter Verbindung bleiben zu können, mit mir und mit der Familie. Allmählich werde ich langsamer.

Dadurch, dass wir uns zunächst auf das Tempo des Babys und/oder der Eltern einlassen, wird es ihnen leichter, sich nach und nach auch auf die Langsamkeit einzulassen, in der sie ihren tiefen Erfahrungen und ihrer eigenen Gesundheit begegnen können.

6.5 Begleiten der Zyklen des Nervensystems

Wir unterstützen die Eltern, die Zyklen des Nervensystems – bei sich und den Kindern – wahrzunehmen und diesen zu vertrauen (Levine & Kline, 2005). Auf jede Aktivierung folgt eine Beruhigung und auf jedes Zur-Ruhe-Kommen folgt eine Erregung. Wir unterstützen die Eltern, damit präsent zu sein, wenn das Kind aktiviert ist und zum Beispiel weint. Wir unterstützen sie darauf zu vertrauen, dass dann auch wieder ein Zyklus kommt, in dem das Kind zur Ruhe kommt. Wenn das Kind auf diese Weise seine Zyklen vollenden darf, kommt es in einen natürlichen ausgeglichenen Fluss, in dem Erregung und Ruhe sich in einem angenehmen Rhythmus abwechseln. Die Herausforderung für die Eltern ist, nicht mit in die Aktivierung einzusteigen. Die Herausforderung ist, die Aktivierung wahrzunehmen und gleichzeitig mit der eigenen Mittellinie und der unter der Aktivierung liegenden Gesundheit in Verbindung zu bleiben – und den Selbstheilungskräften des Kindes zu vertrauen, dass auch die zweite Hälfte des Zyklus kommt, das Zur-Ruhe-Kommen.

6.6 Schritt für Schritt das Erlebte integrieren

In Beispiel 1 mit Sofie und ihrer Mutter ist gut zu sehen, wie wir einen Schritt nach dem anderen machen. Wenn die Eltern etwa einen Ausschnitt der Geschichte erzählen, so machen wir das so langsam, dass das Baby auf seine Art miterzählen kann. Oft sagen die Eltern nur wenige Worte und das Baby reagiert darauf und zeigt unter anderem über Laute, Mimik, Gestik und Bewegung, was es erlebt hat. Wir lassen dem Baby immer Zeit, dass es sein Erlebtes miterzählen kann. Es »erzählt«, es wird wahrgenommen, die Eltern lassen sich berühren, die Eltern spüren sich gegenseitig und das Baby spürt die Präsenz der Eltern. Das Nervensystem macht einen Zyklus, zeigt seine Aktivierung, kommt zur Ruhe. Erst dann ist der richtige Zeitpunkt, den nächsten Teil der Geschichte zu erzählen. Manchmal reicht eine Facette für die ganze Sitzung – je nachdem, wie traumatisch der Moment war, um den es gerade geht. Manchmal können auch mehrere Facetten hintereinander auf diese Art integriert werden.

6.7 Arbeit mit der Wachstumsschwelle

Die Wachstumsschwelle (»leading edge«; Castellino, 2000) ist ein Platz, an dem Ressource und Herausforderung sich berühren. Luca in Beispiel 2 zeigt uns sehr schön die Arbeit an der Wachstumsschwelle.

An der Wachstumsschwelle wird das schwierige Erlebnis oder das Trauma nur berührt. Das Baby/Kleinkind erlebt, dass es dem Trauma nicht mehr ausgeliefert ist. Es kann die Schwelle zum Trauma berühren und wieder davon weg zur Ressource gehen. Es bleibt im Hier und Jetzt und erlebt, dass es heute das Erleben steuern kann. Es hat die freie Wahl, wie weit es sich dem schmerzlichen Platz nähert.

Auf diese Art wird immer nur so viel berührt, wie auch direkt integriert werden kann. So kann alles in verdaulichen Einheiten verarbeitet werden. Die Ressourcen in dem obigen Beispiel waren zum Beispiel die Anerkennung des Erlebten, die Verbindung mit den Eltern im Hier und Jetzt und die Verbindung der Eltern untereinander. Während der Geburt waren die Eltern selbst überwältigt und hatten nicht verstanden, was eigentlich los war. Im Hier und Jetzt sehen sie, was ihr Kind erlebt hat und sind mit ihm in Kontakt. Dieses Vorgehen entspricht dem Titrieren und Pendeln, wie wir es aus dem Somatic Experiencing von Peter Levine (2011) kennen (Levine & Kline, 2005; Levine, 2011).

6.8 Beachten der Ressourcen

An der Wachstumsschwelle ist Luca in Kontakt mit seinen Ressourcen, in diesem Falle den präsenten und ihm zugewandten Eltern. Oft sind die Familien so mit dem Trauma identifiziert, dass sie gar nicht mehr merken, was sie für Ressourcen haben. Dieser Blick auf die Ressourcen unterstützt die Orientierung zur Gesundheit. Einfache Ressourcen sind zum Beispiel ein tiefer Atemzug eines Familienmitglieds, ein Moment der Stille, eine Berührung zwischen den Eltern, ein Blickkontakt zwischen Eltern und Kind, ein besonders gewähltes Kleidungsstück, eine bequeme Körperhaltung u.v.m. (Levine & Kline, 2005). Wenn ich das wahrnehme und die Familie darauf aufmerksam mache, bekommen die Ressourcen auch in ihrem Bewusstsein mehr Platz.

Das Spiegeln der Ressourcen geschieht durchgehend, während wir mit der Familie zusammen sind. Wir nehmen wahr, was die Familienmitglieder verbal und somatisch aus ihrer Geschichte erzählen, und gleichzeitig nehmen wir alle Anzeichen von Ressource wahr.

Auf diese Weise wird das, was als schwierig oder sogar traumatisch erlebt wurde, mit den Ressourcen im Hier und Jetzt verbunden – etwa die Präsenz der Eltern, ihre Verbundenheit, ihr Dasein-Können für ihr Baby. Das Baby kann sich in dem, was es erlebt hat, wahrgenommen fühlen. Das Erlebte wird nun verbunden mit stärkenden Erfahrungen. Es wird zu einer kohärenten Geschichte und das Baby kann es loslassen und weitergehen (Siegel & Hartzell, 2004).

Das Baby/Kleinkind orientiert sich am Nervensystem und emotionalen Zustand der Eltern (Castellino, 2004; Siegel & Hartzell, 2004). Deshalb unterstützen wir die Eltern, dass sie gut zentriert und verbunden mit ihren Ressourcen da sein können.

7 Eine Chance für die Familie

Die Integration prä- und perinataler Erfahrungen ist eine große Chance für die Familie. Mithilfe dieser Arbeit werden die frühen Erlebnisse tief im Körper und Nervensystem integriert und die Verbindungen in der Familie erheblich gestärkt. Eltern, die erleben, wie deutlich ihr Säugling und ihr Kleinkind alles wahrnimmt und sich mitteilt, haben nochmals ganz andere Achtung vor diesem weisen Wesen und werden es auch weiterhin achtsam und respektvoll begleiten. Kinder, die auf diese Art gesehen und begleitet werden, entwickeln sich zu zentrierten, selbstbewussten und selbstsicheren Persönlichkeiten, die ihr Potenzial von innen heraus entfalten. Es ist eine Freude, Menschen auf diesem Weg zu ihrem innersten Sein zu begleiten.

Literatur

Castellino, R. (1995). The Polarity Therapy Paradigm Regarding Preconception, Prenatal and Birth Imprinting. http://www.castellinotraining.com/products/ (10.8.2015).

Castellino, R. (2000). The Stress Matrix, Implications for Prenatal and Birththerapie. http://www.castellinotraining.com/products/ (10.8.2015); *Journal of Prenatal and Perinatal Psychology and Health 15*(1), 31–63.

Castellino, R. (2004). Supporting Successfull Breastfeeding and Attachment. http://www.castellinotraining.com/products/public/SupportingSuccessfulBreastfeeding.pdf (10.8.2015).

Castellino R. & White K. (2013). Interview mit Ray Castellino zu den »principles«. *Journal of Prenatal and Perinatal Psychology and Health 27*(3). https://birthpsychology.com/journals/interview-ray-castellino-dc-rpp-rcst%C2%A9-%E2%80%9C-principles%E2%80%9D (10.8.2015).

Chitty, J. (2013). *Dancing with Yin & Yang Ancient Wisdom. Modern Psychotherapy and Randolph Stone's Polarity Therapy.* Boulder, CO: Polarity Press.

Levine, P. (2011). *Sprache ohne Worte.*München: Kösel Verlag.

Levine, P.] Kline, M. (2005). *Verwundete Kinderseelen heilen.* München: Kösel Verlag.

Siegel, D. & Hartzell, M. (2004). *Gemeinsam Leben, gemeinsam wachsen.* Freiamt im Schwarzwald: Arbor-Verlag.

Sills, F. (2001). *Craniosacral Biodynamics, Volume 1.* Berkeley, CA: North Atlantic Books.

Sills, F. (2004). *Craniosacral Biodynamics, Volume 2.* Berkeley, CA: North Atlantic Books.

Die Kaiserschnittgeburt

Klaus Käppeli

1 Einleitende Gedanken

In vielen Ländern Europas nimmt die Kaiserschnittrate zu. In der Schweiz lag die durchschnittliche Kaiserschnittrate 2011 bei 33,3%.[1] 2012 wurden in Deutschland 31,7% Kaiserschnittgeburten verzeichnet und erstmals eine leichte Abnahme festgestellt.[2] Die Zahlen allein belegen jedoch nicht, was Kinder dabei wirklich erleben. Ich möchte anhand meiner Erfahrungen mit noch jungen Kaiserschnittkindern aufzeigen, wie Kinder erleben und was sie aus dieser Erfahrung in ihr Leben mitnehmen, wenn das Ereignis nicht aufgearbeitet wird. Ich möchte aber auch meinen Weg zeigen, mit solchen Kindern zu arbeiten – im Wissen und in der Anerkennung, dass viele Kolleginnen und Kollegen im prä- und perinatalen Feld ähnlich vorgehen. Ich möchte festhalten, dass nicht alle Kinder die gleichen Erfahrungen machen. Die persönlichen, gesellschaftlichen, systemischen und kulturellen Faktoren der Eltern und des Kindes sind zu verschieden. Aus diesem Grund ist auch verständlich, dass eine statistische Erfassung von Erlebensweisen äußerst schwierig ist. Meine Ausführungen sind keine empirisch fundierte Dokumentation. Wir können eine einzelne Erfahrung nicht verallgemeinern; trotzdem ist es bedeutsam, bestimmte Elemente herauszuheben, die bei vielen Kindern in ähnlicher Form vorkommen. Ich beschränke mich bei der Beschreibung meiner therapeutischen Vorgehensweise auf den primä-

---

1 Siehe den Beitrag »Immer mehr Kaiserschnitte« unter: http://www.babywelten.ch/schwangerschaft/schwanger/aktuelles/immer-mehr-kaiserschnitte (22.03.2015).

2 Siehe den *Spiegel Online*-Beitrag »Geburten: Zahl der Kaiserschnitte geht erstmals zurück« unter: http://www.spiegel.de/gesundheit/schwangerschaft/geburt-zahl-der-kaiserschnitte-geht-erstmals-zurueck-a-929496.html (23.10.2013).

ren und sekundären Kaiserschnitt. Ich werde auf die einzelnen Phasen bei einer Sectio ebenfalls eingehen, ohne aber daraus explizite therapeutische Spezialitäten abzuleiten. Diese Phasen und ihre psychologische Wirkung sind jedoch für ein umfassendes Verständnis der Kaiserschnitterfahrung wichtig.

Kinder beschreiben ihre Geburtserfahrung mit ihrem Körper, in den Bewegungen ihrer Arme und Beine, in mimischen und akustischen Äußerungen, im Spiel und später auch mit der Sprache. Sie kreisen das Thema ein und führen mich allmählich ins Zentrum ihres Anliegens. Jedes Kind hat seine ihm eigene Art sich auszudrücken, auch wenn es Verbindendes gibt.

2 Definitionen

Beim Kaiserschnitt oder der Sectio caesarea (von lat. Sectio »Schnitt« und caesarea »kaiserlich«) wird der Fötus auf operativem Wege aus der Gebärmutter geholt. Dabei wird meist ein Unterbauch-Querschnitt an der Schamhaargrenze (Pfannenstielschnitt nach Johannes Pfannenstiel) vorgenommen. Den Schnitt vom Bauchnabel entlang der Linea alba zur Schambeinfuge (Längslaparotomie) finden wir in deutschsprachigen Ländern seltener.

Wurde diese Operation früher fast ausschließlich aus medizinischen Gründen durchgeführt, so wird der Kaiserschnitt heutzutage oft auch auf Wunsch der werdenden Mutter angewandt (Wunschkaiserschnitt) (Käppeli, 2014). Gemäß Definition der Deutschen Kodierrichtlinien (DKG, 2015) spricht man heute allgemein von zwei Formen der Kaiserschnittentbindung, nämlich dem primären und dem sekundären Kaiserschnitt.

»Ein primärer Kaiserschnitt ist definiert als ein Kaiserschnitt, der als geplante Prozedur vor oder nach dem Einsetzen der Wehen durchgeführt wird; die Entscheidung zur Sectio wird dabei vor Einsetzen der Wehen getroffen« (ebd., S. 123). Eine geplante Sectio wird aufgrund einer medizinischen Indikation oder auf Wunsch der Eltern (Wunschkaiserschnitt) vorgenommen. Sind keine Wehen vorhanden, spricht Jane English (1985) von einem Schock für das gesamte Nervensystem. Das biologische System wird ausgetrickst.

Ein primärer Kaiserschnitt ist im Rahmen des Geburtsmodus geplant. Die Geburt hat noch nicht begonnen, das heißt, es gab weder einen Blasensprung, noch haben muttermundwirksame Wehen eingesetzt. Zum primären Kaiserschnitt gehört ebenso der Wunschkaiserschnitt. Es gibt absolute (unbedingt nötig) und relative (situationsabhängig) Indikationen für einen primären Kaiserschnitt. Absolute Indikationen sind etwa eine regelwidrige Lage des Kindes (z.B. Querlage), Lebensgefahr für Mutter und/oder Kind (z.B. ein Gebärmutterriss), spezielle Vorerkrankungen der Mutter (z.B. schwere Wirbelsäulenverletzungen, HIV) oder des Kindes (z.B. Bauchdeckendefekte). Zu den relativen Indikationen zählen unter anderem der Verdacht auf ein Missverhältnis zwischen kindlicher Größe und mütterlichem Becken, der Zustand nach einem vorausgegangenen Kaiserschnitt und die Beckenendlage, die eine regelrechte Längslage des Kindes ist und unter der Betreuung von erfahrenen Geburtshelfern vaginal geboren werden kann (Käppeli, 2014).

> »Ein sekundärer Kaiserschnitt (inkl. Notfallkaiserschnitt) wird definiert als ein Kaiserschnitt, der aufgrund einer Notfallsituation oder des Geburtsverlaufs aus mütterlicher oder kindlicher Indikation (z.B. HELLP-Syndrom, Geburtsstillstand, fetaler Distress) erforderlich war, auch wenn dieser primär geplant war« (DKG, 2015, S. 124).

Von einem sekundären Kaiserschnitt spricht man, wenn die Geburt bereits begonnen hat, das heißt, wenn die Fruchtblase gesprungen ist oder es zu muttermundwirksamen Wehen kommt. Der sekundäre Kaiserschnitt beinhaltet deshalb auch die meisten mütterlichen und kindlichen Komplikationen, die unter der Geburt auftreten können und dazu führen, dass die Geburt nicht mehr gefahrlos fortgeführt werden kann. Indikationen für einen sekundären Kaiserschnitt sind etwa ein Geburtsstillstand aufgrund einer mangelnden Drehung des kindlichen Kopfes, kindliche Herztonveränderungen, das Auftreten eines schwangerschaftsinduzierten Hypertonus oder Kindslagen, die die Geburt schwierig bis unmöglich machen, wie beispielsweise die Gesichtslage.

Ein Notkaiserschnitt kann grundsätzlich primär und sekundär erfolgen. Der Ausdruck bezieht sich lediglich auf die Dringlichkeit und damit auf die Gefahr, die für Mutter und/oder Kind besteht. Gründe für einen Notkaiserschnitt sind zum Beispiel eine vorzeitige Plazentaablösung, ein Gebärmutterriss, eine Eklampsie, ein manifestes HELLP-Syndrom oder ein anhaltender kindlicher Herztonabfall.

Bei der primären Sectio, aber noch viel mehr beim sekundären Kaiserschnitt werden Schritte zu schnell vollzogen oder gar übergangen. Der ganze Geburtsablauf ist verdichtet. Stanislav Grof (2015) spricht von einem COEX-System (Systems of Condensed Experience). Er beschreibt einen Weg, wie das menschliche Gehirn Erfahrungen einordnet. Unter COEX versteht er eine Reihe von untereinander verbundenen Erfahrungen, die sich um ein einflussreiches emotionales Zentrum scharen. Die Geburt ist ein solches zentrales Ereignis. Die Stärke eines COEX-Systems wird von der Grunderfahrung bestimmt, die Grof häufig in einer traumatischen Erfahrung während der Geburt oder in der frühen Kindheit sieht. Verdichtete Erfahrungen können sich sowohl positiv wie auch negativ auf das spätere Leben auswirken. Entscheidend ist die ursprüngliche Erfahrung.

3 Begegnung mit Sandro

Sandro (Name geändert) ist sieben Monate alt, als er mit seiner Mutter zum ersten Mal zu mir kommt. Er schläft nachts ganz schlecht und schreckt bei geringsten Geräuschen auf. Er braucht jeweils lange, bis er wieder einschlafen kann. Zudem trinkt er kaum und verweigert die Flasche. Er ist wegen Placenta prävia, Blutungen und vorzeitigem Blasensprung in der 26. Schwangerschaftswoche per Kaiserschnitt geholt worden. Sandro verbrachte elf Wochen im Brutkasten und insgesamt 20 Wochen im Kinderspital. Die Eltern haben ihn regelmäßig besucht und sind auch oft mehrere Nächte bei ihm geblieben. Während des Spitalaufenthaltes hat der Junge nochmals zwei operative Eingriffe erlebt.

In der ersten Sitzung sitzt der Junge auf dem Schoß der Mutter und mustert mich aufmerksam mit hellwachen Augen. Ich setze mich etwas entfernt von ihm hin und spreche mit der Mutter über ihr Anliegen. Dazwischen wende ich mich ihm zu: »Deine Mama erzählt gerade, wie sie die Zeit erlebt hat, als du geboren wurdest. Ich sehe, du bist ganz aufmerksam dabei. Ich bin offen und du kannst mir zeigen, wie diese Zeit für dich war.« Ich habe den Impuls auf Sandro zuzugehen und sage: »Ich werde jetzt näher kommen und dich an deinen Füßchen berühren. Du zeigst mir, ob das für dich geht oder nicht.« Ich warte ungefähr zehn Sekunden und nähere mich Sandro, indem ich wiederhole, was ich tun werde. Als ich mit meiner Hand in die Nähe seiner Fußsohlen komme, zieht er den linken Fuß leicht zurück. »Du ziehst dein Füßchen zurück. Danke, Sandro, dass du mir so deutlich zeigst, dass du an deinem Fuß nicht berührt werden möchtest. Ich werde dich später nochmals ansprechen.«

Ich tausche einige Worte mit der Mutter, während Sandros wache Augen nicht von mir ablassen. Schließlich wende ich mich an ihn: »Ich komme nun nochmals mit meiner rechten Hand zu deinem linken Füßchen.« Als ich mich nähere, drückt Sandro seinen linken Fuß in meine Hand und beginnt mit seinen Armen wild zu gestikulieren. Er ist sehr aktiviert und will mir seine Erfahrung mitteilen. Ich habe keine Ahnung, wovon er mir erzählt, die Intensität seiner Körpersprache jedoch beeindruckt mich. Ich nehme meine Aufmerksamkeit etwas zurück, sodass Sandro viel Raum für seine Erzählung bekommt. Er gestikuliert weiter, gibt Laute von sich und beginnt schließlich heftig zu weinen, ohne dass er mich aus den Augen lässt. Ich empfehle der Mutter, sich ganz bequem hinzusetzen und mit Sandro gut in Kontakt zu sein. »Deine Mama schaut gut für sich und spürt dich gut. Du brauchst keine Angst zu haben. Jetzt geschieht gar nichts, was du nicht willst.« Sandros Weinen nimmt zu und ich achte auf meinen Atem. Gleichzeitig ermutige ich die Mutter, auch auf ihren Atem zu achten, während Sandro weint. In seinem Weinen höre ich Wut, Verzweiflung, Angst, Verlassenheit – eine Sammlung von ganz verschiedenen Gefühlen. Die Mutter möchte Sandro etwas näher zu sich hochziehen. Er aber rutscht gleich wieder in ihren Schoß zurück. Ich sitze dabei und achte auf die Bilder und Empfindungen, die in mir aufsteigen. Ich spüre die Verlassenheit des Kindes im Uterus, aber auch die Verlassenheit im Brutkasten. »Sandro, es tut mir so leid. Es sieht so aus, als ob du von ganz viel Verlassenheit erzählst. Niemand konnte dich schützen. Du warst mit deinen Gefühlen ganz allein.«

Sandro blickt mich unentwegt an und lässt sich nun von der Mutter hochnehmen. Er bleibt in ihren Armen, während ich mich zur Seite setze und nach Ankündigung meine rechte Hand an seine Stirn und die linke ans Kreuzbein lege. Sandros Weinen wechselt von Wut zu Trauer, zu Wehklagen und wieder zurück. Allmählich lässt die Spannung in seinem Körper nach und auch das Weinen nimmt ab. Ich nehme meine Aufmerksamkeit zurück und gebe viel Raum. Sandro wird ruhig und fällt in einen tiefen Schlaf. Schweigend sitzen die Mutter und ich bei ihm. Obwohl Sandro schläft, sage ich ihm, dass ich nun mit seiner Mama spreche und er ruhig weiterschlafen kann.

Ich teile der Mutter meine Gedanken mit. Sandro braucht sehr viel Zeit anzukommen. Obwohl er sieben Monate alt ist, scheint er noch nicht wirklich hier zu sein. Er muss spüren, dass er nun sicher ist und niemand etwas von ihm will. Das bestätigt die Mutter auch von sich. Zu viel ist bei der Geburt und auch danach zusammengekommen, als dass es schon verarbeitet wäre. Das betrifft auch Sandros Vater und seine drei Jahre ältere Schwester.

Zehn Minuten vor Ende der Stunde sage ich dem schlafenden Sandro, dass wir nun für heute allmählich abschließen. Nach einer Weile bewegt er sich und öffnet seine Augen. Er sitzt nun bei der Mutter im Schoß, hat seine Augen auf mich gerichtet und sieht sichtlich mitgenommen aus. »Das war sehr viel heute, Sandro. Ich bin so froh, dass du es geschafft hast und hier bist.« Damit schließe ich die Stunde.

4 Phasen der Kaiserschnittentbindung

Jeder Kaiserschnitt läuft in gleichen Phasen ab, die ich vor dem Hintergrund der psychologischen Bedeutung für Kind und Mutter beschreiben möchte. Für den/die Praktizierende(n) könnte es hilfreich sein, bestimmte Reaktionen oder Verhaltensweisen des Kindes oder der Eltern im Zusammenhang mit diesen Phasen einordnen zu können.

Während die ersten vier Schritte medizinische Abläufe sind, bezieht sich die letzte Phase auf das persönliche Erleben von Mutter und Kind.

- Anästhesie (Periduralanästhesie oder Vollnarkose);
- Öffnen des Uterus: Durchtrennung von fünf Schichten: Oberhaut, Unterhaut, Bauchmuskulatur, Bauchfell, Uteruswand;
- Herausheben des Kindes;
- Durchtrennen der Nabelschnur;
- unvollendete Geburt und Bonding.

Oft gehen einer Sectio bereits andere Massnahmen wie zum Beispiel Ultraschalluntersuchungen und Einleitung der Wehen voraus. Darauf werde ich nicht eingehen, obwohl mir bewusst ist, dass bei einer Kaiserschnittentbindung verschiedene Ebenen zusammenkommen und untereinander verbunden sind.

5 Periduralanästhesie (PDA)

Egal wie die PDA eingesetzt wird, die Beziehung zwischen Mutter und Kind wird unterbrochen. Die Trennung geschieht plötzlich und unerwartet und ist in ihrer Auswirkung zu vergleichen mit der mehrstündigen Trennung eines vaginal geborenen Kindes von seiner Mutter. Die Uteruswand leitet die Signale des Kindes nicht mehr weiter.

Ich vergleiche es mit folgendem Bild: Ich bin in einem Raum und klopfe an die Wand. Aus dem Nebenraum kommt ein Zeichen zurück. Ich weiß, jemand ist da. Nun klopfe ich wieder, aber die Antwort bleibt aus. Ich weiß nicht, was geschehen ist und ob die andere Person noch da ist.

Ist das Kind auf die PDA nicht vorbereitet, kann es verwirrt werden, Todesangst bekommen und/oder glauben, der Mutter sei etwas zugestoßen. Häufig fühlt es sich dafür verantwortlich. Meine Beobachtungen zeigen, dass die PDA die Verbindung zwischen Mutter und Kind nicht nur während der Geburt beeinträchtigt, sondern auch später. Manchmal ist es, wie wenn sie einander etwas mitteilen wollten, sich aber auf der Beziehungsebene nicht finden können.

Bei der Mutter hat die Betäubung des Beckens zur Folge, dass die Rezeptoren im unteren Bereich der Vagina, die für die Oxytozinausschüttung zuständig sind, nicht mehr aktiv sind. Oxytozin ist bekanntlich für das Bonding, die innige Beziehung zwischen Mutter und Kind, und das Stillen wichtig. So kann es zu Schwierigkeiten in diesen beiden Bereichen führen.

Dauert die PDA länger, kann das Medikament über verletzte Blutgefäße der Mutter in den Blutkreislauf des Kindes gelangen. Oft zeigen Kinder, dass auch ihr Becken gelähmt ist. Die Kraft im Becken fehlt und der Stoßimpuls, den Kinder bei der Geburt haben, kann nicht in die Beine umgesetzt werden. Beim Spiel setzen die Kinder mit PDA-Erfahrung ihre Beine oft nicht ein. Es scheint, wie wenn sie gar nicht wüssten, was sie damit machen sollten.

Beispiel: Ein dreijähriger Junge möchte sich zwischen mir und meinem aufgestützten Arm hindurchdrücken. Er ruft: »Hilfe, ich kann nicht!«, und dabei bleiben seine Beine ganz schlaff. Erst durch meine Aufmunterung »Du schaffst es!« und gleichzeitigen Kontakt an den Fußsohlen beginnt er, seine Beine einzusetzen.

Während die Mutter bei der PDA Unterstützung durch den Partner erfahren kann, müssen sie und das Kind bei einer Narkose ganz allein zurechtkommen. Das kann im Kind die Gefühle von Ohnmacht und Ausgeliefertsein noch verstärken.

6 Öffnen des Uterus

Eine Kaiserschnittentbindung geschieht unter Zeitdruck. Der Uterus wird schnell geöffnet. Durch den Druckabfall wird der Organismus des Kindes überfordert und verursacht Orientierungsschwierigkeiten – ähnlich den Erfahrungen eines Tauchers beim zu schnellen Auftauchen. Spreng- und Explosionsszenen im Spiel können ein Hinweis für diese Erfahrung beim Öffnen des Uterus sein.

Das Eindringen und gleichzeitige Retten durch den geöffneten Uterus wird vom Kind als ambivalent empfunden. Oft stellt sich ein Gefühlsgemisch von Freude und Schmerz ein. Der Arzt ist Eindringling und Retter zugleich. Gefühlsambivalenz und Loyalitätskonflikt können die Folge sein.

Beispiele: Ein zwei Jahre alter Junge spielt mit runden Kissen, während sein Vater mir erzählt, wie er den Kaiserschnitt erlebt hat. Plötzlich greift der Junge in die verdeckte Öffnung des Kissens und holt einen Büschel Füllmaterial heraus.

Ein anderes Kind spielt, wie ein Drache über ein Haus fliegt und dieses in die Luft sprengt.

7 Herausheben des Kindes

Wenn man die Bilder von Christian Berthelot[3] betrachtet, die Kaiserschnittkinder wenige Sekunden nach der Geburt zeigen, erhalten wir einen Einblick in das Stresserleben des Kindes auf diesem Weg in die Welt. Sie werden vom Geschehen förmlich überwältigt. Die Berührungen sind zweckgerichtet und müssen schnell ausgeführt werden. Die Grenzen und Gefühle des Kindes werden kaum respektiert. Das Kind erlebt diese Berührungen als kalt, unpersönlich, hastig und schmerzhaft. Das hohe Tempo der Entbindung und die Art und Weise, wie das Kind herausgehoben wird, verstärken den Schock und verursachen häufig Schreck- und Angstreaktionen. Im Gegensatz zur vaginalen Geburt, bei der sich das Erlebte in den Wehenpausen setzen kann, fehlt die Zeit zur Verarbeitung des Geburtsablaufs. Die Verdichtung des Geschehens ist augenfällig. Das Kind zeigt seine Erfahrung darin, dass es in Kontakten oder bei Anweisungen von außen zurückschreckt. Dies vor allem, wenn eine Handlung schnell geschieht.

---

3 Siehe Heike Le Kers *Spiegel Online*-Beitrag »Faszinierende Fotos nach dem Kaiserschnitt: Am Anfang« unter: http://www.spiegel.de/gesundheit/diagnose/kaiserschnitt-fotos-zeigen-babys-kurz-nach-schnitt-geburt-a-1013512.html (18.01.2015).

Beispiel: Ein gut dreijähriger Junge erstarrt regelmäßig, wenn ein Ball zu schnell auf ihn zugespielt wird oder ein Auto plötzlich an ihm vorbeifährt.

8 Durchtrennen der Nabelschnur

Die Nabelschnur wird sofort durchtrennt, wenn sie noch pulsiert. Für das Baby ist eine solch frühe Durchtrennung nicht nur schmerzhaft, sondern sie bedeutet auch eine abrupte Trennung von der Mutter. Untersuchungen haben gezeigt, dass das Nabelschnurblut bei Kaiserschnittkindern viel geringere Katecholaminwerte, Adrenalin und Noradrenalin, aufweist. Katecholamine sind zuständig für die Reinigung der Lungen, für die Bereitstellung von Fettreserven zur Versorgung von Herz und Gehirn unter der Geburt und für den Wachheitsgrad des Kindes nach der Geburt. Sie beeinflussen zudem die Mutter-Kind-Bindung positiv (Korte & Siegmund, 2004, S. 162). Eine zu frühe Durchtrennung der Nabelschnur kann später Probleme mit der Nahrungsaufnahme zur Folge haben.

Beispiel: Ein zweijähriger Junge weint sehr intensiv, als er in einem Bilderbuch sieht, wie ein Ballon aus der Hand eines Jungen davonfliegt und am Himmel entschwindet. Der Junge identifiziert sich in dieser Trennungserfahrung mit dem Ballon und macht auf die Situation während des Kaiserschnitts aufmerksam. Die Mutter schildert, wie er ganz schnell abgenabelt worden ist – auch für sie viel zu schnell.

9 Die unvollendete Geburt

Durch den künstlichen Eingriff wird der Ablauf einer natürlichen Geburt durchkreuzt. In der Terminologie der Gestaltpsychologie würde das heißen, dass die Gestalt nicht geschlossen wird. Der Mutter wie auch dem Kind fehlt etwas. Solche Kinder erwecken den Eindruck, wie wenn sie noch nicht wirklich auf der Welt angekommen sind. Die effektive Austreibungszeit fehlt und damit auch eine wertvolle Zeit der Integration.

Eine Auswirkung des unvollendeten Geburtsvorganges ist, dass sich solche Menschen in der Welt fremd vorkommen und das Gefühl haben, etwas falsch gemacht zu haben. Sie fühlen sich oft schuldig, die Mutter entmachtet und ihr Schmerzen zugefügt zu haben.

Mit dem Durchtrennen der Gebärmutterwand wird die Austreibungsenergie in der Uteruswand gelähmt und inaktiv gemacht. Dies geschieht einerseits bereits durch die PDA und wiederholt sich mit dem operativen Eingriff. Diese Erfahrung verstärkt die Empfindung der Mutter, dass die Geburt nicht abgeschlossen ist, und kann die spätere Beziehung zum Kind belasten.

Beispiel: Ein Kindergartenkind leidet sehr unter Asthmaanfällen, die medizinisch erfolglos behandelt werden. Es kam mit primärer Sectio zur Welt. Als die Mutter ihr nach einer Sitzung davon erzählt, sagt das Mädchen: »Ich hatte solche Angst, wie ich den offenen Bauch gesehen habe. Was machen sie mit dir?« Die Mutter schildert auch, dass ihre Tochter immer wieder ihre Brüste und den Bauch sehen will. Es scheint, als ob diese Erfahrung dem Kind buchstäblich den Atem verschlagen hat. Nach wenigen Sitzungen verschwinden die Anfälle. Entscheidend war wohl, dass die Wahrnehmung und die Gefühle des Mädchens wirklich anerkannt wurden. Viele Kinder halten ihre Erfahrung wie ein Geheimnis zurück oder zeigen sie in einer verschlüsselten Form.

Viele Mütter tun sich besonders nach einem primären Kaiserschnitt schwer, sich über ihr Kind zu freuen, eine tiefe Beziehung aufzubauen und es auch innerlich als ihr Kind zu erleben. Einerseits hat es mit dem schnellen Vorgang der Entbindung zu tun, andererseits aber auch damit, dass besonders beim primären Kaiserschnitt das so wichtige Bindungshormon Oxytocin vorerst nicht ausgeschüttet wird, weil die Wehen ausbleiben. Der im Urmuster jedes Menschen festgelegte Ablauf einer Geburt ist nicht vollständig. Manchmal braucht es Jahre, bis Kind und Mutter »angekommen« sind.

Beispiel: Ich erhalte einen Anruf einer Mutter, die mir sagt: »Unser neun Monate alter Sohn ist noch nicht wirklich bei uns angekommen. Seit neun Monaten weint er jede Nacht und kann nicht durchschlafen.«

10 Primäre Sectio oder geplanter Kaiserschnitt

Stellen Sie sich vor, jemand holt Sie nachts, wenn Sie tief schlafen, aus dem Bett, ohne dass Sie darauf vorbereitet sind. Wie reagieren Sie darauf? Schwindel, Desorientierung, Wut, Verwirrung und Auflehnung sind übliche Reaktionen. So könnte ein Kind empfinden, wenn es mit geplantem Kaiserschnitt herausgeholt wird.

Wie wir wissen, bestimmen Kind und Mutter durch die Wehen den Zeitpunkt der Geburt. Eine Kaiserschnittgeburt ohne vorausgegangene

Wehen verhindert, dass das Kind den Zeitpunkt bestimmen und den Impuls zur Geburt auslösen kann. Diese Erfahrung kann sich später in ganz unterschiedlicher Weise wieder zeigen, zum Beispiel bei Kindern, die aus irgendeinem Grund nicht mehr zur Schule oder in den Kindergarten gehen wollen. Häufig fehlt der Impuls oder das Gefühl für den richtigen Zeitpunkt, etwas, das wir oft auch bei Frühgeborenen beobachten.

Ein weiteres spezifisches Merkmal betrifft den Eingriff selbst. Das Kind fühlt sich überfallen und erlebt den Eingriff wie einen Einbruch in seine Welt. Es ist noch nicht bereit, den Uterus, die sichere Burg, zu verlassen. Es hat jedoch keine Wahl und muss es geschehen lassen. Der Körper reagiert mit Resignation und Ohnmacht. Daraus kann eine Lebenseinstellung entstehen, die später bei Schwierigkeiten im Leben eine Rolle spielt, indem die Person die Hilfe anderer erwartet und sich selbst nicht zutraut, damit fertig zu werden.

Beispiel: Der knapp 15 Monate alte Livio sitzt neben seiner Mutter in meiner Praxis und spielt mit den Autos. Ein Auto ist etwas weiter entfernt, sodass er es nicht erreichen kann. Er möchte es, beginnt zu weinen und schaut dabei seine Mutter erwartungsvoll an. Diese möchte ihm gleich das Auto holen, als ich sie darauf anspreche, dem Jungen es zuzutrauen, es selbst zu tun. Ich ermuntere sie, ihrem Sohn zu sagen, dass er das Auto ohne Weiteres holen kann und sie es ihm nicht bringen wird. Livio weint noch heftiger und wirft sich auf den Boden, immer mit Blick zur Mama. Diese bleibt wohlwollend klar und anerkennt, dass es Livio wütend macht, wenn sie ihm nicht hilft. »Du schaffst es, Livio«, sagt sie ihm. Livio gibt nicht so schnell auf. Er ist es offensichtlich gewohnt, dass früher oder später Hilfe eintreffen wird. Doch diesmal bleibt die Mutter konsequent, bleibt mit ihm jedoch im Kontakt. Nach einer Weile lässt das Weinen nach und Livio blickt zum Auto. »Ja, dort ist das Auto, das du möchtest. Du kannst es holen, wenn du willst.« Mit diesen Worten ermuntere ich Livio seinem Impuls zu vertrauen und die Absicht in die Tat umzusetzen, was er dann auch tut.

11 Sekundäre Sectio oder nicht vorhersehbarer Kaiserschnitt

Nach Einsetzen der Wehen kommt der vaginale Geburtsprozess ins Stocken und muss aus medizinischen Gründen abgebrochen werden. Das Kind hat schon einen Teil des Weges zurückgelegt, ausgehend von seinem inneren Impuls und Zeitempfinden. Es macht sich auf den Weg mit der

Überzeugung: »Ich schaffe es!« Muss der Weg aus medizinischen Gründen abgebrochen werden, ist das aus der Sicht des Kindes nicht nachvollziehbar. Es fühlt sich so an, als wenn man ihm nicht zutraut, dass es den Weg allein schafft. Dieser Abbruch kann Unmut und Wut hervorrufen. Das Kind selbst kann die Art der Gefährdung nicht erkennen und einschätzen. Wenn der Geburtsprozess etwa wegen eines Geburtsstillstandes nicht weitergehen kann, nimmt das Kind wohl die Verunsicherung der Umgebung war, kann sie aber nicht einordnen. Das Kind wird in seiner Sicherheit und in seinem Selbstvertrauen verunsichert.

Muss ein Kaiserschnitt aus einer Notsituation heraus erfolgen, ein sogenannter Notfall-Kaiserschnitt, ist er meistens von viel Hektik im Umfeld, manchmal auch von Panik begleitet. Es muss schnell gehen, da oft das Leben von Mutter und Kind auf dem Spiel stehen. Das Kind steckt mitten im Geschehen drin und nimmt die Gefühle der Umwelt wie Hektik, Panik, Ohnmacht und Hilflosigkeit auf, kann sie hingegen unmöglich einordnen. Meist wird es damit allein gelassen, weil ja auch die Mutter vom Ereignis überwältigt ist und sich dem Kind kaum mehr zuwenden kann. Das Kind macht zudem eine weitere Erfahrung, die ich immer wieder im Spiel entdecke: Oft erledigt es seine Aufgabe ganz schnell. Kaum hat es begonnen, ist es auch schon fertig. Offensichtlich gilt: Wenn es schnell geht, ist es gut. Etwas langsam tun ist gefährlich. Kinder können tatsächlich in große Unruhe geraten, wenn man in schwierigen Situationen ganz langsam vorgeht.

Ohne moralisch werten zu wollen, müssen wir bei der Kaiserschnitterfahrung von einer sehr belastenden Erfahrung ausgehen. Die ursprüngliche Erfahrung hat eine starke emotionale Ladung. Daher können Kinder bei späteren Auslösern entsprechend energisch reagieren, weil die emotionale Ladung in der Zwischenzeit nicht abgebaut werden konnte.

Beispie: Die Eltern kommen mit der zwei Jahre alten Sina (Name geändert) in die Beratung, weil sie enorme Trotzanfälle hat. Sie schreit nur »Nein« und ist fast nicht zu beruhigen. Sina war ein gewünschtes und geplantes Kind. Die Schwangerschaft verlief ruhig. Die Geburt dauerte über 17 Stunden, nachdem der Mutter Wehenmittel verabreicht worden waren. Schließlich wurde eine Sectio vorgenommen, weil der Arzt der Meinung war, das Kind müsse nun geholt werden. Sina weinte nach der Geburt sehr lange auf dem Bauch der Mutter. Das hat sich auch die ersten 4 bis 5 Monate nach der Geburt nicht verändert. Die Mutter beschreibt Sina als sehr unruhig und lebhaft.

In der ersten Sitzung interessiert sich Sina sehr für die geschlossene Türe in meinem Raum, die zum Nachbarzimmer führt, aber nicht benutzt wird.

Sie überprüft mehrmals, ob sie geschlossen ist. Ich versichere ihr, dass niemand reinkommt und Mami und ich gut dafür sorgen, dass sie in diesem Raum nicht gestört wird. Das scheint sie zu beruhigen.

Sie legt sich auf die Matratze und möchte, dass Mami und ich sie zudecken. Zuerst formen wir mit den Kissen einen uterusähnlichen Raum. Sina legt sich bäuchlings hinein. Sie möchte noch mehr Decken, bis sie schließlich mit fünf Decken zugedeckt ist. Sie bleibt eine ganze Weile ruhig, was uns alle erstaunt. Es ist magisch, fast heilig still im Raum. Der Vater ergreift einen Gymnastikball und setzt an, ihn nach der verdeckten Tochter zu werfen. Er stoppt noch rechtzeitig. In meinem Verständnis ist der Vater in die Energie der damaligen Situation gerutscht. Der Arzt wollte schließlich, dass es vorwärts ging. Nun beginnt Sina sich zu bewegen. Ich teile ihr mit, was ich sehe, und lege meine Hand auf die sich bewegende Decke. Sina kommuniziert mit Lauten und Tönen. Ich antworte in der gleichen Art. Dann ist es für eine Weile wieder ruhig. Nun beginnt Sina sich heftig zu bewegen und stößt mit voller Kraft nach oben ins Freie, indem sie die Decken wegkämpft. Die Kaiserschnitterfahrung kann deutlich erkannt werden. Kaum ist Sina draußen, legt sie sich wieder hin und will in derselben Weise zugedeckt werden.

Den eben beschriebenen Ablauf wiederholt sie noch zwei Mal. Bei der vierten Auflage setzt Sina wieder an, als ob sie nach oben zum Vorschein kommen wollte. Sie zieht sich jedoch wieder zurück und verweilt eine Zeit lang ganz ruhig in ihrem Raum. Dann bewegt sie sich sehr rhythmisch und langsam unter den Decken hindurch hinaus, wo sie von den Eltern begrüßt wird. Dabei strahlt sie über ihr ganzes Gesicht: Sie hat es allein geschafft und spürt das Willkommensein.

Bereits nach dieser Stunde nehmen die Trotzanfälle zu Hause deutlich ab. Was vor allem auffällt, ist die Art und Weise, wie Sina bei solchen Anfällen erreicht werden kann und sich viel schneller beruhigt als vorher. Ich bin dankbar, dass sie mir auf so eindrückliche Weise gezeigt hat, was sie braucht: Zeit und Vertrauen, dass sie es schafft.

12 Meine Arbeit mit Kindern mit primärer Sectio-Erfahrung

In meinen Ausführungen möchte ich auf einige wenige, mir wichtig erscheinende Aspekte besonders eingehen. Ich bin mir auch bewusst, dass ich damit nicht das Ei des Kolumbus gefunden habe. Es geht mir darum,

Tendenzen zu verdeutlichen, die ich bei Kindern erfahre, die durch eine geplante Sectio geboren wurden:

- den Impuls reaktivieren – »Ich schaffe es!«;
- die innere Sicherheit wieder aufbauen;
- den Umgang mit der Angst vor Überfällen meistern.

12.1 Den Impuls reaktivieren

Ein Kind, das vorzeitig geholt wird, wie oben bereits beschrieben, erlebt den Eingriff als Einbruch in seinen persönlichen Raum. Es hat keine Möglichkeit, diesen Raum zu verteidigen. Es rechnet fest damit, dass die Mutter es schützt. Dass sich ein Kind einer solchen Intervention gegenüber ausgeliefert fühlt, ist nur zu verständlich. Von ganz zentraler Bedeutung ist meines Erachtens der fehlende Impuls. Kinder, die für die Geburt bereit sind, lösen den Impuls selbst aus. Sie trauen ihrer inneren Uhr. Dieses Vertrauen wird durch die vorzeitige Intervention sehr verunsichert. Es scheint, wie wenn der Impuls verloren gegangen wäre.

Auf diesen Umstand konzentriere ich mich ganz besonders. Aus dem von den Eltern geschilderten familiären Alltag kann gut herausgehört werden, wie das Kind mit seinen Impulsen umgeht. Zu früh geholte Kinder zeichnen sich oft dadurch aus, dass sie auf ihre eigene Initiative verzichten und sich von anderen helfen lassen. Dies geschieht oft in Situationen, in welchen wirkliche Hilfe gar nicht angebracht ist. Oft sind auch die Eltern recht schnell bereit, dem Kind zu helfen, damit es emotional nicht an Grenzen stößt. Dem Körper des Kindes fehlt die Erfahrung, sich durch etwas hindurchzuarbeiten und dabei ans Ziel zu gelangen. Ich zeige den Eltern, wie sie das Kind unterstützen und wie sie erfolgreich die Herausforderung mitsamt den auftauchenden Gefühlen meistern können. Ich verweise auf das Beispiel mit Livio. Für die Eltern kann es eine große Herausforderung bedeuten, zu warten und dem Jungen zu vertrauen, dass er es schaffen wird. Dazu braucht das Kind Unterstützung von außen. Sie besteht letztlich darin, dass die Eltern – wie bei einer natürlichen Geburt – ein vorurteilsfreies Feld schaffen und da sind. Dabei spürt das Kind, dass es warten darf, dass man ihm zutraut, seine Entscheidung selbst zu treffen. Stößt das Kind an seine emotionalen Grenzen, sind die Eltern besonders gefordert, weil nicht selten unverarbeitete Elemente der Kaiserschnitterfahrung bei den Eltern selbst oder aus ihrer Kindheit wachgerufen werden. Ich betrachte es als eine große Ressource in meiner Arbeit, wenn die Eltern oder ein Elternteil in den Sitzungen dabei sind/ist. Ich kann sie auf einem Weg coachen, den sie zu Hause weitergehen können.

Spiel zum vitalisierenden Widerstand: Ich verwende dieses Spiel nicht nur bei den Kindern gerne. Es geht darum, dass schon das ganz kleine Kind seine Kraft einsetzen kann, um kundzutun, dass es etwas nicht möchte. Ich habe zum Beispiel die Absicht, nach Vorankündigung meine Hand an seinen Kopf zu legen. Es stößt mich sanft weg. Dabei gebe ich nur so viel Widerstand, dass das Kind es schafft, und unterstütze sein Tun: »Du stößt meine Hand weg. Du möchtest nicht, dass ich dich an deinem Kopf berühre. Du schaffst es und das ist gut so.« Das Kind erlebt einerseits, dass es für seine Grenzen eintreten darf und ich sie respektiere. Andererseits erlebt es, dass es sich erfolgreich wehren kann, wenn es etwas nicht will. Dieses Spiel belebt seine Widerstandskraft, die viele Kaiserschnittkinder erst wieder entdecken müssen.

12.2 Die Sicherheit des inneren Raumes wiederherstellen

Vorzeitig geholte Kinder vertrauen dem eigenen Raum nicht mehr. Der Uterus ist, wie mir ein anderes Kind einmal beschrieben hat, wie eine Burg. Das Kind fühlt sich geborgen und sicher, sofern keine Einflüsse von außen wie Schock oder medizinische Interventionen eintreten. Es braucht Zeit, bis das Kind wieder an dieses Sicherheitsgefühl, das bis zum Ereignis vorhanden war, andocken kann. Wenn das Kind in der Therapie in irgendeiner Situation zögert, bestätige ich: »Du kannst die Puppe holen. Du bist sicher hier. Mama, Papa und ich schützen dich und sorgen dafür, dass niemand ungefragt ins Zimmer kommt.« Die Kinder überprüfen, ob es auch wirklich sicher ist, indem sie wissen wollen, was zum Beispiel hinter einer verschlossenen Türe ist. Sie wollen auch sicher sein, dass hier niemand hereinkommt.

Beispiel: Ein Junge glaubt mir trotz Beteuerung nicht, sondern ist ganz überzeugt: »Aber das Krokodil hier ist durch diese Türe gekommen!« Ich lenke ein und bestätige ihm: »Ja, du hast recht. Als du damals auf die Welt gekommen bist, war es so, wie du sagst. Für dich war es, wie wenn ein Krokodil durch eine verschlossene Türe gekommen ist und dich gebissen hat.« Das Beißen oder beißende Tiere sind bei Kaiserschnittkindern oft ein symbolischer Ausdruck für den Schmerz, den sie damals erfahren haben, als sie vom Arzt aus dem Uterus geholt worden sind.

In solchen Situationen habe ich von den Kindern gelernt, wie sehr ihr Raum damals verletzt worden ist und wie sehr sie sich sicher fühlen wollen. Die Sicherheit hat natürlich damit zu tun, ob Grenzen respektiert werden. Darauf werde ich unten noch näher eingehen.

12.3 Umgang mit der Angst vor Überfällen

Ist die Sicherheit hergestellt, können wir uns auf einen weiteren Bereich konzentrieren, auf die Angst vor Überfällen. Viele Kinder, die vorzeitig geholt wurden, zeigen Angst, wenn sie allein etwas tun, etwa im eigenen Zimmer sind, einschlafen, draußen spielen oder im Keller etwas holen. Aus dem bisher Geschilderten ist diese Angst gut nachvollziehbar. Die Angst zeigt sich besonders dann, wenn das Kind den Sicherheitsbereich verlässt, zum Beispiel die Nähe der Mutter. Wenn das Kind hört und erlebt, dass es jetzt sicher ist und keine Angst mehr haben muss, kann es immer besser zwischen dem Damals und dem Heute unterscheiden und mit der Angst besser umgehen.

Kinder haben gerne Tiere bei sich im Bett, wenn sie schlafen gehen. Diese sollen sie vor Räubern schützen. Das kann durchaus wirksam sein. Wenn die Kinder aber von Menschen »im Stich gelassen« wurden, genügt die imaginäre Kraft des Löwen nicht mehr. Sie brauchen Eltern, die ihnen versichern, dass sie in dieser Nacht da sind und das Kind schützen werden. Das Kind muss zudem von den Eltern hören, dass es ihnen leidtut, dass sie es damals nicht schützen konnten. »Ich hätte dich gerne geschützt, wenn ich gekonnt hätte. Doch es war nicht möglich. Das tut mir sehr leid.«

Eltern sollen dieses Anerkennen wie ein tägliches Ritual gestalten. Dabei achten sie darauf, dass die Worte vom Mitgefühl für die damalige Situation begleitet sind. So schenken sie nicht nur dem Kind etwas, sondern auch sich selbst.

Beispiel: Der drei Jahre alte Junge will in seinem Hochbett schlafen und umgibt sich dabei mit vielen Tieren, die ihn in der Nacht schützen sollen. Doch irgendwie klappt es nicht. Er wacht regelmäßig in der Nacht auf und glaubt, dass Räuber ins Zimmer kämen. Bei der Erzählung der Mutter habe ich das Bild, dass ein sicherer Uterus fehlt, wo der Knabe sich einnisten kann. Ich schlage der Mutter vor, ihrem Sohn mitzuteilen, dass sie den Eindruck habe, dass er eine richtig schöne Höhle bräuchte, um sich sicher und wohl zu fühlen. Sie, die Eltern, würden dafür sorgen, dass niemand in diese Höhle eindringen würde, damit er ruhig und sicher schlafen könne. Der Junge schaut die Mutter verwundert an und fragt: »Wie kannst du das wissen?« Er will es gleich umsetzen und baut zusammen mit der Mutter eine wohlige Höhle unter dem Hochbett. Seither, so berichtet mir die Mutter, schläft er tief und ungestört die ganze Nacht.

13 Meine Arbeit mit Kindern mit sekundärer Sectio-Erfahrung

Die Arbeit mit Kindern, die durch einen nicht vorgesehenen Kaiserschnitt zur Welt gekommen sind, unterscheidet sich nicht grundsätzlich von jener, die ich oben beschrieben habe. In jedem Fall gilt es, die grundlegenden Qualitäten bei der Behandlung von Familien und Kindern zu beachten. Einerseits bin ich gut mit mir selbst im Kontakt und orientiere mich an der größtmöglichen Langsamkeit oder Long Tide. Das bedeutet auch, dass ich mich innerlich zurücklehne, meine eigenen Ideen und Konzepte unter Verschluss halte und den Raum öffne für das, was das Kind oder die Familie einbringen möchte. Gleichzeitig versuche ich, auf das, was geschieht, einzuschwingen.

Dennoch möchte ich auf spezielle Aspekte gerade beim sekundären Kaiserschnitt näher eingehen. Wenn ich mich im Folgenden verallgemeinernd ausdrücke, so bin ich mir bewusst, dass nicht jedes Kind gleich erlebt und reagiert. Die Tatsache jedoch, dass ich bei vielen Kindern ein ähnliches Verhalten erlebe, bestärkt mich in einem gewissen Sinne in meinem Vorgehen.

13.1 Den eingeschlagenen Weg stärken und ihm vertrauen lernen

Das Kind hat bei seiner Geburt die Erfahrung gemacht, dass der eingeschlagene Weg nicht fortgesetzt werden konnte. Das kann dazu führen, dass es manchmal zögert, wenn im Alltag Störungen auftauchen. In der Therapie bedeutet es, dass ich das Verhalten anspreche: »Du zögerst gerade. Bist nicht sicher, was du gerade tun könntest?« »Du hältst inne. Es ist gerade ganz ruhig und nichts scheint sich zu bewegen.« Ich versuche, mich in die Situation, die sich mir zeigt, einzufühlen und lasse die Worte kommen, die sich melden. Die Kinder spüren intuitiv die Unterstützung, dass es so sein darf, wie es gerade ist. Das ermutigt sie, wieder an den ursprünglichen Impuls anzudocken und ihren Weg weiterzugehen. Dies tun die Kinder, wie im Beispiel von Sina, wenn sie zuerst zeigen können, was wirklich geschehen ist. Der für sie andere Weg muss gewürdigt werden, denn der Kaiserschnitt war und ist ihr Weg ins Leben. Die Kinder wollen uns jedoch auch zeigen, was ihr Körper weiß und was seine Absicht war. Wenn sie das können, erfüllt es sie sichtlich mit Stolz. Der Impuls muss von innen wachsen und darf nicht vorgegeben werden. In der Arbeit mit Familien und Kindern geht es mir um Nachhaltigkeit. Kinder sollen ihr Tun von innen heraus gestalten. Das kann manchmal recht lange dauern, je nachdem, wie stark die Traumatisierung noch wirkt und ob mehrere Ebenen von Traumatisierung vorhanden sind. Impulse, die wirklich von innen kommen, zeigen sich immer wieder und brauchen die Bestätigung durch das Umfeld. So lernt das Kind, seinem eigenen Weg zu vertrauen.

13.2 Umgang mit Übergängen, Hektik und Angst

Beim Notfall-Kaiserschnitt etwa geht es um einen schnellen, unvorbereiteten Übergang. Hektik, Angst oder gar Panik spielen dabei eine große Rolle. In den allermeisten Situationen bleibt keine Zeit, diesen Gefühlen den erforderlichen Raum zu geben. Die Ereignisse sind so verdichtet, dass die Energie nicht mehr fließen kann und im Körper des Kindes und der Mutter festgehalten wird. Das kann sich darin zeigen, dass Kinder aus dem »Nichts« heraus explodieren können. Kaum nehmen sie eine kleine Anspannung wahr, verlieren sie den Halt. In der Therapie ist mir daher wichtig, dass ich das Kind auf das, was geschieht, anspreche, besonders wenn wir uns dem Ende der Stunde nähern. Ich habe erlebt, dass das Beenden der Stunde einige Kinder unbewusst an den Übergang bei der Sectio erinnert. Der Weg, d.h. das Spiel, kann nicht fortgesetzt werden. Die Spielsachen sollen möglicherweise weggeräumt werden. Für viele Kinder kann es retraumatisierend sein, wenn der Abschluss der Stunde zu abrupt erfolgt. Aber selbst bei viel Vorbereitung können die Kinder uns mit ihrer Wut und mit ihrer Auflehnung zeigen, was sie damals erlebt haben. Anerkennende Worte wie »Das war jetzt ganz viel, zu viel für dich. Du wolltest so gerne noch weiterspielen. Mir tut es echt leid, dass die Stunde bald zu Ende geht. Das ist schwierig für dich, ich kann es spüren« beruhigen das Kind und helfen ihm, sich im Hier und Jetzt zu orientieren und loszulassen.

Die Eltern erfahren in der Sitzung, wie solche Übergänge gestaltet werden können. Würden wir die Sitzung verlängern und das Spiel noch etwas ausdehnen, würde das Kind lernen, dass unumgängliche Grenzen verhandelbar sind. Gerade bei Kaiserschnittkindern geht es darum, dass sie Grenzen in einer sicheren Umgebung erfahren und sich darauf verlassen können. Das stärkt ihr Vertrauen.

13.3 »Weiten« der verdichteten Schritte und Verbindung herstellen

Weil bei der geplanten Sectio alles so schnell geht, können die einzelnen Schritte nicht verarbeitet werden. Das kann sich im hektischen Spiel eines Kindes zeigen, indem Spielsequenz an Spielsequenz gereiht wird. Ich beachte meinen Atem und spüre, dass ich selbst fast nicht mehr atmen kann. Ich sage dem Kind: »Ich muss langsamer machen. Für mich geht es zu schnell, sodass ich dir nicht folgen kann. Ich möchte dir folgen können. Wir können es ganz langsam angehen.«

Ein anderes Kind holt eine ganze Menge von Tieren aus dem Regal, ohne ein richtiges Spiel zu beginnen. Es scheint, wie wenn es kein Ziel und keine Verbindung zu seinem Spiel gibt. Ich lade das Kind ein, nur ein paar wenige Tiere auszuwählen. Das führt dazu, dass es ruhiger wird, innerlich herunterfährt und sich ins Spiel gezielter einlässt.

Oft ist schon von Bedeutung, wenn die Erwachsenen selbst, die Eltern und ich, in einem langsamen Rhythmus sind, damit das Kind sich beruhigen und herunterfahren kann.

Beispiel: Die Eltern und ich sitzen im Zimmer, während das Kind ganz hektisch im Raum umhergeht. Es holt ein Spielzeug hervor, kickt den Gymnastikball, turnt auf den Kissen herum, geht zum Fenster, holt eine Puppe und wirft sie auf den Boden. Ich sehe, wie die Eltern einschreiten möchten. Ich sage ihnen, dass ich hier für die Sicherheit verantwortlich bin und ermutige sie, sich so locker wie möglich zurückzulehnen und auf ihren Atem zu achten. Wir Erwachsene versuchen in einen langsamen Rhythmus zu wechseln, während ich dem Kind spiegle, was ich sehe: »Du stößt den Ball, lässt dich in die Kissen fallen und gehst zum Fenster. So vieles gibt es zu sehen und zu tun hier. Du kannst es ganz gemütlich nehmen. Es eilt nicht. Wir haben genügend Zeit.« Allmählich macht auch das Kind Pausen, die ich sofort benenne: »Du machst gerade eine kurze Pause. Toll! – Und jetzt geht es weiter.« Die Pausen werden immer länger und plötzlich setzt sich das Kind neben die Mama und zeigt ihr ein Tier, das es geholt hat. Die Energie hat sich fühlbar verändert.

13.4 Umgang mit Grenzen und Grenzverletzungen

Egal, um welche Form der Kaiserschnittgeburt es sich handelt, die Grenzen des Kindes und der Mutter werden verletzt und übergangen. Gegen den erforderlichen Eingriff können sich weder Mutter noch Kind schützen. Während die Mutter all das einigermaßen kognitiv einordnen kann, fühlt sich das Kind der massiven Intervention ohnmächtig gegenüber. Der Körper speichert die Erfahrung. Erst später können solche Erfahrungen wieder auftauchen, indem das Kind im sozialen Verhalten immer wieder Grenzen anderer überschreitet und im Umgang mit Grenzen selbst große Mühe bekundet. Kinder wollen auf das aufmerksam machen, was sie erfahren haben. Sie wollen selten bewusst anderen Kindern Schmerzen zufügen, auch wenn es manchmal so aussieht. Ihre Absicht ist, durch ihr Tun zu erzählen.

Beispiel: In einer Sitzung versucht der zweijährige Junge immer wieder mit dem Krokodil mein Gesicht zu schnappen. Er wiederholt es mehrmals, auch wenn ich ihm mitteile, dass ich es nicht möchte. Ich spüre sehr deutlich, dass er mein Stopp schon gehört hat, mir aber zeigen möchte, wie sehr seine Grenzen verletzt worden sind.

In der Begleitung von Kindern, die massive Grenzüberschreitungen erfahren haben, ist es bedeutsam, ihnen gegenüber klare, haltgebende Grenzen zu setzen. Das »Nein« oder Stopp ist wichtig, wenn Personen oder Gegenstände zu Schaden kommen könnten. Das kann durchaus ein physisches Stopp sein, indem ich die Hand des Kindes halte, wenn es zuschlagen will, und ihm im Augenkontakt mitteile: »Ich will nicht, dass du mich schlägst.« Möchte es aber seine Wut körperlich zeigen, indem boxen möchte, schütze ich mich mit einem Kissen. So kann es seine Gefühle ausdrücken, ohne dass jemand verletzt wird. Ich anerkenne seine Gefühle der Wut und des Ausgeliefertseins.

Ebenso möchte ich dem Kind im Spiel zeigen, dass es für seinen Raum einstehen darf. Es darf mich zurückstoßen, wenn ich ungefragt in seinen Raum eindringe. Das macht den Kindern enorm Spaß, wenn sie ihr Nein respektiert sehen. Das Kind kann beides wieder lernen, nämlich seine eigenen Grenzen und die der anderen zu respektieren und anzuerkennen.

Ich habe versucht, die beiden Hauptformen des Kaiserschnitts, die geplante Sectio und die sekundäre Sectio, in ihren möglichen Wirkungen auf das Kind und die Familie darzustellen, ohne allzu sehr ins Detail zu gehen. Therapeutisch beachtenswert ist besonders bei Kindern mit Notkaiserschnitterfahrung eine unbeabsichtigte Wiederholung. Indem ich auf das Ende der Stunde hinweise, können zwei Elemente aktiviert werden: einerseits Ärger, weil es sich nun wieder aus dem Spiel lösen muss, andererseits die Erinnerung im Zusammenhang mit dem Abbruch bei seiner Geburt. Beim Notkaiserschnitt wurde das »Spiel« = Geburtsweg auch abgebrochen. Nicht selten zerstören Kinder zum Schluss der Stunde das selbstgebaute Haus. Es gilt unbedingt zu beachten und anzuerkennen, dass da sehr wohl eine Verbindung zum Kaiserschnitterlebnis bestehen könnte.

14 Abschließende Gedanken

Jane English, selbst mit Kaiserschnitt ohne vorausgehende Wehen geboren, bringt es auf den Punkt: »Die Geburt eines Menschen darf kein isoliertes medizinisches Ereignis sein, sondern muss Teil des menschlichen Lebensprozesses werden, möglichst liebevoll, sanft und verbunden. Beim Kaiserschnitt geht es um die Begrüßung eines neuen Menschen, nicht um eine Operation« (English in Janus, 1997, S. 131; Übers. d.A.). Ich sehe die therapeutische Aufgabe gerade in diesem Prozess des Verbindens.

In der Arbeit mit Kaiserschnittkindern sind mir folgende Aspekte wichtig:

- Das Kind spürt von innen heraus, dass es das Leben jetzt meistern kann. Es hat seinen Impuls wiedergefunden und kann sich wieder selbst regulieren. Wenn die Eltern zum Beispiel etwas nicht erlauben, kann das Kind zwar heftig protestieren und weinen. Es braucht diesen Raum für die Gefühle. Doch nach einer Weile lässt es los und orientiert sich in eine andere Richtung.
- Ich folge den Bewegungen des Kindes und unterstütze sie. »Du schaffst es! Ich traue es dir zu!« Dadurch erlebt das Kind, dass es Schwierigkeiten meistern kann und nur dann Hilfe anzufordern braucht, wenn es wirklich nicht weiter weiß.
- Die Anerkennung seines Geburtsweges bewirkt, dass das Kind diesen nebst dem genetischen als eine weitere Möglichkeit erfährt, Hindernisse im Leben zu bewältigen. Es ist ein Beitrag an seine Vielseitigkeit.
- Das System der Unterstützung in der Familie und darüber hinaus erfordert besondere Beachtung. So ist es wichtig, alle Familienmitglieder einzubeziehen, da die Intervention nicht nur das Kind und die Mutter, sondern alle in der Familie erfasst. Es gilt auch zu beachten, inwieweit die Eltern unbewusst die Erfahrung der Kaiserschnittge-

burt wiederholen, indem sie in guter Absicht dem Kind helfen, wenn es nicht erforderlich ist.

- In der Arbeit mit traumatisierten Babys, Kindern und Erwachsenen habe ich gelernt, den Raum ganz weit zu machen, damit sich etwas ändern kann. Je mehr Schichten an Traumatisierung vorhanden sind, desto größer muss ich als Therapeut den inneren Raum gestalten, damit sich die verschütteten Impulse wieder zeigen können. Der Raum muss sicher, druckfrei und verbindend sein.

Kinder und Familien sind fähig, das Geschehene zu integrieren, wenn sie von außen Unterstützung erhalten, mit welcher sie die einzelnen Teile des Geburtsweges zu einem Ganzen zusammenfügen und in ihr Leben einbauen können.

Dass dies gelingen kann, dafür steht der Traum vom sechsjährigen Lionel, den er eines Morgens seiner Mutter erzählt: »Ich bin in meinem Zimmer und möchte hinaus. Ich sehe, dass die Türe verschlossen ist und ich nicht hinaus kann. Über dem Wandschrank sehe ich die Fensterreihe. Ich hole mir einen Stuhl, stelle mich darauf und klettere auf den Wandschrank. Dann öffne ich ein Fenster und gelange ins Freie.« Dabei ist Lionel sichtlich stolz, wie er seiner Mutter bestätigt: »Ich habe es geschafft!«

Literatur

Bloemeke, J.V. (2003). *Es war eine schwere Geburt. Wie traumatische Erfahrungen verarbeitet werden können*. München: Kösel.

Deutsche Krankenhausgesellschaft (DKG) (2015). Deutsche Kodierrichtlinien. Allgemeine und Spezielle Kodierrichtlinien für die Verschlüsselung von Krankheiten und Prozeduren. Version 2015. http://www.dkgev.de/media/file/18048.Deutsche_Kodierrichtlinien_Version_2015_Endversion.pdf (24.09.2015).

de Jong, Th.M. & Kemmler, G. (2003). *Kaiserschnitt. Wie Narben an Bauch und Seele heilen können*. München: Kösel.

Diederichs, P. & Olbricht, V. (2002). *Unser Baby schreit so viel! Was Eltern tun können*. München: Kösel.

English, J.B. (1985). *Different Doorway. Adventures of a Caesarean Born*. Oakland, CA: Skillfull Means Press.

English, J.B. (1997). Physische und psychosoziale Aspekte der Kaiserschnittgeburt. In: Janus, L. & Haibach, S. (Hrsg.), *Seelisches Erleben vor und während der Geburt* (S. 121–132). Neu Isenburg: LinguaMed Verlags-GmbH.

Enkin, K. & Renfrew, N. (1998). *Effektive Betreuung während Schwangerschaft und Geburt*. Deutsche Ausgabe. Wiesbaden: Ullstein-Medical.

Grof, St. (2015). *Topographie des Unbewussten*. Stuttgart: Klett-Cotta.

Harms, Th. (Hrsg.). (2000). *Auf die Welt gekommen. Die neuen Baby-Therapien*. Berlin: Leutner.

Hildebrandt, S. (Hrsg.). (2014). *Kaiserschnitt. Zwischen Traum und Trauma, Wunsch und Wirklichkeit*. Heidelberg: Mattes Verlag.

Janus, L. & Haibach, S. (Hrsg.). (1997). *Seelisches Erleben vor und während der Geburt*. Neu Isenburg: LinguaMed Verlags-GmbH.

Käppeli, K. (2009). *Die Kaiserschnittgeburt im Erleben des Kindes*. DVD. 138 Minuten. [Zu beziehen beim Autor.]

Käppeli, K. (2014). Unveröffentlichte Forschungsskizze:,Kaiserschnitt. 20.01.2015.

Korte, J. & Siegmund,R. (2004). Beeinflusst der Geburtsmodus die Entwicklung der Tagesrhythmik von Neugeborenen? *Die Hebamme, 17*(3), S. 161–163.

Linderkamp, O. & Linder, R. (2013). Anstieg von Kaiserschnittgeburten auf 32% in Deutschland: Folgen für Mutter und Kind. In S. Hildebrandt & H. Alberti (Hrsg.), *Verborgene Wahrheiten* (S. 129–145). Heidelberg: Mattes-Verlag.

Mändle, Ch., Opitz-Kreuter, S. & Wehling, A. (2007). *Das Hebammenbuch. Lehrbuch der praktischen Geburtshilfe*. 5. Aufl. Stuttgart: Schattauer.

Maier, R. & Obladen, M. (Hrsg.). (2011). *Neugeborenenintensivmedizin*. 8. Aufl. Berlin/Heidelberg: Springer.

Marcovich, M. & de Jong, Th.M. (2008). *Frühgeborene – Zu klein zum Leben? Die Methode Marina Marcovich*. 4. Aufl. München: Kösel.

Oblasser, C. (2008). *Der Kaiserschnitt hat kein Gesicht. Fotobuch. Wegweiser und Erfahrungsschatz aus Sicht von Müttern*. Salzburg: Edition Riedenburg.

Odent, M. (2004). *Es ist nicht egal, wie wir geboren werden. Risiko Kaiserschnitt*. Düsseldorf: Walter-Verlag.

Unger, M. & Raunig, J. (2015). *Meine Narbe – Ein Schnitt ins Leben*. DVD. 52 Min. http://www.geyrhalterfilm.com (17.07.2015).

Kleinkinder als Taktgeber für die Eltern

Der Psychotherapeutin über die Schultern geschaut

Antonia Stulz-Koller

> »Ich nehme meine Umgebung von Beginn des Lebens an wahr mit der ersten meiner Zellen.«
>
> *Ronald D. Laing*

> »Die Skizze sagt uns oft mehr als das ausgeführte Kunstwerk, weil sie uns zum Mitarbeiter macht.«
>
> *Marie von Ebner-Eschenbach*

Von der Zeugung an entwickelt sich das Ungeborene als wissender, mit seiner Umgebung in stetem Austausch lebender Mensch (Hüether, 2005). Es macht ressourcenbildende und belastende Erfahrungen, die niedergeschrieben werden im Körpergedächtnis (Janus, 2014). In der Verbindung mit seiner Mutter, idealerweise auch mit seinem Vater, erlebt das Ungeborene Glück und Unglück, Freude und Angst, Trauer und Wut (Roth, 2012).

Die Liebe in der Triade von Mutter, Vater und Kind nährt und kann den mit belastenden Erfahrungen verbundenen Stress lindern oder sogar heilen (Van den Bergh, 2005). Sind die belastenden Muster überwältigend, entwickeln sich in der postnatalen Lebenszeit Dysfunktionen im vegetativen Nervensystem, die sich in bestimmten Lebensbereichen auf die Entwicklung und die Gesundheit auswirken können.

Die Frage, der ich in diesem Beitrag nachgehen möchte, lautet: Welche psychotherapeutische Unterstützung benötigen Babys und Kleinkinder, um früh erfahrene Verletzungen und Beziehungsbrüche zu überwinden? In den folgenden Ausführungen versuche ich unter Berücksichtigung der Erkenntnisse aus der prä- und perinatalen Psychologie (Janus, 2014) eine psychotherapeutische Vorgehensweise zu beschreiben. Mein Einblick in eine Therapiesitzung soll zeigen, wie die Kinder die Erwachsenen *von sich her* darauf aufmerksam machen, wo der Schuh drückt, wenn es gelingt, ihre »Sprache«, ihr Spiel, zu verstehen (Stulz-Koller, 2012; Schindler, 2011).

Die Bilder aus dem therapeutischen Spiel des Kindes entfalten im weiteren Ablauf eine starke Wirkung bei den Eltern, die nachklingt. Um diesen Prozess zu verstärken, werden die Bilder in eine Geschichte gefasst, die immer wieder erzählt werden kann (White, 1990, 2010).

Mit der deskriptiven Vorgehensweise, also den Beschreibungen dessen, was sich aus Sicht der Therapeutin in dieser einen Therapiesitzung mit einem eineinhalbjährigen Kleinkind abgespielt hat, möchte ich einen inneren Film entstehen lassen. So können Sie als Leserin und Leser verlangsamen, jederzeit vor- und zurückspulen und Sie können leichter mitfühlen und eigene körperliche, emotionale und intellektuelle Reaktionen wahrnehmen.

Um das therapeutische Vorgehen besser einordnen zu können, sind Informationen über die Herkunft der jeweiligen Psychotherapeutinnen und -therapeuten unerlässlich:

Nach einer intensiven Weiterbildungszeit im Bereich der inneren Medizin, der Pädiatrie und der Erwachsenenpsychiatrie schloss ich, nachdem ich Spezialärztin für Kinder- und Jugendpsychiatrie geworden war, mehrere Ausbildungszyklen in systemischer Therapie bei Fritz Simon, Guntard Weber und Arnold Retzer ab. Es folgte die Auseinandersetzung mit verschiedenen Ansätzen zur Behandlung traumatischer Erfahrungen. Das Wissen aus der prä- und perinatalen Psychologie und Medizin war für mich dabei von großer Bedeutung. So war ich über einige Jahre in Ausbildung bei William Emerson und Ray Castellino. Daneben bildete ich mich weiter in der Methode des EMDRs mit Kindern und Jugendlichen. Wichtig war und ist für mich die Eigenerfahrung in all diesen Methoden, die regelmäßige Supervision und mir liebgewordene Intervisionsgruppen.

Bevor die eine Therapiesitzung beschrieben wird, sollen einige therapeutische Überlegungen hervorgehoben werden: Die Grundregeln des psychotherapeutischen Vorgehens gelten wie in jeder Psychotherapie. Ausgangspunkt für den therapeutischen Prozess ist die Beschreibung der aktuellen Schwierigkeiten durch die Eltern.

Durch das Spiel, das sich während den Therapiesitzungen entwickelt, wird das Wahrnehmen und Integrieren frühester, traumatischer Erfahrung auf der körperlichen, emotionalen und der kognitiven Ebene ermöglicht. Die Therapeutin spiegelt und beschreibt, was sie während des Spiels beobachtet. Sind in der Therapie das Kind, die Mutter und der Vater anwesend, so können Ressourcen von allen dreien genutzt werden und traumatische Erfahrungen leichter entwirrt und den einzelnen Personen zugeordent werden. Auf der Beziehungsebene werden gemeinsame Stärken hervorgehoben und dort, wo die traumatische Erfahrung Schaden angerichtet hat, heilende Kräfte aktiviert, sodass sich die innerfamiliären Beziehungen wieder verbessern (Brisch, 2003). Die Verbindung zu den aktuellen Symptomen kann hergestellt werden. Das Kind und seine Eltern entwickeln wieder Zukunftsvisionen (Landolt, 2008; Lovett, 1999).

Die therapeutische Haltung ist geprägt von Neugier und Offenheit ohne zu bewerten. Hypothesen werden angeboten und die Teile der Therapiegeschichte, die sich aus dem Spiel des Kindes schon fassen lassen, werden zusammengehängt und wiedererzählt.

Als Vorbereitung einer Sitzung ist es wichtig, als Therapeutin ruhig zu werden, sich im Klaren zu sein über die eigene momentane Befindlichkeit und Gestimmtheit.

Von der therapeutischen Seite her werden Phasen von Aktivität und Phasen des Ruhig-Werdens gefördert. Aktivitäts-und Passivitätsschleifen werden regelmäßig benannt. Als Leitlinie dienen die tiefen inneren Rhythmen, wie sie aus der Craniosacral-Therapie bekannt sind (Sills, 1997).

Der Rahmen dieses Textes ist zu eng, als dass es möglich wäre, den therapeutischen Prozess ausführlicher zu erörtern. Vieles kann nur angedeutet werden. Ich hoffe aber, dass es trotzdem gelingt zu beschreiben, wie Erinnerungsmuster in einem sicheren Rahmen aktiviert und im Verlaufe des therapeutischen Prozesses integriert werden können. Zum Schutze der Personen, über deren Therapieprozesse berichtet wird, sind die Namen und Ortsbezeichnungen verändert worden.

Martina, 1½ Jahre, deren Füße zum Leben erwachten

Martina war eineinhalbjährig, als ich sie kennenlernte. Sie wirkte kräftig, mit einem entschiedenen Blick. Im Arm hielt sie »ihr Häsi«, einen Stofftierhasen. Ich begrüßte sie und das »Häsi« auf der Schwelle zum Spielzimmer. Lächelnd und verlegen schaute sie mir kurz in die Augen. Nach einer anfänglichen scheuen Zurückhaltung begann sie das Spielzimmer zu explorieren. Sie sprach deutlich einzelne Worte und Zwei- bis Drei-Wort-Sätze. Ihr Gang war noch unsicher und steif. Immer wieder schien sie wie von unsichtbarer Hand nach hinten gestoßen zu werden und fiel auf ihren Po. Die Eltern hatten sich inzwischen in der Mitte des Raumes nebeneinander auf Sitzkissen gesetzt. Ich nahm vis-à-vis von ihnen auf dem Boden Platz.

Tapsig wendete sich Martina den Plüschtieren zu, zeigte den Eltern den Plüschtierhund und die Katze und lachte dazu. Dann holte sie eine Babypuppe, nahm ein Kissen und bettete sie darauf. Ihre Mutter begann zu erzählen, dass Martina sehr fürsorglich sei, auch in der Krippe die anderen Kinder versorge. Martina schaute mich stolz an. Ich spiegelte ihren Blick und anerkannte ihre Fürsorglichkeit. Dann fragte ich sie, ob sie für die Babypuppe eine Flasche bräuchte. Sie strahlte. Ich zeigte auf eine Kiste. Schnell schien sie zu erfassen, was ich meinte. Ungeschickt, fast mühsam stand sie auf. Sowie sie das Spielgeschirr angeschaut hatte, wählte sie eine Babyflasche und brachte diese stolz der Mutter. Nun könne die Puppe Milch trinken, wie Martina betonte.

Für Martina und die Eltern fasste ich in einfachen Worten zusammen, was ich aus ihrer Vorgeschichte von der Mutter bereits wusste:

Martina schrecke in der Nacht bis zu zehn Mal auf, schreie und wirke verstört, mit abwesendem Blick. Sie lasse sich kaum mehr beruhigen. In den ersten sechs Lebensmonaten habe Martina sehr viel weinen müssen, bis zu sechs Stunden am Tag, und habe sich von ihren Eltern nur schwer beruhigen lassen.

Aus der Anamnese weiß ich, dass der Kinderwunsch der Eltern groß war. Die Mutter sei spontan mit Zwillingen schwanger geworden. Im vierten Schwangerschaftsmonat wurde festgestellt, dass Sandra nicht gedieh. Die Ärzte sprachen von einem Rett-Syndrom. Die Eltern entschieden sich gegen eine Abtreibung von Sandra. Nachdem in der 36. Schwangerschaftswoche das Fruchtwasser spontan abgegangen war, wurden beide Mädchen per Sectio cesarea geholt.

Sandra verstarb zwei Stunden nach der Geburt in den Armen der Eltern. Martina habe in einem Kinderbettchen daneben gelegen.

In dieser Anfangsphase hatte ich Martinas Spiel, ihren Blickkontakt mit mir und den Eltern, ihren unsicheren Gang im Moment beschrieben; mit einfachen Worten, laut, klar und langsam.

Martina holte jetzt drei Puppen, bettete sie auf Kissen, setzte sich dann zu den Duplos, nahm kleine Türmchen auseinander und versuchte zwei Steine zusammenzufügen, ging wieder zu den Puppen hin, als ob sie schauen wollte, dass es den Dreien gut ging, um sich dann erneut mit den Duplos zu beschäftigen. Es schien, als ob sie beim Duplospiel Kräfte auftanke. Ich fasste diese Beobachtung in Worte. Die Mutter stimmte mir sofort zu.

Plötzlich holte Martina zielstrebiger als beim Explorieren der bisherigen Spielsachen auf der anderen Seite des Raumes eine große Stoffpuppe aus dem Gestell, schleppte sie zu ihrem Vater und ließ sie ihm in den Schoß fallen. Er nahm die Puppe hoch. Ich kommentierte, das sei der Tom. Sie schaute mich kurz an und ging erneut zu den Duplos, als ob sie sich ausruhen wollte. »Gahsch wieder zu de Duplos. Das isch guet döt, gäll?« (»Gehst du wieder mit den Duplos spielen. Dort ist es gut, findest Du auch?«) Sie hielt kurz inne und schaute zu mir hin, ein »Ja« in ihrem Blick. Die Eltern saßen zunehmend angespannt da. Ich thematisierte, dass wenig geschehe, sie Erwartungen hätten und bat sie, sich und ihrer Tochter Raum und Zeit zu geben. Die Spannung nahm wieder spürbar ab. Und der Vater begann von der langen Anfahrt zu erzählen und der Suche nach einem Parkplatz.

Martina setzte sich nun zwischen uns Erwachsene, vis-à-vis von den Eltern, mit dem Rücken gegen mich. Ungelenk nahm sie Tom, die Stoffpuppe, die der Vater vor sich hingelegt hatte, hoch und legte sie näher zur Mutter, wobei es aussah, als ob sie die Puppe neu betten und ihr dann die Flasche geben wollte. Dann ein verborgenes Zusammenzucken. Zuerst nahm ich es nur in mir wahr; sehr heftig, plötzlich. Den »Film« in meinem Kopf zurückspulend, sah ich, wie das schlaffe linke Bein von Tom den rechten Oberschenkel von Martina gestreift hatte und wie sie sich dabei erschreckt hatte. Ich fasste mich und sprach langsam aus, was ich soeben in meinem Körper gespürt und was ich beobachtet hatte, langsam und in klaren Worten. Martina hielt inne. Und kurz berührte sie mit ihrem rechten Bein nochmals das Bein von Tom, als ob sie ihren Mut zusammengenommen hätte. Und sie zuckte erneut zusammen. Mit einem schreckensverzehrten Blick schaute sie mich an.

Die Mutter begann zu weinen. Der Vater wurde ganz unruhig, ebenfalls mit Entsetzen im Blick.

Dieser Moment war intensiv und alles ging sehr schnell. Ich war zunächst überrumpelt, ratlos. Mir half, mich ganz dem laufenden Prozess des Kindes hinzugeben, zu vertrauen und dem zu folgen, was ich beobachtet hatte. So berührte ich vorsichtig Toms Beine und sagte, die seien ganz schlaff. Martina schreckte erneut leicht zurück. Dann schweifte ihr Blick in die Ferne. Ich formulierte langsam: »Da sind em Tom sini schlaffe Bei und Du bisch jetzt ganz wiit wäg.« (»Das sind die schlaffen Beine von Tom und du bist ganz weit weggetreten.«) Ich sprach ihren dissoziierten Zustand an und meine innere Haltung dazu war folgende: Du kannst dort, wo du dich hingeflüchtet hast, bleiben oder wieder zurückkommen.

Gleichzeitig nahm ich Augenkontakt mit der Mutter und dem Vater auf. Die Mutter meinte, das Entsetzen ihrer Tochter berühre sie tief. Sie könne es aushalten. Der Vater wollte wissen, wie das alles zu verstehen sei. Ich bat ihn um Geduld und schlug den Eltern vor, in Körperkontakt miteinander zu treten. Der Vater, sichtlich erleichtert, dass er etwas tun konnte, setzte sich hinter die Mutter und ließ sie sich anlehnen. Martina schaute ihre Eltern verwundert an. Ich benannte anerkennend diese uns alle unterstützende Handlung des Vaters und die starke Verbindung der Eltern zueinander. Die Spannung im Raum wurde wieder geringer.

Martina nahm meine Hand und ließ mich erneut das Bein von Tom berühren. Ich wiederholte, dass das Bein schlaff und kühl sei. Dabei streifte ich mit meinem Bein, im Blickkontakt mit ihr, ihr Bein. Und sie zuckte wieder zusammen. Ganz langsam berührte ich das Bein von Tom, wiederholte die Worte »schlaff« und »kühl« und berührte dann mein Bein, rieb es mit den Händen und erklärte, es sei warm und lebendig. Martina schaute mir gebannt zu. In ihrem aktuellen Zustand schien sie am Rande ihres Schockerlebens zu sein. Mit dem Einverständnis über unsere Blicke berührte ich die Füße der Mutter, dann diejenigen des Vaters. Martina schaute jetzt neugierig zu.

Das Spiel mit den lebendigen Füßen von uns Erwachsenen und den schlaffen Beinen von Tom wiederholten wir. Martina übernahm das Spiel und begann zu lachen, als sie mit den Füßen der Eltern spielte, mit ihren eigenen, dann auch mit meinen. Und immer wieder wandte sie sich Tom zu, war kurz wieder wie gebannt und berührte sie ganz schnell. Dabei begann sie zu murmeln: »Nöt gut. Kaputt!«

Jetzt zerrte sie einen Korb aus dem Gestell und öffnete ihn. Der Mutter erklärte sie: »Tom nöt guet. Tom dainne!« Die Mutter legte Tom vorsichtig in den Korb. Entschieden schloss Martina den Deckel. »So! Tom nöd guet!« Das Füßchenspiel unterbrach sie daraufhin mehrfach, ging zum Korb, öffnete den Deckel, und erklärte mit einem sehr traurigen, irritierten Blick: »Tom nöd guet!«

Der Prozess ging weiter, indem mit Martina und den Eltern die Not vergegenwärtigt wurde, in einem gemeinsamen kleinen Haus mit der Zwillingsschwester gelebt zu haben, die dem Tode geweiht war. Mit einfachen Worten beschrieb ich, wie Martina im Bauch neben ihrer Schwester war und spürte, dass diese zunächst immer weniger Kraft hatte und sich dann kaum mehr bewegte. Und ich erzählte, wie sie nach Martina aus dem Bauch geholt wurde und wie sie kurz danach in den Armen der Eltern gestorben war. Hier stoppte ich. Ich aktivierte bewusst nicht das möglicherweise belastende Erinnerungsmuster, dass Martina damals alleine in ihrem Bettchen gelegen hatte.

Zum Abschluss der Sitzung entwickelte ich mit Martina und den Eltern ein Kraftspiel: Sie durfte mich und ihre Eltern mit ihren Händen und ihren Füßen wegstoßen. Sie musste viel lachen, wenn es ihr gelang, uns umzustoßen und wir mit theatralischen Gesten von den Kissen fielen.

Die Eltern formulierten ihren Wunsch, aufgrund des soeben Erlebten Martina vorerst wieder in ihrem Bett schlafen zu lassen.

Nach dieser Sitzung schlief Martina viel besser und wachte in der Nacht nur noch selten auf. Berührungen von anderen Menschen, vor allem auch von Kindern, blieben für sie vorerst weiterhin fast unerträglich und sie wehrte sich sofort. Der Therapieprozess mit Martina ist noch im Gange.

Analysieren wir nun diese Sitzung mit Martina. Vorauszuschicken ist, dass der Rahmen der Sitzung den Eltern bekannt war. Denn der Raum für das Entwickeln der Therapiegeschichten mit den Kindern und ihren Eltern soll sicher sein.

Aus der Anamnese ließen sich verschiedene Hypothesen erstellen, was die Ursache des heftigen Weinens in der Nacht sein könnte. Von der Mutter wusste ich, dass Martina mit ihrer Zwillingsschwester, die nicht gedeihen konnte, in derselben Gebärmutter auf engstem Raum war bis zur geplanten Sectio cesarea. Beide Mädchen wurden herausgeholt. Martina wurde versorgt und getrennt von ihrer Schwester, der Mutter und dem Vater. Was ein Mensch erlebt hat, der in einem solchen Geschehen drinsteckte wie Martina, was belastend war, was unterstützte und hilfreich war, dazu gibt es aus der therapeutischen Perspektive zunächst nur Hypothesen.

Die möglichen Hypothesen im Hinterkopf (Simon, 1984), war es wichtig, zunächst den Raum zu öffnen. Martina und ihre Eltern sollten die Möglichkeit kriegen bei mir, in meinen Räumen anzukommen. Ein Präsent-Sein im Hier und Jetzt ohne den Fokus auf das Kind zu richten, ohne Erwartungen öffnet auch die inneren Räume. Ich möchte hier einem meiner wichtigsten Lehrer, Ray Castellino, danken, bei dem ich die Kraft dieser Haltung selbst erleben konnte.

Sowie eine gewisse Beruhigung eingetreten war – zu diesem Zeitpunkt war Martina bereits beim Explorieren einzelner Spielsachen –, fasste ich mit den Eltern ihre Intention für diese Sitzung nochmals zusammen, aufbauend auf dem, was die Mutter mir in der Vorbesprechung berichtet hatte.

Das genaue Wahrnehmen des Kindes mit seinen körperlichen, emotionalen und kognitiven Reaktionen ist ein zentrales Instrument. Wahrnehmen des Kindes und Wahrnehmen der eigenen Gegenreaktionen, vor allem der emotionalen und der körperlichen. Hinzu kommt das Wahrnehmen der Reaktionen der Eltern. Ich möchte hier auch spirituelle Eingebungen hinzunehmen. Bewusst verwende ich nicht das Wort »beobachten«, da »beobachten« beinhaltet, dass ich einen Großteil meiner Aufmerksamkeit auf das Kind und seine Eltern lenke. Wenn ich von »wahrnehmen« spreche, dann meine ich ein beiläufiges Registrieren, dass dem Kind und den Eltern Raum lässt, frei ist von Erwartungen.

Martina zeigte sich als altersgemäß entwickeltes Kind, das den Raum explorierte. Die Mutter saß in einer erwartungsvollen Spannung da. Der Vater wirkte unsicher und verloren. Beiden Eltern spiegelte ich, wie ich sie wahrnahm, was zu einer weiteren Entspannung führte.

Längere Zeit spielte Martina mit verschiedenen Spielsachen. Diese Sequenz war für mich nicht einfach auszuhalten, da von den Eltern der Erwartungsdruck, dass ich therapeutisch intervenieren solle, anstieg. Hier den Raum zu halten, ist oftmals herausfordernd. Es gelingt besser, wenn der Druck angesprochen wird. Sowie ich den Erwartungsdruck benannt hatte, erklärten diese Eltern sich sofort ehrlich bereit dazu, dass ihre Tochter Raum und Zeit kriegen soll, um ihre Geschichte entwickeln zu können. Wortspiele und kurze Gesprächsmomente, hier über die Anreise und die Parkplatzsuche, erleichterten das präsente Zuwarten. Humor und ein Austausch über die Aktivitäten der Tochter, ebenfalls im Sinne eines Spiegelns, waren in diesem Moment eine große Hilfe.

Martina zeigte in ihrem Spiel, dass das Türmchenbauen mit den Duplos wichtig war, um sich zu beruhigen. Das Nachfragen bei den Eltern und Benennen der Ressource gab durch den Bewusstwerdungsprozess bei allen drei Erwachsenen der Tätigkeit mehr Kraft. Ich bestärkte Martinas eigene Regulationsfähigkeit durch das Spiegeln, indem ich ihr beschrieb, wie sie sich den Puppen zuwendete, zu den Duplos ging und wieder zurückkehrte zu den Puppen.

Wichtig war das Anerkennen der Fürsorglichkeit als eine Überlebensstrategie, ohne zu bewerten. Martina hatte – so vermute ich – intrauterin die Schwäche ihrer Schwester gespürt (Nicon, 2011). Es könnte sein, dass sie versucht hatte, ihre Schwester in irgendeiner Weise zu unterstützen. Hätte ich ihr hier gesagt, sie müsse sich nicht um die Puppen kümmern, die anderen Kinder in der Krippe nicht umsorgen, dann hätte ich sie mit großer Wahrscheinlichkeit in ihrer Sorge um die sterbende Schwester, in ihrer eigenen Not nicht ernst genommen und verletzt.

Die Zielstrebigkeit, mit welcher Martina die große Puppe aus dem Gestell holte, ließ vermuten, dass sie nun bereit war, ihr heutiges Thema zu entwickeln. Ihr Erschrecken, als sie in Kontakt mit dem schlaffen Bein von Tom kam, löste bei mir und auch bei den Eltern ein Mit-Erschrecken aus (Levine, 2005). Durch Verlangsamen, indem ich zuerst meine Gegenreaktion wahrnahm und das Beobachtete wiedererzählte, gab ich mir Zeit, mich an meinen Hypothesen zu orientieren. Durch das Spiegeln meiner Körperreaktion konnte Martina ihr Erschrecken, ihre Körperreaktion nochmals erfassen und die Eltern konnten bestätigen, dass sie die Schockenergie, die Martina durchschoss, ebenfalls gespürt hatten. Diese Verlangsamung ist zentral, damit alle Beteiligten wahrnehmen können, was soeben geschehen ist.

Die Körperreaktion von Martina zeigte, dass es sich um eine Erinnerung an eine traumatische Erfahrung handelte. In diesem Moment dissoziierte Martina (Emerson, 1996). Vorsichtig betonte ich, dass es jetzt das schlaffe Bein der Stoffpuppe Tom war, das sie berührt hatte, und stellte ihr heutiges Erschrecken in einen möglichen Zusammenhang mit ihrer verstorbenen Schwester.

Wäre Martina eine Erwachsene, würde sie hier anhand von inneren Bildern und Assoziationen den Zusammenhang zum Erlebten selbst herstellen können (Landolt, 2008). Ein Kind kann dies aufgrund seiner Hirnentwicklung nur bedingt, ein Kleinkind kann es noch nicht. Deshalb wurde der Zusammenhang im Sinne einer nächsten hypothetischen Frage von mir in den Raum gestellt und von Martina durch ein kurzes Innehalten, eine Welle der Beruhigung, die durch ihren Körper ging, bestätigt.

Martina gelang es, diesen Teil ihrer traumatischen Erfahrung ihren Eltern zu zeigen. Es vollzog sich in den Eltern, wie diese später bestätigten, ein spürbarer Wandel von ihrem Trauerprozess mit Sandra hin zur Not ihrer zweiten Tochter in Bezug auf das Nicht-Gedeihen und dann Sterben von Sandra. Die innige Verbindung der Zwillingsschwestern rückte neu in den Vordergrund. Der Vater sagte in einer späteren Sitzung, er habe Martina immer als das gesunde Kind gesehen. Als seine Trauer leichter wurde, habe er angenommen, für Martina sei jetzt alles gut. Es sei ihnen als Eltern bewusst gewesen, dass das nächtliche Aufwachen von Martina und ihr heftiges Weinen in einem Zusammenhang mit ihrer Erfahrung mit Sandra stehen könnten. Beim Nachdenken darüber, wie diese Faktoren zusammenspielten, seien aber immer wieder alle Gedanken und Überlegungen in einem Nebel abgetaucht. Die Mutter berichtete, dass sie als Eltern nach dieser Sitzung Martinas Not hätten spüren können. Erst jetzt sei es möglich geworden, Martina als eigenständige Person vollumfänglich wahrzunehmen, sie in ihrer Trauer zu begleiten und ihr den angemessenen Halt zu geben.

Von diesem Moment an begann der Engelkreis nach M. Papousek (2004) zu Hause wieder zu spielen und die Spiegelungen der Eltern und die Regulationsprozesse konnten sich neu einpendeln. Dies wurde möglich dadurch, dass Martina im Beisein ihrer Eltern und von mir ihre damalige Not, ihre nicht lebensfähige Schwester und deren schwindende Kraft ständig spüren zu müssen, zum Ausdruck bringen konnte.

Heute kann Martina mit den eigenen und den Füßen der anderen lustige Spielchen inszenieren. Sie steht sicherer auf ihren Beinen und ihr Gang hat sich deutlich verbessert.

Mit meiner minutiösen Beschreibung einer einzelnen Therapiesitzung habe ich versucht aufzuzeigen, wie eine sehr frühe Erinnerung aktiviert und im therapeutischen Rahmen wahrgenommen, anerkannt und in eine Geschichte gefasst wurde. Das Kind und seine Eltern konnten so schrittweise die belastende Erfahrung mithilfe der Ressourcen aller Beteiligten integrieren.

Die Erkenntnisse der prä- und perinatalen Psychologie werden laufend erweitert. Es bleibt Gegenstand weiterer Forschung, das Wissen um das Phänomen »Stress« und die vielen Schutzmechanismen in der Schwangerschaft und während der Geburt zu vertiefen.

Wünschenswert und gewinnbringend wäre eine gezielte Untersuchung betreffend der Wirksamkeit von traumatherapeutischen Interventionen bei Erinnerungsmustern aus der Zeit der Zeugung, der Schwangerschaft und der Geburt, seien diese retrospektiv oder auch prospektiv im Sinne einer traumazentrierten Behandlung von Säuglingen und Kleinkindern mit Regulationsstörungen.

Aus meiner klinischen Erfahrung ermöglichen traumazentrierte Therapiemethoden unter Einbezug von prä- und perinatalen Erinnerungsmustern eine wirkungsvolle, effektive Frühbehandlung mit einer weitreichenden, sekundär präventiven Wirkung für die betroffenen Kinder und ihre Familien sowie für unsere moderne Gesellschaft. Deshalb ist dieser Beitrag aus einem tiefen inneren Anliegen heraus entstanden.

Glossar

EMDR

Eye Movement Desensitization and Reprocessing (wörtlich auf Deutsch: »Augenbewegungs-Desensibilisierung und Wiederaufarbeitung‹«) ist eine von Francine Shapiro in den USA entwickelte Behandlungsmethode.

Zunächst behandelte sie vor allem traumatisierte Patienten. Zentrales Element dieser Methode ist die auf eine strukturierte Vorbereitung folgende »bilaterale Stimulation«. Hier soll der Patient eine besonders belastende Phase seines traumatischen Erlebnisses gedanklich, emotional und auf der Ebene des Körperempfindens fokussieren, während der Therapeut ihn mit langsamen Fingerbewegungen zeitgleich zu rhythmischen Augenbewegungen anhält, was bei vielen Betroffenen die Angst reduziert, die ihre Erinnerungen hervorrufen. Die neurologische Wirkungsweise der bilateralen Stimulation ist nicht endgültig geklärt, hat sich in umfangreichen Studien aber als nützlich erwiesen. Bei der Behandlung von PTBS (s.u.) ist EMDR als wissenschaftliche Methode international anerkannt (vgl. Hensel, 2007).

Geschichten entwickeln
Im therapeutischen Kontext können sich aus einem Dialog, aus einem Spiel zwischen den Klientinnen und Klienten und der Therapeutin Geschichten entwickeln, die neue körperliche und emotionale Erfahrungen in Worte fassen und dadurch dem kognitiven Bewusstsein zugänglich machen. Diese Geschichten schaffen neue Realitäten und können orientierungsweisend für zukünftige Handlungen sein.

Geschichten erzählen
Eine Geschichte ist als ein »Muster in der Zeit« (G. Bateson, 1979) zu verstehen. Stimmen die Muster, die das interne Modell der Welt eines Menschen, einer Familie prägen, mit den in der Geschichte dargestellten Mustern weitgehend überein, so bietet sich im Geschichtenerzählen eine Möglichkeit der Deutung oder Umdeutung mit hoher Aussagekraft für zwischenmenschliche Beziehungen. Die Geschichte als Metapher bietet Identifikationsmöglichkeiten, die – im optimalen Fall – neue Sichtweisen einführen und damit neue Perspektiven für Problemlösungen eröffnen kann (F. Simon/Helm Stierlin).

PTBS allgemein
Gemäß ICD-10 entsteht die posttraumatische Belastungsstörung als eine verzögerte oder protrahierte Reaktion auf ein belastendes Ereignis oder eine Situation außergewöhnlicher Bedrohung oder katastrophenartigen Ausmaßes, die bei fast jedem eine tiefe Verstörung hervorrufen würde. Typische Merkmale sind das wiederholte Erleben des Traumas in sich aufdrängenden Erinnerungen (Nachhallerinnerungen, Flashbacks), Träumen

oder Albträumen vor dem Hintergrund eines andauernden Gefühls von Betäubtsein und emotionaler Stumpfheit, Gleichgültigkeit gegenüber anderen Menschen, Teilnahmslosigkeit der Umgebung gegenüber, Anhedonie sowie Vermeiden von Aktivitäten und Situationen, die Erinnerungen an das Trauma wachrufen könnten. Gewöhnlich tritt ein Zustand vegetativer Übererregbarkeit mit Vigilanzsteigerung, einer übermäßigen Schreckhaftigkeit und Schlaflosigkeit auf. Angst und Depression sind häufig mit den genannten Symptomen assoziiert und Suizidgedanken sind nicht selten.

PTBS bei Kindern

Symptome der posttraumatischen Belastungsstörung, wie sie bei Kindern gefunden werden: erhöhtes Arousal wie Konzentrationsschwierigkeiten, Reizbarkeit, Wutanfälle, Hypervigilanz, Schwierigkeiten beim Ein- und Durchschlafen, übertriebene Schreckreaktionen, Vermeidungsverhalten, intrusive Erinnerungen (meist erst durch genauere Untersuchung aufspürbar) (I. Besser, D. Weinberg, A. Hofmann).

Literatur

Brisch, K.H. & Hellbrügge, T. (2003). *Bindung und Trauma*. Stuttgart: Klett-Cotta.

Emerson, W. (1996). *Behandlung von Geburtstraumata bei Säuglingen und Kindern*. Heidelberg: Mattes Verlag.

Harms, T. (Hrsg.). (2000). *Auf die Welt gekommen. Die neuen Babytherapien*. Berlin: Leutner.

Hensel, T. (Hrsg.). (2007). *EMDR mit Kinder und Jugendlichen. Ein Handbuch*. Göttingen: Hogrefe.

Hüther, G. & Krens, I. (2005). *Das Geheimnis der ersten neun Monate, unsere frühesten Prägungen*. Zürich: Walter Verlag.

Evertz, K., Janus, L. & Linder, R. (Hrsg.). (2014). *Lehrbuch der Pränatalen Psychologie*. Heidelberg: Mattes Verlag.

Landolt, M.A. (2008). *Psychotraumatologie des Kindesalters*. Hamburg/ Zürich: Hogrefe & Huber Verlagsgruppe.

Levine, P.A. & Kline, M. (2005). *Verwundete Kinderseelen heilen*. München: Kösel.

Lovett, J. (1999). *Small Wonders, Healing Childhood Trauma with EMDR*. New York: The Free Press.

Nicon, L. (2011). *Befreit von alten Mustern*. Paderborn: Junfermann.

Papousek, M.,Schiechle, M. & Wurmser, H. (2004). *Regulationsstörungen der frühen Kindheit*. Bern: Verlag Hans Huber.

Roth, G. (2012). *Bedingungen für eine gesunde psychische Entwicklung des Kindes aus Sicht der Hirnforschung*. Vortrag am Schweizerischen Kongress der Kinder- und Jugendpsychiater in Zürich.

Schindler, P. (Hrsg.). (2011). *Am Anfang des Lebens*. Basel: Schwabe Verlag.

Sills, F. (1997). Biokinetics, Biodynamics and Intent in Craniosacral Work. *The Professional Journal of Craniosacral Therapy Association of the UK*. www.craniosacral.co.uk/articles art4.htm (8.3.2016).

Simon, F.B. & Stierlin, H. (1984). *Die Sprache der Familientherapie – Ein Vokabular*. Stuttgart: Klett-Cotta.

Stulz-Koller, A. (2002). Ein sicheres Haus für Charly. *Internationale Zeitschrift für pränatale und perinatale Psychologie und Medizin, 14*(3/4), 26–31.

Stulz-Koller, A. (2011). Lebensgewebe. In P. Schindler (Hrsg.), *Am Anfang des Lebens* (S. 229–264). Basel: Schwabe Verlag.

Stulz-Koller, A. (2012). Über die Kunst des Drachenbändigens. Die prä- und perinatale Dimension in der Psychotherapie. Heidelberg: Mattes Verlag.

Van den Bergh, B. (2005). Antenatal maternal anxiety and stress and the neurobehavioural development of the fetus and child: links and possible mechanisms. A review. *Neuroscience and Biobehavoural Reviews, 29*, 237–258.

Weinberg, D. (2010). *Psychotherapie mit komplex traumatisierten Kindern*. Stuttgart: Klett-Cotta.

White, M. & Epston, D. (1990). *Die Zähmung der Monster*. Heidelberg: Carl-Auer-Verlag

White, M. (2010). *Landkarten der narrativen Therapie*. Heidelberg: Carl-Auer Verlag.

Ein Baby weint die Tränen seiner Eltern

Krisen am Lebensanfang als Ausdruck eines Mehrgenerationen-Traumas

Franz Renggli

Ich möchte zuerst von Silvia und Roman erzählen, die mich wegen ihrer ein bisschen älter als einjährigen Julia aufsuchten: Sie erwache mehrmals in der Nacht und bleibe dann unter Umständen längere Zeit an der Brust wach – ohne den Weg zum Schlaf zurückzufinden. Die Mutter ist ratlos und sehr erschöpft, zumal sie seit ein paar Monaten stundenweise in ihrer eigenen Praxis arbeitet und Julia in »guten Händen« weiß: Roman ist seit der Geburt seiner Tochter arbeitslos. Ferner berichtet die Mutter, Julia habe in der ersten Lebenszeit als Baby viel geweint und geschrien.

Gleich zu Beginn vernehme ich, dass schon der Vater Roman ein Schreibaby war und die ersten beiden Lebensjahre schlecht geschlafen habe. Auf Nachfrage berichtet er, dass während der Schwangerschaft seiner Mutter ihr Vater gestorben sei, was diese mit einer großen Trauer erfüllte. Sein Weinen als Baby könnte so verstanden werden, dass er die Tränen seiner Mutter weinte.

In der Familiensituation fällt mir auf, dass Julia häufig die Brust der Mama fordert, ein oder zwei Züge trinkt, um sich dann von der Mama zu entfernen. Nach kurzer Zeit aber fordert sie erneut den Zugang zur anderen Brust. Und ich spüre, wie Silvia durch dieses Verhalten in eine innere Verzweiflung gerät. Aber sie wagt keine Grenzen zu setzen, weil sie weiß, dass dies großen Protest nach sich zieht, begleitet von entsprechenden Wutgefühlen ihrer Tochter. Zuhause – so erzählen die Eltern – probieren sie alles Mögliche aus, um diese Protestausbrüche zu unterbinden: indem Julia abgelenkt wird, beispielsweise mit irgendwelchen Essensangeboten oder aber eben mit Stillen.

In der Zwischenzeit hat die Mutter so viel Vertrauen zu mir gewonnen, und ich selbst spüre, wie mein Herz aufgeht für sie, dass sie bereit ist, Julia nicht länger jeden Wunsch zu erfüllen, sich auf ihren Protest, auf ihre Wutgefühle einzulassen.

Und diese werden sofort laut und deutlich geäußert. Gleichzeitig spüre ich die Hilflosigkeit von Silvia. Und weil sie in einer eher etwas angespannten Beziehung zu Roman lebt, biete ich ihr an, dass ich gerne in ihre Nähe sitzen würde, ich stütze ihren Rücken, ja sie darf sich auch mit ihrem Körper an mich anlehnen.

Trotz des Weinens von Julia beginnt Silvia ihre Geschichte zu erzählen: Sie selbst kam als Frühchen zur Welt und wurde 14 Tage nach der Geburt von ihrer Mutter getrennt. Ferner musste sie in einem Wärmebettchen liegen, um ihr Überleben zu sichern. Möglicherweise – so mein inneres Bild – hatte sie es nicht mehr im Bauch ihrer Mutter ausgehalten und war deswegen zu früh auf die Welt gekommen.

Erst in einem Brief teilt mir die Mutter später das ganze Drama ihrer Geschichte mit: Ihre Großmutter (die Urgroßmutter von Julia) war eine schwer traumatisierte Frau. Sie habe früh ihre eigene Mutter verloren und sei später von einer strafenden, ja sie demütigenden Stiefmutter aufgezogen worden. Im Krieg dann habe die Großmutter bitteren Hunger erleiden müssen, weswegen sie später bei sich zu Hause Lebensmittel wie in einem kleinen Supermarkt gehortet habe. Am Ende des Krieges sei sie als junge Frau aus Oberschlesien geflohen und sei dabei wahrscheinlich auch vergewaltigt worden. Und natürlich konnte diese schwer traumatisierte Großmutter ihre eigene Tochter (die Mutter von Silvia, die Großmutter von Julia) emotional nicht richtig versorgen. Zudem hatte sich ein jüngerer Bruder der Mutter mit Alkohol suizidiert. Und dieser »emotionale Hunger« war ein Lebensthema von Silvias Mutter, der sich beispielsweise in »hysterisch-dramatischen Wutausbrüchen« äußerte, oder aber in einer völligen Willkür im Alltagsleben. Zudem hatte ihre Mutter nach ihr eine Fehlgeburt erlebt.

Wie erwähnt: All diese Details erfahre ich erst später – aber atmosphärisch ist dieser »emotionale Hunger« mit Händen zu greifen. Die Einsamkeit der Mutter ist riesengroß, und je mehr sie den Protest ihrer Tochter in sich aufnehmen kann, desto mehr brechen ihre eigenen Tränen aus, sie kann sich emotional ganz öffnen und kuschelt sich schließlich an meinen Körper an. In dieser Situation kann auch Julia endlich loslassen und schläft ganz friedlich am Körper ihrer Mutter ein.

Weil den Eltern diese erste Sitzung so gut gefiel, und sich dadurch die Familiensituation stark beruhigt hat, entschließen sie sich etwa einen Monat später dazu, an einem Weiterbildungsseminar von mir teilzunehmen, in welchem ich einer ganzen Gruppe von Lernenden zeige, wie ich mit einem

Baby und seiner Familie arbeite. In diesem Seminar arbeiten wir zu zweit, meine Mitarbeiterin Michaela Mardonovic und ich. Zudem sei erwähnt, dass der heilende Raum in so einer Weiterbildung immer viel größer ist als in meiner Praxis.

In dieser zweiten Sitzung wird der Protest von Julia ausgelöst, indem die Mutter konsequent dabei bleibt ihr nicht zu erlauben, ihre Tasche zu öffnen, wodurch der emotionale Hunger von Silvia sofort wieder ausgelöst wird. Doch diesmal kann sie sich wunderbar in den Armen meiner Mitarbeiterin Michaela entspannen, einer warmherzigen und offenen Mutterperson – sie liegt zum Schluss in ihrem Schoß, der Raum wird von einer berührenden Atmosphäre erfüllt.

Doch dann spüre ich, wie hilflos Roman abseits sitzt – eine perfekte Wiederholung der ersten Sitzung. Und weil ich jetzt »frei« bin, kann ich mich ihm endlich zuwenden. Mir ist schon in der ersten Sitzung seine emotionale Wärme aufgefallen, aber auch seine Schüchternheit, sodass er seine Gefühle gar nicht zum Ausdruck bringen kann – damals wie heute. Und ich frage, ob ich in seiner Nähe sitzen darf, und schließlich, ob ich ihn zur Unterstützung berühren dürfe. Und ich spüre, wie eine zärtliche Liebe zu ihm in mir zu fließen beginnt. Da auch er in einer schwer traumatisierten Familiensituation aufgewachsen ist, wovon er mir Einiges in der ersten Sitzung berichtete, taut er schnell auf. Durch meine Verbundenheit mit ihm darf Roman endlich seine eigene Kompetenz und Bedeutung erleben, eine männliche und väterliche Kraft, die er bisher nicht richtig entwickeln oder zeigen durfte. Er setzt sich in die Nähe seiner Frau und seiner Tochter, berührt beide, und endlich dürfen seine warmherzigen Gefühle frei fließen. Wunderbar bei dieser Sitzung ist, wie der Papa einen warmen emotionalen Kontakt mit seiner Frau und seiner Tochter aufbaut und Julia sich erst dann beruhigt und tief und fest am Körper der Mama einschläft. Die Eltern bekommen viele und liebevolle Feedbacks von der Gruppe nach der Sitzung und sind beide erstaunt, wie viele Gefühle sie bei den TeilnehmerInnen des Seminars ausgelöst haben.

Einige Wochen später bekomme ich einen Brief von der Mutter, in welchem sie mir mitteilt, wie sie trotz ihrer großen emotionalen Verbundenheit mit ihrem Mann in der Kleinkinderzeit von Julia die Befürchtung verspürte, dass sie sich gegenseitig verlieren könnten. Durch ihre Sitzung bei uns habe sich Roman emotional öffnen dürfen, er empfinde viel mehr Freude und könne Julias Ausbrüche mit mehr Toleranz ertragen. Diese Krise am Lebensanfang hat zu einer neuen emotionalen Öffnung und Verbundenheit in der gesamten Familie geführt – der Brief von Silvia ist von einer tiefen Dankbarkeit erfüllt.

Ich habe seit 45 Jahren eine eigene Praxis und bin seit mehr als 20 Jahren spezialisiert auf pränatale Körperpsychotherapie. Die Ergebnisse der pränatalen Psychotherapie, ergänzt durch meine eigenen Erfahrungen, möchte ich im Folgenden zusammenfassen:

1) Die durch Otto Rank (1924) begründete pränatale Psychologie kann das Leiden des Menschen nur verstehen, indem sie deren Erlebnisweisen während der Geburt und Schwangerschaft mitberücksichtigt. Dabei stand die pränatale Psychologie lange im Schatten der Mainstream-Psychologie. Erst in den 60er und 70er Jahren erfuhr sie durch die Forschungen des tschechischen Psychiaters Stanislav Grof einen Durchbruch. Durch LSD-Erfahrung konnte Grof zeigen, wie alle Menschen der westlichen Gesellschaft polytraumatisiert sind. Dabei sind die traumatisierenden Ereignisse in den einzelnen Lebensabschnitten ganz verschieden – aber die entsprechenden Körpermuster sind jeweils erstaunlich ähnlich wenn nicht gar identisch. Grof konnte so zeigen, dass diese Lebensereignisse, diese »Geschichten« gar nicht so wichtig sind. Alle diese Traumen sind wie Zwiebelschalen ineinander verschachtelt und im innersten befindet sich das Geburtstrauma, was Grof sehr genau beschrieben hat.

Sein Zeitgenosse Frank Lake, ein englischer Psychiater und Theologe, konnte – ebenfalls durch LSD-Erfahrungen in seinen Gruppen – zeigen, dass unter dem Geburtstrauma die verschiedenen Schwangerschaftstraumen verborgen sind. Wenn beispielsweise seine Patienten unter dem Einfluss dieser bewusstseinserweiternden Droge geschrien haben, sie würden verbrüht oder erstochen, und aus ihrem Zustand wieder »erwacht« waren und sie ihre Eltern befragen konnten, so haben sie beispielsweise erfahren können, dass ihre Mütter sie durch Heißwasserbäder oder durch eine Nadel holen wollten: Sie waren Überlebende eines Abtreibungsversuches. Glaubte Frank Lake zu Beginn, diese extremen Erfahrungen seiner Patienten seien ein psychotisches Erleben, so musste er im Laufe der Zeit einsehen, dass die Menschen unter LSD exakt beschreiben konnten, was sie an ihrem Lebensanfang tatsächlich erfahren hatten. Und dabei entdeckte er, dass die erste Lebenszeit, begonnen mit der Zeugung bis hin zu dem Moment, in dem die Eltern die Schwangerschaft bemerken, von grundsätzlicher Bedeutung ist, eine Prägung, die sich wie ein roter Faden durch das Leben dieser Menschen zieht.

Die Ergebnisse der pränatalen Psychotherapie sind heute auch durch psychologische Untersuchungen, vor allem von der belgischen Forscherin Bea

Van den Bergh und ihrem Forschungsteam, gut bestätigt. Sie haben schwangere Frauen untersucht, welche unter Stress, Angst oder depressiven Verstimmungen litten. Anschließend wurden die aus diesen psychisch belastenden Schwangerschaften entstandenen Kinder lange Zeit nach der Geburt weiter beobachtet. Schließlich ist Bea Van den Bergh zu dem Schluss gekommen, dass das Erleben und Verhalten eines Menschen während der Schwangerschaft seiner Mutter geprägt wird. Genau zum gleichen Ergebnis kam auch die italienische Psychoanalytikerin Alessandra Piontelli, welche Mütter während ihrer Ultraschalluntersuchungen begleiten durfte. Anschließend beobachtete sie auch die Geburt und begleitete die Kinder schließlich bis zu ihrem sechsten Lebensjahr. Dabei konnte Piontelli feststellen, dass das Verhalten eines Babys im Bauch das Erleben seiner Mutter widerspiegelt. Und erwähnt sei auch David Chamberlain, ein amerikanischer Hypnotherapeut, welcher sechsjährige Kinder in Hypnose versetzte und sich von ihnen dann ihre Geburtsgeschichte erzählen ließ, um sie mit den Geschichten ihrer Mütter zu vergleichen. Dabei konnte er feststellen, dass diese beiden Geschichten jeweils deckungsgleich waren. Sein Buch Woran Babys sich erinnern (1990) beschreibt das Erleben eines Babys während der Geburt – ein Weltbestseller.

Meine eigenen Erfahrungen mit erwachsenen Menschen sowie mit Babys, welche ich in diese frühe Lebenszeit zurückbegleite, möchte ich folgendermaßen zusammenfassen: Alle heftigen Gefühle, Ängste und Konflikte wie auch starke Schmerzzustände und entsprechende Krankheiten haben eine wichtige Wurzel oder Quelle in der pränatalen Phase.

2) Die pränatale Medizin hat in den letzten 30 Jahren einen Durchbruch erlebt: Gestützt auf die Ergebnisse des Engländers David Barker konnte festgestellt werden, dass die Zeit im Bauch der Mutter maßgeblich darüber entscheidet, ob ein Mensch im späteren Leben dazu tendiert gesund zu sein oder aber krank zu werden, welche Krankheiten in seinem Leben auftreten, wie er altert und stirbt. Die Medizin spricht von der fötalen Programmierung. Die pränatale Phase hat eine prägende Wirkung. Am wichtigsten aber sind die ersten drei Monate, in deren Verlauf sich die Organe bilden. Und die Medizin kann beobachten: Je früher ein Einfluss geprägt wird, desto nachhaltiger ist seine Wirkung auf das spätere Leben.

3) Wir pränatalen Therapeuten machen die Erfahrung – und dabei werden wir auch durch die erwähnten Ergebnisse der pränatalen Psychologie und

Medizin bestärkt –, dass ein Baby ein voll bewusstes, erlebendes menschliches Wesen ist – von Anfang an, also seit der Zeit der Zeugung.[1] Und die Pioniere der pränatalen Psychologie und Körpertherapie, David Chamberlain, William Emerson und Wendy McCarty, haben darauf hingewiesen, dass ein Baby – und somit letztlich auch ein Mensch – nicht verstanden werden kann, ohne die spirituelle Dimension des Seelenlebens mitzuberücksichtigen: eine Seele, welche aus dem Jenseits kommt. In diesem Zusammenhang möchte ich auch auf die Forschungen des niederländischen Kardiologen Pim van Lommel hinweisen, der mit seinen Untersuchungen zum Nah-Tod-Erleben zu folgendem Ergebnis kommt: Es gibt ein Bewusstsein vor der Zeugung und nach dem Tod. Genau um dieses Phänomen bemüht sich Ken Wilber seit vielen Jahren, nämlich darum, die wissenschaftliche und die spirituelle Dimension gleichberechtigt zusammenzufügen und miteinander zu verbinden. Und mir persönlich hilft der Glaube an die Reinkarnation, um zu »verstehen« oder besser: annehmen zu können, warum gewisse Menschen sich ein so schweres Schicksal »gewählt« haben.[2]

4) Es gibt keine »schlechten« Eltern oder »böse« Großeltern, sondern es gibt nur traumatisierte Menschen – in mehr oder minder hohem Ausmaß. Ich möchte dies an einem extremen Beispiel demonstrieren: Kein Mörder hat grundlos sein Schicksal gewählt, er wurde mit hoher Wahrscheinlichkeit in einer tödlichen Weise an seinem Lebensanfang verletzt. Sein Schicksal ist es, diese frühe Traumatisierung zu verarbeiten – ein Leben lang.

Stanislav Grof hat gezeigt, dass alle Menschen in der westlichen Welt polytraumatisiert sind. Genauso zeige ich in meinen bisherigen Büchern auf, in einer wie »verrückten«, kranken Gesellschaft wir leben – seit Tausenden von Jahren, seit es Hochkulturen gibt.[3] So gesehen ist die Familie »nur« der Ort, wo der »Irrsinn« von einer Generation zur nächsten weitergegeben wird. Wenn wir uns dies vor Augen halten, ist es auch nicht schwer, ohne Wertungen zu arbeiten: Wenn eine Krise in einer Familie auf-

1 Siehe hierzu auch die Arbeiten von Luc Nicon oder von Franz Ruppert.

2 Für eine zusammenfassende Darstellung der gesamten Reinkarnationsforschung auf wissenschaftlicher Grundlage siehe Dieter Hassler.

3 Siehe hierzu eine gute Zusammenfassung im Vorlesungsmanuskript zu meiner Weiterbildung: Erfahrungen aus Schwangerschaft und Geburt als Quelle von Heilung, im Skript I: zur frühen Mutter-Kind-Beziehung: eigene Forschung von Seite 4–22 auf meiner Website.

tritt, dann ist dies der Ausdruck einer über Generationen hinweg ungelösten Traumatisierung, Ausdruck von frühen Verletzungen.

5) Seit Beginn meiner 45-jährigen Praxis habe ich als Paar- und Familientherapeut die Erfahrung gemacht, dass die Kinder die ungelösten Probleme ihrer Eltern tragen. Dies gilt ohne Einschränkung auch für Babys. Wenn Eltern realisieren, dass sie schwanger sind oder aber nach der Geburt durch das heftige Weinen eines Babys, sein Nicht-schlafen-Können oder durch irgendwelche andere Schwierigkeiten oder Schmerzen: Durch all dies wird in den Eltern ihre eigene frühe Traumatisierung geweckt. Und je heftiger die Schwierigkeiten oder Leidenszustände eines Babys sind, desto stärker werden die alten Verletzungen der Eltern geweckt.[4]

6) In der Babytherapie steht erstmal das Baby im Zentrum meiner Aufmerksamkeit. Dabei gehe ich vom vollen Bewusstsein eines Kindes aus, seit seiner Zeugung. Und wenn ich Eltern in meiner Praxis nach dem Grund ihres Kommens frage, dann achte ich sehr genau darauf, wie das Baby auf die Erzählung seiner Eltern reagiert: Wie lange ist es ruhig und zufrieden in den Armen des Papas oder der Mama, und ab wann beginnt es unruhig zu werden oder gar zu weinen. Dann unterbreche ich erstmals die Erzählung der Eltern und wende mich dem weinenden Baby zu. Dabei berühre ich ein Baby spontan dort, wo es meine Hände intuitiv hinzieht – nicht ohne es vorher um seine Erlaubnis zu fragen. Und wenn es meine Berührungen durch eine spontane Bewegung ablehnt, ist das für mich ein klares Zeichen, dass ich sofort wahrnehme und auch kommentiere: Aha, du möchtest nicht berührt werden, das ist ok.

Wichtig ist, dass ein Baby nicht eingeschränkt werden muss, ich mache den Eltern Mut, dass es mit seinen Tränen »seine Geschichte erzählen darf«. Zuhause wird es ja meist in irgendeiner Weise beruhigt oder aber abgelenkt. Dabei lasse ich mich von der »Philosophie« von Aletha Solter führen: Jede auf dem Körper der Eltern geweinte Träne ist eine Heilung.

4 Ein Viertel aller Babys wird heute weltweit abgetrieben, was bedeutet, dass eine Mehrzahl der ankommenden Seelen sich zu Beginn des eigenen Lebens mit der Problematik des Ungewollt-Seins auseinandersetzen muss. Und genauso sind die Eltern, die über eine Abtreibung nachdenken, keine »bösen oder schlechten« Eltern, sondern sie drücken dadurch nur ihre eigene früheste Traumatisierung, ihre frühe Erfahrung des Nicht-gewollt-Seins aus.

7) In jeder Babytherapie arbeite ich jedoch immer zentral auch mit den Eltern. Dabei können wir als Babytherapeuten feststellen, dass die Eltern mit einem heftig weinenden Baby oder mit irgendwelchen anderen Schwierigkeiten mit ihrem Bewusstsein ganz »im Körper des Babys« sind.[5] Je heftiger seine »Symptomatik«, desto mehr haben sie »ihren eigenen Körper verlassen«. Für das Baby eine katastrophale Situation: »Niemand zu Hause!« Deswegen gilt meine Aufmerksamkeit den abgewehrten, den verdrängten und abgespaltenen Gefühlen der Eltern. Gefühle, die sie wegen ihren eigenen Verletzungen schlicht und einfach nicht aushalten können – zu schmerzlich sind die darin enthaltenen Erinnerungen und Erfahrungen. Dabei versuche ich die Eltern zu »verführen«, in ihren eigenen Körper, zu ihren ursprünglich verletzten Gefühlen zurückzukehren.

Ich versuche dies, indem ich zunächst einmal mit meinem weit offenen Herzen arbeite. Und wenn ich spüre, wie zärtliche Gefühle von Liebe in mir aufsteigen für den Vater, für diese Mutter, dann weiß ich: Jetzt geschieht Heilung, jetzt öffnen auch die Eltern vertrauensvoll ihre Herzen. Ihre alten eigenen Verletzungen beginnen zu schmelzen. Andererseits arbeite ich mit körperlicher Unterstützung der Eltern, ich frage sie beispielsweise, was sie in ihrem eigenen Körper spüren, wenn ihr Baby heftig weint. Und ich frage nach, ob ich ihr schmerzendes Herz berühren oder eine Hand auf ihren harten Bauch legen darf – oder aber ob die Mutter eventuell in den Schoß ihres Mannes sitzen will, um ihre eigenen schwierigen Gefühle zuzulassen. Meine Erfahrung hat mir gezeigt: Eltern sind nie so offen wie durch die Existenz eines Kindes, einer neuen Schwangerschaft oder aber durch die Schwierigkeiten eines Babys, um ihre eigenen frühen Verletzungen zuzulassen.

Dabei können Eltern Trauer oder aber Ärger und Wut unter Umständen nur mit großer Mühe zulassen. Am schwierigsten jedoch sind die Gefühle von Hilflosigkeit und Ohnmacht – beide natürlich zentral geprägt in der Schwangerschaft, denn hier ist ein Baby wirklich den verdrängten Gefühlen und Konflikten seiner Eltern hilflos ausgeliefert, ohne dass es sich schützen kann. Hier geschehen die wichtigsten Grenzverletzungen eines Menschen!

Doch wenn die Eltern fähig sind, ihre eigenen frühen Verletzungen, ihre schwierigen verdrängten Gefühle zuzulassen, dann sind die Babys meist friedlich in den Armen der Eltern, auf dem Körper von Papa oder Mama

5 Ursprünglich habe ich dies bei Thomas Harms gelernt.

eingeschlafen. Ein heilender, ein heiliger Moment, den ich so wenig wie möglich störe, indem ich mich schlicht darauf beschränke, präsent zu sein.

Und was die Eltern hier bei mir erfahren haben, dies können sie auch zu Hause ausprobieren, indem sie sich körperlich gegenseitig unterstützen. Und dabei ganz einfach nach innen »hören«, sich selbst, ihren Körper spüren und die entsprechenden Gefühle zulassen: Dies ist die beste Möglichkeit, ein weinendes, ein traumatisiertes Baby zu beruhigen. Ganz bei sich sein, in ihrer Mitte, ohne irgendwelche Ablenkungen. Und vielleicht mögen sie dem Baby auch erzählen, was sie gerade spüren, an was sie im Moment erinnert werden – an ihre eigene Geschichte.

Und bei diesem Prozess unterstütze ich natürlich die Eltern, indem ich ihnen Mut mache und von meiner Erfahrung berichte: Im Kern jeder Krise ist immer der größte »Schatz« oder »Reichtum« verborgen – nur gilt es ihn zu entdecken. Es gilt den Mut zu haben, in die Tiefe der frühen verletzten Gefühle einzutauchen, hier liegt das größte menschliche und kreative Potenzial verborgen. Wenn sie den Mut zu dieser Entwicklung haben, dann öffnet sich ein neues Tor im Leben, zur Sinnhaftigkeit der eigenen Existenz.

8) Meine Arbeit möchte ich in folgender Kurzformel zusammenfassen: Ein Baby weint die Tränen seiner Eltern. Es trägt die Bürde seiner verletzten Eltern, wobei die Quelle dieser Traumatisierung natürlich zurückreicht zu den eigenen Eltern bzw. Großeltern, und das heißt zu den Großeltern bzw. Urgroßeltern eines Babys. Seine Schwierigkeiten sind somit der Ausdruck einer mehrere Generationen umfassenden Krise, eines Mehrgenerationen-»Konfliktes«. So kann eine »Erschütterung« am Lebensanfang nicht nur zu einer Quelle von Heilung für die Eltern werden, sondern auch für mehrere Generationen davor – und danach. Das »Weinen« eines Babys am Lebensanfang als Quelle von Heilung für die gesamte Familie.

Abschließend möchte ich diese Mehrgenerationen-Abfolge von Traumatisierungen noch einmal an einer Familie zeigen: Maria und Klaus suchen ursprünglich meine Hilfe, weil ihre einjährige Katja immer wieder nachts erwachte und dann nur schwer einschlafen konnte, was die Mutter an den Rand einer Erschöpfung führte. In den ersten beiden Sitzungen in meiner Praxis habe ich vor allem mit der Mutter und ihrer komplexen Geschichte gearbeitet. Als ein Stichwort sei erwähnt, dass ihre Großeltern (die Urgroßeltern von Katja) eine Hotelkette betrieben – was bedeutet, dass die Mutter von Maria (die Großmutter von Katja) einen hohen Mangel an elterlicher

Aufmerksamkeit und Liebe erleben musste – eine traumatisierte Frau. Nach einer Beruhigung der Familiensituation haben die Eltern schließlich gerne die Einladung zu einem Babyseminar angenommen und mein Bedürfnis war es, diesmal mehr vom Vater und seiner Geschichte zu hören. Dazu noch eine kleine Ergänzung: Durch diese ersten beiden Sitzungen fühlte ich mich sehr mit beiden Eltern wie auch mit der kleinen Katja verbunden.

Auf meine direkte Nachfrage ergab sich folgendes Bild: Die Eltern von Klaus wollten ursprünglich unbedingt ein Kind, haben aber keines bekommen. Schließlich hat sich die Mutter entschieden, in ihren Beruf zurückzukehren, d.h. Karriere zu machen, und genau dann wurde sie schwanger, woraufhin sie erst einmal wütend wurde. Später hat sich diese Wut ins genaue Gegenteil verkehrt: Klaus blieb ihr einziges Kind und sie als Mutter hat ihr ganzes Leben, ihre ganze Aufmerksamkeit diesem einen Sohn gewidmet. Er wurde zu ihrem Lebensinhalt. Dabei betont Klaus, dass seine Mutter ein Leben lang gelitten habe, ihr Leben war von einer depressiven Verstimmung überschattet. Er selbst hat sich innerlich immer mehr zurückgezogen, er hat sich mit seiner Introvertiertheit geschützt.

In dieser dritten Sitzung mit der Familie im Babyseminar fällt mir bald auf, dass Katja immer ruhiger, ja depressiver wird und dabei Schutz und Zuflucht auf dem Körper des Vaters sucht. Er selbst erzählt ganz sachlich und neutral, jedoch werden die Gefühlsäußerungen aus der Gruppe der Teilnehmerinnen immer intensiver. Eine Frau meint, ihr Herz würde aus dem Körper springen, eine andere wird unendlich traurig, ja befürchtet, mit ihren Tränen alles zu überfluten, während eine weitere Teilnehmerin am ganzen Körper zu zittern beginnt und schließlich einen heftigen Wutausbruch erlebt. Und während all dieser heftigen Gefühle bleibt Klaus völlig ruhig, während seine Tochter Katja auf seinem Körper zu weinen beginnt.

Zwar hat der Vater durch den Trauerausbruch seiner Tochter allmählich verstanden, dass all die Gefühle aus der Gruppe etwas mit ihm zu tun haben, abgespaltene Teile seiner verdrängten Gefühle sind, aber es ist ihm nicht möglich, seine Gefühle wirklich zuzulassen, zudem kann er unmöglich Hilfe von außen annehmen, weil er ein Leben lang immer all seine Probleme alleine lösen musste.

Einmal haben wir Katja sehr einfühlsam zu begleiten versucht – aber trotzdem schluchzt sie untröstlich auf dem Körper ihres Vaters. Dieses Weinen ist für uns alle nur schwer zu ertragen. Klaus kann schließlich doch die Unterstützung seiner Frau annehmen, setzt sich in ihren Schoß, den Zugang zu seiner eigenen Trauer aber kann er auch dann immer noch nicht herstellen. Er habe seit 20 bis 30 Jahren nicht mehr weinen können. Und dieser Prozess wird schließlich nur unterbrochen, indem Maria sich entscheidet, zusammen mit ihrer Tochter den Raum zu verlassen – begleitet von meiner Co-Therapeutin Melanie Börlin.

Nachdem seine Frau mit seiner Tochter den Raum verlassen hat, kann sich Klaus vorstellen, die Unterstützung von einer Mutterperson, von Nathalie aus der Gruppe, anzunehmen, die sich schützend hinter ihn setzt und seine Schultern berührt. Sehr bald jedoch merkt sie, dass sie in dieser Rolle überfordert ist und selbst nochmals eine starke Mutterperson hinter sich braucht! Und erst mit diesem Schutz, dieser Geborgenheit kann Nathalie ihre eigenen Tränen hemmungslos fließen lassen. Sie spürt eine lebenslange Vorwurfshaltung gegenüber ihrem Mann (dem Vater von Klaus) – dahinter ist ihr Vermissen der eigenen Mutter verborgen. Und erst mit dieser Mutter im Rücken kann sie spüren, wie stark sie sich ein Leben lang an ihren Sohn hat klammern müssen, weswegen sie sich ausdrücklich bei ihm entschuldigt.

Durch diesen ganzen Prozess kann Klaus langsam die verborgene Dramatik in seiner Familie verstehen – die entsprechenden Gefühle auch zuzulassen wird seine zukünftige Aufgabe sein. Und so kann auch Maria mit ihrer völlig zufriedenen Katja in unseren Therapieraum zurückkehren: Jetzt sucht sie die Nähe des Vaters, ohne erneut in Tränen auszubrechen.

Als Nachbemerkung zu dieser Sitzung sei erwähnt, dass der Vater etwa ein Viertel Jahr später schwer krank wurde, sein Immunsystem brach zusammen, sodass er eine längere Zeit nicht mehr arbeiten konnte. Aber durch die Krankheit hat er realisiert, was er bisher in seinem Leben so heftig abwehren musste, und so hat er sich schließlich einen guten Therapieplatz gesucht. Katjas Schlafprobleme sind verschwunden, sie sei ein Sonnenschein geworden.

Zusammenfassend möchte ich festhalten: Kinder tragen die ungelösten Ängste und Verletzungen ihrer Eltern. Verletzungen und Traumatisierung aber haben ihren Ursprung immer ein bis zwei oder gar mehrere Generationen früher: Somit ist das Weinen eines Babys, der Ursprung seiner Verletzungen und Schwierigkeiten zu verstehen vor dem Hintergrund eines Mehrgenerationen-»Konflikts« – einer Traumatisierung, welche sich über mehrere Generationen erstreckt.

In den Therapien mit Babys stehen die Mütter meist im Zentrum – schließlich sind sie es, die ein Kind ausgetragen und geboren haben, dann eventuell stillen, und sie sind für sein Wohlergehen und Aufwachsen meist in erster Linie zuständig. Trotzdem, so zeigt meine Erfahrung, spielen die Väter im Hinblick auf eine frühe Traumatisierung eine ebenso bedeutende Rolle. Aus einer Reinkarnationsperspektive gesehen würde ich meinen, eine Seele wählt in der geistigen Welt nicht nur ihre Mutter, sondern genauso den Vater aus, mit allen Vorzügen und Stärken, aber auch mit allen Behinderungen und Verletzungen. Die Seele eines Babys hat die Liebesbeziehung zwischen den Eltern gewählt: Sie möchte ihnen beiden behilflich sein auf ihrem Lebensweg – und sie hat ihre Eltern natürlich auch gewählt für ihre eigenen nächsten Lernschritte im Leben.

Früher habe ich immer versucht, die Hintergründe einer Krise zu verstehen, ein altes »Erbe« meiner psychoanalytischen Erfahrungen: Ich wollte den Eltern zeigen, wie die Schwierigkeiten eines Babys mit ungelösten und verborgenen eigenen Gefühlen zusammenhängen und vor diesem Hintegrund zu verstehen sind, und wie diese Wurzeln bis zu ihren Eltern und Großeltern, den Großeltern und Urgroßeltern eines Babys oder aber eines Kindes zurückreichen. Heute arbeite ich auch ohne all dieses Wissen um die familiären Hintergründe, ich unterstütze einmal das Baby und dann genauso die Eltern durch all ihre Aktivierungen, durch all ihre Traumamuster, welche hier in meiner Praxis auftauchen. Und wenn sich ihre Körper entspannen können, wenn sie in eine innere Ruhe und in ein Gefühl von Zufriedenheit gelangen können, ist dieses Wissen unter Umständen gar nicht nötig. Meine liebevolle Begleitung auf der Körperebene kann eine Familiensituation beruhigen.

Und ein Letztes: Je älter ich werde, desto tiefer und intensiver wird meine Arbeit. Aber das ist nicht mein »Verdienst«, sondern ich werde bei meiner Arbeit inspiriert durch meine Begleiter aus der geistigen Welt. So gesehen bin ich nur »Werkzeug« oder Kanal für die göttliche Energie.

Literatur

Barker, D. (1998). *Mothers, Babies and Health in later Life.* Livingstone, Edinborough: Churchill.

Chamberlain, D. (1990). *Woran Babys sich erinnern. Die Anfänge unseres Bewusstseins im Mutterleib.* München: Kösel.

Chamberlain, D. (2013).*Window to the Womb. Revealing the Conscious Baby from Conception to Birth.* Berkeley, CA: North Atlantic Books.

Emerson, W. (2000). *Behandlung von Geburtstraumata bei Säuglingen und Kindern. Gesammelte Vorträge.* Heidelberg: Mattes Verlag.

Evertz, K., Janus, L. & Linder, R. (Hrsg.). (2014). *Jahrbuch der pränatalen Psychologie.* Heidelberg: Mattes Verlag.

Grof, S. (1985). *Geburt, Tod und Transzendenz. Neue Dimensionen in der Psychologie.* München: Kösel.

Harms, T. (2008). *Emotionelle Erste Hilfe. Bindungsförderung, Krisenintervention, Eltern-Baby-Therapie.* Berlin: Leutner.

Hassler, D. (2011). *Früher da war ich mal groß. Und … – Indizienbeweise für Ein Leben nach dem Tod und die Wiedergeburt.* Band 1: *Spontanerinnerungen kleiner Kinder an ihr »früheres Leben«.* Aachen: Shaker Media.

Lake, F. (1981). *Tight Corners in Pastoral Counselling.* London: Darton, Longman and Todd.

Levine, P. (2011). *Sprache ohne Worte. Wie unser Körper Trauma verarbeitet und uns in die innere Balance zurückführt.* München: Kösel.

McCarty, W. (2013). *Ich bin Bewusstsein: Babys von Anfang an als ganzheitliche Wesen willkommen heißen.* Innenwelt Verlag.

Nicon, L. (2011). *Befreit von alten Mustern. Tipi – eine Körperreise zum Ursprung unserer Emotionen und Ängste.* Paderborn: Junfermann.

Piontelli, A. (1996). *Vom Fetus zum Kind. Über die Ursprünge des psychischen Lebens. Eine psychoanalytische Beobachtungsstudie.* Stuttgart: Klett-Cotta.

Renggli, F. (1992). *Selbstzerstörung aus Verlassenheit. Die Pest als Ausbruch einer Massenpsychose im Mittelalter. Zur Geschichte der frühen Mutter-Kind-Beziehung.* Hamburg: Rasch und Röhring.

Renggli, F. (2001). *Der Ursprung der Angst. Antike Mythen und das Trauma der Geburt.* Düsseldorf: Walter-Verlag.

Renggli, F. (2013). *Das goldene Tor zum Leben. Wie unser Trauma aus Geburt und Schwangerschaft ausheilen kann.* München: Arkana.

Renggli, F. (2015). *Schicksal Schwangerschaft. Wie wir von unseren ersten Erlebnisweisen geprägt werden.* Filmdokument über meine pränatale Körperpsychotherapie von Walter Krähenbühl.

Ruppert, F. (2014). *Frühes Trauma, Schwangerschaft, Geburt und erste Lebensjahre.* Stuttgart: Klett-Cotta.

Solter, A. (2009). *Warum Babys weinen, die Gefühle von Kleinkindern.* Überarbeitete und aktualisierte Neuaufl. von 1987. München: Kösel.

Van den Bergh, B. (2005). Über die Folgen negativer mütterlicher Emotionalität während der Schwangerschaft. In I. Krens & H. Krens (Hrsg.). (2006), *Grundlagen einer vorgeburtlichen Psychologie* (S. 94–105). Göttingen: Vandenhoeck & Ruprecht.

Van Lommel, P. (2009). *Endloses Bewusstsein. Neue medizinische Fakten zur Nahtoderfahrung.* Düsseldorf: Patmos.

Wilber, K. (2007). *Integrale Spiritualität. Spirituelle Intelligenz rettet die Welt.* München: Kösel.

Emotionelle Erste Hilfe

Grundlagen und Praxis bindungsbasierter Eltern-Säugling-Körperpsychotherapie

Thomas Harms

1 Einleitung

Wenn ein Haus lichterloh brennt, macht es wenig Sinn, die Baugeschichte und die Raumstruktur zu studieren. Ebenfalls werden wir nicht danach fragen, wie die einzelnen Menschen in dem Haus zueinander stehen oder welche Konflikte zwischen ihnen noch nicht gelöst sind. All das kann warten, denn an erster Stelle steht vorerst die Rettung all der Menschen, die sich gerade in dem Haus befinden und bedroht sind, in den Flammen unterzugehen.

In einer nachgeburtlichen Krise brennt – bildlich gesprochen – ebenfalls die Hütte. Anstatt eines wohligen Miteinanders entfaltet sich eine gefährliche Dynamik, in der Stress und zunehmende Unsicherheit dazu führen, dass die Eltern die emotionale Verbindung zu ihrem Säugling verlieren. In der neueren Literatur sind diese schwächenden Teufelskreise gut beschrieben worden (Papousek et al., 2004; Diederichs & Jungclaussen, 2009; Harms, 2008). Durch das enorme Stressaufkommen in diesen Krisen werden die einfühlenden und intuitiven Kompetenzen der Eltern zunehmend untergraben. Für den Säugling ist der stressbedingte Abriss des emotionalen Beziehungsfadens eine Gefahr, wenn er dauerhaft anhält. In diesem Fall verliert der Säugling seinen Sicherheitshafen in der Welt. Wir wissen heute, dass kurze Kontaktabbrüche ein ganz normaler Bestandteil der Eltern-Kind-Interaktionen sind. Säuglinge sind zudem in der Lage, ihre Bezugspersonen aktiv dazu zu bewegen, den emotionalen Draht wieder mit ihnen aufzunehmen.

Anhaltende psychosoziale Belastungen oder auch ungelöster traumatischer Stress aus der Schwangerschaft, der Geburt und der ersten Lebenszeit sind häufig der Nährboden, auf dem sich die beschriebene Dynamik von

Anspannung, Beziehungslosigkeit und Entfremdung entfaltet. In diesen Phasen geht die Orientierung verloren; die Fähigkeit, die eigenen Emotionen zu regulieren, ist nicht mehr vorhanden und das eigene Baby wird plötzlich als bedrohend und ablehnend erfahren. Der Säugling antwortet auf den Verlust der Beziehungssicherheit, indem es die Muskulatur dauerhaft anspannt sowie Berührungen und Blickkontakte zurückweist. Hektische, unkoordinierte Bewegung, vermehrtes Quengeln und exzessives Schreien sind weitere Symptome, die auf den akuten Verlust der psychophysischen Abstimmung zwischen Eltern und Säugling hinweisen.

Wenn Eltern mit dem Rücken zur Wand stehen, von Impulsen und Fantasien bedrängt werden, ihrem Baby Gewalt anzutun, dann braucht es schnell wirksame Instrumente, um wieder in einen Zustand von Stabilität und innerer Sicherheit zurückzugelangen. Emotionelle Erste Hilfe ist ein systematischer Ansatz heutiger Körperpsychotherapien, der speziell entwickelt wurde, um akute Brüche in der Beziehung zwischen Eltern und ihren Säuglingen zu begleiten und zu überwinden (Geuter, 2015).

2 Geschichte und wissenschaftliche Einflüsse der EEH

Die historischen Wurzeln der Emotionellen Ersten Hilfe (EEH) gehen auf die Pionierarbeiten des Arztes, Psychoanalytikers und Naturforschers Wilhelm Reich (1897–1957) zurück. Schon in den 40er Jahren entwickelte Reich erste Ideen, wie er die von ihm entwickelten Methoden der körperorientierten Psychotherapie – die er Vegeto- bzw. Orgontherapie nannte – in der Arbeit mit hochbelasteten Eltern, Säuglingen und Kleinkindern kurzzeittherapeutisch einsetzen könnte (Reich, 2010). Reich spricht in diesem Zusammenhang erstmals von »Emotional First Aid« (Reich, 1987). Seine Tochter Eva Reich, die als Ärztin und Geburtshelferin in den USA tätig war, griff die präventiven Arbeiten ihres Vaters auf, entwickelte sie weiter und machte sie zu einem wichtigen Baustein einer vorbeugend eingesetzten Körperpsychotherapie, die sie »Sanfte Bioenergetik« nannte (Reich & Zornanszky, 1993, 2006; Overly, 2005).

Ab Mitte der 80er Jahre besuchte Eva Reich regelmäßig Berlin, wo sie in Ausbildungsseminaren ihre Ansätze der Neurosenprävention und Säuglingstherapie lehrte (Meyer, 2014). Im Rahmen dieser Veranstaltungen lernte ich erstmals diese körperbasierten und bioenergetischen Konzepte der Säuglingstherapie kennen. Zeitgleich beschäftigte ich mich mit den aufstrebenden Säuglings- und Bindungsforschungen, in deren Zusammenhang ich mich mit dem damals neuen Phänomen der exzessiv schreienden Säuglinge beschäftigte. Anfang der 90er Jahre gründete ich eine erste »Schreiambulanz« für Eltern und untröstlich schreiende Säuglinge im Nachbarschaftszentrum der UFA-Fabrik in Berlin-Tempelhof. Hier wurde in den Krisenbegleitungen der Eltern und Säuglinge schnell sichtbar, dass die bisher entwickelten Werkzeuge nicht hinreichten, um den besonderen Anforderungen in der Krisenberatung gerecht zu werden. So zeigte sich, dass Massagen, Berührungs- und Ausdruckstechniken der reichianischen Therapieverfahren nur sehr eingeschränkt nutzbar waren. Beispielsweise lehnten die regulationsschwachen Säuglinge Berührungsangebote ab oder die Babys reagierten in der Folge von Körperberührungen mit einer Intensivierung ihrer Schreiprozesse, die dann die Not der Eltern nur noch steigerte.

Diese ersten Erfahrungen verlagerten das Augenmerk der Arbeit zunehmend in eine andere Richtung: Statt vorhandene Blockierungen des emotionalen und körperlichen Ausdrucks lösend zu behandeln, rückte jetzt eine andere Frage ins Zentrum: Was kann akut getan werden, um mithilfe der Körperpsychotherapie die intuitiven Beziehungskompetenzen der Eltern zu stärken? Wie können körperpsychotherapeutische Zugänge genutzt werden, um den Eltern die charakteristischen Muster des Kontaktverlustes zu ihren Säuglingen bewusst zu machen? Und welche Körperinterventionen sind hilfreich, um die Handlungsfähigkeit der Eltern im Umgang mit dem schreienden Säugling zu erweitern?

Der aktuelle Forschungsstand der Emotionellen Ersten Hilfe (EEH), wie ich ihn hier darstelle, hat sich mittlerweile weit von den reichianischen Ursprüngen entfernt. Emotionelle Erste Hilfe verbindet heute das Wissen der modernen Körperpsychotherapie mit den modernen Erkenntnissen der Neurobiologie (Porges, 1998, 2005), Psychotraumatologie (Levine, 2010; Van de Kolk, 2014) und Bindungsforschung (Bowlby, 2010; Brisch, 2000, 2013). Die Analyse des WIE der elterlichen Kontaktabbrüche, die Betonung der affektiv-kathartischen Ausdrucksprozesse des Säuglinge sowie der Einbezug der psychosomatischen Resonanzinformationen des Therapeuten sind nach wie vor in den charakteranalytischen und bioenergetischen Forschungen Wilhelm Reichs (Reich, 1997) verwurzelt. Die Betonung der körperlichen Selbstbeobachtung wurde hingegen durch die Achtsamkeits- und Traumaforschung (Odgen, 2010; Siegel, 2010; Weiss, 2010) inspiriert. Der verstärkte Fokus auf die prä- und perinatale Babykörpersprache stammt von den Pionieren der Pränatalen Psychologie (Emerson, 2012; Terry, 2006,

2014). Und das therapeutische Beziehungsmodell, das die Vorgehensweisen der heutigen EEH prägt, ist den Konzepten der humanistischen Psychologie sehr verwandt (Eberwein, 2009; Eberwein & Thielen, 2014).

3 Einsatzbereiche der Emotionellen Ersten Hilfe

Die Methoden dieser bindungsbasierten Körperpsychotherapie finden in drei unterschiedlichen Arbeitsfeldern ihre Anwendung. Die drei Säulen sind: Bindungsförderung, Krisenintervention und Eltern-Säugling-Bindungspsychotherapie.

Gerade weil Säuglinge in der psychotherapeutischen Arbeit eine enorme Wandlungsfähigkeit zeigen, reichen in vielen Fällen bereits sehr wenige Sitzungen aus, um spezifische Hindernisse in der frühen Entwicklung des Kindes zu beheben. Im Feld der Prävention konzentriert sich die Arbeit vor allem auf die Begleitung von sehr ressourcen- und bindungsstarken Eltern und Kindern. Viele Eltern suchen vorbeugend die Beratung auf, um spezifische Fragen zu klären, die sie im Umgang mit dem Kind beschäftigen. Sehr häufig geht es in diesen Frühberatungen um Fragen, die den Umgang mit emotionalen Ausdrucksprozessen des Kindes betreffen. Besonders häufig betreffen die Fragen die Begleitung des Säuglingsschreiens. Wie lange darf das Baby weinen, ohne dass das Kind Schaden nimmt? Wie soll das Baby während der Schreiprozesse gehalten und positioniert werden? Und was können die Eltern tun, um nicht vom Strudel ihrer tobenden Emotionen mitgerissen zu werden?

Häufig geht es in diesen EEH-Beratungen darum, den Eltern einfache Wege der Emotionsregulation aufzuzeigen, damit sie auch in stressreichen Beziehungsmomenten mit dem Kind fähig sind, bei sich und in Verbindung mit ihrer Körper-Selbstanbindung zu bleiben. Die Präventionssitzungen umfassen kurze Psychoedukationen, in denen die Eltern etwas über die Wichtigkeit der verkörperten Selbstwahrnehmung hören und einfache Atem-, Imaginations- und Wahrnehmungstechniken lernen. Zudem bekommen die Eltern in der Demonstration von kurzen Videosequenzen gezeigt, wie sie das Baby in intensiven Ausdrucksprozessen unterstützen können. Oftmals liegt das primäre Ziel dieser Kurzinterventionen darin, dass die Eltern neue Sicht- und Wahrnehmungsweisen ihrer Kinder entwickeln (Cierpka, 2012).

Die zweite Säule umfasst die klassische Krisenintervention bei Eltern, Säuglingen und Kleinkindern, die bereits ausgeprägte Regulationsstörungen in den Bereichen Schreien, Schlafen und Fütterung aufweisen. Die Interaktionsprozesse zwischen Eltern und ihren Babys sind hier bereits empfindlich gestört. Hierbei handelt es sich um das häufigste Einsatzgebiet der Emotionellen Ersten Hilfe. Der zeitliche Umfang der Krisenberatungen beträgt in der Regel zwischen drei und sechs Sitzungen, in denen spezifische Körperinterventionen im direkten Kontakt mit dem Säugling durchgeführt werden. So lernen die Betroffenen durch achtsame Selbstbeobachtung oder unter speziellem Einsatz ihrer Atmung das Schreien ihrer Babys zu regulieren und besser zu begleiten. Das Hauptziel der körperpsychotherapeutischen Krisenintervention liegt darauf, die Resonanz- und Feinfühligkeitsfähigkeit der Eltern gezielt zu stärken.

Neben den ambulanten Kriseninterventionen in spezialisierten Praxen und »Schreiambulanzen« arbeiten mittlerweile viele EEH-BeraterInnen und TherapeutInnen im Rahmen der klinischen Geburtshilfe sowie Intensiv- und Wochenbettpflege. Hier werden die Krisenberatungen dann direkt am Krankenbett, im Kreißsaal oder auf den Frühgeborenen-Stationen durchgeführt.

Die dritte Säule spricht Eltern und Säuglinge an, die durch prä-, peri- und postnatale Traumatisierungen in ihrer Regulations- und Beziehungsfähigkeit eingeschränkt sind.

In diesen Fällen reicht es nicht aus, allein die elterliche Feinfühligkeitsfähigkeit auszubauen. Vielmehr erhalten in diesen körperorientierten Eltern-Säugling-Psychotherapien Eltern und Säuglinge einen Raum, um die früh erfahrenen Beziehungsbrüche zu rekapitulieren und integrieren. Ganz besondere Bedeutung hat hierbei die szenische Wiederholung von überwältigenden Schwangerschafts-, Geburts- und Trennungserfahrungen, die nicht abgeschlossen werden konnten. In späteren Kapiteln dieses Textes werde ich über diese babyzentrierten Arbeitsmodelle genauer berichten (Evertz, 2014; Schindler, 2011)(Abb.1).

4 Theoretische Grundlagen der Emotionellen Ersten Hilfe

4.1 Bindungsbasierte Perspektiven der Emotionellen Ersten Hilfe

Die heutige Forschung der Emotionellen Ersten Hilfe verfolgt in ihren Arbeitsmodellen eine bindungsbasierte Perspektive. Hierin stimmt sie

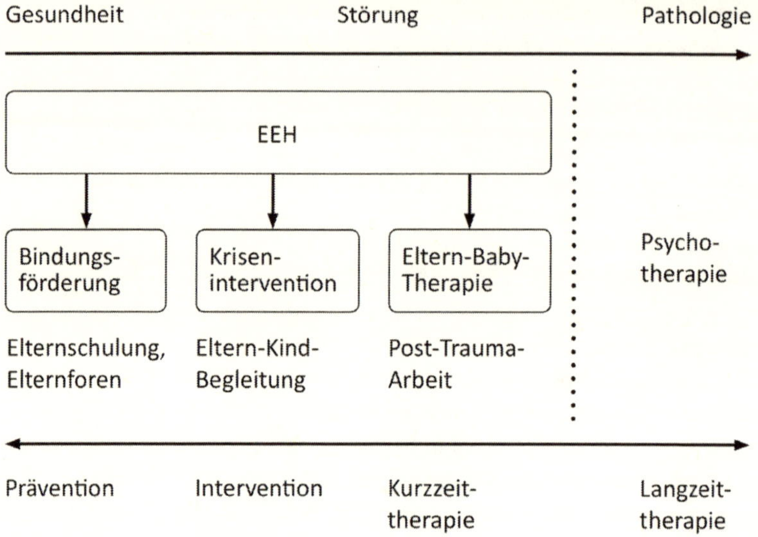

Abb. 1: Die drei Säulen der Emotionellen Ersten Hilfe

mit anderen, heute vertretenen Ansätzen der Eltern-Säugling-Beratung/-Psychotherapie überein, die den Wiederaufbau einer sicheren Bindungsbeziehung zwischen Eltern und ihren Kindern ins Zentrum ihrer Aufmerksamkeit rücken (Brisch, 2000, 2010; Cierpka, 2007; Israel, 2007; Papousek, 2004). Die Wege zur Erreichung dieses Ziels unterscheiden sich in den körperbasierten Konzepten der EEH jedoch gravierend von jenen, die in psychoanalytischen oder verhaltenstherapeutischen Ansätzen der Eltern-Säugling-Therapie eingeschlagen werden. Werfen wir vorerst einen Blick auf den hier verwandten Begriff der Bindung. Was genau meinen wir, wenn wir im Rahmen körperpsychotherapeutischer Arbeit mit Eltern und Babys von »Bindung« sprechen? Wie können wir den klassischen Bindungsbegriff einbetten in die ganzheitlichen, psychosomatischen Sichtweisen, wie sie in der modernen Körperpsychotherapie vertreten werden?

Der Bindungsbegriff geht zurück auf die Forschungen des Psychoanalytikers und Begründers der heutigen Bindungstheorie, John Bowlby. Dieser wies in seinen Forschungen nach, dass das menschliche Bedürfnis nach Nähe nicht die Folge oral-sexueller Bedürfnisse des Kindes sind, wie dies die psychoanalytische Entwicklungstheorie bis dahin annahm. Vielmehr geht Bowlby davon aus, dass Bindungsbedürfnisse selbst ein eigenes Motivationssystem darstellen (Bowlby, 1975). Das Bedürfnis nach Nähe und Geborgenheit ist demnach ebenso wichtig für das Überleben und Gedeihen eines Menschen wie die Luft zum Atmen oder ausreichende Nahrung.

Bindung ist nach John Bowlby ein unsichtbares emotionales Band, das zwei oder mehrere Menschen über Zeit und Raum miteinander verbindet (Brisch, 2010). Die Bindung stellt eine besondere Form der Beziehung dar. Obwohl jede Bindung eine Beziehung ist, ist nicht jede Beziehung eine Bindung. Das wichtigste Merkmal ist dabei, dass die tragfähige Bindung für das heranwachsende Kind einen sicherheitsspendenden Effekt hat. Gelingende Bindungsbeziehungen wirken somit wie ein Sicherheitshafen (Secure Base), der aufgesucht wird, wenn Menschen sich in Not befinden und Unterstützung benötigen. Es ist nicht verwunderlich, dass in Zeiten größter Bedrängnis nicht die flüchtigen Bekanntschaften aus dem Alltag (z.B. entfernte Nachbarn, Sportkameraden) kontaktiert werden. In Krisen suchen wir emotionalen und körperlichen Halt bei jenen Menschen, die subjektiv als Sicherheitsspender fungieren.

Für den Säugling ist die sichere Bindungserfahrung die Voraussetzung dafür, dass er sich körperlich entspannen und fallen lassen kann. Erst das Erleben der emotionalen Verfügbarkeit seines Gegenübers erlaubt dem Säugling, die Aufmerksamkeit von der Umwelt abzuziehen und sich auf den eigenen Organismus zu beziehen. Zugleich ist die wiederkehrende Erfahrung der Bindungssicherheit eine wichtige Voraussetzung für den Säugling, damit dieser seine Umwelt erkundet und in sich aufnehmen kann.

Aus Sicht der Eltern trägt die gelingende Bindungsbeziehung dazu bei, dass sie fähig sind, die nonverbalen Körper- und Verhaltenssignale des Säuglings spontan besser zu erfassen und zu entschlüsseln. Gelingt die Abstimmung mit dem Kind, findet dies in einer ganzkörperlichen Entspannung der Eltern ihren körperlichen Ausdruck. Dabei atmen sie besser durch, sind muskulär gelöst und erleben einen ruhigen Herzschlag.

Körperliche Entspannung und vorhandene Bindungsbereitschaft von Eltern und Kind sind aus Sicht der Körperpsychotherapie untrennbar miteinander verwoben (Thielen, 2009; Geuter, 2015). Bindungssicherheit schafft Öffnung und Entspannung, und umgekehrt schafft die körperliche Entspannung den Boden für gelingende Bindungserfahrungen. Genau jenen Zusammenhang machen wir uns in der Eltern-Baby-Körperpsychotherapie zunutze.

4.2 Das Kontinuum der elterlichen Bindungsbereitschaft

In der Praxis der körperpsychotherapeutischen Krisenbegleitungen kann der schnelle Wechsel von unterschiedlichen Regulations- und Bindungszuständen bei Eltern und Kind gut beobachtet werden. Dabei reicht das Kontinuum von sehr entspannten Beziehungsmomenten zwischen Eltern und Säugling bis hin zu überwältigenden Bedrohungs-, Ohnmachts- und Entfremdungsgefühlen in Phasen, wo der emotionale Draht zwischen Eltern und Kind verloren geht. In der folgenden Darstellung sollen die einzelnen Stadien des elterlichen Bindungserlebens phänomenologisch umrissen werden. Was erlebt eine junge Mutter, wenn sie sich mit ihrem Säugling verbunden und nah fühlt? Und was geschieht körperlich und emotional, wenn in Phasen erhöhter Stressbelastung der »Draht« zum Kind schwächer wird oder ganz abreißt?

Zustand der Bindungsstärkung: Ist die Bindungs- und Regulationsfähigkeit gut entwickelt, können die Bezugspersonen des Säuglings zwischen Kontaktphasen mit dem Kind und Momenten des Selbstkontaktes frei hin und her zu schwingen. Sowohl die Fähigkeit der Ab- und Einstimmung auf die Verhaltenssignale und Bedürfnisse des Kindes als auch die Wahrnehmung der inneren Körperzustände ist hinreichend entwickelt. Physiologisch kann die Mutter in den Phasen des ruhigen Kontaktes mit dem Kind – zum Beispiel den Stillzeiten – körperlich entspannen. Die Atmung ist fließend, tief und verbindend. Diese Fähigkeit des »Durchatmens« ist eine direkte Folge der Zwerchfellentspannung, die wiederum eine Funktion des allgemeinen Öffnungs- und Entspannungsprozesses des Organismus ist. Das subjektive Erleben im Kontakt mit dem Kind wird von den Eltern häufig mit den Worten »Sicherheit«, »Geborgensein« und »Wohlbefinden« umschrieben. Obwohl die Mutter innig mit dem Kind verbunden ist, ruht ihre Aufmerksamkeit im eigenen Körper. Es ist ein gleichzeitiges Spüren von sich Selbst und dem Anderen. Diese vorhandene Fähigkeit zur Selbstwahrnehmung erlaubt es der Mutter, innerlich zu überprüfen, ob ihre Interaktionsangebote an das Kind als »stimmig« erlebt werden. Ich spreche in diesem Zusammenhang von einer elterlichen Fähigkeit zur »Selbstanbindung« (Harms, 2008). Die Selbstanbindung beinhaltet die Fähigkeit der Ko-Regulatoren (in diesem Fall die Eltern), eine achtsame Verbindung mit dem inneren Strom der Körper- und Innenempfindungen herzustellen und aufrechtzuerhalten. Den im bindungstheoretischen Kontext beschriebenen Bindungsmustern stehen in diesem Verständnis vergleichbare

Muster der sicheren, vermeidenden oder ambivalenten Selbstanbindung gegenüber. Somit sind der Aufbau des inneren wie auch des äußeren Beziehungsfadens zwei funktionell identische Prozesse einer stabilen und hinreichend sicheren Bindungsbereitschaft der Eltern.

Zustand der Bindungsschwächung: Im Zustand der geschwächten Bindungs- und Kontaktfähigkeit dominiert in den Begleitern oft ein Erleben der Unsicherheit, Orientierungslosigkeit und Unverbundenheit im Kontakt zum Kind. Häufig werden diese Zustände verstärkt, wenn die Beruhigungsversuche der Eltern bei den Schrei- und Unruhephasen des Säuglings ohne Erfolg bleiben. Wichtige Kennzeichen der sich aufbauenden Stress- und Angstspirale sind aufseiten der Eltern eine erhöhte Muskelspannung, Atemverflachung, Ansteigen des Herzpulses sowie eine Steigerung der körperlichen Unruhe. Der Fokus der elterlichen Aufmerksamkeit verlagert sich in diesen Belastungsphasen vermehrt auf das schreiende Kind. Häufig gelingt es den Eltern nicht mehr, ihre Aufmerksamkeit auf das Innenempfinden des Körpers zu verlagern – selbst dann nicht, wenn die Säuglinge in einer guten und entspannten Verfassung sind.

Auf der Basis der allgemeinen Stressdominanz gelingt es den betroffenen Eltern immer weniger, die emotionalen Äußerungen des Kindes hinreichend zu erfassen und zu begleiten. Schnell erfolgt jetzt ein Prozess der »negativen Gegenseitigkeit«: Die Babys spüren den spannungsbedingten Verlust der elterlichen Feinfühligkeit und reagieren daraufhin mit vermehrter Unruhe und Schreien (Papousek, 2004). Dies wiederum steigert die Verunsicherung und körperliche Anspannung der Eltern usw. Unabhängig von den konkreten Hintergründen und Ursachen für die Regulations- und Beziehungsproblematik ist es das Hauptziel körperpsychotherapeutischer Interventionen der EEH, diesen schwächenden Kreislauf zügig zu durchbrechen und zu einem Prozess »ansteckender Gesundheit« zurückzukehren.

In dem bisher beschriebenen Stress- und Alarmmodus verfügen die Eltern noch über eine – wenn auch eingeschränkte – Fähigkeit, den »Draht« nach innen und außen aufrechtzuerhalten. Obwohl die Betroffenen sich in einem Zustand der Verunsicherung und Anspannung erfahren, wird das »reale Kind« mit seinen Bedürfnissen noch wahrgenommen. Ebenso können die Eltern in diesem Regulationszustand in der therapeutischen Arbeit noch konkrete Angaben zu ihrem inneren Körper- und Gefühlserleben machen. So sind sie in der Lage, Gefühls- und Körperzustände zu identifizieren, zu beschreiben und auch zu lokalisieren. (»Immer wenn der Kleine schreit, spüre ich den Kloß in meinem Hals.«)

Zustand des Bindungsabbruchs: Die dritte Regulationsstufe elterlicher Bindungsbereitschaft setzt ein, wenn im Kontakt mit dem Säugling unverarbeitete Traumaanteile der Eltern durch das stressauslösende Verhalten des Säuglings (z.B. massive Schreiattacken oder chronische Blickkontaktvermeidung) reaktiviert werden. Das Stress- und Erregungsaufkommen ist in diesen Phasen überwältigend und führt bei den Eltern zu einem kompletten Zusammenbruch ihrer emotionalen Verbindung zum Kind. Die freigesetzten Erregungsmengen können nicht mehr in gezielten Aktivitäten des Muskel- und Denkapparates umgesetzt werden. Die Betroffenen erleben sich selbst gefangen in einem verzweifelten Zustand der Denk-, Fühl- und Handlungsunfähigkeit. Während das Baby schreiend in denen Armen der Mutter liegt, bricht die Verbindung zum inneren Strom der Körperempfindungen zusammen. Dieser Verlust der Selbstanbindung wird von den Eltern als Gefühl der Taubheit, Lähmung und Benommenheit beschrieben.

Bindungsbereitschaft	**Bindungsschwächung**	**Bindungsabriss**

Sicherheit	Bedrohung	Lebensbedrohung
Entspannung	Mobilisation	Immobilisation
Aufmerksamkeit pendelt zwischen Selbst- und Weltkontakt	Aufmerksamkeit außen	Aufmerksamkeit ungerichtet
Selbstanbindung hoch	Selbstanbindung schwach	Selbstanbindungsverlust
Ventraler Vagus	Sympathikus	Dorsaler Vagus

Tab. 1: Kontinuum der Bindungs- und Regulationszustände

Im Zuge dieser dissoziativen Episoden reißt somit der Faden in doppelter Weise: Zum einen büßen die Betroffenen ihre Fähigkeit zur Innenschau und Selbstwahrnehmung ein. Andererseits verlieren sie auch den Beziehungsfaden und das Gefühl der Verbundenheit zum »realen Kind«. Die Angst zu Sterben sowie Gefühle der Verzweiflung und Ausweglosigkeit sind fast immer anzutreffen, wenn die Eltern diese halt- und bodenlosen Episoden des Kontaktabrisses zum Kind durchleben. Bindungsabbruch, Verlust der Fähigkeit zur Emotionsregulation sowie der Einbruch der körperlichen Selbstwahrnehmung sind in dieser Phase des Bindungskontinuums untrennbar miteinander verwoben. Aus Sicht des Kindes bricht mit der beginnenden Dissoziation das elterliche Haltesystem zusammen (Tab. 1).

5 Neurovegetative Sichtweisen in der Emotionellen Ersten Hilfe

Nachdem die einzelnen Regulationszustände elterlicher Bindungs- und Kontaktbereitschaft bereits phänomenologisch beschrieben wurden, soll jetzt ein Blick auf die physiologischen Hintergründe der Eltern-Kind-Bindung und ihrer Störungen gerichtet werden. Grundlegende Arbeiten und Konzepte finden sich bereits bei Wilhelm Reich, der die elterliche und kindliche Kontaktfähigkeit fest verwoben sah in den Regulationen des Autonomen Nervensystems (ANS) (Reich, 2010). Da diese psychophysiologischen Forschungen – allen voran das Wissen um das Autonome Nervensystem – eine zentrale Stellung in den Konzepten der Emotionellen Ersten Hilfe einnehmen, sollen sie im Folgenden kurz skizziert werden.

Die neurovegetative Perspektive der EEH ist eng verwoben mit den neueren Forschungen des amerikanischen Psychiaters und Psychophysiologen Stephen Porges. Seine Polyvagaltheorie bietet einen umfassenden Erklärungsansatz, um die zuvor beschriebenen Phasen des Bindungskontinuums physiologisch zu untermauern (Porges, 1998, 2005, 2010). Zudem ist sie gut geeignet, um die Wirkungen der einzelnen körperpsychotherapeutischen Interventionen innerhalb der Eltern-Baby-Therapie genauer abzubilden. Der Kern der polyvagalen Betrachtungen konzentriert sich auf die These, dass das Autonome Nervensystem (ANS) – anders als die herkömmliche Sichtweise der Schulmedizin – drei neuronale Regelkreise umfasst, die unterschiedliche Funktionen der Überlebenssicherung gewährleisten.

Nach klassischer Sicht des ANS stehen sich der Sympathikus und der Parasympathikus als zwei Äste polar gegenüber. Gesamtorganismisch sind sie für die Regulation einer Fülle von inneren Organfunktionen zuständig, die der unmittelbaren Willkürkontrolle entzogen sind. Dabei stellt der Parasympathikus den »Ruhe-Zweig« des ANS dar. Gesamtorganismisch sorgt er für Regeneration, Verdauung und Innenwendung der Aufmerksamkeit und Auffüllen der Energieressourcen. Der Sympathikus ist in der klassischen Sichtweise der ANS der Zweig, welcher die Lebenskräfte freisetzt, um eine gezielte Gefahren- und Unlustabwehr zu realisieren. So aktiviert das sympathische Nervensystem den Muskel- und Bewegungsapparat (»Fight and Flight«), die Ausdrucksorgane (»Schreien«) sowie den Denkapparat (angestrengtes Suchen nach Lösungen). Im sympathikotonen Stress- und Alarmmodus sind wir hochgespannt und die Aufmerksamkeit richtet sich auf die Außenwelt (Ruegg, 2007; Reich, 2010; Sunderland, 2006).

Die polyvagale Betrachtung unterscheidet sich insofern von dieser klassischen Sichtweise, als Porges von einem zweigeteilten Vagus (deshalb polyvagal) ausgeht. Hierbei wird ein jüngerer Ast des vagalen Systems (der ventrale Vagus) von einem stammesgeschichtlich älteren Teil des Vagus (dem dorsalen Vagus) unterschieden. Der ventrale Ast des Vagus ist der entwicklungsgeschichtlich jüngste Bereich des ANS. Er tritt in Funktion, wenn wir uns sicher, aufgehoben und geborgen fühlen im Zusammensein mit anderen Menschen. Die Aktivierung des ventralen Vagus steuert im Zustand der Sicherheit die soziale Hinwendung und Kommunikation mit unseren wichtigsten Bindungspartnern (Odgen, 2010). Hierzu gehören unter anderem die Funktion der Blickzuwendung, die spontane Gesichtsmimik, das Drehen des Kopfes in Richtung des Beziehungspartners sowie die Modulation des Gehörs auf die Frequenzbereiche der menschlichen Stimme.

Diese Dominanz des ventralen Vagussystems lässt sich eindrücklich in einer gelingenden Interaktion von Mutter und Säugling darstellen. Die Mutter sucht die Blickverbindung zum Kind, sie lächelt es an und hebt regelmäßig auffordernd den Kopf zur Grußreaktion. In der Ansprache des Kindes ist die Stimme leicht erhöht (Babytalk) und an die Hörneigungen des Säuglings angepasst. Der Gesichtsausdruck der Mutter ist dabei lebhaft und offen. Subjektiv dominiert in der Begegnung mit dem Kind das Erleben von Sicherheit, Vertrautheit und Wohlbefinden.

Evolutionsbiologisch ist das Baby darauf vorbereitet, direkt nach der Geburt mit seinen wichtigsten Bezugspersonen in den Austausch zu treten. Erlebt der Säugling sein Gegenüber wiederkehrend als emotional verfügbar, tritt das ventrale Vagussystem des Säuglings in Funktion. Die Vagus-Dominanz wird somit zur neurovegetativen Entsprechung des psychischen Erlebens der Sicherheit, die das Kind in der Bindung zu seinen erwachsenen Begleitern erfährt.

Im Polyvagal-Modell wird somit eine hierarchische Ordnung von spezifischen neuronalen Regelkreisen beschrieben, die der Überlebenssicherung dienen. Fühlt sich die Mutter im Kontakt mit ihrem Baby sicher, gelingen der soziale Austausch und die wechselseitige Verbindung mit dem Kind leicht. Wird ihr Erleben von Bindungssicherheit jedoch erschüttert, übernimmt das sympathische Stress- und Alarmsystem die Führung. Typische elterliche Stresszeichen sind die Hypermotorik (aufgeregtes Herumlaufen, nicht Stillsitzen-Können etc.), erhöhte Aufmerksamkeitsspannung sowie eine gesteigerte Denkaktivität (Zwangsgrübeln). Erst wenn diese Strategie der Gefahrenabwehr erfolglos bleibt, tritt der entwicklungsgeschichtlich älteste Regelkreis des dorsalen Vagus mit seinem »Abschalt-Automatismus« auf den Plan. In diesen existenziellen Notsituationen werden nur noch die inneren Organsysteme unterstützt, während die Peripherie des Organismus weitestgehend von der Versorgung abgehängt wird. In besonders deutlicher Weise sehen wir dies im Falle der Schocklähmung nach Unfällen, bei der die Beine ihren Dienst versagen, die Haut blutleer und fahl wird und kein klarer Gedanke mehr gefasst werden kann.

In einem Schaubild (s. Abb. 2) habe ich versucht, diese dreigeteilte Betrachtung der Bindungs- und Körperzustände schematisch zusammenzufassen.

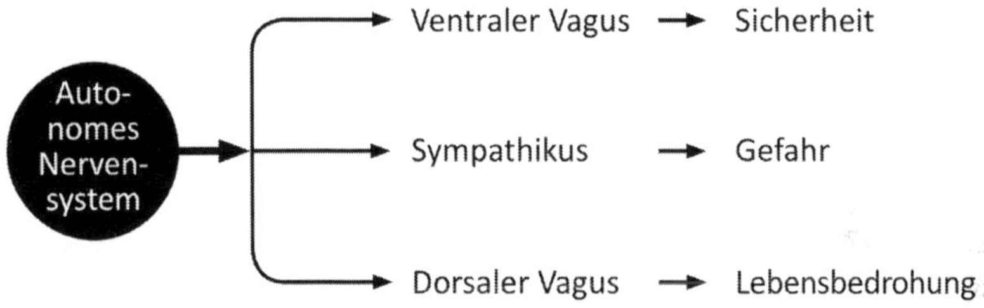

Abb. 2: Dreigeteiltes Autonomes Nervensystem nach Porges.
Quelle: Harms, 2015

6 Elterliche Feinfühligkeit und optimierte Toleranzfenster

Aus der modernen Säuglings- und Bindungsforschung wissen wir, dass gelingende Bindungsbeziehungen abhängig sind von einer feinfühligen Abstimmung der Hauptbezugspersonen mit den Bedürfnissen und Verhaltensreaktionen des Säuglings (Downing, 2006; Siegel, 2010). Aus körperpsychotherapeutischer Perspektive ließe sich hinzufügen, dass diese feinfühlige Kompetenz der Eltern einen entspannungsfähigen Organismus voraussetzt. Dadurch, dass die erwachsenen Begleiter hinreichend häufig in einen Zustand der Aufnahme- und Öffnungsbereitschaft gelangen, sind sie innerlich dazu in der Lage, sich mit den nonverbalen Mitteilungen des Säuglings zu verbinden und diese adäquat zu beantworten.

Wie beschrieben ist dieser bindungsbereite Modus der Eltern physiologisch fundiert durch das Überwiegen der ventralen Vagusfunktionen. Auf dieser Basis ist es den Begleitpersonen möglich, auf die verschiedenen Verhaltensmodi des Kindes mit einer Haltung innerer Gelassenheit und Ruhe zu reagieren. Wie beschrieben, hemmt die gelingende Bindungserfahrung und die damit verbundene Funktion des ventralen Vagus die Auslösung von sympathischen Stress- und Alarmreaktionen bzw. von dissoziativen Traumareaktionen. Anders formuliert: Die Erfahrung der Bindungssicherheit beruhigt das Herz, die Atmung und das Toben der Gedanken der Eltern. Bleibt das Sicherheitserleben auf der Basis der ventral-vagischen Regulation erhalten, bleiben »negative Ansteckungsreaktionen«, wie sie sonst häufig zwischen Eltern und Säuglingen beobachtbar sind, aus. In gewisser Weise wirken die Eltern in diesem öffnungsbereiten Funktionszustand wie »Blitzableiter« für die Stressreaktionen des Säuglings. Heftige Schrei- und Unruhephasen in der Nacht sind zwar anstrengend und ermüdend, aber die – in Krisenkontexten häufig beobachtbaren – Begleitphänomene der Hypererregung und Bedrohung treten nicht auf.

Indem die Eltern in einem öffnungs- und bindungsbereiten Zustand verbleiben, erlebt das Kind während seiner belastenden Schrei- und Unruhephasen ein verfügbares Gegenüber. Die Eltern übernehmen hier eine spezifische »Leuchtturm-Funktion« für das Kind. Solange die verkörperte Selbstverbindung der Eltern vorhanden ist, wirken sie dabei als wichtige Hilfssysteme, um die Affekt- und Erregungszustände des Kindes zu modulieren. Wird der elterliche Begleiter jedoch selbst von emotionalen Erfahrungen überschwemmt, verlässt dieser schnell das enge Toleranzfenster seiner optimalen Aufmerksamkeit für den Säugling. In diesem Augenblick verliert das Kind seinen Ko-Regulator. Das Schreien bleibt unerhört und die zugrunde liegenden Bedürfnis- und Affektzustände finden nicht mehr jene Antwort, die sie benötigen. Das Schreien wird in der Folge verzweifelter und haltloser in seiner Qualität. Gelingt es den Begleitern auch hier nicht, eine Brücke zum Säugling aufzubauen, wird der Stress- und Alarmzustand des Säuglings durch einen Resignations- und Erstarrungsmodus abgelöst. Das Kind gibt auf und gerät in einen paralysierten Zustand.

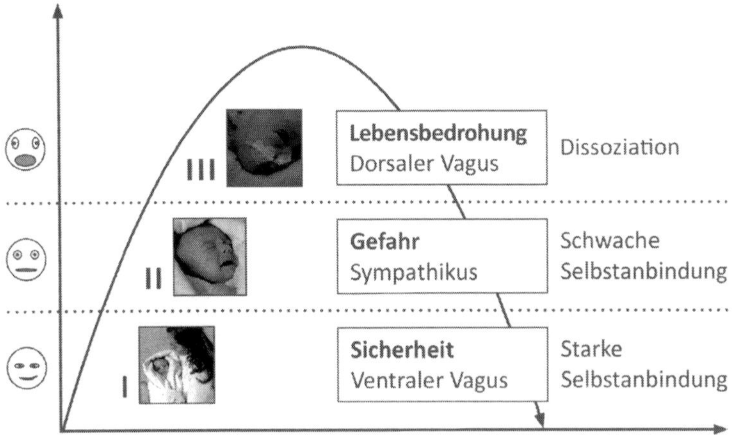

Abb. 3: Aktivierungsstufen des autonomen Nervensystems

In dieser neurovegetativen Betrachtung der Bindungsvorgänge zwischen Eltern und ihren neugeborenen Kindern sind alle Formen der Mischung denkbar. Eine gelassene, zugewandte Mutter begleitet ein hochgespanntes, alarmiert schreiendes Baby. Ein haltlos und wütend schreiendes Baby hat eine dissoziierte Begleitperson an seiner Seite oder ein entspannter und bindungsbereiter Säugling trifft auf eine erwachsene Bezugsperson, die emotional verunsichert und unnahbar ist.

Für die Praxis der Emotionellen Ersten Hilfe bieten diese neurovegetativen Konzepte ein wichtiges diagnostisches Werkzeug. Konkret kann in der Eltern-Baby-Körperpsychotherapie über die Wahrnehmung der Körperzeichen von Eltern und Säuglingen vom Therapeuten frühzeitig erkannt werden, ob die Betroffenen den schmalen Korridor der Bindungs- und Aufnahmebereitschaft verlassen. Wenn etwa die junge Mutter in einer kurzen Interaktions- und Beobachtungsphase plötzlich gebannt ihren Säugling fixiert, nur noch flach atmet und in ihrer gesamten Körperhaltung versteift, dann sind dies Hinweise darauf, dass die Mutter in der Verbindung mit dem Säugling das Gefühl der Sicherheit verliert und in einen sympathischen Stressmodus wechselt. In der therapeutischen Prozessarbeit könnte dieser Moment ein erster Marker sein, wo eine genauere Exploration des Stresserlebens der Mutter folgt. Behandlungstechnisch ergeben sich aus diesen Forschungen ebenfalls wichtige Fragen:

Was kann getan werden, damit die Eltern ihren optimierten Aufmerksamkeits- und Toleranzbereich im Zusammensein mit dem Baby nicht dauerhaft verlassen? Wie kann eine körperpsychotherapeutische Vorgehensweise Eltern in Krisenzeiten darin unterstützen, diesen engen Korridor der Bindungsbereitschaft zu bewahren oder wieder aufzubauen?

7 Das Konzept der Selbstanbindung in der EEH

Das theoretische Fundament der heutigen Emotionellen Ersten Hilfe ist untrennbar mit dem Konzept der Selbstanbindung verwoben. Historisch ist der hier vorgestellte Theorieansatz aus neueren körperpsychotherapeutischen Forschungen (Davis, 1999; Fogel, 2013; Levine, 2010) als auch aus Modellen der achtsamkeitsbasierten Psychotherapie erwachsen (Weiss & Harrer, 2010; Gendlin, 1998) erwachsen. Wichtigster Hintergrund waren jedoch eigene klinische Beobachtungen in der praktischen Körperpsychotherapie mit Eltern und Säuglingen. Hier wurde offenbar, dass die anfänglich eingesetzten emotionsevozierenden Techniken (wie vertiefte Atmung, Ausdrucksübungen) sowie bioenergetische Körperübungen nur sehr eingeschränkt geeignet waren, um die Eltern mit ihren spezifischen Problemen in der Beziehungsgestaltung mit ihren Säuglingen adäquat zu erreichen und ihnen weiterzuhelfen (Harms, 1999, 2008).

Vielmehr offenbarte sich in der Analyse der nachgeburtlichen Krisendynamiken, dass Eltern, die den emotionalen Draht zu ihren Säuglingen verlieren, zeitgleich die Verbindung zu ihren inneren Körperempfindungen (Interozeptionen) einbüßen. Der Bindungsverlust umfasst somit zwei Seiten eines einheitlichen Prozesses: zum einen den Abstimmungsverlust zum Säugling und zum anderen den Kontaktverlust zu der körperlichen Empfindungsbasis im eigenen Körper. Die wichtigste Kernaussage der EEH lautet, dass elterliche Feinfühligkeit eine hinreichend stabile Selbstanbindung benötigt. Sichere Selbstanbindung beinhaltet, dass die elterliche Begleitperson auf den Strom der inneren Körper- und Organempfindungen zurückgreifen kann. Umgekehrt ist der Verlust der elterlichen Feinfühligkeitsfähigkeit immer auch verknüpft mit einer Einbuße der subjektiven Erlebnis- und Wahrnehmungsfähigkeit des eigenen Körpers (Fogel, 2013).

Deshalb ist die Wiederherstellung der elterlichen Selbstanbindungsfähigkeit das wichtigste Herzstück des methodischen Vorgehens der EEH. Diese Methode erweitert die bekannten Instrumente tiefenpsychologischer und verhaltenstherapeutischer Eltern-Säugling/Kleinkind-Psychotherapie. Die Wiederherstellung des körperlichen Selbstbezugs wird somit die wichtigste Basis, um Handlungskonzepte, Denk- und Wahrnehmungsweisen der Eltern zu modulieren und zu verändern. Die Eltern werden über spezifische Biofeedbacksysteme angeleitet, frühzeitiger wahrzunehmen, wann die Gefahr besteht, die innere Verbindung zum Körperselbst zu verlieren. Ein zentrales Werkzeug ist hierfür der Einsatz von bauchfokussierten Atemmethoden – die ich im Folgenden vereinfacht »Bauchatmung« nenne. Damit lernen die Eltern akut auftretende Belastungen und Regulationsschwächungen selbstständig so zu verändern, dass der stressbedingte Abriss der Ein- und Abstimmung zum Kind verhindert wird.

Selbstanbindung meint somit, dass die Eltern über die Fähigkeit einer dualen Aufmerksamkeit verfügen, die es ihnen erlaubt, zeitgleich mit sich und ihrem Kind in Verbindung zu bleiben. Durch diese kontinuierlich bewusste Auswertung der Verbindung zu ihrem Atemraum haben die Eltern gleichermaßen ein diagnostisches wie praktisches Werkzeug zur Hand, mit dem sie die Qualität ihrer Bindungs- und Kontaktbereitschaft selbstwirksam beeinflussen und regulieren können. Viele Eltern beschreiben das so: »Bin ich in meinem Bauch, dann bin ich auch bei meinem Kind« (Harms, 2008).

Konkret enthält die Etablierung der Bauchatmung zwei wichtige Wirkprinzipien: Zum einen umfasst es die ständige Aufrechterhaltung einer kontinuierlichen Selbstwahrnehmung. In dem die Mutter immer wieder überprüft, ob sie noch »in ihrem Bauch« ist, übt sie eine komplexe Form der Selbstfürsorge aus. Sie sorgt sich darum, bei sich zu bleiben. Zweitens wird durch den Einsatz der bauchzentrierten Atmung eine Wirkung auf den vagalen Ast des Autonomen Nervensystems ausgeübt, der sekundär eine Reihe von Regelkreisen initiiert, die dem sicheren Bindungsprozess zum Kind zugute kommen. Hierzu gehören: vermehrte Blickaufnahme, Entspannung der peripheren Muskulatur, verbesserte Hautdurchblutung, Wärmeversorgung, Zunahme der intuitiven Abstimmung mit dem Affekt- und Bedürfniszustand des Säuglings sowie verstärkte Ausschüttung des Bindungshormons Oxytozin (Jansen, 2015).

8 Praxis der Eltern-Säugling-Körperpsychotherapie

8.1 Eltern-Fokus in der EEH-Krisenarbeit

Kommen Eltern mit ihrem Baby in die Behandlungen, begegnet den professionellen Helfern häufig ein enormes Maß an Verzweiflung und Hilflosigkeit aufseiten der Eltern. Die Eltern stehen unter großem Druck, der sich dadurch erklärt, dass die angewandten Coping- und Lösungsstrategien im Umgang mit ihrem Säugling über längere Zeiträume versagt haben. Viele Eltern berichten, dass es ihnen nicht mehr gelinge, ihre Babys mit Beruhigungsangeboten, wie etwa Saugangebote, »Fliegergriffe«, Ablenkungen durch Tanzen oder andere Bewegungen durch Brust, Flasche oder Schnuller, zu beruhigen, sondern die Babys diese zurückweisen.

Proportional zur Heftigkeit dieses elterlichen Leidensdrucks richten sich zu Beginn der Behandlung oft ausgeprägte Helfererwartungen an die begleitenden Therapeuten. Die Lösungserwartungen richten sich vor allem darauf, dass die vordergründigen Symptome des Kindes (z.B. die Schrei- und Schlafprobleme) schnell behoben werden sollen. Die Eltern-Säugling-Psychotherapeuten müssen äußerst wachsam sein, um nicht reflexhaft diesem immanenten Handlungsdruck zu folgen.

In der Emotionellen Ersten Hilfe werden die spezifischen Interaktions- und Bindungsproblematiken bei Eltern und Säugling in einer systematischen Weise erkundet und analysiert. Dieses schrittweise Vorgehen wurde von mir (Harms, 2000, 2008) als »7-Schritte-Modell« an anderer Stelle ausführlich beschrieben. Die wichtigsten Aspekte dieses Kriseninterventionsansatzes sollen im Folgenden kurz zusammengefasst werden.

8.2 Eröffnungsphase der Krisenintervention

Nach einem ersten Telefonkontakt, in dem die Eltern ihr Anliegen schildern, erhalten diese einen Anamnese-Fragebogen und ein Schrei- und Schlafprotokoll zugesandt, dass sie ausgefüllt zur ersten Behandlungsstunde mitbringen sollen. Der Fragebogen enthält neben spezifischen Fragen zu den Familienmitgliedern und zum gesundheitlichen Status des Kindes auch Fragen nach dem Schwangerschafts- und Geburtserleben sowie spezifische Fragen nach der Qualität der Beziehung zum Kind, das in der Behandlung vorgestellt werden soll.

Speziell bei Regulationsstörungen in den Bereichen Schreien und Schlafen hat es sich als sinnvoll erwiesen, dass die Eltern im Vorfeld über eine Woche hinweg ein Protokoll führen, indem sie Zeitpunkte und Dauer der Schlaf- und Schreisequenzen eintragen. Hierdurch gibt es bereits im Vorfeld zur ersten Sitzung einen ersten Effekt: Die Eltern beginnen in eine beobachtende Distanz zum Problem zu treten. Gerade bei den Schreithematiken erliegen viele Eltern einer gefühlsgeleiteten Einschätzung des Ausmaßes der thematisierten Verhaltensauffälligkeiten. »Mein Baby schreit seit Wochen viele Stunden hinweg. Ruhephasen gibt es eigentlich keine«, heißt es vielleicht am Telefon. Durch die Beschäftigung mit dem Schreiprotokoll werden hier bereits erste Wahrnehmungsverzerrungen korrigiert. Die Eltern sehen, dass ihr Baby nicht immer schreit, sondern in bestimmten Zeitkorridoren, zum Beispiel immer nach den Stillmahlzeiten oder kurz bevor das Kind schlafen geht. Oft erscheinen die Eltern durch die einwöchige Beobachtungsphase mehr in Kontakt mit dem »realen« Kind.

Die erste Sitzung dient einerseits der Erhebung von wichtigen zusätzlichen Daten zu den einzelnen Familienmitgliedern und dem bisherigen Entwicklungsverlauf der kindlichen Symptomatik. Andererseits können in dieser Phase bereits wichtige körperpsychotherapeutisch relevante Informationen aufgenommen werden: Wie hält die Mutter das Baby im Arm? Welcher emotionale Gesamtausdruck liegt vor? Welche Spannungsmuster lassen sich bei den Eltern beobachten? Wie ist die emotionale Tönung des Kontaktgeschehens zum Kind? Ist es warmherzig und einfühlsam oder eher schroff und kühl? Auch die Art und Weise der Positionierung des Babys gibt uns viele Hinweise auf das Feinfühligkeitsniveau und die vorherrschenden Bindungsmuster der Eltern: Wird das vier Wochen alte Baby in Bauchlage am Körper der Mutter gelagert, mit der Hand im Nacken gestützt oder wird es von der Mutter, gleich zu Beginn der Sitzung, flach auf den Boden gelegt, sodass für das Baby kaum Möglichkeit besteht, Blickkontakt mit den Bezugspersonen aufzunehmen?

8.3 Klärung des Anliegens und Therapieauftrags

Nachdem die Mutter/Eltern ihre Problematik in wenigen Sätzen umrissen hat/haben, versuchen wir gemeinsam zu erfassen, welche tieferen Wünsche und Erwartungen sie mit dem Sitzungsverlauf verbindet/verbinden. Häufig kann durch empathisches Zuhören genau geklärt werden, welche Schritte und Ziele für sie besonders vordergründig sind: So lassen sich oftmals vier große Formenkreise von therapeutischen Zielen unterscheiden:

- Verbesserung des Bindungserlebens zum Kind,
- Verbesserung der allgemeinen Orientierung im »Lesen« der kindlichen Verhaltenssprache,
- Ausbau der elterlichen Fähigkeit zur Emotionsregulation sowie

- Entwicklung von konkreten Handlungsmöglichkeiten im Umgang mit den kindlichen Verhaltensauffälligkeiten (z.B. Umgang mit den abendlichen Schreiphasen des Kindes).

Speziell im Rahmen der körperpsychotherapeutischen Krisenarbeit ist es wichtig, dass mit den Eltern diese Erwartungen an den Therapieprozess kleinschrittig erfasst und benannt werden. Vor allem erleichtert es, am Ende der Sitzung gemeinsam mit den Eltern den erfahrenen Prozess auszuwerten. Sind die Ergebnisse der Sitzung hilfreich für den Umgang und die Bewältigung der konkreten Herausforderungen mit dem Kind? Vielleicht stellt sich am Ende heraus, dass die Erfahrungen innerhalb der Sitzung sehr erhellend waren, weil bisher unbewusste konflikthafte Prozesse im Umfeld der Familie in den Fokus gerückt sind (z.B. die Übergriffigkeit und Grenzverletzung durch die Schwiegermutter). Aber denkbar ist auch, dass, trotz dieser vollzogenen Bewusstwerdung einer spezifischen Problemlage das zuvor formulierte Therapieziel – nämlich die Verbesserung der Handlungsfähigkeit im Umgang mit dem schreienden Baby – nicht erreicht wurde. Hier ist wichtig, dass die Eltern dies bereits zum Abschluss der Therapiesitzung realisieren und diese in den Prozess weiterer Therapieplanungen einbezogen werden. Indem die Eltern bereits zum Abschluss der Sitzung Gelegenheit bekommen, ihre eventuelle Enttäuschung über den bisherigen Verlauf der Behandlung auszudrücken, können vorzeitige Behandlungsabbrüche oftmals vermieden werden.

8.4 Verhaltensbeobachtung von Eltern und Säugling

In dieser ersten Behandlungsphase werden die Eltern eingeladen, in natürlicher und gewohnter Weise mit ihrem Säugling zu interagieren. Je nach Situation sind es Spielinteraktionen, Wickel- oder Fütterungssituationen, in denen die spezifischen Verhaltensangebote der Eltern im Umgang mit dem Säugling beobachtet werden.

Schon in wenigen Minuten entfaltet sich häufig die charakteristische Atmosphäre, die das Beziehungsfeld zwischen Eltern und Kind bestimmt. Es ist sehr wichtig, dass gelingende Momente in der Interaktion mit dem Baby (z.B. ein liebevoller Blickaustausch, eine Berührungssequenz) unterstrichen und in den Fokus gerückt werden. Die Suche nach dem Positiven ist das wichtigste Leitsystem in dieser ersten Phase der Behandlung. Häufig verstärken wir die Erfahrung noch dadurch, dass die Eltern die damit verbundenen Körperempfindungen wahrnehmen und innerlich lokalisieren.

Bei den stärker belasteten Säuglingen dauert es häufig nur wenige Minuten, bis die Qualität des kindlichen Ausdrucksverhaltens sich schlagartig verändert: Einige dieser Babys werden nach einer anfänglichen Phase der Entspannung und Öffnung plötzlich unruhig und motorischer. Andere beginnen plötzlich und unerwartet in einen Zustand haltlosen, schrillen Schreiens zu wechseln. Die qualitativen Wechsel der Manifestationen sind zentrale Marker im Arbeitsprozess der EEH: Zum einen geben sie uns Gelegenheit zu beobachten, wie die Eltern auf den beginnenden Stress- und Ausdrucksprozess des Säuglings antworten. Zweitens kann das innere Subjekterleben während dieser herausfordernden Momente mit dem Kind genauer identifiziert und benannt werden. Und drittens gibt es Gelegenheit, spezifische bindungsstärkende Interventionen und Handlungsstrategien mit den Eltern zu erproben.

In dieser therapeutischen Explorationsphase sollen die einzelnen Coping-Strategien der Eltern nachvollzogen werden. Wie gehen sie genau vor? Was sind zum Beispiel die einzelnen Schritte der Eltern, bevor das Schreien des Säuglings eskaliert? Dabei wird häufig deutlich, dass es sich um gleichförmig und automatisiert ablaufende Cluster von Handlungssequenzen handelt, die eingesetzt werden. Diese spezifischen Strategien hängen aufs Engste mit den charakterneurotischen Voraussetzungen der Eltern zusammen. Wichtig ist es, dass die Erkundung solange durchgeführt wird, bis die Eltern an jenen Punkt gelangen, wo typischerweise die Ohnmacht und Orientierungslosigkeit der Eltern beginnt (Downing, 2006).

8.5 Körperwahrnehmung, innere Erkundung und somatische Marker

Geraten Eltern an den Punkt, an dem ihre Handlungsstrategien im Umgang mit dem problematisch erlebten Verhalten des Kindes nicht mehr greifen, steigt das Erregungspotenzial der Betroffenen schnell an. Typischerweise erhöht sich das Tempo der Verhaltensabläufe im Kontakt mit dem Kind. Viele Eltern schaukeln das Baby in diesen Momenten hektisch auf dem Arm, ihr Sprachfluss ist gedrängter und von hoher Geschwindigkeit. Alles in der Ausdruckssprache der Erwachsenen ist beschleunigt. Zudem werden psycho-vegetative Zeichen an der Oberfläche sichtbar: Rötung des Gesichts, Hitzeflecken an Hals und Brustbein, Zittern und Vibrationen in den Extremitäten, deutliche Verflachung oder Beschleunigung der Atmung. Wirkten die Eltern bis dahin kontrolliert und in einer sicheren Beobachtungsdistanz zu den Verhaltensreaktionen des Kindes, werden nun emotionale Ausdrucksprozesse kraftvoller und lebendiger, sodass sie für den begleitenden Therapeuten erleb- und nachfühlbar werden. Dieser spürbare affektive Qualitätswandel ist ein weiterer Wendepunkt, an dem sich die Erkundung jetzt dem inneren Stresserleben der Eltern zuwendet. Dabei werden die Eltern angeleitet, während sie das Kind am Körper tragen, ihre erlebbaren Körperempfindungen zu spüren und zu benennen. Durch das Fokussieren auf den Prozess der Körperempfindung fällt es den Eltern leichter, eine neutrale, nicht bewertende Haltung gegenüber ihrem inneren Erleben einzunehmen. Das Ziel dieses Vorgehens ist es, spezifische Verhaltensmuster mit körperlichen Erlebensmustern zu verknüpfen. Also dort, wo die Mutter plötzlich das Kind hektisch schaukelt, identifiziert sie eine Enge in ihrem Brustraum. Sie spürt, wie sie die Luft anhält und nimmt auch wahr, wie sich »alles in den oberen Bereich des Körpers hochzieht. Es ist so als würde ich die untere Hälfte nicht mehr spüren und vergessen«.

Die hier eingesetzte Körperexploration hat mehrfache Funktionen: Zum einen unterstützt sie die verlorenen gegangene Selbstwahrnehmung der Eltern. Zweitens ist das genaue Hineinspüren, ähnlich dem Hinschauen, eine Unterstützung der Realitätsanbindung der Betroffenen. Die Körper-Selbstwahrnehmung schafft ein Gefühl innerer Sicherheit und Orientierung. Durch die wiedererlangte Selbstanbindung wird ein sich selbst verstärkender Kreislauf der Entspannung und Öffnung freigesetzt. Gleichzeitig profitiert auch der Säugling von dieser wieder einsetzenden Selbstwahrnehmung. In dem Augenblick, in dem die Eltern sich wieder mit dem Informationsfluss des Körpers verbinden, sie beginnen, sich ganzheitlich zu erleben, werden sie als Sicherheitsbasis für das Baby wieder emotional verfügbar. Die »Leuchtturmfunktion« der Bezugsperson ist somit untrennbar mit einer hinreichenden körperlichen Selbstwahrnehmung verknüpft (Fogel, 2013).

Ein weiterer wichtiger Fokus, der später für den Aufbau von zukünftigen lösenden Handlungsschritten wichtig wird, ist die Identifizierung von Körperbereichen – Damasio nannte sie »somatische Marker« (Damasio, 2006) –, die in prägender Weise mit dem geschwächten Bindungserleben verknüpft sind. In dem geschilderten Fall ist es das Erleben der Enge in der Brust, welches den beginnenden Kontaktabriss zum Kind repräsentiert. Insofern handelt es sich bei diesen Körpermarkern um Signalsysteme, die im weiteren Verlauf der Behandlung für die Eltern als Frühwarnsysteme wirksam werden können. So kann das Erleben der Brustenge für die Mutter ein Hinweis dafür werden, dass der Beziehungsfaden zum Baby zunehmend dünner wird. Konkret könnte es bedeuten, dass die betroffene Mutter sich über dieses spezifische Körpersignal vergegenwärtigt, dass sie gerade im Begriff ist, die emotionale Verbindung zu sich und dem Kind zu verlieren. Es wäre somit während eines hochemotionalen und hocherregten Zustandes ein prägnantes, identifizierbares Signal, um gezielte stabilisierende Gegenmaßnahmen zu ergreifen.

8.6 Weitere Körperinterventionen zur Stärkung der elterlichen Bindungsbereitschaft

Die moderne Körperpsychotherapie bietet eine Fülle von spezifischen Werkzeugen, um Eltern zu unterstützen, zu einem Erleben von Sicherheit und Öffnungsbereitschaft zurückzukehren. In der Emotionellen Ersten Hilfe werden neben der bereits beschriebenen Körperwahrnehmung und -erkundung besonders die Atmung, Körperberührungen und Imaginationsübungen eingesetzt, um die elterliche Feinfühligkeitsfähigkeit und Kontaktbereitschaft zu unterstützen. Im Folgenden möchte einige dieser Interventionsformen genauer vorstellen.

8.6.1 Sicherheitsaufbau durch Körperberührungen

Die eingesetzten Körperberührungen dienen in der EEH der Verbesserung der Resonanz- und Beziehungsfähigkeit. Bevor wir mit den Eltern eine Exploration von stressreichen Beziehungsmomenten wagen (und dabei ist es egal, ob dies in der Live-Situation oder in der retrospektiven Betrachtung durch Einsatz von Imaginationen passiert), bitten wir die Betroffenen mitzuteilen, an welcher Körperstelle sie eine Körperberührung wünschen, die sie als stabilisierend und stärkend erleben. Diese sogenannten »Sicherheitsstationen« sind Körperorte, an denen sich in der Berührung mit dem Patienten eine maximale Abstimmung und Verbundenheit einstellt. Hierbei ist entscheidend, dass die Person die Berührungserfahrung in optimaler Weise erlebt. Gerade dann, wenn die Klienten sich bereits in einem ausgeprägten Stress- und Alarmmodus befinden, wird die »sichere Stelle«, an der die

Berührung erfolgt, als überaus öffnend und Sicherheit spendend erfahren. Initiiert durch die Körperberührung wird ein Prozess eines generalisierten Resonanz- und Abstimmungsprozess eingeleitet, der affektive, somatische, neuro-hormonelle und verhaltensmäßige Aspekte umfasst. Da in der Regel der Säugling anwesend ist, während die Eltern die Berührung erhalten, wirkt die eingeleitete affektive Abstimmung sowohl in der Therapeuten-Klienten-Beziehung als auch in der Beziehung der jeweiligen Elternperson zum Kind (Harms, 2008). Die Berührung induziert somit ein Sicherheitserleben, welches es für die Betroffene erleichtert, sich mit den Innenempfindungen ihres Körpers zu verbinden. Zeitgleich werden die vagalen Regelkreise, die für die prosozialen Aktivitäten der Mutter verantwortlich sind, freigeschaltet (Porges, 2010). Die Mutter ist somit einerseits mehr in Kontakt mit sich und andererseits beginnt sie, sich intuitiv mit dem Baby zu verbinden.

8.6.2 Einsatz von haltgebender Berührung innerhalb der Paarbeziehung

Eine spezifische Technik, die wir häufig im Zusammenhang mit bindungsbasierten Körperberührungen in den Elter-Baby-Therapien nutzen, ist die Positionierung der Mutter im Schoß des Vaters. Der Vater setzt sich dabei auf den Boden und lehnt sich an eine stützende Wand. Die Mutter positioniert sich in den Schoß des Vaters und lehnt sich mit ihrem Rücken an seinen Bauch. Das Baby liegt dabei bäuchlings auf dem Bauch- und Brustraum der Mutter.

Durch diese Positionierung erleben belastete Mütter in Krisenkontexten eine verkörperte Erfahrung von Nähe und Rückhalt, die im Alltag häufig fehlt. Meist formulieren die Betroffenen, dass es ihnen mithilfe dieser Rückenstützung leichter falle, die Kontrolle abzugeben und sich mit den Bedürfnissen und Affekten des Kindes abzustimmen. Gerade dort, wo Eltern wochen- und monatelang extremen Belastungen ausgesetzt waren (wie beispielsweise nach langen Klinikaufenthalten aufgrund von Frühgeburten), eröffnet diese ganzkörperliche Berührungserfahrung schnell tiefere Schichten im emotionalen Selbsterleben. Häufig wirkt die Rückhalt vermittelnde Berührung des Partners als Türöffner, um sich dem Ausdruck von länger unterdrückten Emotionen zu überlassen. Auch der Vater profitiert von dieser körperbasierten Beziehungserfahrung. So teilen viele Väter mit, dass sie, nach langen Phasen der Handlungsunfähigkeit, wieder das Gefühl haben, wirksam sein zu können und gebraucht zu sein.

8.6.3 Körperberührungen bei traumatisch belasteten Eltern

Bei ausgeprägten posttraumatischen Belastungen der Eltern besteht die Gefahr, dass diese bei längeren Weinprozessen dissoziieren. In diesen Fällen wird die Berührungstechnik der Sicherheitsstation in erweiterter Form eingesetzt. Dabei nutzt der Therapeut die Resonanzinformationen durch die Verbindung seiner Hand zur Hautoberfläche des Klienten als diagnostisches Instrument, um den jeweiligen Regulationszustand der begleiteten Elternperson präventiv zu erfassen. Besonders wichtig ist es, den Wechsel der Berührungsqualitäten im Körperkontakt mit der Patientin zu identifizieren und zu benennen. Wird das Erleben von Verbundenheit, Dichte und Wärme im Hautkontakt schwächer oder geht es ganz verloren, ist dies oftmals ein erster Marker für einen beginnenden Überwältigungsprozess. Gelingt es, diesen Qualitätswechsel zu bestimmen, wird die Klientin aufgefordert, ihre gegenwärtigen Körpersensationen zu spüren und zu identifizieren. Indem die Rückanbindung an die sichere Körperstelle unterstützt wird, ist es möglich, überwältigende Stressmomente im Kontakt mit dem Säugling therapeutisch zu begleiten und zu verändern. Diese sogenannte »Nabelschnur-Technik« hat sich in der Rekapitulation von überwältigenden Geburtserfahrungen von Müttern und Babys sowie in der Begleitung von exzessiven Weinprozessen der Säuglinge als überaus hilfreich und effektiv erwiesen (Harms, 2013).

8.7 Atmung und Stärkung der elterlichen Bindungsbereitschaft

Der Einsatz von geleiteten Atemprozessen ist in der EEH eine der wichtigsten Interventionen, um die elterliche Fähigkeit zur Feinfühligkeit und Selbstanbindung gezielt zu unterstützen. Die zentrale Idee leitet sich daraus ab, dass beginnende Stress- und Belastungszustände der Eltern eine Aktivierung des sympathischen Aspektes des Autonomen Nervensystems umfassen. Ein zentraler Effekt bei dominanten Stressreaktionen ist, dass die Einatmungsfunktion der Atmung betont wird. Zudem spannt sich das Zwerchfell an und die Atemamplitude verringert sich. Eine vorherrschende Einatmungshaltung ist oft anzutreffen, wenn Eltern sich in langfristig belasteten Situationen mit ihren Kindern befinden (wie etwa bei der Begleitung von exzessiv schreienden Babys). In der EEH nutzen wir die Atemprozesse in mehrfacher Hinsicht.

8.7.1 *Atmung als diagnostisches Instrument*

Über die Beobachtung der Atmung kann der Behandelnde wichtige Hinweise darüber erhalten, in welcher Reaktionslage sich die jeweilige Begleitperson des Kindes gerade befindet. Hält die Mutter in einer Massagesequenz zum Beispiel die Luft an, sobald der Säugling moderat zu quengeln beginnt, kann dies unter Umständen ein Marker für ein beginnendes Bedrohungserleben ihrerseits sein. Der Therapeut kann in dem Fall die Betroffene auf den stressbedingten Rhythmuswechsel der Atmung aufmerksam machen und dann, in einem nächsten Schritt, durch Exploration der Körperwahrnehmung die Ursachen dieser auftretenden Spannung genauer klären.

8.7.2 *Atmung als Modulator des Autonomen Nervensystems*

Indem die gestressten Eltern in der EEH zu einer bauchorientierten Atmung angeleitet werden, verfolgen wir eine paradoxe Strategie. Eine bauchdominante Atmung erfolgt normalerweise nur in Zuständen von Regeneration und Sicherheit. Eine bewusste Hinwendung zur Bauchatmung unterstützt den vagalen Zweig des Autonomen Nervensystems, der wiederum für die Aktivierung der intuitiven elterlichen Verhaltensprogramme (wie Hinwendung, modulierte Stimmlage etc.) zuständig ist. Indem die Mutter sich der körperlichen Wahrnehmung ihrer Bauchatmung zuwendet, kommt es zu einem erweiterten Ausstoß von bindungsrelevanten Hormonen, zu einer Erhöhung der Hauttemperatur und zu einer Entspannung der peripheren Muskulatur. Über die Resonanzprozesse wird das Baby durch die Umstellung der vegetativen Reaktionslage in positiver Weise »angesteckt«. Ziel ist somit, über die Atemaktivierung vorhandene »Teufels- in Engelskreisläufe« (Papousek, 2004) zu verwandeln.

8.7.3 *Atemeinsatz zur Unterstützung des elterlichen Sicherheitserlebens*

Im Zuge des Selbstanbindungsaufbaus kommt es sehr schnell zu einer Veränderung der affektiven Grundstimmung der betroffenen Eltern. Waren sie zuvor unsicher, zweifelnd und entscheidungsunfähig, so schafft der Zugang zu der verkörperten Selbstwahrnehmung eine Basis für ein neuartiges Erleben von innerer Sicherheit und allgemeiner Verbundenheit (sowohl in Richtung des Kindes als auch des eigenen Selbst).

8.7.4 Atmung als Frühwarnsystem

Neben den beschriebenen Effekten können Eltern die Beobachtung ihrer Atmung als wichtiges Frühwarnsystem im alltäglichen Umgang mit dem Kind erfahren. Ist den Eltern das Grundprinzip eingängig und nachvollziehbar, gelingt dies erstaunlich gut. In vielen Fällen erleben Eltern die Bauchatmungstechnik als große Hilfe im Erziehungsalltag: Zum einen haben sie einen klaren inneren Parameter, um zu bestimmen, ob ihre eigene Verfügbarbarkeit für das Kind noch vorhanden ist. Zum anderen haben sie zugleich ein Vehikel, um akute Dysregulationen und Schwächungen der Feinfühligkeit zum Kind auszugleichen.

8.8 Stärkung der Bindungsbereitschaft durch Einsatz von Imaginationen

In der Emotionellen Ersten Hilfe begegnen wir oft der Problematik, dass sich die geschilderten Problemstellungen mit dem Kind nicht im Behandlungssetting unmittelbar abbilden. Dies gilt besonders für die Regulationsstörungen im Bereich des kindlichen Schlafes. Ähnliches ist auch zutreffend für Zustände der Überwältigung während abendlicher Schreiphasen des Säuglings. Häufig stellt sich die Situation so dar, dass während der Sitzungen das Baby ein komplett unauffälliges Verhalten zeigt. In diesen Fällen arbeiten die unterschiedlichen Verfahren im Feld der Eltern-Säugling-Psychotherapie mit imaginativen Verfahren, um sich den bindungsstärkenden Momenten von Eltern und Kind zu nähern. Dabei spielt die Visualisierung von »gelingenden« Beziehungsmomenten eine besondere Rolle. Die Eltern werden aufgefordert, sich eine schöne Situation mit dem Kind vorzustellen und dabei zugleich die inneren Reaktionen ihres Körpers zu beobachten. Die Vorstellung der morgendlichen Kuschelsituation mit dem neugeborenen Kind führt zum Beispiel zu einem Erleben von »Weite in der Brust«, verbunden mit dem sich ausbreitenden Gefühl von Glück und Zufriedenheit. Gerade Eltern, die den Beziehungsfaden zum Säugling dauerhaft verloren haben, fällt es schwer, die – häufig noch vorhandenen – gelingenden und stärkenden Augenblicke mit ihrem Baby zu realisieren. Durch die positiven Imaginationen können negative Selbstbewertungen abgeschwächt und eine realistische Neueinschätzung der konkreten Beziehungserfahrung mit dem Kind eingeleitet werden.

Ebenso werden imaginative Zugänge verwandt, um in einem Zustand »sicherer« Distanz die Problemsituationen neutral zu betrachten. Dabei wird in der vorgestellten Situation ständig gewechselt zwischen externer Verhaltens- und Körperbeobachtung und einem Wechsel hin zur Erkundung des inneren Körper- und Affekterlebens. Während das Baby an ihrer Brust eingeschlafen ist, stellt sich die Mutter die Schreiattacken ihres vier Monate alten Sohnes vor. Sie kann in ihrer Vorstellung erkennen, wie der imaginierte Körper Anspannung und Not ausdrückt. Während des Vorstellens der Situation kann durch einen Wechsel der Aufmerksamkeit das konkrete Körpererleben und die Affektsituation erfasst werden. Die Mutter spürt beim Betrachten der inneren Bilder die »Enge in der Brust« und den stockenden Atem. Mithilfe des Therapeuten kann sie das »Jetzt-Erleben« des Körpers mit den abendlichen Belastungssituationen mit dem Kind verknüpfen. Eine weitere Möglichkeit liegt in der Verknüpfung von Körperinterventionen mit den durchgeführten Imaginationen. Die Mutter wird aufgefordert, ihre Aufmerksamkeit auf die ruhigen, ausdehnenden Atembewegungen im Bauch zu verlagern. Nachdem sie spürt, wie sich ein Zustand der Wärme und Entspannung in ihrem Körper ausbreitet, wird sie aufgefordert, diese Bauchatmung in die Vorstellung der belastenden Abendsituation »hineinzunehmen«. Die betroffene Mutter sieht sich nun, wie sie in einer Haltung innerer Verbundenheit das weinende Baby in ihren Armen hält und dabei ganz gelöst und gefasst aussieht. Durch die Verbindung von Imagination und Körpererleben entwickelt die Klientin neue Handlungsperspektiven für die Alltagsbewältigung der jeweiligen Problemsituationen (Harms, 2008).

9 Einige Anmerkungen zur körperpsychotherapeutischen Arbeit mit strukturschwachen Eltern

Es sei an dieser Stelle erwähnt, dass diese spezifischen körpertherapeutischen Interventionen nicht immer möglich sind. Ist das Strukturniveau der anwesenden Eltern zu schwach oder das Ausmaß ihrer vorliegenden Traumatisierungen zu hoch, können Berührungen und Atemeinsatz kontraproduktiv wirken. Hier müssen vorerst andere, weniger emotionsfokussierte Verfahren herangezogen werden, um die Eltern im Kontaktprozess mit ihren Kindern zu unterstützen. Hierzu gehören einerseits videogestützte

Maßnahmen der Elternberatung. Gemeinsam mit den Eltern werden spezifische gelingende Interaktionssequenzen erörtert und wertschätzend analysiert. Der Therapeut fungiert hier in doppelter Weise als Dolmetscher (Downing, 2001): Zum einen hilft er das kindliche Ausdrucksverhalten zu bedeuten und in seiner Funktionalität zu beschreiben. Zum anderen werden die gelingenden Interaktionsangebote und die daraus resultierenden schönen Beziehungsmomente herausgestrichen und den Eltern anhand des Bildmaterials gegenwärtig gemacht (Cierpka, 2012).

Eine weitere Möglichkeit, die an dieser Stelle nicht weiter ausgeführt werden kann, ist der modellhafte Einsatz von gelingenden Interaktionen im direkten Kontakt von Therapeut und Säugling. Der Therapeut führt die Spiel- oder Massageinteraktion durch, kommentiert dabei ständig das Ausdrucksverhalten, seine spezifische Wahrnehmung des Kindes bzw. die Intentionen seiner Handlungen im Dialog mit dem Kind. Auch hier ist das Ziel somit weniger die direkte Veränderung der emotional-körperlichen Gestimmtheit der Eltern, sondern vielmehr die Eröffnung einer beginnenden Mentalisierung des Interaktionsprozesses.

10 Das Baby im Zentrum der Emotionellen Ersten Hilfe

Neben der körperorientierten Stärkung der Beziehungs- und Feinfühligkeitsfähigkeit der Eltern ist die unmittelbare körperpsychotherapeutische Arbeit mit den Babys ein wesentliches Unterscheidungsmerkmal der EEH zu anderen kognitiv-verhaltenstherapeutischen Ansätzen der Eltern-Baby-Psychotherapie. Die Verhaltensreaktionen des Säuglings spiegeln nicht nur die Qualität und das Feinfühligkeitsniveau der elterlichen Beziehungsangebote. Vielmehr rückt das Baby selbst immer wieder ins Zentrum der therapeutischen Unterstützung.

Im Folgenden sollen die wichtigsten Arbeitsmodelle der babyzentrierten Körperpsychotherapie, wie sie innerhalb des EEH-Konzeptes eingesetzt werden, genauer beschrieben werden.

10.1 Babyzentrierte Körperarbeit

Regulationsgestörte Säuglinge zeigen eine hohe Körperspannung. Aufgrund der akuten Stressbelastungen ist die vegetative Schwingungsfähigkeit des Babys eingeschränkt. In der Praxis reagieren viele Säuglinge paradox: Berührungs- und Blickangebote der Eltern führen nicht zu einer Entspannung und Öffnung des Kindes, sondern im Gegenteil zu körperlichen Abwehr- und Rückzugsreaktionen und emotionalen Abreaktionen. In dem Konzept »Bindung durch Berührung« (Deyringer, 2008) – einer bindungsorientierten Weiterentwicklung der ursprünglich von Eva und Wilhelm Reich entwickelten »Butterfly-Touch-Technik« – laden wir die Babys in langsamen Schritten ein, sanfte Haut- und Körperberührungen wieder zuzulassen und zu tolerieren. Oberstes Prinzip dieses Vorgehens ist es, dass die Säuglinge nur so viel körperlich berührt werden, dass sie in einem Zustand der Öffnungsbereitschaft verbleiben können. Die Dauer, Intensität und die Orte der Körperberührungen müssen ständig an die jeweilige Aufnahme- und Toleranzfähigkeit des Säuglings angepasst werden. So können selbst sanfte Berührungen der Schädelpartie bei Säuglingen nach extremen Geburtsbelastungen (z.B. Saugglockengeburt) einen deutlichen körperlichen Rückzug und eine damit einhergehende Blickvermeidung auslösen. Die begleitende EEH-Therapeutin spiegelt diese Stressreaktion dem Baby (und den Eltern). »Ah, das gefällt dir nicht. Jetzt wirst du unruhig.« Nun wechselt sie als nächstes zu einer anderen Körperpartie, die für den Säugling weniger bedrohend und gefährlich ist. Der Säugling lernt in dieser körperbezogenen Interaktionsarbeit, langsam wieder Vertrauen zu fassen und ganzkörperliche Berührungen zu genießen.

Diese Arbeit ist in mehrfacher Hinsicht sehr effektiv: Erstens erfahren die Säuglinge in den jeweiligen Berührungssequenzen ein Höchstmaß an Sicherheit und Achtung der Grenzen. Das Verblüffende ist, dass auch traumatisch belastete Säuglinge schnell aufweichen und in eine psycho-vegetative Balance zurückkehren, ohne dass die bindungstraumatischen Matrizen aktiviert werden (Meyer, 2015; Wendelstadt, 1999). Man könnte sagen, dass dieses Vorgehen in körperbasierter Weise gelingende Interaktionsmomente zwischen dem Säugling und seinen Eltern anbahnt. Das Erleben des Positiven ist somit das heilende Agens dieser Körperarbeit. Die Veränderung der aktuellen vegetativen Reaktionslage ist das wesentliche Ziel dieses Vorgehens (Abb.4).

Zweitens erfahren die Eltern in dieser minimal stimulierenden Berührungsarbeit, wann und wodurch sie die emotionale Verbindung zu sich und dem Säugling verlieren. Durch Einsatz von Wahrnehmungs- und Atemtechniken lernen sie zudem, ihre aufkeimenden Unsicherheiten zu spüren und so zu modulieren, dass sie den Kontaktfaden zum Kind wieder aufnehmen können. Drittens erleben die Eltern durch angeleitete Massagesequenzen wichtige Momente der Selbstwirksamkeit. Sie spüren direkt und unmittelbar, wie ihr sonst so gestresstes Baby sich unter ihren Händen löst und körperlich hingibt. Gerade für jene Eltern, die im Alltag keinen emotionalen Zugang zu ihrem Baby finden, ist es besonders wertvoll zu erfahren, dass ihre Berührungen diese positiven Veränderungen ihres Kindes bewirken.

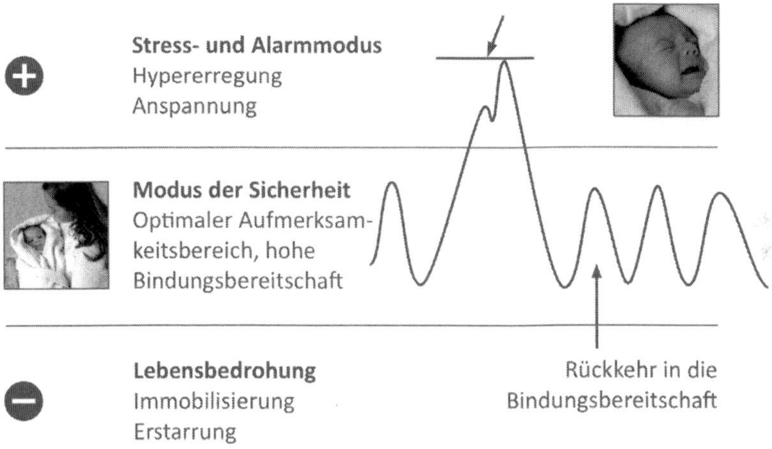

Abb. 4: Selbstanbindung und Rückkehr zur elterlichen Bindungsbereitschaft

10.2 Bindungsbasierte Unterstützung der emotionalen Ausdrucksprozesse des Kindes

Ein weiterer Aspekt des babyzentrierten Vorgehens ist die gezielte körperpsychotherapeutische Unterstützung von Schrei- und Ausdrucksprozessen des Säuglings, die während der therapeutischen Begleitungen auftreten. In der Praxis zeigt sich, dass viele Babys in paradoxer Weise auf die verbesserte Entspannungs- und Kontaktfähigkeit seiner Bezugspersonen antworten. Oftmals folgt auf kurze Momente der Öffnung eine mächtige Welle der affektiv-körperlichen Abreaktion des Kindes. Plötzlich, und für die Eltern oftmals unerwartet, wechselt das Baby von einem Zustand ausgeprägter Bezogenheit in einen Stressmodus, der von heftigem Schreien begleitet ist. In anderen Worten heißt dies, dass verbesserte Selbstanbindungs- und Beziehungsfähigkeit der Eltern die Voraussetzungen schafft, damit die bis dahin abgewehrten Erfahrungen von Schmerz, Ohnmacht und existenzieller Not in die Wahrnehmung und den Ausdruck drängen (Solter, 2009).

In dem Konzept der Emotionellen Ersten Hilfe spielt die Begleitung der emotionalen Ausdrucksprozesse des Säuglings eine große Rolle. Das Ziel dieser begleiteten Schreiprozesse ist es, dass die Eltern mit therapeutischer Hilfe lernen, trotz der wuchtigen Ausdrucksprozesse ihres Kindes »bei sich« und in einer intensiven Anbindung mit ihrem Körper zu bleiben. Durch die beschriebenen Atem-, Wahrnehmungs- und Berührungstechniken wird gewährleistet, dass die Eltern für den Säugling hinreichend gute »Container« sind, in denen die emotionalen Ausdrucksprozesse des Babys gehalten werden. Indem die Eltern ihre Selbstanbindung während der Schreiprozesse bewahren, ist zudem gesichert, dass die Betroffenen während der Schreizyklen ihres Kindes nicht von den unerledigten »Gespenstern« (Fraiberg, 2011) und Traumaanteilen der eigenen Bindungsbiografie überrollt werden.

Die Beobachtungen in der praktischen Arbeit zeigen, dass die Säuglinge in ihren Schreiprozessen nur dann nachhaltig entspannen und einen Abschluss finden, wenn die Eltern den Kontakt zur verkörperten Selbstwahrnehmung behalten. Die Säuglinge werden in den Prozessen am Körper der Eltern gehalten, wobei nicht der Körperhalt das entscheidende Agens ist. Vielmehr ist es die Rückanbindung der erwachsenen Begleiter, die den beziehungsmäßigen Boden schafft, damit das Babyschreien das verloren gegangene Gleichgewicht wiederherstellt. In diesen bindungsbasierten Schreizyklen durchlaufen die Babys eine sehr typische Abfolge von Erregungs- und Ausdrucksprozessen. Diesen phasenartigen Ablauf der Schreiprozesse habe ich anderer Stelle ausführlich beschrieben (Harms, 2008, 2013). Zusammenfassend kann festgehalten werden, dass in den EEH-Krisenbegleitungen der Babys eine Transformation der Ausdrucksqualität des Babyschreiens angestrebt wird. Das Baby rekapituliert im verkörperten Halt seiner Begleiter die volle emotionale Wucht der schmerzvollen Bindungsabbrüche und Beziehungsdefizite. Das Neue ist jedoch, dass die Babys in diesen regressiven Erfahrungen eine emotionale Verbundenheit erfahren, die in den ursprünglichen prä-, peri- und postnatalen Beziehungsabrissen nicht vorhanden war.

Nach den bindungsbasierten Ausdrucksbegleitungen verblüfft, wie schnell sich die Ausdrucks- und Regulationsfähigkeit der Säuglinge in der Folge verändert. Besonders eindrücklich ist es, dass die Säuglinge nach den

Schreibegleitungen besser in der Lage sind, die Nähe zu ihren Bezugspersonen zu tolerieren und in der Körpernähe die Entspannung zuzulassen.

10.3 Regressive Prozessbegleitung von prä-, peri- oder postnatalen Entwicklungstraumatisierungen

Sobald die Ko-Regulationsfähigkeit der Eltern hinreichend entwickelt ist, beginnen Säuglinge im Kontakt mit den Eltern und Therapeuten oftmals ihre Schwangerschafts- und Geburtsgeschichte zu »erzählen«. Dabei fokussieren wir auf die spezifischen Körperzeichen und Ausdrucksprozesse des Säuglings, die in den Sitzungen einen Hinweis auf Zeitpunkt, Form und Inhalt der jeweiligen Belastungen in den einzelnen Schwangerschafts- und Geburtsphasen geben. So wiederholen die Säuglinge in den therapeutischen Geburtserfahrungen spontan jene Körperhaltungen, die auf ihrem Geburtsweg mit besonders hohem Stresserleben verbunden waren. Sie vermitteln körpersprachlich, wo es ihnen »Zu viel« war und in welcher Not sie konkret steckten, aber auch, welche Unterstützung sie benötigt hätten, um den Geburtsprozess aus eigener Kraft zu einem guten Abschluss zu bringen (Hildebrandt, 2015; Renggli, 2013). In der babyzentrierten Prozessarbeit bleibt der Therapeut in einem ständigen Dialog mit dem Säugling. Er »spiegelt« die Körpersprache des Babys und übersetzt sie in eine Sprache, die es den Eltern erlaubt, den jeweiligen Entstehungshintergrund des »problematischen« Verhaltens ihres Babys (z.B. haltloses und nicht enden wollendes Schreien des Säuglings) aus einer veränderten Perspektive zu sehen und emotional neu zu erfahren.

Ein Beispiel

Der vier Monate alte Daniel, der mit einem Notkaiserschnitt zur Welt gebracht wurde, beginnt sich während einer Beobachtungssequenz auf die Seite zu legen. Immer wieder setzt er zu einer Rotationsbewegung an. Obwohl er schon in der Lage ist, vom Rücken auf den Bauch zu rollen, hält er plötzlich inne und rollt zurück. Die Mutter, die ebenfalls die Szene beobachtet, hatte einige Minuten zuvor ausführlich über ihren Schmerz und ihr »Feststecken« in der letzten Phase der Geburt berichtet. Daniel rollt jetzt erneut auf die rechte Seite. Er ächzt jetzt, stöhnt, um dann wenige Augenblicke später mit einem tiefen Weinen zu starten. Immer wieder ruckelt Daniel seinen

> Schädel von links nach rechts, so als müsste er sich von etwas losmachen. Die Kopfhaut ist rot und dicke Schweißperlen stehen ihm auf der Stirn. Ich habe den intuitiven Impuls, ihm eine Hand auf die rechte Seite seines Schädels zu legen. Er schiebt seinen Kopf nun dort hinein, drückt ihn immer wieder dagegen. Ich spreche mit Daniel: »Ja, so machst du das gut. Zeige mir, was passiert ist. Ich bin jetzt ganz bei dir.« Ich schaue zur Mutter herüber, die den Prozess begleitet und auch spürt, dass ihr Sohn gerade etwas Wichtiges wiederholt und erlebt. Ich teile Daniel mit, was ich sehe. »Auch die Mama ist jetzt ganz nahe bei dir und schaut, was gerade passiert. Zeige uns, was geschehen ist, was dein Körper machen möchte.« Daniels Bewegungen werden jetzt immer vitaler und kraftvoller. Ich sehe wie er kämpft und mit dem Kopf drückt. Er kommt nicht voran, so als hinge er fest. Sein Schreien ist jetzt heftig, verzweifelt und schrill. Immer wieder ermuntere ich die Mutter, sich über den Atem mit ihrem Körper zu verbinden. Plötzlich hält Daniel inne, so als mache er eine schöpferische Pause. Nun holt er nochmals Schwung und rollt erfolgreich auf den Bauch. Sofort beginnt er aktiv mit den Füßen zu stoßen. Ich habe den Impuls, meine Hände an seine Fußsohlen zu legen. Daniel weint immer noch bitterlich, aber er beginnt jetzt kraftvoll mit den Beinen zu schieben. In zwei, drei großen Schüben bewegt er sich über die Matte. Es folgt ein tiefes seufzendes Ausatmen. Jetzt bitte ich die Mutter, ihren Sohn zu empfangen, der sich förmlich in ihre Hände schiebt. Sie nimmt ihn hoch und legt Daniel auf den Arm. Er atmet noch schnell und aufgeregt. Doch schon nach wenigen Augenblicken legt er sein Köpfchen ab, sein Körper entspannt und »landet« auf dem Bauch seiner Mutter. Es vergehen jetzt einige Minuten inniger Stille. Im Raum entfaltet sich eine große Berührung und Dankbarkeit. Die Mutter streichelt Daniel ganz zart und liebevoll. »Jetzt habe ich das Gefühl, dass wir ganz nahe beieinander sind, so habe ich ihn noch nie erlebt«, sagt sie mir gerührt am Ende der Sitzung, bevor sie den Raum verlässt.

Diese kleine Fallvignette beschreibt ein Beispiel für eine geburtswiederholende Arbeit. In der Emotionellen Ersten Hilfe bekommt diese babyzentrierte Regressionsarbeit dann ihren Platz, wenn die Mütter und Väter in ihrer Selbstanbindungsfähigkeit genügend gesichert sind. In diesem Fall rekapitulierte der Säugling eine unabgeschlossene Gestalt seines Geburtsprozesses.

Das therapeutische Agens besteht somit nicht allein darin, das perinatale Muster erneut zu erleben und zu wiederholen. Vielmehr geht es darum, dass der Säugling im Rahmen des therapeutischen Settings erlebt, dass die Eltern als Ko-Regulatoren präsent und verfügbar sind. Erst diese neu erlebte Beziehungssicherheit schafft für die Säuglinge die Basis, um die jeweiligen Entwicklungstraumata zu lösen und in anderer Weise zu integrieren.

An dieser Stelle kann – aus Platzgründen – nicht tiefer auf die Besonderheiten der babyzentrierten Traumabegleitung in der EEH eingegangen werden. Ich verweise auf die Beiträge von Appleton, Bücher und Käppeli (u.a.) in diesem Band, die weitere wichtige Aspekte der trauma-psychotherapeutischen Arbeit mit Säuglingen und Kleinkindern vorstellen. Abschließend möchte ich betonen, dass in der EEH – anders als in den Arbeitsmodellen der pränatalen Körperpsychotherapie – nicht die Wiederherstellung der überwältigenden Geburts- und Schwangerschaftserfahrungen im Vordergrund steht. Vielmehr fokussiert der Ansatz auf die Entwicklung eines veränderten Gegenwartsmoments (Stern, 2010). Der Säugling muss im Hier und Jetzt die verkörperte Erfahrung von Halt und Sicherheit machen. Der Aufbau einer verkörperten Selbstwahrnehmung der Eltern schafft den notwendigen Boden, auf dem dann die impliziten Körpererinnerungen des Kindes ausgedrückt und wiederbelebt werden können. Das Gewinnbringende dieses Vorgehens liegt meines Erachtens weniger in der szenischen Wiederholung als in der Tatsache begründet, dass die Eltern im Rahmen der therapeutischen Regressionen ihrer Kinder sich so sicher erleben, dass sie auch in den schwersten Momenten ihrer Kinder an ihrer Seite bleiben können.

Literatur

Bowlby, J. (2010). *Frühe Bindung und kindliche Entwicklung.* München: Ernst Reinhardt.

Brisch, K.H. (2000). *Bindungsstörungen. Von der Bindungstheorie zur Therapie.* Stuttgart: Klett-Cotta.

Brisch, K.H. (2008). *Die Anfänge der Eltern-Kind-Bindung: Schwangerschaft, Geburt und Psychotherapie.* Stuttgart: Klett-Cotta.

Brisch, K.H. (2010). *SAFE. Sichere Ausbildung für Eltern.* Stuttgart: Klett-Cotta.

Brisch, K.H. (2013). *Schwangerschaft und Geburt. Bindungspsychotherapie – Bindungsbasierte Beratung und Therapie.* Stuttgart: Klett-Cotta.

Cierpka, M. (Hrsg.). (2012). *Frühe Kindheit (0–3 Jahre). Beratung und Psychotherapie für Eltern mit Säuglingen und Kleinkindern.* Heidelberg: Springer.

Cierpka, M. & Windaus, E. (Hrsg.). (2007). *Psychoanalytische Säugling-Kleinkind-Eltern-Psychotherapie. Konzepte – Leitlinien – Manuale.* Frankfurt a.M.: Brandes & Apsel.

Damasio, A. (2006). *Der Spinoza-Effekt. Wie Gefühle unser Leben bestimmen.* Berlin: List.

Diederichs, P. & Jungclaussen, I. (2009). Zwölf Jahre Berliner SchreiBabyAmbulanzen – eine Positionierung körperpsychotherapeutischer Krisenintervention und früher Hilfen. In M. Thielen (Hrsg.), *Körper – Gefühl – Denken* (S. 209–251). Gießen: Psychosozial-Verlag.

Deyringer, M. (2008). *Bindung durch Berührung.* Berlin: Leutner.

Downing, G. & Ziegenhain, U. (2001): Besonderheiten der Beratung und Therapie bei jugendlichen Müttern und ihren Säuglingen – die Bedeutung von Bindungstheorie und videogestützter Intervention. In H. Scheuerer-English, G.J. Suess & W.-K. Pfeiffer (Hrsg.), *Anwendung der Bindungstheorie in Beratung und Therapie* (S. 271–295). Gießen: Psychosozial-Verlag.

Downing, G. (2006). Frühkindlicher Affektaustausch und dessen Beziehung zum Körper. In G. Marlock & H. Weiss (Hrsg.), *Handbuch der Körperpsychotherapie* (S. 333–351). Stuttgart: Schattauer.

Eberwein, W. (2009). *Humanistische Psychotherapie. Quellen, Theorien und Techniken.* Stuttgart: Thieme.

Eberwein, W. & Thielen, M. (Hrsg.). (2014). *Humanistische Psychotherapie. Methoden, Theorien, Wirksamkeit.* Gießen: Psychosozial-Verlag.

Emerson. W. (2012). *Behandlung von Geburtstraumata bei Säuglingen und Kindern.* Heidelberg: Mattes.

Evertz, K., Janus, L. & Linder, R. (2014). *Lehrbuch der Pränatalen Psychologie.* Heidelberg: Mattes.

Fogel, A. (2013). *Selbstwahrnehmung und Embodiment in der Körperpsychotherapie. Vom Körpergefühl zur Kognition.* Stuttgart: Schattauer.

Fraiberg, S. (Hrsg.). (2011). *Seelische Gesundheit in den ersten Lebensjahren.* Gießen: Psychosozial-Verlag.

Gendlin, E. (1998). *Focussing – orientierte Psychotherapie. Ein Handbuch der erlebnisbezogenen Methode.* München: Pfeiffer.

Geuter, U. (2015). *Körperpsychotherapie. Grundriss einer Theorie für die klinische Praxis.* Heidelberg: Springer.

Harms, T. (1999). Instroke und frühe Säuglingsentwicklung. Theorie und Praxis der bioenergetischen Säuglingsforschungen Wilhelm Reichs. In H. Lassek (Hrsg.), *Wissenschaft vom Lebendigen* (S. 163–193). Berlin: Leutner.

Harms, T. (Hrsg.). (2000). *Auf die Welt gekommen. Die neuen Babytherapien.* Berlin: Leutner.

Harms, T. (2008). *Emotionelle Erste Hilfe. Bindungsförderung, Krisenintervention, Eltern-Baby-Therapie.* Berlin: Leutner.

Harms, T. (2013). Eltern-Baby-Körperpsychotherapie im Spannungsfeld von Trauma und Bindung. In M. Thielen (Hrsg.). *Körper – Gruppe – Gesellschaft. Neue Entwicklung in der Körperpsychotherapie.* Gießen: Psychosozial-Verlag.

Hildebrandt, S. (Hrsg.). (2015). *Schwangerschaft und Geburt prägen das Leben.* Heidelberg: Mattes.

Jansen, F. & Streit, U. (Hrsg.). (2015). *Fähig zum Körperkontakt.* Heidelberg: Springer.

Israel, A. (Hrsg.). (2007). *Der Säugling und seine Eltern. Die psychoanalytische Behandlung frühester Entwicklungsstörungen.* Frankfurt a.M.: Brandes & Apsel.

Levine, P. (2010). *Sprache ohne Worte. Wie unser Körper Trauma verarbeitet und uns in die Balance zurückführt.* München: Kösel.

Meyer, A. (2015). *Sanfte Schmetterlings-Babymassage.* Frankfurt a.M.: Meyer-Info3.

Odgen, P, Minton, K. & Pain, C. (2010). *Trauma und Körper. Ein sensumotorischer orientierter psychotherapeutischer Ansatz.* Paderborn: Junfermann.

Overly, R.C. (2005). *Gentle Bioenergetics. Theory and Tools for Everyone.* Greensboro: Lifestyle Press.

Papousek, M., Schieche, M. & Wurmser, H. (2004). *Regulationsstörungen in der frühen Kindheit.* Bern: Huber.

Porges, S. (1998). Love: An Emergent Property of the Mammalian Autonomic Nervous System. *Psychoneuroendocrinology, 23*(8), 837–861.

Porges, S. (2005). Neurozeption – die drei Regelkreise des Autonomen Nervensystems. In *Trauma-Newsletter 3* (S. 3–5). Zürich: Zentrum für Innere Ökologie.

Porges, S. (2010). *Die Polyvagal-Theorie. Emotion. Bindung. Kommunikation und ihre Entstehung.* Paderborn: Junfermann.

Reich, E. & Zornànszky, E. (1993). *Lebensenergie durch Sanfte Bioenergetik.* München: Kösel.

Reich. E. & Weaver, J. (2006). Emotionale Erste Hilfe. In G. Marlock & H. Weiss (Hrsg.). *Handbuch der Körperpsychotherapie* (S. 823–828). Stuttgart: Schattauer.

Reich, W. (1987). *Children of the Future. On the Prevention of Sexual Pathology.* New York: Giroux, Farrar & Strauss.

Reich, W. (1997). *Charakteranalyse.* Köln: Kiepenheuer & Witsch.

Reich, W. (2010). *Die Entdeckung des Orgons I. Die Funktion des Orgasmus.* Köln: Kiepenheuer & Witsch.

Renggli, F. (2013). *Das goldene Tor zum Leben: Wie unser Trauma aus Geburt und Schwangerschaft ausheilen kann.* München: Arkana.

Schindler, P. (Hrsg.). (2011). *Am Anfang des Lebens. Neue körperpsychotherapeutische Erkenntnisse über unsere frühesten Prägungen durch Schwangerschaft und Geburt.* Basel: Schwalber-Verlag.

Siegel, D.J. (2010). *Die Alchemie der Gefühle.* New York: Kailash.

Solter, A. (2009). *Warum Babys weinen. Die Gefühle von Kleinkindern.* München: Kösel.

Stern, D. (2010). *Der Gegenwartsmoment: Veränderungsprozesse in Psychoanalyse, Psychotherapie und Alltag.* Frankfurt a.M.: Brandes & Apsel.

Terry, K. (2006). Therapeutische Arbeit mit »Schreibabys«. In G. Marlock & H. Weiss (Hrsg.), *Handbuch der Körperpsychotherapie* (787–796). Stuttgart: Schattauer.

Terry, K. (2014). *Vom Schreien und Schmusen, Vom Weinen zur Wonne: Babys verstehen und heilen.* Wien: Axel Jentzsch Verlag.

Thielen, M. (Hrsg.). (2009). *Körper – Gefühl – Denken. Körperpsychotherapie und Selbstregulation.* Gießen: Psychosozial-Verlag.

Van der Kolk, B. (2014). *Verkörperter Schrecken. Traumaspuren in Gehirn, Geist und Körper und wie man sie heilen kann.* Lichtenau: G.P. Probst Verlag.

Weiss, H., Harrer, M.E. & Dietz, T. (2010). *Das Achtsamkeitsbuch. Grundlagen, Anwendungen., Übungen.* Stuttgart: Klett-Cotta.

Wendelstadt, S. (1999). Heilung durch Berührung. Eva Reichs Baby-Schmetterlingsmassage zur Erhaltung der Gesundheit und Vorbeugung von Biopathien. In *Emotion, Band 14* (S. 34–48). Berlin: VKD-Publikationen.

Bindung durch Berührung

Die Entwicklung der Schmetterlings-Babymassage nach Eva Reich zu einem therapeutischen Konzept der körperbezogenen Bindungsförderung

Mechthild Deyringer

1 Vorbemerkung

»Zu einem gelingenden Bindungsaufbau zwischen Eltern und Kindern gehört ein angemessenes Maß an adäquater Berührung.« Dieser These werden wohl die meisten Menschen, Laien ebenso wie Therapeuten verschiedenster Schulen, grundsätzlich beipflichten. Berührung ist ein Grundbedürfnis und ohne nährende Berührung am Anfang des Lebens kann sich kaum »satte« Nähe aufbauen.

Aber was ist »angemessen«, was ist »adäquat« und wie beeinflussen jene Erfahrungen der Körperberührung, die wir aus der frühesten, vorsprachlichen Lebenszeit mitbringen, unsere heutigen Zugänge zur körperlichen Nähe? Sind sie von Angst, Flucht, unstillbarem Hunger oder von einem satten, weichen, offenen und auch anpassungsfähigem Gefühl geprägt? Wie wirkt sich das auf den Aufbau einer tragfähigen Paarbeziehung und auf die Elternschaft aus?

Eva Reich, Wilhelm Reichs 1924 geborene ältere Tochter, Ärztin und Psychotherapeutin, war schon in den 50er Jahren eine entschiedene Botschafterin, um die seinerzeit völlig unterschätzte Bedeutung der »guten Berührung« für das Wohlergehen und die Bindungsfähigkeit innerhalb von Familien in das allgemeine Bewusstsein zu rücken. Sie legte zentrale Grundsteine, die sich als ausbaufähig und wandelbar erwiesen.

Von den Ursprüngen der Schmetterlingsmassage, der Weiterentwicklung zur heutigen »Bindung durch Berührung« und den Anwendungsmöglichkeiten im therapeutischen Bereich wird hier berichtet.

2 Was ist »Bindung durch Berührung« und was ist es nicht?

Um es vorwegzunehmen: »Bindung durch Berührung« (BdB) versteht sich nicht als eigenständiges therapeutisches System, sondern als eine Zusammenfassung achtsamkeitsbasierter Wahrnehmungs- und Berührungsarbeit, die insbesondere für die körperpsychotherapeutische Begleitung von Eltern und Babys, für traumatisierte Menschen aller Altersstufen sowie für die Bindungsförderung und Prävention in Einzel- und Gruppenarbeit adaptiert werden kann. BdB möchte Berührungskompetenz vermitteln: Es geht um die basale Fähigkeit, »gute« Berührung geben und empfangen zu können, sowohl Nähe zuzulassen, als auch Schutzbedürfnis und Grenzen zu respektieren. BdB kann in der Prävention ihren Platz finden und dort Eltern als Modell dienen. In der therapeutischen Anwendung kann sich BdB mit ihren Werkzeugen an den jeweiligen Bedarf anpassen, um kreativ und flexibel eingesetzt zu werden.

»Bindung durch Berührung« hat ihre Wurzeln in der Schmetterlings-Babymassage und der sanften Bioenergetik von Eva Reich. In den späten 90er Jahren haben Thomas Harms und ich mit der Weiterentwicklung begonnen, die sich bis heute fortsetzt (vgl. Deyringer, 2008)

3 Historische Entwicklung der Schmetterlingsmassage

3.1 Eva Reichs Anliegen im Kontext der 50er Jahre in den USA

Im Jahre 1949 schloss Eva Reich ihr Medizinstudium in den USA ab. In der Endphase des Studiums und während des anschließenden praktischen Jahres in der Klinik arbeitete sie, soweit ihr Zeitplan es erlaubte, auch als Assistentin bei ihrem Vater im Rahmen des Orgonomic Infant Research Centers. In diesem Forschungsprojekt wurde der Frage nachgegangen, unter welchen Bedingungen sich Säuglinge körperlich und emotional vollkommen gesund entwickeln würden. Es wurde untersucht, wie Kinder ungehindert ihre volle Lebenskraft entfalten können und wie das Phänomen der frühen Panzerung von Babys und Kindern verhindert werden kann. Für diese Zeit war es ein völlig neuer Gedanke, die Schwangerschaft und den Verlauf der Geburt als prägende Erfahrung in die Beobachtungen einzubeziehen. Damals und noch ein bis zwei Jahrzehnte später war die Allgemeinheit überzeugt, dass das »unreife Nervensystem« der Babys in den ersten Lebenswochen noch keine Schmerzen empfinden könne. Noch weniger existierte die Vorstellung, dass emotionale Bedürfnisse von Bedeutung sein könnten und die Erfahrungen der frühesten Lebensphase, die ja der unmittelbaren Erinnerung nicht zugänglich sind, im Körpergedächtnis gespeichert werden und eine so nachhaltige Wirkung entfalten können. Dementsprechend wenig feinfühlig war der Umgang mit den meisten Kindern, insbesondere wenn sie in Kliniken zur Welt kamen. Alle Aufmerksamkeit richtete sich auf die vermeintlich notwendigen medizinischen Handlungen und die strikten Hygienevorschriften, die dazu führten, dass Mütter und Kinder generell getrennt wurden. Die Auswirkungen dieser Maßnahmen sind bis in die heutige Elterngeneration wahrzunehmen und tragen vielfach zu deren Verunsicherung bei.

1950 begann Eva Reich bei ihrem ersten Einsatz auf der Frühgeborenenstation im Harlem Hospital in New York bereits Wege zu suchen, diese geschockten, verängstigten, in sich zurückgezogenen kleinen Menschen mit sanfter Vegetotherapie zu erreichen. Sie erkannte auch, was uns heute so selbstverständlich erscheint: dass Babys von Anfang an mitfühlende und fürsorgliche Bezugspersonen, im Idealfall die Eltern, brauchen.

Zu dieser Zeit war der Einsatz von Opiaten während der Wehen und von Kurznarkosen in der Endphase der Geburt in den Kliniken weit verbreitet. So standen Mütter und Kinder Stunden, manchmal Tage nach der Geburt unter den benebelnden Nachwirkungen der Medikamente, sodass sich die Mehrzahl der Kinder in einem zurückgezogenen, hypotonen, geschwächten Zustand befand. Eva Reichs Aufmerksamkeit galt vor allem diesen stillen Kindern mit mehr oder weniger ausgeprägten Schocksymptomen.

Eva Reich experimentierte behutsam mit Berührungen und passte sie zunehmend an die Reaktionsfähigkeit der Kinder an. Dabei ging es ihr vor allem um den vitalisierenden Effekt: Sie versuchte die Kinder »aus der Tiefe mehr an die Oberfläche zu locken« mit dem Ziel, soweit wie möglich ein »flow and glow« zu erreichen: ein Fließen der Lebensenergie, sichtbar an sanften, durch den ganzen Körper fließenden Atemwellen, an wohltonisierter Muskulatur und an einer verstärkten Hautdurchblutung, die sich in einer zunehmend rosigen Hautfarbe zeigt (vgl. Reich & Zornanszky, 1997).

Es stellte sich zunehmend heraus, dass Eva Reich mit raschen, sehr zarten, flächigen schmetterlingsleichten Griffen und Streichungen die besten Erfolge erzielte. Da sich die dämpfenden Medikamente der Mütter auch auf die Kinder auswirkten, suchte sie Möglichkeiten, einen »entnebelnden« und segmentverbindenden Effekt zu erwirken. Sie entwickelte zu diesem Zweck das segmentale Abstreichen über den ganzen Körper, beginnend beim Kopfsegment.

Gleichzeitig wurde so auf sanfte Art und Weise der Weg durch den Geburtskanal simuliert. Das aktivierte die zurückgezogenen Kinder und erzielte einen Effekt, der in späteren Entwicklungen der körperorientierten Traumatherapie ebenfalls genutzt werden sollte: Es wird das Körpergedächtnis des Klienten (in diesem Fall das des Babys) behutsam aktiviert und in die Nähe des potenziell belastenden Erlebnisses geführt, sodass Spannung und Stress an die Oberfläche kommen und sich lösen können. Eine entlastende Wirkung entsteht allerdings nur dann, wenn eine empathische und emotional haltfähige Begleitung in der Lage ist, die Erregungsintensität zu regulieren, um eine retraumatisierende Energie-Überschwemmung zu vermeiden und die Erfahrung für Eltern und Babys in geeigneter Weise sprachlich zu moderieren (vgl. Levine, 2010).

Eva Reich suchte schon damals einen individuellen Zugang zu jedem einzelnen Kind mittels genauer Beobachtung, sanfter Berührung, begleitet von einfühlendem Sprechen mit dem Kind.

1952 begann Eva Reich als Landärztin in Maine, USA, zu arbeiten. Dort wurde sie auch zu Hausgeburten gerufen und erkannte immer mehr, wie wichtig die Fürsorge für die Mutter in der Schwangerschaft, während der Geburt und im Wochenbett war. »Mothering the mother« wurde zu einem wichtigen Teil der Arbeit. Zu ihrer eigenen Überraschung erlebte sie schmerzarme Geburten, was einerseits auf den Schutz und die Ungestörtheit der Gebärenden zurückzuführen war und andererseits auf die für Körper und Seele lösende Wirkung der vegetotherapeutischen Geburtsvorbereitung der werdenden Mütter. Es waren sanfte Berührungen, die keinem äußeren Schema, sondern ihrer Intuition folgten, entlang dem Prinzip von »glow and flow«. Die meisten Babys waren zufrieden und ausgeglichen, wenn sie im geschützten Umfeld auf die Welt gekommen waren.

3.2 Neue Entwicklungen in den 70er Jahren

In der Mitte der 70er Jahre entstand ein neuer Zeitgeist bezüglich der Auswirkungen der perinatalen Phase, ausgelöst unter anderem durch Frederic Leboyer, der all das bestätigte, was Eva Reich an Erfahrungen über selbstregulierende Prozesse bei den Geburten gesammelt hatte (vgl. Leboyer, 1976). Auch John Bowlbys Forschungen über die Bedeutung der frühkindlichen Bindung wurden zunehmend bekannt. Mit der Erstausgabe seines Buches *Bindung – Eine Analyse der Mutter-Kind-Beziehung* im Jahre 1969 begründete er die Bindungstheorie und befasste sich unter anderem mit der Frage, welche Faktoren sich förderlich auf den Bindungsaufbau auswirken. Getragen von vielen namhaften Forschern entstand eine große, weltweite Bewegung, die sich für natürliche Geburten, für das Stillen und gegen die Trennung von Mutter und Kind einsetzte. Es war, als ob ein Bann gebrochen wäre. Neues Gedankengut konnte in die rigiden, autoritären und körperfeindlichen Strukturen einströmen. In dieser Zeit war eine bis dahin nicht gekannte Offenheit bei den jungen Eltern zu erleben und Eva Reich war Teil dieser Aufbruchsbewegung: Sie begann 1974 zu reisen, um ihr Wissen weltweit weiterzugeben.

In Australien begegnete Eva Reich der Kinderkrankenschwester Amelia Auckett, die mit gesunden Babys eine strukturierte Massage mit festeren Griffen praktizierte. In Zusammenarbeit legten Reich und Auckett eine definierte Abfolge von zarten Griffen fest, die als Schmetterlings-Babymassage (SBM) von Eva Reich in unzähligen Fortbildungen vermittelt und verbreitet wurde. Die neue, klare Struktur der Handgriffe und der weitgehend festgelegte Ablauf machten die zuvor primär von Intuition geprägte Arbeit leichter lehrbar.

Unabhängig voneinander, aber im Strom einer ähnlichen Grundidee wurden die indische Babymassage (bekannt als »Leboyer-Massage«) (vgl. Leboyer, 1984), die Arbeit von Vimala Schneider (in Deutschland heute bekannt unter dem Namen »Berührung mit Respekt«) (vgl. Schneider, 1997) und die Schmetterlings-Babymassage von Eva Reich immer populärer. Vielleicht spiegelte sich in dem erwachenden großen Interesse an Babymassage der Hunger nach guter Berührung dieser Elterngeneration.

Eva Reich gab ihr Wissen weiter, wo immer sie gefragt wurde. Sie konnte und wollte wegen ihrer intensiven Reisetätigkeit keine institutionalisierten Lehrstrukturen errichten, sondern die Arbeit so offen und verfügbar wie möglich halten.

Der Vorteil der (scheinbar) leichten Erlernbarkeit, verbunden mit den frei verfügbaren Lehrinhalten, brachte jedoch auch einen entscheidenden Nachteil mit sich: Unter der »Schmetterlings-Babymassage nach Eva Reich« wurden zunehmend primär Technik und Ablauf verstanden. Das eigentliche Wesen der Arbeit, die innere Präsenz des Behandlers, die behutsame Kontaktaufnahme, die genaue Dosierung und nicht zuletzt die wirkliche Kommunikation mit dem Kind, wurde oft wenig beachtet und vermittelt – all das, was Eva Reich so selbstverständlich praktizierte, was aber nicht so leicht zu beschreiben war. Es begann allmählich eine »Verwässerung« der Methode, indem sie immer mehr auf die Technik reduziert wurde.

Eine weitere Schwierigkeit bestand darin, dass es seltener stille, zurückgezogene Kinder und immer häufiger unruhige, eher überaktivierte Babys und vermehrt dauerhafte Schreiproblematiken gab. Die zahlreichen ausgeprägt vagotonen Babys wurden von einer Mehrzahl dauerhaft sympathikotoner Kinder abgelöst.

Diese Babys reagierten insbesondere auf rasche und sehr zarte Hautstimulation oft irritiert, sodass die Eltern den Versuch, ihr Baby mittels Massage zu entspannen, oft aufgaben aufgrund der vermeintlichen Erfahrung: »Mein Kind mag keine Massage.« Anhaltendes exzessives Schreien hatte Eva Reich in ihrer Praxiszeit selten beobachtet, daher richtete sich ihre therapeutische Aufmerksamkeit mehr auf die behutsame Aktivierung der stillen Babys.

3.3 Die Suche nach neuen Lösungen in den späten 90er Jahren

1986 bis 1996 konnte ich in zahlreichen Kursen und bei persönlichen Treffen in München von Eva Reich lernen. Sie stellte auch 1996 den Kontakt zu Thomas Harms her. Inspiriert von Eva Reichs bahnbrechender Arbeit, aber gleichzeitig konfrontiert mit neuen Fragestellungen in der Eltern-Baby-Arbeit, suchten Thomas Harms und ich zunächst unabhängig voneinander, später im Austausch, nach Lösungen, die Babymassage als niederschwellige Prävention für die wachsende Gruppe der unruhigen Babys und ihrer Eltern zu adaptieren und auch der körperpsychotherapeutischen Anwendung zugänglich zu machen.

Mit der Unruhe vieler Kinder gingen eine zunehmende Verunsicherung der Eltern sowie eine Abnahme der intuitiven elterlichen Kompetenz einher. Auf die Suche nach Ursachen kann ich hier nur begrenzt eingehen, aber die allgemeine Lebensbeschleunigung, hohe mentale Belastung, ein hoher Anspruch an das Elternsein bei nachlassendem Bezug zum eigenen Körper, die geringer werdende soziale und familiäre Einbindung der jungen Eltern sowie die Vielzahl der Interventionen in der Schwangerschaft und während der Geburt spielen mit Sicherheit eine wichtige Rolle und müssen bei der Begleitung berücksichtigt werden.

4 Die neuen Wege bei »Bindung durch Berührung«

Durch ihre Reaktionen zeigten uns die Kinder, wie wichtig es ist, den Fokus nicht mehr auf die »Technik« der Berührung zu legen, sondern auf Sicherheit, Langsamkeit und einfühlsame Kommunikation sowie auf eine geeignete Begleitung der Eltern. Die körperliche Voraussetzung für den Aufbau von Nähe und Verbundenheit erfordert eine Dominanz des ventralen Vagus und einen entspannungsfähigen Körper (vgl. Harms, 2008). Das legt nahe, die Aufmerksamkeit darauf zu richten, den körperlichen und seelischen Erregungszustand von Eltern und Babys so auszubalancieren, dass Nähe auch dort wachsen kann, wo zuvor Anspannung, Unverständnis und Enttäuschung die Beziehung prägten. Bildlich gesprochen geht es darum, zunächst einen beständigen, warmen »Strom« an Kontaktbereitschaft und (vegetativer) Stabilität des Therapeuten den Kindern *und* ihren Eltern zur Verfügung zu stellen. Wenn das gelingt und sich eine zunehmende Öffnungsbereitschaft einstellt, wird auch der »Kontakt-Strom« zwischen Eltern und Kindern gestärkt. Dies setzt eine sichere Selbstanbindung des Therapeuten und eine umfassende Einbeziehung der Eltern voraus sowie das fast spielerische, jedoch genau dosierte Pendeln der Aufmerksamkeit zwischen Eltern und dem Baby.

Im folgenden Kapitel beschreibe ich lehrbare Aspekte und grundlegende Prinzipien von »Bindung durch Berührung«. Gleichzeitig möchte ich betonen, wie wichtig dabei das eigene »Er-leib-en« der Methode und das Sammeln von Erfahrungen in der Anwendung ist.

4.1 Grundlegende Prinzipien

4.1.1 Selbstanbindung für Therapeuten und Eltern

Sowohl präventive Bindungsförderung als auch ein therapeutischer Einsatz von Berührung setzen die innere Fähigkeit zur Selbstanbindung voraus. Sie beginnt mit der »Erdung«, einer bewussten, spürenden Kontaktaufnahme zur Unterlage, und verbindet sich mit einer behutsamen *Atem*beobachtung und -vertiefung, um eine sichere Verbindung zu sich selbst und zur realen Umgebung zu gewährleisten. Diese beiden Aspekte sind basal, um mit der Aufmerksamkeit im »Hier und Jetzt« zu bleiben und ggf. die Tendenz zur Dissoziation zu verringern.

Selbstanbindung beinhaltet ferner die Fähigkeit, das eigene Denken und Fühlen sowie Veränderungen im Körper (möglichst) präzise wahrzunehmen und den Spannungs- und Erregungszustand innerlich modulieren zu können. Jeder Berührung, die therapeutisch oder bindungsstärkend eingesetzt wird, sollte diese Frage vorausgehen: Bin ich selbst in einer Verfassung, die solch eine Wirkung ermöglicht, oder wie kann ich mich in diesen innerlich gesammelten Zustand bringen? (Vgl. Harms, 2008)

So entsteht eine duale Aufmerksamkeit: Ich beobachte mittels Sehen, Hören und später auch durch den Tastsinn, was mir mein Gegenüber mitteilt, und nehme gleichzeitig wahr, welche Körperresonanz in mir entsteht. Wie verändert sich mein Spannungs- und Erregungszustand und wie kann ich ihn bei Bedarf wieder in die Balance bringen? Entsteht in mir eine Einladung zur Berührung? Wo und wie könnte sie erfolgen? Oder rät mir meine innere Körperwahrnehmung und das äußere Beobachten vorerst zur Zurückhaltung? Der Körper des Therapeuten (oder auch der Eltern) wird zu einer aufnehmenden Informationsquelle, wie es dem Klienten oder dem Kind geht. Gleichzeitig bildet er bei guter Erdung und innerer Balance einen ausstrahlenden »Sender für ansteckende Gesundheit« für die Umgebung. Viele Menschen nutzen diese Fähigkeit ganz selbstverständlich oder können sie schnell erlernen. Ein Kind nimmt im täglichen Umgang selbstverbundene Eltern als präsent, verfügbar und als sicheren Hafen wahr. Eltern können die Bedürfnisse ihrer Kinder durch ein waches Körperbewusstsein unmittelbar spüren und intuitiv beantworten.

Wenn die Resonanzfähigkeit zum Beispiel als Folge traumatischer Erfahrungen deutlich eingeschränkt ist, können diese so nützlichen Übungen zur Selbstanbindung allmählich erlernt und bewusst eingesetzt werden. Die Berührungsarbeit für die Eltern trägt dazu wesentlich bei, weil sie behutsam die Selbstwahrnehmungsfähigkeit verbessert, wie im vierten Kapitel erläutert wird.

Übungen zur Selbstanbindung öffnen nicht nur die Wahrnehmung für die Klienten oder Familienmitglieder, sondern stärken auch den Zugang zu den herzgeleiteten eigenen Ressourcen und schützen Therapeuten und Eltern davor, sich dauerhaft zu überfordern und den angemessenen inneren Abstand zu verlieren.

4.1.2 *Das Minimum-Stimulus-Prinzip*

Das Minimum-Stimulus-Prinzip wurde von Eva Reich entwickelt und unterschied sich in diesem Punkt deutlich von der therapeutischen Arbeit ihres Vaters: Es besagt, dass Körperberührungen in jedem Fall unterhalb der physischen Schmerzgrenze bleiben sollen und auch – wie oben beschrieben – emotionale Abwehrgrenzen zu respektieren sind (vgl. Reich &

Zornanszky, 1997). Wenn eine Berührung Angst oder Spannung auslöst, muss in jedem Moment sorgfältig erwogen werden, ob eine Abwehrgrenze nur berührt wurde und durch einfühlsame Kommunikation und weitere adäquate Berührung abgebaut werden kann, um eine neue, stärkende Erfahrung zu ermöglichen. Eva Reich bezeichnete das als »den Panzer schmelzen lassen« – ein Bild, das die Berührungsarbeit gut nachvollziehbar macht. Werden jedoch Abwehrgrenzen überschrittenwird sich der Klient mit einer erneuten Stresserfahrung in sich zurückziehen und seine Panzerung verstärken. Es können retraumatisierende Effekte entstehen, die einen therapeutischen Zugang zunehmend erschweren.

4.2 Elemente des BdB-Baukastens

4.2.1 Positionierung

Das gemeinsame Auswählen einer passenden Behandlungsposition und die aktive Einladung, sich dort gut einzurichten, ist bereits ein richtungweisender Teil der therapeutischen Arbeit. Je mehr Sicherheit für die Sitzung notwendig ist, etwa bei hohem Traumapotenzial oder noch wenig gesichertem Kontakt, sind liegende Positionen weniger geeignet, da Regression und Gefühle des Ausgeliefertseins entstehen können. Besser sind in der Regel gut gepolsterte, halbsitzende Positionen oder auch bequeme, gut stützende Stühle. Wenn wir als BegleiterIn die Eltern auffordern, genau zu überprüfen, ob die Positionierung bereits genügend Entspannung ermöglicht und gleichzeitig dem momentanen Sicherheitsbedürfnis entspricht, schult das bereits die Eigenwahrnehmung. Gleichzeitig wird durch das aufmerksame Spüren eine vegetative Beruhigung und durch die Wahlmöglichkeit eine bewusste Selbstversorgung angebahnt. Die freundliche Unterstützung der Begleiter macht das Prinzip von »mothering the mother« oder »mothering the family« erfahrbar. Sie kann bereits beispielgebend für den Umgang mit dem Baby wirken.

4.2.2 Sicherheit für den Berührungsaufbau herstellen

Der Berührungsaufbau erfolgt in allen Altersstufen über eine ruhende Berührung, die sogenannte »Sicherheitsstation« (vgl. Deyringer, 2008). Bei dieser haltgebenden Berührung bleibt der Begleiter in guter Selbstanbindung, bis das Kind oder die Eltern erste Entspannungszeichen zeigen und Offenheit für weitere Berührungsangebote signalisieren. Dabei ist es durchaus möglich, dass mit einer Sicherheitsstation bereits das Maß der gut tolerierbaren Berührung erfüllt ist. Entweder setzt in dieser Phase bereits Entspannung ein oder erste Botschaften des Körpergedächtnisses kommen an die Oberfläche und werden der jeweiligen therapeutischen Versorgung zugänglich.

4.2.3 Rhythmus

Die rasche, früher eher aktivierende Rhythmik der Berührung wurde den Bedürfnissen der leichter erregbaren Kinder und Eltern angepasst und deutlich verlangsamt, mit dem Ziel, das vegetative Nervensystem in eine mehr vagotone, mehr bindungsbereite Reaktionslage zu bringen. Die Erfahrung zeigt, dass auch hypotone Kinder auf diese eher langsame, aber sehr konzentrierte Ansprache mit höherer Vitalität reagieren.

4.2.4 Ablauf und Reihenfolge

Es hat sich gezeigt, dass ein zu eng festgelegter Ablauf vielfach eine mechanistische und zu wenig abgestimmte Umsetzung mit sich bringt. Da die Menge, die Auswahl und die Reihenfolge der geeigneten Berührungen äußerst unterschiedlich sind und die Kommunikation darüber (auch mit dem Baby) einen entscheidenden Teil des Beziehungsaufbaus darstellt, hat sich eine freie Gestaltung immer mehr durchgesetzt.

Die praktische Erfahrung zeigt, dass ein erster haltender Kontaktaufbau als Sicherheitsstation in der unteren Körperhälfte oder in der Peripherie (Hände, Füße) meist günstiger ist als einleitende Berührungen im Kopf-, Hals- oder Brustsegment.

4.3 Babybeobachtung und zirkuläres Modell

Eine genaue Beobachtung und sprachliche Auswertung der Babyzeichensprache ist für eine BdB-Behandlung unerlässlich. Diese feinfühlige »Übersetzungshilfe« während einer Behandlung kann von der Begleitperson übernommen werden, wenn die Eltern zur Beobachtung, Auswertung und Versprachlichung (noch) nicht in der Lage sind. Dabei hat sich das von Thomas Harms entwickelte »zirkuläre Modell« sehr bewährt: Es schlägt vor, bei einer Anleitung zur Babyberührung den Ablauf »Selbstanbindung – Babybeobachtung = adäquate Berührung« als zirkulären, sich wiederholenden Rhythmus zu integrieren. Bei der Baby-Beobachtung ist die direkte sprachliche Kommunikation mit dem Baby essenziell: Die relevanten Beobachtungen werden in einer babygemäßen Sprache verbalisiert mit dem Ziel, dass das Baby sich wahrgenommen fühlt und eine Einladung zur aktiven Mitgestaltung der Sitzung erhält – was viele Babys in oft verblüffender Deutlichkeit auch nutzen. Ferner lernen die Eltern am Beispiel, wie sich sprachliche und Berührungskommunikation verbinden lassen.

Das kontinuierliche Einbeziehen von Selbstanbindungstechniken ermöglicht den Erwachsenen sowohl ihre eigenen Körperinformationen immer besser wahrzunehmen als auch co-regulierend auf den Erregungszustand des Babys zu wirken. Aus den beiden ersten Schritten des zirkulären Modells entwickelt sich Schritt für Schritt die Berührungsinteraktion, wie sie als Beispiel im Kapitel »Babyarbeit auf der Matte« beschrieben wird.

4.4 Art und Dosierung der Berührung

Die Grundtechniken, die Eva Reich beschrieb, lassen sich bei BdB wie ein »Baukasten« nutzen, um ein für diesen Moment passendes Angebot zu entwickeln.

- Das einhüllende, *schmetterlingszarte Abstreichen*, das der Methode den Namen gab, erfolgt abwärts oder von innen nach außen. Es kann als kurze Verbindung (z.B. Schulter – Arm – Hand) oder als lange ganzkörperliche Verbindung (Kopf bis Fuß) gestaltet werden und dient sowohl der Erfahrung, sich im Körper als energiedurchströmte und entspannte Einheit zu erleben als auch einer behutsamen Reaktivierung bzw. Integration von Geburtserfahrungen.
- Bei der Arbeit mit stark aktivierten Menschen zeigte sich, dass vielfach eine Dosierung mit minimal höherem Druck vom Nervensystem besser angenommen wird und so zur vegetativen Balance beiträgt. Das liegt offenbar daran, dass dadurch mehr subjektives Sicherheitsgefühl entsteht und das limbische System diese Berührungen anders verarbeitet als die ultrazarten Streichungen, insbesondere wenn dabei zu wenig »flächig« berührt wird. Ferner lässt sich die Wirkung durch gezielte Konzentra-

tion des Behandlers auf die äußere Haut, auf das Bindegewebe, auf die Muskel- oder auf die Knochenebene nach Bedarf verändern.

- *Kreisende Bewegungen* können punktuell ausgeführt werden oder geringfügig über die Haut gleiten. Sie lockern Muskulatur und Bindegewebe, wecken gezielt Bewusstheit für die berührte Stelle. Sie lassen sich zum Beispiel nach Stress-Erfahrungen einsetzen, um zuerst ein Anfluten der Körpererinnerung und dann eine neue Vernetzung zu ermöglichen, wenn die Berührung nach anfänglicher Erregung als angenehm und vertrauensbildend erlebt wird.
- *Zarte Schüttelbewegungen* an den Muskeln der Extremitäten oder minimale Schaukelbewegungen lockern und beleben. Ferner haben sie ähnliche Wirkung wie das Abzittern oder Schütteln nach überlastenden und bedrohlich erlebten Erfahrungen oder während einer Traumatherapie. Das Schütteln wirkt hier wie ein Katalysator, damit sich im Gewebe festsitzende Schockreaktionen lösen und kaskadenartig abfließen können.
- Minimale, langsame, *flächige Kreisbewegungen*, die nicht über die Haut gleiten und soweit möglich mit der ganzen Handinnenfläche ausgeführt werden, wirken beruhigend, ermöglichen einen intensiven Dialog zwischen Hand und Körper und eine liebevolle nährende »Versorgung«.

Je vertrauter dem Begleiter der »Baukasten« und seine möglichen Wirkungen sind, umso leichter und intuitiver lässt er sich anwenden. Je mehr er im eigenen Körper die Wirkung nachvollziehen kann, umso genauer wird der therapeutische Dialog.

5 Therapeutische Anwendungsmöglichkeiten von BdB

Aus den vorausgehenden Ausführungen lässt sich ableiten, dass BdB überall adaptiert werden kann, wo ein Aufbau von Nähe und Vertrauen zu wünschen ist und ein besonderes Schutzbedürfnis vorliegt (vgl. Deyringer, 2008). Im Rahmen der Begleitung von Eltern und Babys sind folgende Anwendungsgebiete zentral:

- niederschwellige präventive und therapeutische Bindungsförderung;
- therapeutische Begleitung von Belastungsreaktionen bei Eltern und Säuglingen, die im Zusammenhang mit Schwangerschaft und Geburt entstanden sind und den Bindungsaufbau erschweren;

- tärkung der Elternkompetenz nach eigenem frühen Bindungstrauma oder erlittener Mangelversorgung.

Aus den Elementen von »Bindung durch Berührung« können je nach Bedarf oder Auftrag vielfältige Anwendungsmöglichkeiten gewählt werden:

- Behandlung des Babys durch eine begleitende Person – sie dient gleichzeitig als Anleitung für die Eltern und ermöglicht ein Lernen am »Modell«;
- Feinfühligkeitstraining, indem der Begleiter die Eltern zu Berührungssequenzen in Verbindung mit Babybeobachtung anleitet;
- therapeutische Behandlung von belasteten Müttern oder/und Vätern,
- bindungsfördernde kombinierte Eltern-Baby-Behandlung;
- Anleitung zu stressabbauenden Massagen für die Eltern gegenseitig und Aufbau von beziehungsstärkender »Familienberührung«; sowie
- generell als integrierter Bestandteil jeder körperpsychotherapeutischen Arbeit.

Allen Anwendungen liegt die Erkenntnis zugrunde, dass eine schrittweise Förderung der Selbstanbindung und vegetativen Regulationsfähigkeit behutsam die Türe zu größerer Bindungsfähigkeit öffnet. Dabei ist die Aufmerksamkeit auf das gesunde Potenzial der Klienten gerichtet – gleichzeitig wird den geschwächten oder verletzten Anteilen so weit Raum gegeben, wie es notwendig ist, um zu deren Integration beizutragen.

Im folgenden Text werde ich mich primär auf körperpsychotherapeutische Anwendungsmöglichkeiten von »Bindung durch Berührung« im Eltern-Baby-Kontext beziehen.

5.1 Bindungsstärkung nach traumatischer Geburtserfahrung

5.1.1 Traumadynamik

Wenn Mutter oder Kind während der Geburt überdurchschnittlich hohen körperlichen oder emotionellen Stress erlebten, ist auch das vegetative Nervensystem beider in einem hohen Erregungszustand, der ein zeitnahes gelingendes Bonding erschwert oder verhindert. Auch wenn Hautkontakt im Erstbonding ermöglicht wird, führt er dann oft nicht zu einem Nähegefühl, manchmal entsteht sogar Ablehnung, wie es viele Frauen (erst) in einem geschützten Rahmen schildern.

Bei ausreichenden eigenen Ressourcen, gestützt durch niederschwellige gute Begleitung, gelingt es dennoch vielen Eltern selbstständig, sich vegetativ zu regulieren und erfüllende »Bondingerfahrungen« nachzuholen (vgl. Lang, 2009).

Bei einer subjektiv überwältigenden Erfahrung bei Mutter/Vater und/oder Kind (die nicht immer mit der objektiv erkennbaren Problematik in Relation steht) kann der Bindungsaufbau jedoch dauerhaft eingeschränkt sein. Es stellt sich dann kaum ein Gefühl der Innigkeit ein, die Mutter bleibt in einem Erschöpfungszustand mit mehr Belastung als Freude am Kind und beide kommen kaum ausreichend zur Ruhe. Der Sympathikus dominiert und gibt die Führung selten ab. Die Babys beginnen bei geringen Auslösern heftig zu weinen, triggern dadurch die vorausgegangene Belastung und lassen sich kaum trösten, als ob sie die mütterliche oder väterliche Kompetenz ablehnen würden. Ein Stresskreislauf ist entstanden, bei dem sich die Eltern selbst immer mehr infrage stellen.

Noch gravierender ist die Wirkung, wenn die Mütter und/oder Kinder zeitweise zwar sehr ruhig, aber gleichzeitig wie »abgeschaltet« wirken und davon auszugehen ist, dass der dorsale Vagus häufig dominiert (vgl. Porges, 2001). Die hohe Ladung, die unter dieser scheinbaren Ruhe liegt, kann sich jedoch mit beginnender Öffnungsbereitsschaft entladen und dann in hohe Aktivierung umschlagen. So können Schreiprozesse des Babys – scheinbar paradoxerweise – nach zunehmender Entspannung von Mutter oder Kind »von innen heraus« ausgelöst werden.

5.1.2 Therapiebegleitender Einsatz von BdB

Bei der postpartalen Trauma-Dynamik kann die ganze Bandbreite von »Bindung durch Berührung« therapeutisch eingesetzt werden: Unerlässlich ist ein bewusster Aufbau der Selbstverbindung beim Therapeuten, um verlässlich Orientierung und psychovegetative Stabilität zur Verfügung stellen zu können. Im Sinne der »ansteckenden Gesundheit« werden auch alle Familienmitglieder anfänglich durch ihn gesichert. Durch die Vermittlung von »Erdung und Atmung« bekommen Eltern eine erste selbst anwendbare Regulationshilfe an die Hand.

Je nach Situation und Auftrag findet die Familie einen geeigneten Platz im Therapiezimmer und wird bei der Positionierung unterstützt. Es wird darauf geachtet, dass so viel Nähe wie möglich, aber auch so viel Distanz wie (noch) nötig eingehalten werden kann.

Nach einer genaueren Auftragsklärung und einer kurzen Anamnese wird entschieden, welche Bausteine von BdB eingesetzt werden: Stehen beispielsweise körperliche Beschwerden der Mutter im Vordergrund wie starke Schulter-Nacken-Spannungen und damit verbundene Stillschwierigkeiten, wird eine lösende Behandlung hier beginnen. Indem auch auf körperliche Beschwerden hinreichend eingegangen wird, führt diese »Versorgung« insbesondere bei wenig therapieerfahrenen Klienten meist schnell zu wachsendem Vertrauen. Als weitere Möglichkeit kommt ein Umhüllen und Stabilisieren der Füße und ein Abstreichen der Beine in Betracht, wodurch die Schultern indirekt durch verbesserten Bodenkontakt ebenfalls entlastet werden. Um ein Gefühl für »Erdung« nach belastender Erfahrung (wieder) zu finden, erzielt die intensivierte Wahrnehmung der Füße oft verblüffende Effekte (vgl. Harms & Deyringer, 2000). Jede Körperwahrnehmung wird angesprochen und dadurch im Bewusstsein verankert.

Durch die Ruhe und Langsamkeit des Arbeitens wird eine Selbstregulation des ANS hin zu der erwünschten Dominanz des ventralen Vagus erreicht. Das Abstreichen der Beine – beginnend beim Becken – weckt das Körpergefühl im unteren Segment, welches nach PDA, Vollnarkose und insbesondere nach Sectio bei nahezu jeder Frau deutlich eingeschränkt ist. »*Vorher habe ich meine Beine und Füße kaum noch gespürt, jetzt gehören sie wieder zu mir*«, ist eine häufige Aussage nach wenigen Strichen und Haltegriffen an Becken, Knie und Fuß.

Durch das »mehr zu sich kommen« und die damit verbundene vegetative Umstimmung wird auch die emotionale Aufnahmebereitschaft und Regenerationsfähigkeit verbessert, die Belastungsdynamik verliert bereits an Wucht.

Eine Traumaexploration kann jetzt mit verbessertem Körperbewusstsein erfolgen, gegebenenfalls unterstützt von einer haltgebenden »Sicherheitsstation«. Hier wird ähnlich wie bei der Babybeobachtung auf die Feinzeichen der vegetativen Regulation geachtet: Wann beginnt die Sprache sich zu beschleunigen, wird der Atem flacher und schneller, die Stimme gespannter? Interventionen wie Bewusstmachen, Atempausen einsetzen, Selbstberührung, Imagination eines sicheren Ortes oder eines inneren Helfers, aber auch kurze stärkende Berührungssequenzen schaffen sinnvolle Unterbrechungen, in denen sich das Nervensystem beruhigen kann, um eine Stressüberflutung zu vermeiden. Im Rahmen dieser Sicherheit lassen sich traumatische Inhalte schrittweise rekapitulieren und neu vernetzen.

Auch Vorwürfe oder Selbstvorwürfe, die sich als erhebliches Integrationshindernis darstellen können, sind in dieser zugewandten Atmosphäre leichter zu klären und aus einer neuen Perspektive zu sehen.

Als Abschluss der Sitzung eignet sich meist eine weitere Berührungssequenz, wobei sich der segmentverbindende Schmetterlingsstrich über den ganzen Körper und/oder ein paralleles Halten der Füße anbietet, das eine Integration beider Hirnhälften durch die bilaterale Stimulation fördert. Wenn das Baby während der Traumaexploration anwesend ist, stellt sich anschließend meist spontan mehr Nähe der Mutter zum Baby ein. Wenn das Baby extern betreut wird, äußern die Mütter typischerweise eine neue, spürbare Sehnsucht nach dem Kind.

5.1.3 Weitere Schritte für die Eltern: Einbeziehen des Vaters

Mütter und Väter erleben und verarbeiten die Geburt ihres Kindes oft sehr unterschiedlich. Nicht immer können oder wollen Väter nach einer schwierigen Geburtserfahrung aktiv Hilfe suchen, häufiger holen sich die Mütter Unterstützung oder werden durch Hebammen oder andere Fachpersonen auf weiterführende Angebote hingewiesen. Es ist jedoch meist von Vorteil, wenn die Väter sich an den Sitzungen beteiligen, da subjektiv belastende Geburtserfahrungen die Paarbeziehung und Elternschaft anhaltend schwächen können. Oft kommen in den gemeinsamen Sitzungen Erfahrungen und Sichtweisen beider zum ersten Mal zur Sprache und mögliche Missverständnisse können ausgeräumt werden.

Das Einbeziehen der Väter erfordert mitunter großes Fingerspitzengefühl. Das »Herantasten« an eine körperorientierte Vorgehensweise wird mithilfe passender kognitiver Information verständlich gemacht, zum Beispiel Basiswissen über die Funktion des autonomen Nervensystems oder über die Wirkung des bindungsstärkenden Hormons Oxytocin. So kann bei beiden Elternteilen die Motivation geweckt werden, einfache, im Alltag leicht umsetzbare Berührungssequenzen sich gegenseitig zukommen zu lassen. Dies kann den Therapiefortschritt für die ganze Familie nachhaltig unterstützen und auch als Modell für Baby-Berührungssequenzen dienen.

Manche Väter bevorzugen anfangs die Rolle der Babybetreuung und bringen sich erst nach und nach mit eigenen Fragestellungen in den Sitzungsverlauf ein. Bei ausreichender Offenheit des Paares nimmt er schützend und rückenstärkend neben oder hinter seiner Partnerin Platz. Auf diese Weise können beide das Erlebte in engem Kontakt verarbeiten, ihr Kind gemeinsam halten und sich zunehmend als zusammengehörige Familie erleben. Nährende und herzstärkende Berührungen innerhalb einer Paarbeziehung, die nicht generell an Sexualität gekoppelt sind, können Eltern bei der Triangulierung wesentlich unterstützen und dazu beitragen, dass sich die Paare bei der Versorgung des Kindes nicht aus den Augen verlieren.

5.2 Bindungsstärkende Eltern-Baby-Arbeit

Entspannte Babys machen es den Eltern leicht, in ihre neuen Rollen hineinzuwachsen. Manchmal hat man den Eindruck, dass solche Babys ihren Eltern genügend gut lesbare Kontaktangebote machen und umgekehrt die Angebote ihrer Eltern annehmen. So entwickelt sich der Dialog leicht und selbstverständlich. *Eine Mutter nannte ihr erstes Kind dankbar »ein Anfängerbaby«, weil es ihr die Chance gab, schnell Sicherheit in der Mutterrolle zu gewinnen. Bei ihrem zweiten, frühgeborenen Kind sah sie sich vor ganz andere Herausforderungen gestellt, die auch für eine erfahrene Mutter schwer zu meistern waren.*

Wenn sich ein Baby überwiegend in einem sympathikotonen Zustand befindet, seine Bedürfnisse nur schwer zu lesen sind und es schnell »kippt« – also in einen Zustand des Quengelns oder Schreiens übergeht –, wenig schläft und bereits Hinlegen, Wickeln, Anziehen zu großem Stress führen, dann wird meist die offizielle Diagnose »Regulationsstörung« gestellt. Diese Kinder können sich tatsächlich weniger gut selbst regulieren als viele Altersgenossen und für die Eltern entsteht daher eine hohe Belastung. Die Erfahrung (scheinbar) mangelnder Elternkompetenz und Selbstwirksamkeit hinsichtlich der Betreuung des Babys setzt einen schmerzhaften Teufelskreis in Gang, der die Eltern-Kind-Beziehung mitunter dauerhaft beeinträchtigt.

Mögliche Ursachen wurden oben genannt, die Forschung darüber kann für die Eltern erhellend, mitunter auch belastend sein. Sie ist für eine erste Bindungsarbeit nicht zwingend notwendig und auch nur manchmal hilfreich.

BdB möchte hier »korrigierende« Erfahrungen, ein konkretes positives Bindungserleben für Eltern und Babys ermöglichen.

Babys finden mit traumwandlerischer Sicherheit den Menschen in seiner Umgebung, der die größte Selbstverbundenheit und Sicherheit ausstrahlt, vor allem dann, wenn ihre Eltern ihnen das (derzeit) nur begrenzt anbieten können. Für diesen Menschen werden sie sich besonders interessieren, seine Nähe werden sie schätzen. Das kann übergangsweise ein weiteres Familienmitglied oder auch eine therapeutisch unterstützende Person sein. Wenn nun diese Person ihre Selbstverbundenheit bewusst einsetzt und mit Wärme und Wertschätzung *gleichermaßen* dem Baby *und* seinen Eltern zur Verfügung steht, dann baut sich eine »Vertrauensbrücke« zwischen der besagten Person und der jungen Familie auf, die für den Bindungsaufbau genutzt werden kann. Wenn die »Überbrückung« gelingt und sich spürbar mehr Nähe innerhalb der Familie aufbaut, kann sich die begleitende Person ein wenig zurückziehen und bildet nur noch einen schützenden Kokon um die »sich findende« Familie. Manchmal reicht eine einzige Erfahrung aus, damit Eltern ein tragfähiges Bindungsgefühl erleben. Manchmal sind zahlreiche Wiederholungen nötig, insbesondere wenn schwierige aktuelle perinatale Erfahrungen mit eigenen frühkindlichen Belastungen zusammentreffen. Die Begleitperson braucht also ein hohes Maß an Einfühlungsvermögen und Resonanzwahrnehmung im eigenen Körper, um die passende »Bonding-Dosierung« zwischen Eltern und Kindern zu finden.

Meist liegt das Baby dabei im Arm der Mutter, die mit einer sorgfältigen Lagerung möglichst bequem gebettet wird, um eine Entspannung des Rückens, der Beine und der haltenden Arme zu gewährleisten. Manche Eltern sind anfangs jedoch nicht bereit, diese Angebote für eine bequeme Positionierung anzunehmen, wenn das Erregungsniveau und das damit verbundene Kontrollbedürfnis noch zu hoch sind. Meist haben sie wiederholt Situationen erlebt, in denen ihr Kind auf eine beginnende Entspannung und geringere Stimulation – also auf weniger Ablenkung – zunächst mit erhöhter Unruhe reagierte. Auch bezüglich der Positionierung ist eine individuelle Dosierung unerlässlich.

Unter Einbeziehung der Eltern werden passende Elemente aus dem BdB-Baukasten ausgewählt. Die sicherheitsgebende Berührung wird nun zuerst den Eltern zur Verfügung gestellt. Die größte Wirkung entfaltet sich, wenn die Berührung zu einer inneren Begegnung wird, die nicht nur entspannend wirkt, sondern mit der Not und gleichzeitig der Kraft von Mutter und/oder Vater in Verbindung tritt. Manche Eltern finden dabei Worte, manche verbleiben lieber im stillen Spüren dieser öffnenden Erfahrung.

Das Baby erfährt und genießt die Veränderung unmittelbar über den Körperkontakt mit der Mutter oder dem Vater. Die Eltern geben spontan ihre Erfahrung in einer vergleichbaren Berührungssequenz an das Baby weiter, oft nur ein ruhiges, bewusstes Auflegen einer Hand oder ein langsames Abstreichen. Was die Eltern in der Sitzung unmittelbar erleben, steht ihnen auch später zur Verfügung, sie brauchen kaum noch Anleitung. Sie sehen und spüren die Reaktionen des Babys in ihrem Arm: Visuelles Beobachten und taktile Wahrnehmung verbinden sich, getragen von einer zunehmenden gemeinsamen vegetativen Entspannung, und verankern sich als bindungsstärkende Erfahrung.

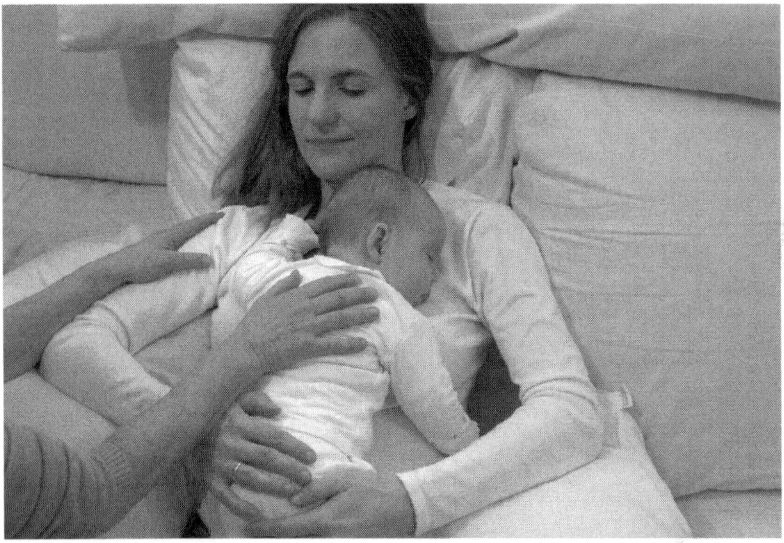

Abb. 1: »Bindungsstrom« aufbauen

Eine besondere Wirkung hat oft ein ruhiges Halten durch die Begleitperson, welche denVater/die Mutter mit dem Kind sanft »verbindet«: Es beginnt eine Dynamik wie nach einer Stromunterbrechung: Der »Bindungsstrom« beginnt wieder zu fließen! So entstehen mitunter »heilende Momente«, die von Stille, Verinnerlichung und einer spürbar herzberührenden Qualität geprägt sind. Manchmal sind danach beschreibende Worte hilfreich – manchmal genügt die tiefe Erfahrung, ein nachgeholtes oder neue Facetten einschließendes Bonding, das so nachhaltig wirkt.

Die intensive Erfahrung lässt nicht selten zurückgehaltene Gefühle an die Oberfläche kommen. Schmerz und Trauer über Schwangerschafts- oder Geburtserfahrungen bekommen Anerkennung und Mitgefühl, können sprachlich begleitet und integriert werden und sich zunehmend in Glücksgefühle verwandeln.

5.3 Babyarbeit auf der Matte

Wenn das Kind größer wird, seine Eigenregulationsfähigkeit zunimmt, sind Berührungssequenzen auf der Matte oder dem Wickeltisch zunehmend sinnvoll. Dies entspricht auch der natürlichen Entwicklung, bei der von Mutter und Kind allmählich ein größerer äußerer Abstand akzeptiert wird. Die Balance zwischen Nähe- und Autonomiebedürfnis verändert sich und die Fähigkeit, die Welt selbstständig entdecken zu können, gewinnt an Bedeutung. So können Spiel- und Berührungssequenzen ineinanderfließen und zum Beispiel in Wickelsituationen bindungsstärkend eingesetzt werden.

Manchen Babys bereitet es jedoch viel Stress, auch nur für kurze Zeit flach auf dem Rücken zu liegen – jedes Anziehen und jeder Massageversuch endet in Unruhe, manchmal auch im Weinen. Bei verunsicherten Eltern führt das entweder zu übertriebener Vorsicht und zu einem latenten »schlechten Gewissen« dem Kind gegenüber. Pflegehandlungen werden daher eher schnell und mechanisch ausgeführt, das Nervensystem des Kindes wird noch stärker aktiviert und die Eltern versuchen dabei, ihre Emotionen – etwa Mitleid oder Ärger – auszublenden. Neben der Klärung der individuellen Betroffenheit und einer Neuausrichtung der Sichtweise bietet hier die Berührungsarbeit mit dem liegenden Baby geeignete Ansatzpunkte für die therapeutische Intervention.

Zu Beginn ist es sinnvoll, einen geschützten Platz zu gestalten, etwa mit einer weichen Unterlage, einem Polster, wenn nötig unterstützt durch ein kleines Keilkissen, das eine bessere Regulation durch eine leichte Erhöhung des Kopfes bewirkt. Auch hier ist diese achtsame Vorbereitung bereits Teil der Sitzung.

Grundsätzlich kann die Babybehandlung unter direkter Anleitung von den Eltern selbst ausgeführt werden. Wenn aber die Verunsicherung oder etwaige Trauma-Nachwirkungen zu stark sind, kann es für alle entlastend sein, wenn anfangs der/die TherapeutIn dem Baby im Beisein von Mutter/Vater gezielte BdB-Sequenzen anbietet. Dabei sollten die Eltern möglichst neben der Therapeutin/dem Therapeuten sitzen, damit das Kind alle Beteiligten im Blickfeld hat.

Ziel ist, eine direkte Kommunikation mit dem Baby aufzubauen, bei der die Reaktionen des Kindes benannt und mit einbezogen werden – daran können sich die Eltern für die Zukunft orientieren, um das Baby besser wahrnehmen zu können. Wenn der Kontakt zwischen Eltern und Begleitperson vertrauensvoll ist, erleben die Eltern das Zuschauen und Mitspüren als Bereicherung und Ermutigung.

Abhängig von den emotionellen Ressourcen der Familie bleibt die Dosierung entweder im nur sichernden Bereich (z.B. mit Sicherheitsstation und Päckchenstellung), oder sie geht einen Schritt weiter: Gemäß dem *Minimum-Stimulus-Prinzip* bleiben wir zwar unterhalb der Abwehrgrenzen, kontaktieren sie aber behutsam. Konkret bedeutet das, mit viel »Fingerspitzengefühl«, genauer Wahrnehmung und Spiegelung der Reaktionen des Babys belastete Stellen aufzusuchen und neue Erfahrungen an der Grenze des Toleranzbereichs zu ermöglichen. Ein Behandlungsdialog könnte sich beispielsweise so anhören:

»Ich lege jetzt meine Hand erst mal sanft an deine Seiten (Becken = Sicherheitsstation) und warte ein wenig, ob du dich dabei wohl fühlst« (währenddessen erfolgt Selbstanbindung beim Behandler). Wenn das Baby erneut Offenheit signalisiert: »Ich lege meine Hand ganz sanft an deine Schulter und warte dort, wie sich das für dich anfühlt.« Wenn jetzt die Erregung steigt, obliegt es der feinfühligen Beobachtung und Erfahrung der behandelnden Person, dem Kind mitzuteilen: »Oh, das scheint heute noch ein bisschen viel für dich zu sein, ich lege die Hand erst mal zurück an eine Stelle, die für dich angenehmer war.« *Oder:* »Ich bleibe ganz sanft mit meiner Hand da, spür mal, ob sich die Aufregung vielleicht gleich beruhigt.« Wenn die Zeichen des Babys eindeutig sind, könnte ergänzt werden: »Das hat dir wohl damals wehgetan an dieser Stelle, als du auf die Welt gekommen bist, aber spür mal, jetzt ist es ganz anders. Du erinnerst dich nur an früher, jetzt berühre ich dich sanft und vorsichtig und deine Eltern sind ganz in deiner Nähe.« Wenn ein guter Kontakt aufgebaut ist, reagieren auch schon sehr kleine Babys auf diese Ansprache und machen deutlich, ob es möglich ist, das Toleranzfenster zu erweitern oder ob wir einen Schritt zurückgehen sollten. Bei der Mehrzahl der Eltern ruft der eingehende Kontakt, die genaue Ansprache und die aussagekräftigen Reaktionen des Kindes ein Staunen, oft eine große innere Wärme hervor. »So habe ich mein Kind noch nie gesehen!«, ist eine Aussage, die wir im Kontext der Eltern-Baby-Sitzungen häufig hören.

Wenn es gelingt, dem Baby die Erfahrung zu vermitteln, dass alltägliche Berührungen (z.B. beim Anziehen) nicht bedrohlich sind, wird der Alltag mit dem Baby leichter. Wenn das Kind nach einer Sitzung zu weinen beginnt, kann die Reaktion mithilfe einer schreibegleitenden EEH-Sitzung ergänzt werden.

Wenn die Eltern es sich zutrauen, übernehmen sie unter Anleitung der Begleiterin die »Massage« selbst, wobei sich das oben beschriebene zirkuläre Modell aus Selbstanbindung – Babybeobachtung – Berührungssequenz sehr bewährt hat.

5.4 Mothering the mother

Eine nachhaltige Wirkung entfaltet BdB in der Begleitung von Eltern mit eigenen frühen Traumatisierungen. Das können perinatale Belastungen sein, die sich jetzt aktualisieren, ein chronischer Mangel an Zuwendung, Einstimmung und emotionaler Verfügbarkeit bis hin zur Vernachlässigung oder gar aktiven Misshandlung.

In kaum einer Lebensphase taucht dieser frühe Schmerz so deutlich und so schwächend auf wie nach der Geburt und in den ersten Lebensmonaten mit dem Kind – aber auch genau hier kann am wirkungsvollsten eine nachnährende Erfahrung ermöglicht werden. Das kann zum Beispiel eine kurze entspannende Behandlung sein, die eine Fachkraft einer jungen Mutter gibt, um die Milch besser zum Fließen zu bringen, bei der aber durch die Qualität des Kontaktes viel »Nährendes« vermittelt wird und einen nachhaltigen Eindruck erzeugt.

Mütter, manchmal auch Väter, »saugen« bei BdB-Behandlungen die wohldosierte Erfahrung von Zuwendung förmlich auf, integrieren sie in ihr Bewusstsein und setzen diese stärkenden Erfahrungen mit ihren Kindern erstaunlich schnell um. Wenn körperliche Traumatisierungen vorliegen, können sie mit dem *Minimum-Stimulus-Prinzip* behutsam und schrittweise entladen werden (siehe Fallvignette 2), gleichzeitig wird der Kontakt zur Gegenwart und den vorhandenen Ressourcen kontinuierlich aufrechterhalten. So können Regressionen in kleinen Schüben »anfluten« und werden mit stärkenden Erfahrungen im Hier und Jetzt neu vernetzt. Angestrebt wird ein duales Bewusstsein, das einen Dialog zwischen dem inneren, mangelversorgten Kind und dem Erwachsenen ermöglicht (vgl. Heller, 2012).

Eine liebevolle, möglichst ungestörte Behandlungseinheit für die Mütter oder Väter führt oft spontan zu einem veränderten Umgang mit dem Kind und setzt neue Kreisläufe positiver Gegenseitigkeit in Gang. Insbesondere bei stark belasteten Müttern sind Einzelbehandlungen ohne die Anwesenheit des Babys zu bevorzugen. Sie gewährleisten, dass die Mütter wenigstens kurzzeitig eine liebevolle Versorgung erleben, »ganz bei sich ankommen«

und in die Erfahrung der Selbstanbindung eintauchen können. Die Erfahrung zeigte, dass bei anwesenden Kindern (scheinbar paradoxerweise) häufig ein stresslösendes Weinen ausgelöst wird, das für den Eigenprozess der Mutter zunächst kontraproduktiv wirken kann. Etwas später, wenn die Fähigkeit zur Selbstversorgung gewachsen ist, sind kombinierte Mutter-Kind-Behandlungen leichter durchführbar und stellen erwünschte Assoziationen her: »*Ich darf erleben, was ich vermisst habe, und gebe diese Qualität an mein Kind weiter.*« »*Wenn mein Baby weint, weil sich Spannungen lösen, kann ich ihm Halt geben und es durch das Weinen begleiten.*« Um dauerhaft wirksam zu werden, erfordern die nährenden Erfahrungen, die durch BdB ermöglicht werden, ein Bewusstmachen durch angemessene sprachliche Einbindung. Ferner obliegt es dem Therapeuten/der Therapeutin, respektvoll zu benennen, dass es um das »Nacherleben« von grundlegenden Erfahrungen geht und er/sie als Quelle für dieses emotionale und körperliche Nachnähren für eine bestimmte Zeit zur Verfügung steht.

Je klarer der/die TherapeutIn die Rollen »Therapeut« und »Muttterersatz« innerlich trennen kann und das auch adäquat vermittelt, umso leichter wird für die Klienten die innere Orientierung und nach einer Phase der Nähe der erwünschte Ablösungs- und Autonomieprozess gelingen.

Die Aussage einer frühkindlich schwer traumatisierten Mutter nach einem Jahr postpartaler Begleitung macht das deutlich: »*Als du vor einem halben Jahr gesagt hast, die Behandlung wirst du nach einer Weile nicht mehr brauchen, konnte ich mir das gar nicht vorstellen. Heute weiß ich, dass mir die Behandlungen immer noch sehr wertvoll sind, aber ich brauche sie nicht mehr, um mit mir und den Kindern gut zurechtzukommen.*«

6 Zwei Fallvignetten

6.1 Begleitung einer adoptierten Mutter

Anna fiel mir in einem Mutter-Baby-Kurs auf, weil sie mit ihren beiden Kindern zwar sachlich korrekt umging, aber so unverbunden, dass sich das Gefühl »wie mit einem Stück Holz« einstellte. Da das kleine Kind auch oft weinte, stellte ich behutsam die Frage, ob sie sich Hilfe wünschen würde. Sie bejahte die Frage zuerst sehr zögernd, dann erleichtert. Die freundliche familiäre Atmosphäre im Kurs schien ihr diesen Schritt zu ermöglichen. Zu dem Vertrauensverhältnis haben nicht zuletzt viele Selbstanbindungsübungen sowie ein niederschwelliger körperlicher Kontaktaufbau der Kursteilnehmerinnen untereinander beigetragen.

Bei der Anamnese stellte sich heraus, dass sie selbst zur Adoption freigegeben worden war und die ersten Lebensmonate in einem Heim verbracht hatte. Ihr zweites Kind war jetzt genau in der Lebensphase, in der sie selbst noch im Heim war, bis geeignete Eltern gefunden waren. Bei Anamneseerhebung kam ihr selbst der Gedanke, dass diese frühesten Erfahrungen sich jetzt im Umgang mit den Kindern auswirken könnten und sie begann in beeindruckender Weise ihre ersten Lebenserfahrungen mit den heutigen zu verknüpfen. Ihre Adoptiveltern hatte sie als fair und grundsätzlich zugewandt erlebt, aber das Empfinden eines warmen nährenden Platzes stellte sich bis heute kaum ein.

Zu meiner Überraschung war sie schnell bereit, sich beim nächsten Treffen einer BdB-Sitzung zu öffnen, mit dem erklärten Ziel, Erfahrungen mit »mothering the mother« machen zu können. Auf mein Anraten hatte sie eine Kinderbetreuung für diese Therapiestunde organisiert. Sie tauchte in dieser ersten BdB-Sitzung, in der ich besonders über das Halten und Einhüllen der Füße ein Erdungsgefühl ermöglichen wollte, in einen tiefen regressionsartigen Zustand ein, blieb aber dennoch erreichbar – der Aufenthalt im vorgeburtlichen Zeitraum war in meiner Körperresonanz deutlich spürbar.

Zu Beginn der nächsten Sitzung erzählte sie mehr über die Umstände, die von der Adoption bekannt waren. Es folgten noch zwei Sitzungen, bei der durch meine innere Haltung und die Art der Berührung gleichzeitig die junge Mutter *und* ihr »inneres Kind« genährt und versorgt wurden. In diesen Sitzungen hatte sie selbst das Gefühl, weit in die Vergangenheit in einen vorsprachlichen Bereich zurückzugehen und doch gleichzeitig den Bezug zur Gegenwart und zu mir als behandelnde Person aufrechtzuhalten. Am Ende der Sitzung wurde die weitgehend stille Behandlungserfahrung noch einmal mit wenigen Worten mit der Lebensgeschichte verknüpft. Danach wünschte sie eine Behandlungspause, um die Erlebnisse verarbeiten zu können.

Nach dieser Pause kam sie mit ihren beiden Kindern wieder in die Gruppe und berichtete, dass der ältere Sohn in der Zwischenzeit an Scharlach erkrankte und sie ihn zusammen mit einem erfahrenen Kinderarzt zu Hause ohne Antibiotikum gesund gepflegt hatte. Sie fühlte sich in ihrer Mütterlichkeit so gestärkt, diese frei gewählte Klausur von mehreren Wochen, den damit verbundenen intensiven Kontakt mit ihren Kindern und die Verantwortung der Pflege anzunehmen, was vorher undenkbar gewesen wäre. Ihr Verhalten den Kindern gegenüber war völlig verändert, leicht und unkompliziert, ihr eigenes Potenzial und das, was die Adoptiveltern versucht hatten ihr mitzugeben, schien ihr plötzlich in Hülle und Fülle zur Verfügung zu stehen.

6.2 Schwangerschaftsbegleitung nach Frühgeburt der werdenden Mutter

Christine kam in ihrer ersten Schwangerschaft mit dem Wunsch, sich auf die geplante Hausgeburt vorzubereiten, in meine Praxis. Sie selbst war im siebten Schwangerschaftsmonat in einem derart schlechten Zustand geboren, dass die Klinikärzte sie für nicht lebensfähig hielten. Ihr bei der Geburt anwesender Vater konnte sich jedoch durchsetzen und verlangte die Versorgung. Nach längerem Klinikaufenthalt wurde sie als körperlich gesundes Baby entlassen. Es ist zu jedoch zu vermuten, dass in der Kinderklinik mit der damals üblichen, wenig kindgemäßen Routine vorgegangen wurde.

In ihrer erwünschten und komplikationslosen Schwangerschaft war sie dennoch überdurchschnittlich erregbar, berührungsempfindlich und angespannt, dissoziierte oft und war voller Angst, doch noch vor oder zur Geburt einen Klinikaufenthalt zu benötigen – was in ihr ein hohes subjektives Bedrohungsgefühl auslöste.

Innerhalb von zehn Sitzungen tasteten wir uns gemeinsam an den Körper heran, um die Berührungstoleranz und die vegetative Regulationsfähigkeit zu verbessern. Ihre paradoxen Gefühle, nämlich der Wunsch nach dieser zarten Berührung bei gleichzeitig großer Scheu davor und ihre Neigung zur Dissoziation, mussten sorgfältig berücksichtigt werden. Der Plan war, mit ruhigen Haltegriffen sowie kleinen Elementen aus dem BdB-Baukasten, den Bezug zum Körper schrittweise zu verbessern. Diese werdende Mutter war entschieden, einen Weg zu finden, mit ihren frühesten Lebenserfahrungen in Kontakt zu kommen und durch heilsame Erfahrungen neu zu verknüpfen. Gemeinsam besprachen wir das *Minimum-Stimulus-Prinzip* und trafen genaue Vereinbarungen bezüglich der Stopp-Regel, um ein tragfähiges Sicherheitsgefühl zu etablieren. Nach dieser Vorbereitung konnte ich beginnen, sie so zu behandeln, wie es ihr als frühgeborenes Kind vermutlich hilfreich gewesen wäre. Ich stellte mir auch vor, das Bewusstsein der jungen Frau einzuladen, sich wieder ganz im Körper zu verankern, um nicht in Flashbacks zu geraten und bei geringen Anlässen »aussteigen« zu müssen. Immer wieder durchlief sie Wellen von Angst vor der Berührung, in der ihr Körpergedächtnis kurzzeitig durch einen hohen Stresslevel ging, der sich jedoch während der Sitzung abbaute und in eine tiefe, wohlige, auch erschöpfte Entspannung verwandelte. Die Berührungstoleranz der jungen Frau wuchs von Sitzung zu Sitzung. Sie äußerte auch, dass der Abstand von zwei Wochen genau richtig sei, da sie immer eine Woche brauche, um die Erfahrungen der vorangegangenen Behandlung psychisch (Tagebuch, Gespräche mit Partner und Familie) und körperlich (große Erschöpfung, die sich aber dann jeweils in große Kraft wandelte) integrieren zu können.

Der Wunsch nach einer geschützten Hausgeburt mit einer erfahrenen Hebamme ging in Erfüllung, vielleicht auch dadurch begünstigt, dass die Klinikangst in den Wochen der Begleitung durch die entlastende Behandlung stetig abgenommen hatte. Im Wochenbett zeigte sie große Unbefangenheit im Umgang mit dem Kind, sie hatte die eigene Geschichte gut integriert.

7 Schlusswort

Der vorliegende Text stellt einen Einblick in die Entwicklung und in die praktische Anwendung von »Bindung durch Berührung« dar. Je kreativer BdB angewendet wird, getragen von dem nötigen therapeutischen Hintergrundwissen, umso wirkungsvoller die Gestaltung. Neben all den beschriebenen Aspekten sollte allerdings nicht vergessen werden, dass diese Arbeit nur dann gelingen kann, wenn der folgende alte tibetische Spruch letztlich die wichtigste Leitlinie darstellt:

> »Das Herz muss Hände haben, die Hände ein Herz.«

Literatur

Bowlby, J. (2014). *Bindung als sichere Basis. Grundlagen und Anwendung der Bindungstheorie.* München: Ernst Reinhardt Verlag.

Deyringer, M. (2008). *Bindung durch Berührung. Schmetterlingsmassage für Eltern und Babys.* Berlin: Leutner.

Deyringer, M. & Harms, Th. (2000). *Auf die Welt gekommen – Die neuen Babytherapien.* Berlin: Leutner.

Doidge, N. (2008). *Neustart im Kopf. Wie sich unser Gehirn selbst repariert.* Frankfurt: Campus Verlag.

Harms, T. (2008). Emotionelle Erste Hilfe. Bindungsförderung, Krisenintervention, Eltern-Baby-Therapie. Berlin: Leutner.

Heller, L. & Lapierre, A. (2014). *Entwicklungstrauma heilen*. München: Kösel.

Kabat-Zinn, M.& Kabat-Zinn, J. (1997). *Mit Kindern wachsen – Die Praxis der Achtsamkeit in der Familie*. Freiamt: Arbor Verlag.

Lang, Ch. (2009). *Bonding – Bindung fördern in der Geburtshilfe*. München: Urban & Fischer.

Leboyer, F. (1995). *Der sanfte Weg ins Leben – Geburt ohne Gewalt*. München: Kösel.

Leboyer, F. (2007). *Sanfte Hände – die traditionelle Kunst der indischen Babymassage*. München: Kösel.

Levine, P. (2010). *Sprache ohne Worte – wie unser Körper Trauma verarbeitet und uns in die innere Balance zurückführt*. München: Kösel.

Reich, E. & Zornànszky, E. (1997). *Lebensenergie durch sanfte Bioenergetik*. München: Kösel.

Schneider, V. (2002). *Babymassage. Praktische Anleitung für Mütter und Väter*. München: Kösel.

Traumatisches Geburtserleben und Auswirkungen auf die Mutter-Kind-Interaktion

Ein Fallbeispiel aus der körperorientierten Krisenbegleitung

Paula Diederichs, Sabrina Mathea & Anja Weiffen

»Diese Welt ist schnell
und hat verlernt beständig zu sein.
Denn Versuchungen setzen ihre Frist.
Doch bitte schwör, dass wenn ich wieder komme,
alles noch beim Alten ist.

Gib mir ein kleines bisschen Sicherheit
in einer Welt in der nichts sicher scheint.
Gib mir in dieser schweren Zeit irgendwas das bleibt.

Gib mir einfach nur ein bisschen Halt.
Und wieg mich einfach nur in Sicherheit.
Hol mich aus dieser schnellen Zeit.
Nimm mir ein bisschen Geschwindigkeit.«

Silbermond: »Irgendwas, was bleibt!«

1 Einleitung

Traumatische Geburtserlebnisse treten relativ häufig auf. So stellten Soet, Brack und Dilorio (2003) fest, dass 34% (n = 103) der untersuchten Mütter vier Wochen nach der Geburt über traumatische Erlebnisse berichteten. In der Studie von Davies, Slade, Wright und Stewart (2008) waren es 21,3% der Frauen (n = 211). Diese Traumatisierungen gehen überwiegend auf negative Kaiserschnitt-Erlebnisse, viele medizinische Eingriffe während der Geburt, lange und sehr schmerzhafte Geburten, starke Gefühle von Ohnmacht, einen Mangel an Aufklärung, negative Interaktionen zwischen den Frauen und dem Geburtspersonal (Ärzten, Pflegepersonal,

Hebammen usw.) und Differenzen zwischen Erwartungen an die Geburt und dem realen Geburtserlebnis (aus Sicht der Mutter) zurück (Soet et al., 2003). Die Prävalenz einer sich daraus entwickelnden klinischen posttraumatischen Belastungsstörung (PTBS) variiert zwischen 1,5% (Ayers & Pickering, 2001) und 5,6% (Creedy et al., 2000).

Scham-, Schuld- und Überverantwortungsgefühle können hier die Folge sein. Diese Dynamik gilt es zu verstehen und die Mutter nicht pauschal zu verurteilen. So zeigt sich in der Praxis, dass Frauen unmittelbar nach der Geburt noch über ihr Erlebnis berichten, mit der Zeit wird dies für die Umwelt jedoch häufig zu einer Belastung, weshalb sie verstummen und das Erlebte abspalten, was den Bindungsprozess zum Kind enorm beeinflussen kann. Diese Mütter sind weniger feinfühlig, eher aufdringlich *(invasive)* ihren Kindern gegenüber und berichten häufiger über ein schwieriges Temperament des Kindes (Davies et al., 2008).

Die Aufarbeitung von Traumata kann zu Veränderungen von Bindungsqualitäten von Erwachsenen innerhalb einer Psychotherapie führen, was bereits wissenschaftlich für verschiedene Psychotherapiearten bekannt ist (Brisch, 2013; Buchheim et al., 2012; Juffer et al., 1997). Auch weiß man, dass die Aufarbeitung eigener Traumata möglicherweise eine andere Sicht auf das Kind ermöglicht, da die Interaktion nicht mehr durch die Fantasien der Mutter überformt wird. Die Bedürfnisse des Kindes werden wieder wahrgenommen (Dornes, 2002). Durch den feinfühligeren Umgang verändert sich bestenfalls auch das Verhalten des Kindes, welches durch seine Mutter wieder adäquat reguliert wird.

Die körperorientierten Krisenbegleitung (von Paula Diederichs entwickelt, im Nachfolgenden KKB genannt) beschäftigt sich explizit damit, Frauen, die während der Geburt seelische und/oder körperliche Übergriffe erlebt haben, zu helfen. Es sei dahingestellt, ob ihr eigener Körper und/oder ihre Seele nicht so funktioniert haben, wie es für sie »perfekt« gewesen wäre, oder ob Maßnahmen des professionellen Helfersystems dazu geführt haben. Zum Teil entwickeln sich Schreiproblematiken beim Kind, wenn die Mutter unter einer nicht aufgearbeiteten, traumatischen Geburt leidet, weshalb diese dann die KKB aufsucht.

Im Folgenden wird anhand eines Fallbeispiels die Arbeit in der KKB und deren Wirksamkeit hinsichtlich der Auswirkungen auf die Mutter-Kind-Bindung dargelegt. Was hier beschrieben wird, erleben nicht alle Frauen. Jedoch können Betroffene mithilfe der folgenden Ausführungen lernen, sich selbst und das private und professionelle Helfersystem besser zu verstehen.

Zunächst wird das traumatisierende Geburtserlebnis der Mutter beschrieben, die Auswirkungen auf das Kind, die Mutter-Kind-Interaktion im häuslichen Umfeld und die Darstellung der Eingewöhnungsphase in die Kindertagesstätte. Danach folgt die Darstellung und Diskussion der Aufarbeitung des Erlebnisses der Mutter innerhalb der Krisenbegleitung, der Auswirkungen der Krisenbegleitung auf die Mutter-Kind-Interaktion, der Auswirkungen auf das kindliche Spiel aus Sicht der Mutter und auch aus Sicht der Erzieherin in der Kindertagesstätte. Ausführliche Beschreibungen der innerhalb der KKB angewendeten Methoden werden an anderer Stelle ausführlicher dargestellt (Diederichs & Jungclaussen, 2010; Diederichs & Olbricht, 2002; Knapp-Diederichs, 2000).

2 Vorstellung des Fallbeispiels Sophia

Das folgende Fallbeispiel hat sich innerhalb der Krisenbegleitung von Paula Diederichs zugetragen. Die Namen aller Personen, außer dem von Paula Diederichs, die die verschiedenen Schritte innerhalb der Behandlung dieses Falls aus ihrer Sicht schildert, wurden geändert.

Es sollen Arbeitsweisen und mögliche Wirkfaktoren, die eine Veränderung im Bindungssystem zur Folge haben, vorgestellt werden. Hauptsächlich wird dargestellt, wie mit der Mutter gearbeitet wird, was in der Praxis einen großen Anteil ausmacht. Mutter zu werden bedeutet die größte Veränderung im Leben einer Frau. Ihr zu helfen, diese Rolle mit allen Geschehnissen anzunehmen, ist unsere Aufgabe, das heißt, das Positive zu sehen. Doch auch die Abgründe, die ihr und ihrem Baby geschehen sind, gilt es zu erkennen und wahrzunehmen. Sie ist die Erwachsene und engste Bindungsperson des Kindes. Nur wenn die Mutter stabil ist und die Erfahrungen, die ihr und ihrem Baby widerfahren sind, emotional halten und tragen kann, stabilisiert sich das System. Die große Antriebsfeder ist ihre Mutterliebe. Sie möchte unbedingt ihrem Baby helfen, dass es ihm wieder gut geht. Außerdem ist die Mutter bestenfalls auch bereit, ihre eigene Befindlichkeit zurückzustellen. Dies kann eine sehr große Motivation darstellen und wirkt sich absolut positiv auf unsere Arbeit aus. In anders gelagerten Fällen wird der Fokus innerhalb der KKB natürlich verändert, wenn etwa von dem Baby oder Kleinkind die größte Problematik ausgeht oder die elterliche Beziehung der Hauptgrund für die Belastungssituation darstellt.

In diesem Fall geht es um die Annahme des Schreckens (Bindungsbruch), der der Mutter während der Geburt widerfahren ist. Damit einher geht die Aufarbeitung und Annahme erlebter Schamgefühle, Gefühle von Inkompetenz und starker Erschöpfungsgefühle, die bisher nicht integriert, sondern abgespalten wurden. Die Konfrontation und die Annahme dieser Gefühle erfolgt innerhalb der KKB in kleinen Schritten. Solange die Geburtssituation innerpsychisch nicht von der Mutter integriert werden konnte, reinszeniert sie diese in Mikrosequenzen im Bindungssystem. Wenn sie sich im Alltag in einer Trennungssituation wiederfindet, gerät sie innerlich in einen Notzustand und überträgt diesen Bindungsbruch auf das Kind; folglich ist das Kind ohne Bindung zur Mutter (z.B. sieht die Mutter äußerlich, dass im Kindergarten alles gut läuft; innerlich aber hat sie trotzdem Angst, es loszulassen, sie müsste doch eigentlich dableiben und kontrollieren, ob es ihrem Sohn wirklich gut geht; sie hat Angst, als Mutter noch einmal etwas falsch zu machen und sich nicht genügend zu kümmern, und agiert deshalb überbehütend gegenüber ihrem Kind). Eine Annahme und Integration der Gefühle kann nur erfolgen, wenn diese in einem sicheren Raum (mit Rückhalt der Krisenbegleiterin) nochmals gefühlt und dann auch zunehmend gehalten werden können. Nur so kann sich langfristig das Bindungssystem der Frau verändern, da die Gefühle bewusst werden und dann auch bewusst verändert und bearbeitet werden können. In diesem und anderen Fällen muss offensichtlich gar nicht so viel mit den Babys gearbeitet werden, da Veränderungen im Bindungssystem und die Bearbeitung von Traumata der Mutter bereits weitreichende, positive Auswirkungen auf die Mutter-Kind-Bindung haben können.

2.1 Traumatisches Geburtserleben der Mutter

Nachdem Sophia, die Mutter, zwei Wochen über dem errechneten Geburtstermin war, ging sie zur Einleitung ins Krankenhaus. Dort wurden ihr wehenfördernde Tabletten verabreicht. Der Geburtsprozess kam jedoch nicht in Gang. Sophia empfand die Zeit im Krankenhaus als äußerst beängstigend. Dazu beigetragen hat vor allem das Miterleben einiger Geburten und deren Verlauf. Sie hörte die anderen Frauen im Nebenraum vor Schmerzen in Furcht einflößender Weise schreien. Diese Erlebnisse brannten sich in ihr Gedächtnis und die Angst vor der bevorstehenden Geburt ihres Kindes wurde unerträglich. Sie fühlte sich unfähig, ein Kind zu gebären. Ihre Verzweiflung und der mangelnde Schlaf führten zu einer Kaiserschnittgeburt. Sophia fühlte sich kurz danach erleichtert und glücklich mit ihrem Sohn im Arm. Die Operation schwächte sie jedoch enorm. Zur Erholung blieb ihr keine Zeit. Sie wurde nur einen Tag später aufgefordert aufzustehen und endlich die selbstständige Pflege ihres Kindes zu übernehmen. Sophia merkte aber schnell, dass ihr gesundheitlicher Zustand zu instabil war, um die Anforderungen des Klinikpersonals zu erfüllen. Dennoch befolgte sie die Anweisungen der Krankenschwester und so fiel sie, im Bad angekommen, auf die harten Fließen und wurde ohnmächtig. Als sie wieder zu sich kam, sah sie überall Blut – ihr Blut. Diese Erfahrung empfand Sophia als Niederlage und sie entschuldigte sich sogar beim Personal dafür. Eine gesunde Beziehung zu ihrem Sohn konnte Sophia zu diesem Zeitpunkt nicht aufbauen, da sie ausschließlich damit beschäftigt war, selbst auf die Beine zu kommen und ihre mütterlichen Pflichten zu erfüllen. Sie kam in den folgenden Tagen weder zur Ruhe noch zum Schlafen. Sophia bekam Angst und fühlte sich ohnmächtig – gefangen in ihrem Zimmer. Sie war ohne jegliche Unterstützung im Krankenhaus und so spornte sie sich jede Minute an durchzuhalten. Sie konnte kaum noch atmen und wollte nur fliehen. Als sie vorzeitig das Krankenhaus verließ und endlich die Türen des Schreckens hinter sich schloss, überkam sie das Gefühl großer Erleichterung und sie brach in Tränen aus. Das von Sophia geschilderte traumatische Geburtserlebnis hatte auf die weitere Mutter-Kind-Interaktion erhebliche Auswirkungen.

2.2 Geburtserleben aus der Sicht des Kindes

Im folgenden Abschnitt wird die erlebte traumatische Geburtserfahrung aus der Perspektive des Kindes betrachtet. Die Geburtsreise von Sophia und ihrem Sohn ist zu einer körperlichen und emotionalen Achterbahnfahrt geworden. Das andauernde Ansprechen des sympathischen Nervensystems der Mutter und die daraus resultierenden körperlichen Verkrampfungen übertrugen sich auf das Kind. Ein tiefes Loslassen und Sich-Hingeben, um den gemeinsamen Start ins Leben würdevoll zu begrüßen, war durch die starke Angst und die fehlende emotionale Begleitung der Mutter nicht möglich. Daher konnte der Geburtsprozess nicht voranschreiten. Die Mutter kämpfte im Krankenhaus um die Aufrechterhaltung ihres emotionalen Innenlebens. Aus Sicht der Pränatalpsychologie sowie der Körperpsychotherapie nach Reich haben die Geschehnisse während der

Schwangerschaft und Geburt einen großen Einfluss auf die Persönlichkeit des Neugeborenen. Karlton Terry (2014, S. 22) beschreibt dies in seinem Buch sehr anschaulich: *»Was während der Schwangerschaft und der Geburt geschieht, prägt unsere Identität auf der tiefsten Ebene des Menschseins. [...] Geborenwerden ist vermutlich das Härteste, das uns je zustößt.«*

Die Gefühle, die Sophia im Krankenhaus erlebte, erlebte auch ihr Sohn. Die Kaiserschnittgeburt stellte für die Mutter eine extreme Erleichterung dar. Ein gemeinsames körperliches Zusammensein noch während der Operation wurde der kleinen Familie zugestanden. Ein Lichtblick im dunklen Tunnel zeigte sich. Die Eltern beschrieben diesen Moment als unglaublich berührend. In diesem Fall wird die Kaiserschnittgeburt von der Mutter nicht als Gewalteingriff angesehen, sondern führt eher zur Erlösung aus der angstbesetzten Lage. Für das Baby erweist sich die Kaiserschnittgeburt einerseits ebenfalls als Entlastung im Hinblick auf die erhöhte Aktivierung des sympathischen Zustands der Mutter, andererseits fehlt dem Kind der gemeinsame kraftvolle Prozess, mit der Mutter den Geburtsvorgang gemeistert zu haben. Diese Erfahrung kann für das Kind aufgrund der medizinischen Prozedur der invasiven Fremdeinwirkung des Arztes auf das Baby physisch, psychisch und emotional traumatisch sein. Aus der Depressionsforschung ist bekannt, dass starker Stress der Mutter (den Sophia auch vor der Geburt schildert) sich unmittelbar auf den Fetus überträgt und diese Säuglinge direkt nach der Geburt einen stark erhöhten Cortisolspiegel aufweisen (Field, 2004). Auch kann mütterlicher Stress während der Schwangerschaft langfristige, negative Auswirkungen auf die weitere Entwicklung des Kindes haben kann, wie zum Beispiel eine erhöhte Gefahr zur Entwicklung von Asthma bronchiale (Liu et al., 2015) oder anderer schwerer Erkrankungen (Phelan et al., 2015). Psychisch kann ein Kaiserschnitt für das Kind einen Kontrollverlust bedeuten, da hier der Geburtsvorgang unterbrochen wird, der sonst durch das Baby und die Mutter bestimmt wird (Köhler, 2000). Schon 1984 beschrieb Arthur Janov, dass Eingriffe in den natürlichen Geburtsvorgang (z.B. durch Kaiserschnitte, Zuhilfenahme von Saugglocken und Zangen) bei dem Kind ein bleibendes Gefühl von »Ich schaffe es nicht alleine, ich brauche Hilfe« auslösen und den weiteren Lebensverlauf beeinflussen können. Weiterhin war durch die extreme psychische Belastungssituation der Mutter im Krankenhaus nach der Geburt ein Bindungsaufbau nicht wirklich möglich, was den vermutlich bereits erhöhten Cortisolspiegel des Kindes nicht positiv beeinflusste (Janov, 1984) und zu einer dauerhaften vegetativen Übererregung führte.

2.3 Mutter-Kind-Interaktion im häuslichen Umfeld

Die traumatische Geburtserfahrung wirkte sich zunächst negativ auf eine gesunde und erfüllte Mutterschaft aus. Geschwächt von der Operation und dem Schlafmangel kehrte die Familie nach Hause zurück. Sophia fühlte sich sehr unsicher im Umgang mit ihrem Sohn. Eine emotionale Verbindung konnte sie nur sehr schwer aufbauen. Jetzt Tag und Nacht Verantwortung für ein Baby zu übernehmen, raubte ihr den Atem. Sie verschwieg ihre zwiespältigen Gefühle dem Kind gegenüber. Weiterhin kam sie nur schwer aus der vegetativen Übererregung und der damit einhergehenden erhöhten Anspannung wieder heraus. Sie fühlte sich überfordert und unfähig, eine gute Mutter zu sein. Sophia war viel zu sehr mit ihren eigenen verletzten Gefühlen beschäftigt. Sophias Sohn schlief sehr schlecht, litt an Koliken und forderte ununterbrochen die Aufmerksamkeit seiner Eltern ein. Ausschließlich am Körper der Mutter oder des Vaters kam er zur Ruhe. Sie war den ganzen Tag in Aktion, sie gönnte sich kaum Pausen und konnte es kaum ertragen, mit ihrem Sohn gemeinsame Ruhephasen zu genießen. So ging sie sehr viel spazieren und besuchte ihre Eltern, die in dieser schwierigen Zeit eine große Hilfe dargestellten. Sophias Freund entlastete sie ebenfalls, wo er nur konnte, und ging für drei Monate in Elternzeit. Sie merkte schnell, dass ihr Mutterglück von einer dunklen Wolke überschattet wurde und suchte sich psychologische Hilfe.

Erstmals berichtete Sophia über ihre enttäuschende Mutterschaft und wurde verstanden. Über das traumatische Geburtserlebnis wurde in der Therapie kaum gesprochen. Sophia hatte zu diesem Zeitpunkt kein wirkliches Bewusstsein darüber, wie viel Leid ihr zugefügt wurde, obwohl sie die Geburtsgeschehnisse offen kommunizierte. Die Gespräche mit der Psychologin halfen ihr dabei, eine liebevolle Bindung zu ihrem Sohn aufzubauen. Ihr Geburtstrauma konnte sie jedoch nicht aufarbeiten. Den Alltag mit ihrem Kind empfand sie weiterhin als sehr anstrengend, da er schlecht schlief und immer Körperkontakt einforderte. So nahm sie ihn überallhin mit und redete den ganzen Tag mit ihm. Wenn sie sich heute Videoaufzeichnungen von früher ansieht, kann sie ihr fast schon »aufdringliches Geschwätz« kaum ertragen. Ohne Punkt und Komma kommunizierte sie mit ihrem Sohn und ließ ihn nie aus den Augen. Wenn Sophia anderen schwangeren Frauen begegnete, überkam sie ein Gefühl von Angst und Schrecken. Sie bemitleidete die werdenden Mütter, die sich intensiv auf die Geburt freuten. Hier wird deutlich, wie stark sie sich durch den Anblick der schwangeren Frauen an ihr eigenes erlebtes Geburtstrauma erinnert und es vor allem übergeneralisiert. Die Mutter berichtete davon, dass es ihr nur schwer möglich war, positive Emotionen beim Betrachten von Familien mit kleinen Babys zu entwickeln.

Sie sprach sehr viel über die furchtbare Geburtserfahrung, doch wirklich verstanden fühlte sie sich nicht. Diese Reaktion der Mutter zeigte ganz deutlich ihren seelischen Schmerz und die Suche nach dem Gehörtwerden. Weiterhin entsprach das Bedürfnis der Mutter, das Erlebte zu verbalisieren, einer gesundheitsfördernden Einstellung. An dieser Stelle wird deutlich, als wie selbstverständlich die fast schon entwürdigenden Handlungen, die Sophia in der Klinik erfuhr, angesehen wurden. *»Da muss man nun mal durch« oder »Du bist viel zu sensibel«* waren ebenfalls Äußerungen aus dem Umfeld der Mutter. Ein achtsamer und respektvoller Umgang wurde ihr verwehrt, sodass sie unter der Geburt keinen Zugang zu ihren weiblichen Kräften und ihrem Baby mehr fand.

Sophia zeigte sich im Laufe der Zeit zunehmend erfüllter in ihrer Rolle als Mutter und ihr Sohn entwickelte sich seinem Alter entsprechend vorbildlich. Er war von Anfang an ein freundliches und ausgesprochen agiles Kind, das jedoch nur sehr schwer zur Ruhe kam. Aus dem Blickwinkel der Körperpsychotherapie spiegelt der kindliche Organismus das Geburtstrauma auf der Körperebene wider. Die aktivierte sympathische Haltung des Jungen sowie die Suche der Mutter nach Halt und Versöhnung im Hinblick auf die schmerzvolle Erfahrung während der Geburt ließen eine gesunde Bindung zueinander nur schwer entstehen.

Im weiteren Verlauf der Mutter-Kind-Interaktion wurde aus der Perspektive der Mutter eine Perfektion hinsichtlich ihrer Fürsorge und Pflege für ihren Sohn angestrebt. Alle Bedürfnisse des Jungen mussten richtig erkannt und vor allem erfüllt werden. Diese übertriebenen Ansprüche an sich selbst sah sie als Kompensation ihrer starken Schuldgefühle, ihm am Anfang keine gute Mutter gewesen zu sein. Sie fühlte sich zunehmend als Versagerin wenn sie merkte, dass ihre Kräfte an manchen Tagen nicht ausreichten, um dem Kind jede Minute ihre Aufmerksamkeit zu schenken. Sophia sah sich nicht nur verantwortlich für ihren Jungen, sondern auf ewig in seiner Schuld stehend, da sie ihm keinen würdevollen Start ins Leben ermöglichen konnte. Der Sohn wurde infolgedessen mit besonderer Behutsamkeit und einem kontrollierenden Blick durch das erste Lebensjahr begleitet. Das Verhaltensmuster von Sophia in den Interaktionen mit ihrem Kind kennzeichnete sich durch eine übermäßig sensible und vor allem sehr besorgte

Reaktion auf jegliches Agieren des Jungen. Das autonome Explorieren des Kindes war für sie nur bedingt zu ertragen. Die Angst, es könnte ihm etwas passieren, war ein ständiger Begleiter der Mutter. Daher vermittelte sie unbewusst die Botschaft »*Sei vorsichtig, die Welt ist nicht sicher*«. Der Junge zeigte sich in fremden Situationen anfangs zurückhaltend und suchte den Schutz bei seinen Eltern. Nach kurzer Eingewöhnung erkundete er zuerst noch selbstständig – mit zunehmendem Alter nur in Anwesenheit einer Bezugsperson – seine Umgebung.

Mutter und Kind erlebten einen äußerst traumatisierenden gemeinsamen Beginn, der statt zu einer schützenden, sicherheitsspendenden und feinfühligen Begleitung eher zu einem angstbesetzten und ohnmächtigen Schauspiel wurde. Aus dieser Perspektive stellt das Verhalten von Sophia eine natürliche Reaktion auf die erlittene Geburtserfahrung dar. Das Trauma hinterließ deutliche Spuren in der Mutter-Kind-Interaktion. Dementsprechend schwierig gestaltete sich die Ablöseproblematik zwischen Mutter und Sohn.

2.4 Eingewöhnungsphase in der Kindertagesstätte

Sophias Sohn wurde mit circa zehn Monaten nach dem Berliner Eingewöhnungsmodell (nach infans – Institut für angewandte Sozialisationsforschung/Frühe Kindheit e.V.) langsam in den Krippenalltag eingeführt. Die Aufregung und Unsicherheit vor dieser Zeit versuchte sich die Mutter nicht anmerken zu lassen. Empfangen wurden Mutter und Kind in einer kleinen Gruppe (vier Kinder) von einer sehr liebevollen und ausgeglichenen Erzieherin, die speziell für die Eingewöhnung der Kleinsten verantwortlich war. Der Raum wirkte auf Sophia sehr hell und freundlich. Sie atmete erleichtert auf und war von der positiven Atmosphäre sowie der feinfühligen Beziehung der Erzieherin zu den Kindern angenehm überrascht. Sophia entspannte sich in der erfreulichen Kleinkindrunde schnell und ihr kleiner Sohn erkundete zügig die neue Umgebung. Die Erzieherin bemühte sich sehr, die Aufmerksamkeit des Jungen zu erobern, sodass er allmählich Vertrauen fasste. Sophia war nahezu beeindruckt von der ruhigen und sanften Verhaltensweise der neuen Bezugsperson ihres Sohnes. Dennoch gestalteten sich die unzähligen Trennungsversuche als extrem schmerzvoll für Mutter und Kind. Schon einige Minuten vor der Abschiedssituation fing Sophia an stark zu schwitzen und ihr Herz raste wie verrückt. Ein vehementes Angstgefühl stieg in ihr auf. Währenddessen suchte der Junge bereits ihre Nähe, da er die starken Emotionen seiner Mutter wahrnahm. Sophia empfand dieses Szenario als Höllenfahrt und spürte zudem eine tiefe Traurigkeit. Nur sehr schwer konnte sie ihren Sohn verlassen. Geplagt von Schuldgefühlen überrannten sie Tränen des Versagens. Als sie nach kurzer Zeit wieder zurückkehrte, erlebte sie ihren Sohn als überaus freudig gestimmt. Die Erzieherin versicherte Sophia, dass er sich nach einigen Minuten von ihr beruhigen ließ und sich die Situation sichtlich entspannte. Sie war froh darüber, dass es ihm gut ging. Jedoch zeigte sich keine Veränderung im weiteren Verlauf der Verabschiedung zwischen Mutter und Sohn. Sophia plagte weiterhin das schlechte Gewissen, keine gute Mutter zu sein, obwohl sie wusste, dass er eine liebevolle Beziehung zu seiner Erzieherin aufgebaut hatte. Die Mutter assoziierte mit dem Trennungsprozess dieselben angstbesetzten Gefühle, die sie während des Klinikaufenthalts erleben musste. Der Junge empfängt daher die Botschaft, dass etwas nicht stimmt und kann sich ebenfalls schwer von seiner Mutter abnabeln.

Die Eingewöhnungszeit erstreckte sich über zwei bis drei Wochen und verursachte ein ordentliches Gefühlschaos zwischen Mutter und Kind. Die Erzieherin beschrieb das Kind als einen sehr freundlichen und aufgeweckten Jungen, der einen rasanten Erwerb der Sprache zeigte. Wie auch im häuslichen Umfeld schlief der Junge nur sehr schwer und ausschließlich in Anwesenheit der Bezugsperson ein. Wenn die Erzieherin nur kurz den Raum verließ, weinte er panisch und zeigte große Verlustängste. Um ihm ein autonomes Explorieren zu ermöglichen, musste sich die Erzieherin immer in seinem Blickfeld befinden.

2.5 Aufarbeitung der traumatischen Geburtserfahrung innerhalb einer Frauengruppe im Rahmen der KKB

Sophia beschäftigte sich fortwährend mit ihrem Geburtserlebnis und fand keine Versöhnung damit. Auf der Suche nach Genesung begab sie sich in die Krisenbegleitung von Paula Diederichs, als ihr Sohn zwei Jahre alt war. Erstmalig hatte sie wirklich das Gefühl, gehört und verstanden zu werden. Sophia fiel es anfänglich ziemlich schwer zu realisieren, dass sie zusammen mit ihrem Sohn ein Trauma durchlebt hat. Wie oft wünschte sie sich, verständnisvolle Worte im Hinblick auf das Geschehen während der Geburt zu hören. Nun hatte Sophia ernsthafte Probleme, dieses Verständnis und vor allem Zugeständnis der angstbesetzten Erfahrung im Krankenhaus anzunehmen. Sie ist nicht schuld an dem, was vorgefallen ist. Sie ist ebenso wenig daran schuld, dass sie sich anfänglich nicht voller Hingabe um ihren Sohn kümmern konnte. Sophia begriff nur langsam, was eigentlich mit ihr und ihrem Sohn geschehen ist. Zum ersten Mal verstand sie, woher die ständigen Sorgen und Ängste hinsichtlich des Wohlergehens ihres Kindes kamen, bzw. welche vergangenen Ereignisse diese genährt haben. Ebenfalls hilfreich im Umgang mit ihrem Sohn empfand Sophia das Thema »Grenzen setzen« in der Mutter-Kind-Interaktion. Aufgrund ihrer starken Schuldgefühle gegenüber ihrem Jungen fiel es Sophia unglaublich schwer, klare Grenzen aufzuzeigen. Folglich fühlte sie sich zunehmend verunsichert, wenn ihr Sohn trotzendes Verhalten an den Tag legte. Die Mutter versuchte die Wut ihres Kindes meist auszuhalten. Manchmal wurde Sophia aber ebenfalls etwas lauter ihrem Sohn gegenüber und verspürte danach eine tiefe Traurigkeit. Sie empfand ihr Verhalten als völlig unangebracht und ohrfeigte sich innerlich dafür. Die vehementen Schuldgefühle fraßen sie dann förmlich auf. Diese übertriebene Reaktion auf ein fast normales Verhalten der Mutter spiegelte Sophias zuvor erwähntes Gefühl *»auf ewig in seiner Schuld stehend«* wider. Sie strebte eine Mutter-Perfektion an, die nicht zu realisieren ist. In der Krisenbegleitung spürte sie endlich wieder ihre eigenen Grenzen und bekam die »offizielle Erlaubnis«, eine Überschreitung offenkundig zu kommunizieren. Anfänglich fiel es der Mutter schwer, aber sie merkte schnell, dass dadurch ihre eigenen Emotionen nach keiner Entladung mehr baten, da sie vorzeitig für sich sorgte. Die Beziehung zwischen Mutter und Kind entwickelte sich zunehmend zu einem harmonischen Gespann. Im Folgenden beschreibt Sophia mit eigenen Worten die Traumakonfrontation in einer vertrauten Frauen-Gruppe:

> »Wir saßen zu viert im Raum auf dem Boden und ich war bereit dazu, unser Geburtstrauma aufzuarbeiten. Ich thronte in Claras Schoß und wurde mit Kissen im Rücken bequem positioniert. Vom Rücken aus strömte eine angenehme Wärme durch meinen Körper und ich fühlte mich gehalten. Vor mir befanden sich, ebenfalls sitzend, Paula und Tabea. Beide reichten mir ihre Hände und umfassten zusätzlich meine Füße. Wir saßen folglich stark miteinander verbunden im Kreis. Ich fühlte mich sicher und geborgen. Dann erinnerte ich mich an die schmerzvolle Situation in der Klinik und versuchte, den Augenkontakt zu Paula nicht abreißen zu lassen. Sofort wurde ein Bild in mir wieder lebendig. Ich sah mich in der Klinik mit den Augen auf den

nackten Körper meines Sohnes blickend. Die Krankenschwester sprach und versorgte ihn in dieser Sequenz meiner Erinnerung. Die Geburt war zu dieser Zeit schon drei Tage her und zum ersten Mal nahm ich wirklich bewusst mein Baby wahr. Zu Tränen gerührt sprach ich im vertrauten Kreis über meine Gedanken und Emotionen. Paula und die anderen Frauen fühlten mit mir und gaben mir Kraft, die Verbindung zu meinem Sohn symbolisch wiederherzustellen. In den nächsten Tagen wurde die schmerzvolle Erinnerung des Traumas durch den stärkenden, befruchtenden Kreis der Frauen davongetragen und somit kehrte endlich Ruhe in mir ein. Es folgten viele Tränen, die aber diesmal ihre Berechtigung fanden. Insbesondere das Verhalten meines Kindes und mein Blick auf ihn haben sich seither merklich zum Positiven verändert. Der Frieden in mir fühlt sich unglaublich gut an.«

Der Bericht über die Konfrontation des Seelenschmerzes von Sophia und ihre Versöhnung damit demonstriert sehr anschaulich das Mitschwingen sowie die bedingungslose Empathie der Frauen im vertrauten Kreis. Die sichere und geborgene Atmosphäre schaffte einen Raum für heilendes Geschehen. Sophia fand nach der Traumaaufarbeitung endlich ihren inneren Frieden. Besonders eindrucksvoll blickte die Mutter auf die Wandlung ihres Jungen.

2.6 Auswirkungen der körperorientierten Krisenintervention auf die Mutter-Kind-Interaktion

Sophia beschrieb die Beziehung zu ihrem Sohn nach der Krisenbegleitung als weniger symbiotisch. Sie konnte ihren Jungen endlich emotional loslassen und blickte distanzierter auf das traumatische Geburtserlebnis. Die Mutter meinte, dass Körper und Seele nicht mehr im Zustand der Schwangerschaft und Geburt verharrten, sondern im Hier und Jetzt. Diese emotionale Stabilität und Reflexion der Mutter wirkte sich ebenfalls sehr positiv auf die Interaktion zwischen ihr und ihrem Kind aus.

Der Junge zeigte im häuslichen Umfeld vermindert ängstliches Verhalten und spielte allein in seinem Zimmer. Ebenso entfernte er sich während des Einkaufens oder anderer Freizeitaktivitäten aus ihrem Blickfeld und kehrte nach einiger Zeit ohne in Panik zu geraten zurück. Allgemein zeigte der Junge größeres Interesse daran, allein zu explorieren, und wollte weniger auf dem Arm getragen werden. Die Mutter fand das autonome Handeln ihres Sohnes faszinierend. Weiterhin erwies sich das gemeinsame Schlafen im Familienbett als sehr nährend. Alle genossen den innigen Kontakt zueinander, der die Vater-Sohn-Beziehung ebenfalls intensivierte.

Der alltägliche Trennungsprozess in der Kita gestaltete sich ebenfalls wesentlich entspannter als zuvor. Sophia beschrieb dieses Geschehen als Magie. Der Kontaktverlust zwischen Mutter und Kind aufgrund der traumatischen Geburtserfahrung wurde wiederhergestellt und für beide spürbar. Endlich konnten sich Sophia und ihr Sohn voneinander trennen, ohne dass Angst und Ohnmacht sie determinierten.

Um eine Veränderung im direkten Bindungssystem mit ihrem Sohn zu erfahren, erlernte die Mutter innerhalb der KKB Massagen, die sie an ihrem Sohn anwenden konnte. Eine Kombination aus *Schmetterlingsmassage* (Eva Reich) und *Kaiserschnittmassage* (Paula Diederichs) (Diederichs & Olbricht, 2002) wandte sie als Abendritual vor dem Zubettgehen an. Dies erfolgte spielerisch und das Kind forderte die Art und Weise der Massage so ein, wie es seinem Bedarf entsprach. Gerade diese intime, liebevolle, körperlich unterstützende Begleitung in den Schlaf half der Mutter, sich aus der zu starken Symbiose-Beziehung zu lösen. Sie konnte aktiv etwas tun und half ihrem Sohn dabei, seine Spannungen abzubauen und friedlich in den Schlaf sinken zu können und loszulassen. Die auch in dem Organismus des Jungen gespeicherte stressreiche Geburtserfahrung konnte sich so verändern. Der Junge erlebte nun vermehrt parasympathische Zustände, die ihn aus seiner vorrangig dominierenden nervlich-muskulären Anspannung befreiten. Die positive Entwicklung des Jungen zeigte sich ebenfalls im kindlichen Spielverhalten, wie im Folgenden veranschaulicht wird.

2.7 Das kindliche Spiel von Sophias Sohn

Der Sohn von Sophia zeigte eine regelrechte Affinität zu großen, bösen Tieren mit gefährlichen Zähnen, etwa zu Dinosauriern. Er liebte es, die Tiere gegeneinander kämpfen zu lassen. Ebenso sehnte er sich sehr stark danach, in die Rolle des Aggressors zu schlüpfen, um mit seinen Bezugspersonen in ein verschlingendes Spiel einzusteigen. Dabei war der Junge ein großer und gefährlicher Dinosaurier, der seine Macht demonstrieren durfte. Die Mutter berichtete, dass ihr Sohn diese Machtspiele, in denen er stark und beängstigend wirkte, über alles liebte. Auf diese Art inszenierte der Junge einen Teil seines seelischen Innenlebens. Sophia spielte mit ihrem Kind täglich dieses Szenario und fand es faszinierend, wie selbstbewusst und entladen er sich danach fühlte. Er konnte seiner ganzen Wut und Energie freien Lauf lassen und dabei lernen, seine Ängste zu überwinden. Auf der körperlichen wie emotionalen Ebene bauten Eltern und Kind eine beständige Beziehung auf. Sie gaben wertfrei ihrem Sohn die Möglichkeit, seine frühsten Erfahrungen im Spiel zu verarbeiten, und erfüllten liebevoll sein hohes Bedürfnis danach. Die Eltern symbolisierten im Spiel ihre Ängstlichkeit vor dem gefährlichen Tier und gestanden damit symbolisch ein, dass jeder Mensch durch den anderen verletzt werden kann. Ein Zitat von Marion Esser (2011, S. 76) unterstützt die These der psychischen Heilung durch Ausagieren der Aggressionen im Spiel: *»Entdramatisieren, Erlauben der Aggression durch spielerisches Umgehen in einer Atmosphäre des »So tun als ob« führt schlussendlich zur Wiedergutmachung und Wiedergeburt.«*

Im weiteren Verlauf der Krisenintervention berichtete die Mutter davon, dass ihr Sohn vermehrt die Rolle eines Babys einnahm und gehalten sowie beschützt werden wollte. Insbesondere nach der abendlichen Kaiserschnittmassage wollte er von ihr umhüllt werden und spielte ein Neugeborenes, das aus dem Bauch seiner Mutter kommt. Sophia genoss diese Augenblicke der Innigkeit mit ihrem Jungen. Endlich konnte sie ihm das geben, wonach er verlangte. Die emotionale Sensibilität und Beziehung zwischen den Eltern und ihrem Sohn ließ diese haltende, sichere Umgebung entstehen.

Der Sohn von Sophia zeigte sich an allen aktiven Spielen interessiert. Vor allem Spiele, die mit viel Körperlichkeit einhergehen, begeisterten ihn. Die Mutter staunte ebenfalls über seine Offenheit Freunden gegenüber. Er zeigte sich überaus kontaktfreudig und humorvoll. Lediglich die körperlichen Grenzen anderer kann er schlecht akzeptieren und möchte im Spiel mit gleichaltrigen Kindern oft dominieren und die Kontrolle behalten.

2.8 Das Spielverhalten des Jungen nach der Traumakonfrontation aus der Perspektive seiner Krippenerzieherin

Seine Erzieherin verzeichnete ebenfalls einen äußerst positiven Entwicklungsverlauf. Seine anfänglich dominierenden Ängste vor Trennungen von Bezugspersonen oder Hindernissen auf dem Spielplatz, denen er sich nicht gewachsen sah (z.B. hohes Gras oder Stufen) verringerten sich. Er explorierte nun viel freier und ungezwungener als vorher und fordert weniger Hilfe ein. Sophias Sohn erlangte mehr Vertrauen in seine motorischen Fähigkeiten und zeigte vermindert ängstliches Verhalten. Die Erzieherin berichtete über dieselben Spielthemen wie im häuslichen Umfeld. Er bevorzugte die machtvollen Tierspiele und tobte am liebsten mit den anderen Kindern vergnügt umher. Dazu gehört vor allem das gegenseitige Verfolgen, Jagen, Hinschmeißen und Rutschen auf dem Spielplatz. Der Junge zeigt großes Interesse an schnellen und dynamischen Spielen, bei denen er sich verausgaben kann. Er ist ständig in Bewegung und ruht ausschließlich zur Mittagszeit.

3 Resümee

Die vorstehenden Ausführungen über die traumatischen Geburtserlebnisse Sophias und ihrer Familie zeigen anschaulich, wie schmerzvoll der Weg in ein neues Leben ohne einen haltgebenden Raum sein kann. Deshalb ist es besonders wichtig zu beachten: Die Mütter haben ihren Grund, dieses Verhalten zu zeigen, sie brauchen Hilfe und keine Abwertung (z.B. wenn sie als »Glucken« betitelt werden). Um eine sichere Bindung aufbauen zu können, muss sie erlebt werden, und zwar besonders seitens des Helfersystems! Aus tiefenpsychologischer Sicht ist es klar, dass Eltern, die selbst defizitäre Erfahrungen besonders im frühkindlichen Bereich erlebt haben, diese möglicherweise reinszenieren. Treffen Eltern mit solchen psychischen Strukturen im Helfersystem wieder auch unsichere Strukturen, manifestiert sich der Teufelskreislauf noch stärker.

Die Schuldgefühle, die Scham und die Überverantwortung dem Kind gegenüber können weichen, wenn der Mutter von fachlicher Seite (sprich durch die Krisenbegleiterin) zugestanden wird, dass ihr Unrecht geschehen ist. Die Verletzung, die geschehen ist, gilt es genau zu besprechen. Und ebenso wichtig ist es, die Wut (z.B. gegenüber der Hebamme, dem Arzt, der Krankenschwester) innerhalb der KKB herauszulassen, um damit abschließen zu können.

Auf der Bewusstseinsebene von Mutterschaft ist es notwendig zu verstehen, dass es keine Perfektion gibt. Eine perfekte Mutter existiert ebenso wenig wie ein perfektes Kind. Diese »Fehlerhaftigkeit« wird aber nicht bewusst und vorsätzlich agiert, sondern sie geschieht. Sie ist ein Kennzeichen des Menschseins. Wenn dies anerkannt werden kann und die Frauen sich diesen »Makel« zugestehen können, kann der Prozess des Verzeihens einsetzen. Die Erfahrungen in der KKB zeigen, dass eine Mutter, die sich selbst etwas vorwirft, eher bereit ist einem anderen Menschen zu verzeihen als sich selbst. Deshalb ist es wichtig zu vermitteln, dass es genügt, eine »ausreichend gute Mutter« zu sein.

Der Bericht macht deutlich, wie bedeutungsvoll eine empathische und feinfühlige Geburtsbegleitung für das physische sowie psychische Wohlergehen von Mutter und Kind ist und wie wirksam die KKB Veränderungen innerhalb der Mutter-Kind-Bindung fördern kann.

Literatur

Ayers, S. & Pickering, A. (2001). Do women get posttraumatic stress disorder as a result of childbirth? A prospective study of incidence. *Birth, 28,* 111–118.

Brisch, K.H. (2013). *Bindungsstörungen*. Stuttgart: Klett-Cotta.

Buchheim, A., Viviani, R., Kessler, H., Kächele, H., Cierpka, M., Roth, G.et al. (2012). Neuronale Veränderungen bei chronisch-depressiven Patienten während psychoanalytischer Psychotherapie: Funktionelle Magnetresonanztomographie-Studie mit einem Bindungsparadigma. *Psychotherapeut, 57*(3), 219–226.

Creedy, D.K., Shocket, I.M. & Horsfall, J. (2000). Childbirth and the development of acute trauma symptoms: Incidence and contributing factors. *Birth, 27,* 104–111.

Davies, J., Slade, P., Wright, I. & Stewart, P. (2008). Posttraumatic stress symptoms following childbirth and mothers' perceptions of their infants. *Infant Mental Health Journal, 29*(6), 537–554.

Diederichs, P. & Jungclaussen, I. (2010). Zwölf Jahre Berliner SchreiBabyAmbulanzen – eine Positionierung körperpsychotherapeutischer Krisenintervention und früher Hilfen. In M. Thielen (Hrsg.), *Körper – Gefühl – Denken: Körperpsychotherapie und Selbstregulation* (S. 217–258). Gießen: Psychosozial-Verlag.

Diederichs, P. & Olbricht, V. (2002). *Unser Baby schreit so viel!* München: Kösel.

Dornes, M. (2002). *Die frühe Kindheit. Entwicklungspsychologie der ersten Lebensjahre*. Frankfurt a.M.: Fischer.

Esser, M. (2011). *Beziehung wagen – Mit Körper und Bewegung (psycho)therapeutisch arbeiten*. Bonn: proiecta verlag.

Field, T., Diego, M., Dieter, J., Hernandez-Reif, M., Schanberg, S., Kuhn, C., Yando, R. & Bendell, D. (2004). Prenatal depression effects on the fetus and the newborn. *Infant Behavior and Development, 27*(2), 216–229.

Janov, A. (1984). *Frühe Prägungen.* Frankfurt a.M.: Fischer.

Juffer, F., van Ijzendoorn, M.H. & Bakermans-Kranenburg, M.J. (1997). Intervention in transmission of insecure attachment: A case study. *Psychological Reports, 80*(2), 531–543.

Knapp-Diederichs, V. (2000). *Herz und Halt: Einführung in die seinsorientierte Körpertherapie.* Berlin: Volker Knapp-Diederichs Publikationen.

Köhler, C. (2000). Prä- und perinatale Traumata bei Babys. Ursachen, Folgen, therapeutischer Ansatz, Fallbeispiel. In T. Harms (Hrsg.), *Auf die Welt gekommen. Die neuen Baby-Therapien* (S. 129–155). Berlin: Leutner.

Liu, X., Olsen, J., Agerbo, E., Yuan, W., Sigsgaard, T. & Li, J. (2015). Prenatal stress and childhood asthma in the offspring: role of age at onset. *European Journal of Public Health, 25*(6), 1042–1046.

Phelan, A.L., DiBenedetto, M.R., Paul, I.M., Zhu, J. & Kjerulff, K.H. (2015). Psychosocial Stress During First Pregnancy Predicts Infant Health Outcomes in the First Postnatal Year. *Maternal and Child Health Journal, 19*(12), 2587–2597.

Soet, J.E., Brack, G.A. & Dilorio, C. (2003). Prevalence and predictors of women's experience of psychological trauma during childbirth. *Birth, 30*, 36–46.

Terry, K. (2014). *Vom Schreien zum Schmusen, vom Weinen zur Wonne: Babys verstehen und heilen*. Wien: Axel Jentzsch Verlag.

Rolle der Väter in der Eltern-Säugling-Körperpsychotherapie

Gerd Poerschke

1 Einleitung

Wenn es um das Thema Elternschaft geht, wird immer noch zu selten die Rolle und Aufgabe des Mannes betrachtet. Väter können für ihre Frauen sowohl Unterstützung als auch Hemmnis sein und spielen daher in der Eltern-Säugling-Therapie eine wichtige Rolle (u.a. von Klitzing, 2003; Feiring, 1976; Scott et al., 2001). Der Vater kann einerseits Prozesse positiv beeinflussen und voranbringen. Wird er andererseits in seiner hemmenden Funktion nicht wahrgenommen, kann das den therapeutischen Prozess erschweren und eventuell stoppen oder sogar verhindern (Eickhorst, 2008).

Nach Stern (2006) gibt es zwei Vatertypen, den »traditionellen« und den »neuen« Vater. Sie können durch »praktische Unterstützung« Mutter und Kind einen schützenden Rahmen bieten. Als primäre väterliche Aufgaben versteht er die Beschützung der Mutter, die »Befriedung vitaler Bedürfnisse« und die Abschirmung von äußeren Anforderungen (Poerschke, 2008).

Gerade in der Schwangerschaft und in der Zeit rund um die Geburt braucht die werdende Mutter Halt. Sie ist in ihrer Situation auf Unterstützung angewiesen und sucht die liebevolle Zuwendung eines fürsorglichen Umfeldes, neben Mutterfiguren vor allem auch die des werdenden Vaters (Stern, 2006; Poerschke, 2008).

Im Arbeitsalltag in den SchreiBabyAmbulanzen (SBA) offenbaren Mütter häufig ihre Sehnsucht nach mehr männlicher bzw. väterlicher Unterstützung, die sie zu Hause oft zu wenig bekommen haben. Auf die Väter jedoch strömen viele unterschiedliche Erwartungen ein. Plötzlich müssen sie Ernährer für eine Familie werden und Verantwortung für ein Kind übernehmen. Manche Männer stürzen sich in dieser Situation mit voller Kraft in die Arbeit (Statistisches Bundesamt, 2015) und den »Nestbau« (Schäfer, 2008). Die väterliche Energie, die zu Hause von Mutter und Kind an anderer Stelle noch so dringend gebraucht würde, ist damit oft schon reichlich erschöpft.

Durch die Anwesenheit von Vätern in der Krisenbegleitung der SBA können manche Konstellationen klarer werden. Da nicht alle Väter in die SBA mitkommen, gilt es ihren Einfluss immer zu bedenken. Sollte die Anwesenheit der Väter dringlich erscheinen, kann versucht werden, sie mithilfe der Mutter zur Teilnahme zu bewegen. Auch Väter, die nicht anwesend sind, sollte man versuchen über die Mutter so weit wie möglich und nötig einzubinden (auch symbolisch) (vgl. Metzger, 2008).

In mittlerweile nahezu der Hälfte meiner Fälle begleiten die Väter die Mütter zur Krisenbegleitung. Zu Beginn meiner Arbeit in der Krisenbegleitung vor 14 Jahren waren sie nur vereinzelt dabei. Früher war es fast undenkbar, dass Väter anrufen, um Termine für die SBA vereinbaren. Das passiert dagegen heute öfter. Sie machen sich Sorgen um ihr Baby, fühlen sich hilflos und wollen einen Termin haben. Dies zeigt das zunehmende Problembewusstsein aufseiten der Väter. Dabei beachte ich in meiner Arbeit, inwieweit sich die Mütter ebenfalls hilflos fühlen und Hilfe haben möchten oder eventuell durch das Vorgehen ihres Mannes in ihrer Kompetenz übergangen und beschnitten fühlen.

2 Das männlich-väterliche Prinzip von Halt

Vielen Eltern, die zu mir kommen, ist die Vaterrolle unklar (Schäfer, 2008). Das patriarchalische Männerbild wird abgelehnt und ein anderes kennen sie nicht. Ich verweise an dieser Stelle auf die wichtige männlich-väterliche Funktion des Haltgebers.

Halt wird als wesentliches Wirkelement sowohl in der Erwachsenentherapie als auch in der Eltern-Säugling-Therapie beschrieben (Diederichs, 2009; Harms, 2008) und auch als grundlegendes, menschliches Bedürfnis (Winnicott, 1984; Knapp-Diederichs, 2000).

Knapp-Diederichs (2000) unterscheidet zwischen mütterlichem (weiblichem) als auch väterlichem (männlichem) Halt. Der väterliche Halt setzt in der Körperpsychotherapie an der Rückseite des Körpers an. Im symbolischen Sinne bedeutet das: »Ich stehe hinter dir oder ich halte dir den Rücken frei.« Er gibt Raum und Unterstützung für autonome Bewegungsimpulse.

Nach Knapp-Diederichs (2000) kennzeichnet sich der väterliche Halt unter anderem durch:

- die Unterstützung der autonomen Bewegungen und Strebungen in Grenzen (»kritische Unterstützung«),
- das Ausprobieren und Austarieren von Grenzen und Strukturen (»Reibungserfahrungen«) sowie
- bio-emotionalen Kontakt über die Rückseite des Körpers (Rücken-Bauch etc.).

Väter als Haltgeber stehen während der Zeit der Schwangerschaft, der Geburt und der ersten Lebensmonaten bis zum Beginn der Autonomiephase der Babys ab dem siebten Lebensmonat im Rücken ihrer Frauen und ihrer Babys. Sie geben der Dualität von Mutter und Kind Halt, um den beiden einen emotionalen Raum von Sicherheit und Geborgenheit zu schaffen und sind so mit Mutter und Kind gut verbunden. Hier können Mutter und Baby in tiefer Verbundenheit den Beginn eines neuen Lebens zelebrieren. In der Folgezeit (ab dem siebten bis achten Monat) werden die Väter wichtig als haltgebende und Welterklärer. Sie stehen für Disziplin, Struktur und Grenzen und unterstützen die Autonomie- und Explorationsbestrebungen ihrer Kinder (Poerschke, 2008). So viel zum Idealfall.

Ein Defizit bestehender Ansätze in der therapeutischen Arbeit mit Familien ist das Fehlen eines Konzeptes der Vaterschaftskonstellation und einer darauf basierenden therapeutischen Arbeit mit den Vätern. Umfassende Darstellungen solcher Konzepte stehen zurzeit nicht zur Verfügung. Dies gilt auch für die körperpsychotherapeutischen Ansätze. Körpertherapien wie Physiotherapie oder Osteopathie setzen per se bei den Babys an und bedürfen dafür weder Mutter noch Vater jenseits der Bringfunktion (Diederichs & Jungclausen, 2009). Es gibt Hinweise auf die Einbeziehung von Vätern im Münchner Konzept einer kommunikationszentrierten Eltern-Säugling/Kleinkind-Beratung und Psychotherapie (Ziegler et al., 2004). Auch in der Beratung der interdisziplinären Heidelberger-Eltern-Säugling/Kleinkind-Sprechstunde werden die Väter in die Arbeit vorzugsweise mit eingebunden. Damit verbunden ist dort die Forderung einer Erweiterung von Sterns Konzept der Mutterschaftskonstellation um eine Vaterschafts- und Elternschaftskonstellation (Frey & Nakhla, 2012). Eickhorst (2008) geht noch einen Schritt weiter und stellt die Frage, ob nicht auch männliche Berater insbesondere bei vorliegenden Paarkonflikten hilfreich sein könnten.

Im Folgenden beschreibe ich meine körperpsychotherapeutische Arbeit mit Vätern von Schreibabys nach dem männlich-väterlichen Prinzip. Der körperpsychotherapeutische Ansatz besteht in der Unterstützung der Väter, um so (wieder) eine gute Bindung zu sich und ihrem eigenen Körpererleben bzw. ihrem Kernselbst herzustellen, um von dort aus organismisch ihren Frauen mit ihren Babys eine sicheren Halt anbieten zu können. Dies geschieht durch Körperarbeit und therapeutische Gespräche. Hauptkriterien für die Gesprächsarbeit sind Äußerungen der Väter und Mütter über zu wenig Empathie und Verständnis der Väter ihren Frauen und Babys gegenüber, ein unklares Rollenverständnis des Vaters und beinhaltet somit aufklärerische und erzieherische Komponenten. Hauptkriterien für die Körperarbeit sind unter anderem Unsicherheiten, Ängste, Erschöpfungssymptome, Aggressionen und depressive Verstimmungen.

Zunächst gehe ich auf den männlichen Halt für die Mütter und den väterlichen Umgang mit ihren Babys ein. Danach erläutere ich spezielle Problemstellungen, die in der praktischen Arbeit auftauchen. Hierzu gehören die Themen Aggression, verminderte Empathie, Unreife und Konkurrenz.

3 Männlicher Halt für die Mütter

Müttern fehlt oft das, was ich in meiner Arbeit den väterlich-männlichen Halt nenne, im Sinne von »der Vater/Mann steht hinter mir und stärkt mir den Rücken«. Sie haben in ihrer Kindheit selbst zu wenig Halt von ihrem Vater bekommen. Dies kann in einer Krisensituation besonders deutlich zum Vorschein kommen. Die Haltlosigkeit im Rücken kann auch durch das viele Herumtragen der Kinder zu starken Rückenschmerzen führen. An dieser Stelle setze ich an und biete den Müttern in der Krisenbegleitung unter anderem körperlichen Halt an. Ich lege ihnen eine Hand zur Zentrierung auf den unteren Rücken. Das passiert im Verlauf der ersten bis dritten Stunde und hängt von meiner Einschätzung der unterschiedlichen Bedürfnisse aller Beteiligten ab. An dieser Stelle beziehe ich dann den Partner mit ein und frage ihn, ob er sich vorstellen kann, diese Aufgabe zu übernehmen. Vorher ist allerdings abzuklären, ob die Frau das zum jetzigen Zeitpunkt auch von ihrem Mann annehmen kann. In Krisenzeiten kann es auch zu vermehrten Streitigkeiten zwischen den Partnern kommen und eine solche Handreichung würde dann nicht zum Ziel führen. Dieser Einsatz des Vaters kann schon in den ersten Stunden der Krisenbegleitung geschehen. Öfter biete ich den Eltern die folgende Variante an: Der Vater sitzt aufrecht angelehnt an ein großes Kissen, das aufrecht an der Wand steht. Die Mutter setzt sich vor ihn hin und lehnt sich mit ihrem Rücken an seine Vorderseite. Das Baby ist dabei oft bei mir und bekommt eine durch die Anamnese für erforderlich gehaltene Massage oder Rückenhalt. Es kann auch bei der Mutter auf dem Arm sein. Das hängt von dem Zustand, den Wünschen und dem Stadium der Arbeit ab. Dies kann zu einer erheblichen Entspannung der Mutter führen und im weiteren Verlauf der Arbeit zu einer Verbesserung der Beziehung der Eltern bzw. Vertiefung der Beziehung oder zur Triangulierung, insbesondere dann, wenn Mutter und Baby vom Papa gehalten werden.

3.1 Fallvignette zur Anlehntechnik: Familie A.

Zur ersten Sitzung erscheinen Mutter, Vater und das sechswöchige Baby C. Anlass ist, dass C. abends und nachts mehr oder weniger dauerhaft schreit. Die Zielvereinbarung lautet: C. soll abends nicht mehr als drei Stunden am Stück durchbrüllen. Als nicht so störend empfanden die Eltern dagegen den sehr auffälligen Dauerschluckauf von C.

Frau A. hatte eine stressige Schwangerschaft mit starker Übelkeit, Rückenschmerzen, Nierenschmerzen, Seitenstechen und hatte sich große Sorgen gemacht, ob das mit zwei Kindern gut gehen kann. Ihr Erstgeborener war auch ein Jahr lang sehr anstrengend. Die Geburt dauerte zwei Stunden. Frau A. zeigte sich sehr verunsichert und äußerte, dass sie sehr nah am Wasser gebaut sei.

In der ersten Stunde konnte ich nur mit Frau A. sprechen. Ihrem Mann war es sichtlich unangenehm, dass ich ihn angesprochen habe. Daher beschränkte ich mich darauf, ihn nur noch indirekt anzusprechen, sodass er nicht zu antworten brauchte. Wie sich später herausstellte, war er sehr skeptisch, »ob das was bringt«. Der Vater brachte sich zu Hause gut ein. Er versorgte den älteren Sohn, sodass Frau A. sich um ihr Baby kümmern konnte. Frau A. hatte deshalb ein schlechtes Gewissen, weil ihr Mann zu wenig Zeit für sich habe. Herr A. war in der nächsten Sitzung zunächst wieder sehr einsilbig, brachte sich dann aber bei dem von Frau A. angesprochenen Thema, dass sie dazu neigt, sich selbst Stress zu machen, mehr ein. Er wollte wissen, wie er ihr da helfen könne. Ich habe dann seine Frau gefragt, ob sie ein Hilfebedürfnis bei sich feststellen könnte. Sie bejahte meine Frage, konnte aber nicht genau sagen, was ihr guttun würde und war gerührt über sein Angebot. Ich fragte sie, ob sie sich vorstellen könnte, dass ihr Halt guttun würde. Ihr traten die Tränen in die Augen und sie nickte. Daraufhin erklärte ich Herrn A., dass seine Frau mehr Sicherheit und Halt insbesondere auf körperlicher Ebene benötige und wie er das über eine Halteübung in Form von Anlehnen (wie oben beschrieben) machen könne. Er war damit einverstanden, ihr das jetzt zu geben. Sie waren beide etwas unsicher zu Beginn der Übung und konnten sich dann beide im Laufe der Sitzung immer besser entspannen. C. war in dieser Zeit bei mir auf dem Arm und hatte eine Haltesitzung im Bärengang bekommen, in der er nach anfänglichem Schreien dann eingeschlafen ist. Der Vater kam danach noch einmal zu einer Sitzung mit und konnte dann arbeitsbedingt nicht mehr an den weiteren Sitzungen teilnehmen. Er fand es im Nachhinein sehr positiv, da es in der darauffolgenden Woche zu einer deutlichen Verbesserung der Problematik kam und seine Frau deutlich gefasster war. Frau A. kam noch zu sechs weiteren Sitzungen, bei denen sie neben Gesprächen stärkende und zentrierende Massagen der Rückenstrecker bekam, bis sie wieder stabil in sich ruhte und den Alltag alleine ohne Mann bewältigen konnte. C. bekam neben körperlichem Rückenhalt beim Bärengang ab der ersten Stunde noch die Kaiserschnittmassage und Massagen am Zwerchfell. Die Schreiproblematik und der Dauerschluckauf waren beendet und C. schlief auch gut.

Es kann in den heutigen Zeiten zu einiger Verwirrung führen, wenn die in der bisherigen Beziehung festgelegten Rollen plötzlich infrage gestellt werden, und es ist manchmal auch für die Männer schwer, diese Position einzunehmen. Insbesondere bei eher dominanten Frauen trauen sich die Männer nicht, in eine Position der Stärke zu gehen, sie können ein erhöhtes Unterstützungsbedürfnis nicht mit ihrer Frau in Verbindung bringen. Sie sind darüber sehr verwundert und weigern sich, in die Unterstützerrolle zu gehen.

4 Arbeit mit den Vätern bezogen auf den Umgang mit ihren Babys

Meistens sind viele Väter, die in die SBA mitkommen, schon mehr oder weniger stark in die Babybetreuung eingebunden. Sie wenden den Fliegergriff an, um ihre Babys zu beruhigen, und stehen nachts auf, um ihre Frauen bei den nächtlichen Beruhigungsversuchen ihrer Schreibabys zu unterstützen. Solange sie noch im Urlaub oder in Elternzeit sind, klappt das meist recht gut. Schwieriger wird es, wenn die Männer wieder ihre Arbeit aufnehmen. Wenn sie dann kommen, tragen sie meistens die Babys in der Tragschale oder auch mal im Tragetuch und kümmern sich am Anfang der ersten Stunde um sie. Gerade wenn die Mütter zu Anfang der Krisenbegleitung körperlich und emotional völlig erschöpft sind, frage ich die Männer, ob sie die Babys nehmen würden. Sie machen das meist bereitwillig und gerne. Ich kann mich dann zunächst um das Wohlergehen der Mütter kümmern. Sollten die Babys anfangen zu schreien, übernehme ich diese und fange an, mit ihnen zu arbeiten. Oft schauen die Männer interessiert zu, was ich mache und wie ich versuche, die Babys durch Herumtragen zu beruhigen. Danach arbeite ich mit Halt durch Aufklärung. Ich erkläre Vater und Mutter zuerst die Bedeutung des Schreibabysyndroms aus körperpsychotherapeutischer Sicht und dann die Bedeutung von Entspannung und die Begriffe »Erdung« und »Zentrierung« und wie ich das beim Bärengang mit dem Baby anwende. Beim Bärengang wird durch einen federnden, nach unten sackenden Gang für eine gute Erdung gesorgt. Der Rhythmus der Bewegungen wird dem Babyschreien angepasst und dann vorsichtig verlangsamt. Im Falle, dass das Baby sich einlässt, sich verlangsamt und das Schreien runterfährt, bleibe ich stehen und verstärke die Bewegung nach unten, bis das Schreien wieder zunimmt. Dabei gebe ich dem Baby Rückenhalt bei freier Beweglichkeit und halte es an meinen Bauch. Gleichzeitig mache ich tiefe Töne aus dem Bauch, um die Körpermitte als Heimat des Körperselbst anzusprechen. Das »Sackenlassen« und die tiefen Töne sollen die Zentrierung unterstützen. Ich erkläre den Vätern die Bedeutung von Halt geben und den Unterschied zum Festhalten. Außerdem bringe ich ihnen die Möglichkeit nahe, über die Atmung die eigene Körperspannung zu regulieren. Sie werden in die Bauchatmung eingewiesen und dürfen sie gleich zusammen mit ihren Frauen praktizieren. Dann werden sie durch Nachfragen über die Auswirkungen der Atemübung zur Körperwahrnehmung gebracht. Weiter erkläre ich ihnen die Funktionen von Aus- und Einatmung für die Körperspannung. Während ich die Kaiserschnittmassage und die Knetmassage bei den Babys anwende, informiere ich sie über Sinn und Zweck der Übung. Ich zeige ihnen an ihrem Körper, wie sich die Massagen anfühlen. Sie sollen die Druckstärke einschätzen können, die ich anwende. Sie sind in der Regel genau wie ihre Frauen überrascht, wie viel Druck ein Baby vertragen kann, bzw. wie erfreut die Babys meistens auf diesen starken Druck reagieren. Letztlich ist es den Paaren überlassen, was sie zu Hause davon anwenden möchten. Sie sollen es nur in entspanntem Kontakt mit den Babys machen und als Unterstützung der Arbeit in der SBA verstehen.

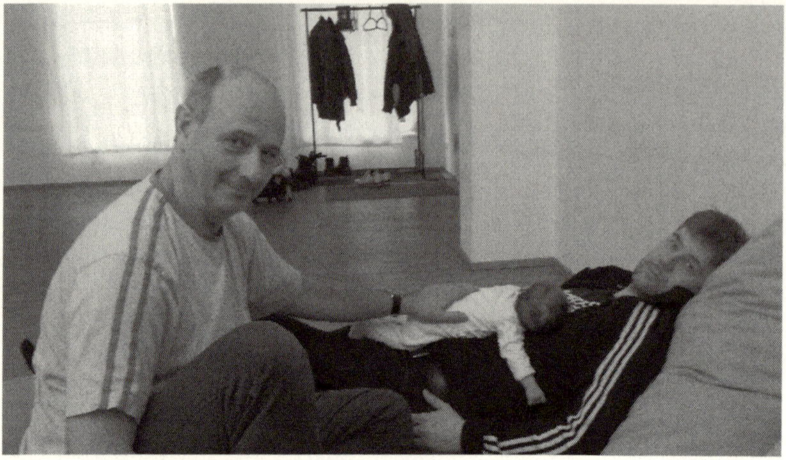

Abb. 1: Entspannung mit Vater

5 Väter mit dem Thema Aggression

Wie schon erwähnt, tragen viele Männer die schreienden Babys zu Hause herum und versuchen sie zu beruhigen, um ihre Frauen zu entlasten. Wenn die Männer jedoch mit dem Schreithema ihres Babys überfordert sind, kann es sein, dass sie aggressive Impulse in sich wahrnehmen. Sie geraten in den Schreiphasen ihrer Babys an ihre Grenzen und geben diese dann recht schnell an ihre Frauen zurück, fallen als Entlastung also vorerst meist fast ganz aus. Wenn sie sehr unter Druck stehen, leite ich sie zu Aggressionsübungen an, zum Beispiel auf ein Kissen schlagen. Dies geschieht auf der Matratze kniend mit beiden Händen aus dem Hohlkreuz heraus. Wenn das exzessive Schreien abflaut, verliert sich die Aggression bei den Männern rasch.

Der Fall E.

Familie E. kommt mit dem Thema Schreien in die SBA. Beide Elternteile, insbesondere der Vater, erklären, dass sie sich mit dem Schreien ihrer Tochter G. überfordert fühlen. Der Vater liest viel im Internet nach über Schreibabys und würde am liebsten bei jedem Schreien zum Kinderarzt gehen. Das wiederum stresst die Mutter, die mit dem Schreien alleine klarzukommen versucht, zusätzlich. Tochter G. fängt an zu schreien, ich darf sie nehmen und versuche, sie zu beruhigen. Das gelingt teilweise mit Halten und Tiefe-Töne-Machen. Bezeichnend ist, dass die beiden erst in drei Wochen wieder einen Termin machen können, weil Frau E. nicht alleine mit ihrer neugeborenen Tochter in Berlin bleiben möchte. Ihr Mann fährt mit seinen Freunden zwei Wochen nach Italien. Sie fährt zu ihrer Mutter, damit sie nicht alleine mit dem Baby klarkommen muss. Als sie dann nach drei Wochen wiederkommen, hatten beide an ihren Orten eine schöne Zeit. Das Schreien hatte sich zum heftigen Quengeln verändert, das nach ein paar Tagen zu Hause wieder zu einem Schreien überging. Sie hatten dann einen Streit, wie mit dem Schreien umzugehen wäre. Herr E. berichtet, dass er das Tiefe-Tönen-Machen übernommen hat, dass das helfe und das Baby schneller ruhig wird. Die Mutter sagt, dass sich beim Schreien ihre Nackenhaare aufstellen und sie eher trotzig reagiert. Sie will sich nicht von ihrer Tochter einschränken lassen und macht dann, was sie will. Leider wird das mit Schreien vom Baby quittiert. Sie sind dann beide ziemlich geladen, beide klagen auch über Rückenschmerzen vom Herumtragen. Ich mache dann mit beiden die Aggressionsübung am Kissen, beide sind danach wesentlich entspannter. In der Folgezeit hatte die Mutter das Tiefe-Töne-Machen ebenfalls übernommen. Das Schreien war weg, nur der Tagesschlaf könnte länger sein. Herr E. erklärt, dass er entspannter ist und erkannt hat, dass er sich unter Druck gefühlt habe, das Schreiproblem zu lösen. Er kommt nicht klar damit, wenn er keine Lösung findet, und wird dann harsch. Er möchte sich das Problem dann vehement vom Halse schaffen. Im Laufe der letzten Sitzung ist G. in meinen Armen eingeschlafen.

In diesem Fall waren es beide Elternteile, die mit Aggressionen reagiert haben. Eine weitere Variante wäre, dass die Eltern sehr viel streiten und beide sehr aggressiv sein können. In diesem Fall versuche ich sie zu bewegen, dass sie gemeinsam eine Aggressionsübung machen. Sie sollen sich nicht bekämpfen, sondern eine Haltung annehmen, durch die sie ihre Kraft zeigen und spüren können. Das passiert dann an einem großen, hüfthohen Schaumstoffklotz. Die Eltern stehen sich gegenüber und schlagen abwechselnd aus dem Hohlkreuz mit erhobenen Armen auf den Klotz, wie beim Holzhacken.

6 Väter mit wenig Empathie

Die Mütter werden von diesen oft nicht mit ihrem enormen emotionalen Leidensdruck wahrgenommen und akzeptiert. Dies geschieht insbesondere bei traumatischen Geburten für Mutter und Kind. Besonders wenn ihr Mann sie nicht versteht, bricht für die Frau das Bild einer eigenen heilen Welt der Familie zusammen. Das ist für viele Frauen die letzte Bastion, die nicht fallen sollte. Aber oft ist es den Männern nicht möglich, nachzuvollziehen, dass ein solch dramatisches Ereignis nicht einfach so vorbei ist. Die Situation zu Hause ist extrem spannungsgeladen und anstrengend. Beschwichtigende Aussagen wie »jetzt stell dich doch nicht so an, es ist doch vorbei und alles ist gut« bekommen die Mütter öfter von allen Seiten zu hören. Es ist daher wichtig, den Männern nahezubringen, wie schlecht es ihren Frauen geht. Falls dies nicht gelingt, sollen die Väter wenigstens dazu gebracht werden zu akzeptieren, dass es so ist. Das macht für die Mütter einen riesigen Unterschied und führt zu einer erheblichen Erleichterung.

Bei postpartalen Depressionen ist das Fehlen von Verständnis und Unterstützung seitens des Mannes oft der entscheidende Punkt, der die Frau in eine schwere Depression abdriften lässt (Holopainen, 2002). Im letzteren Fall ist der Gang zum Psychiater mit einer möglichen Krankenhauseinweisung und einer medikamentösen Therapie nötig. Bei unterstützenden Partnern verkürzt sich der Krankenhausaufenthalt der Frauen. Nur 30% der Männer wurden als unterstützend beschrieben (Grube, 2004).

6.1 Fallvignette D.

Frau D. kam wegen einer Schrei- und Schlafstörung ihres Babys in die SBA. Sie war depressiv, erschöpft und total genervt von ihrer einjährigen Tochter und hatte auch daran gedacht, sie wegzugeben. Nach anfänglicher Besserung kam es zu einem Rückfall und sie fragte, ob sie ihren Mann mitbringen dürfe. Sie kamen dann ein Mal zu zweit. Ich habe mit ihm über seine Frau und seine Tochter gesprochen und ihr Mann machte einen sehr verständnisvollen Eindruck auf mich und schien die Problematik gut zu verstehen. Er arbeitet viel und kann sich zu Hause nur am Wochenende einbringen. Unter der Woche hilft ihre Mutter. Mutter und Baby ging es wieder besser. Dann gab es wieder einen Rückfall und es war klar, dass sie und ihr Mann von der häuslichen Situation überfordert waren. Es gab öfter Streit, auch wegen der Tochter. Sie kamen wieder zu zweit und er war nicht mehr bereit, ihren emotionalen Zustand zu akzeptieren. Ich trat als Moderator auf. Frau D. war davon sehr betroffen und brach in Tränen aus. Ihr Mann war drüber sehr erschrocken und wir besprachen das weitere Vorgehen. Frau D. sollte zum Arzt gehen und sich Medikamente gegen die Depression verschreiben lassen und einen Therapeuten suchen. Herr D. versprach, sie dabei zu unterstützen. Wegen ihrer Tochter kam sie weiter zu mir. In den nächsten Wochen verbesserte sich der Zustand von Frau D. merklich. Sie hatte die verschriebenen Medikamente nicht eingenommen, weil sie merkte, dass es ihr langsam besser ging. Außerdem hatte sie sich einen Therapeuten gesucht. Als sie von ihrem Mann zum Valentinstag Blumen bekam, war sie sehr glücklich und ihr Zustand verbesserte sich nochmals. Auch die Beziehung zu ihrer Tochter war dadurch entlastet und die Schrei- und Schlafsituation wurde deutlich besser.

Oft ist es für die Mutter wichtig, dass auch ihr Partner die immense Erschöpfung wahrnimmt. Insbesondere bei berufstätigen Vätern kann das zu Unverständnis führen. Mein Anliegen ist es, zunächst zu versuchen, dass die Väter ein Verständnis für ihre Frauen an dieser Stelle entwickeln, um dann den Vater zu einem positiven, anerkennenden Feedback bezüglich des von der Mutter geleisteten hohen Aufwands zu motivieren und ihm gegenbenenfalls die Notwendigkeit vor Augen zu führen, sie praktisch zu unterstützen. Die Mütter sollen sich von ihren Männern gesehen und gehalten fühlen.

6.2 Fallvignette Familie B.

Thema war eine Schrei- und Schlafstörung nach einer Risikoschwangerschaft und Frühgeburt. Nach der Anamnese und einer Massage für das Baby während der ersten Sitzung kamen die Eltern mit einer etwas ruhigeren Tochter (fünf Monate alt) zur zweiten Sitzung. Die Eltern verfingen sich am Anfang der Sitzung in eine Diskussion, ob eine Überforderung der Mutter vorliege. Frau B. wünschte sich mehr Unterstützung und Verständnis von ihrem Mann. Im Laufe der Auseinandersetzung wurde klar, dass Herr B. der Meinung ist, dass seine Frau immer viel leiste und das auch wolle. Dass sie unter der Schwangerschaft, der Frühgeburt und deren Folgen leidet, konnte er zunächst nicht erkennen und akzeptieren. Ich habe versucht, ihm die besondere Situation seiner Frau zu erklären und nahezubringen. Er fühlte sich dadurch unter Druck gesetzt und angegriffen. Dabei war es mir wichtig, ihn in seinem Widerstand zu verstehen und zu spiegeln und ihn dennoch mit seinem Unverständnis seiner Frau gegenüber zu konfrontieren. Seine Frau sah sich bis zum Ende der Sitzung mit seinem Widerstand konfrontiert. Am Ende der Sitzung waren sie sich nicht einig geworden. Nach der Sitzung hatten sie zu Hause immer wieder diskutiert, um sich schließlich zu einigen. Als Frau B. in der nächsten Stunde darüber berichtete, widersprach Herr B., da es ihm, wie er selbst zugibt, prinzipiell sehr schwerfällt, nachzugeben. Ich habe dann versucht, als Moderator zwischen ihnen zu vermitteln. Heraus kam, dass er nicht glauben konnte, dass seine Frau tatsächlich überfordert war. Sie ist es ja sonst auch nicht. Herr B. äußerte zum Ende der Sitzung, dass er sich mehr um seine Tochter kümmern möchte, nicht nur aus eigenem Interesse, sondern »auch um seine Frau zu unterstützen«. Herr B. bekam dafür viel Lob und Zuspruch. Die Tochter bekam parallel dazu nährende, haltende und zentrierende Massagen. Die Schrei-und Schlafproblematik war danach weitgehend vorüber.

7 Väter, die nicht erwachsen werden wollen

Manche Väter haben sich so sehr an die Betreuung im Haushalt und die leibliche Versorgung durch ihre Frauen gewöhnt, dass sie diesen Status nicht verlieren möchten. Nach der Geburt ihres Kindes, wenn die mütterliche Zuwendung hauptsächlich dem Baby gilt, kann es dann passieren, dass sie zu Konkurrenten ihrer Kinder werden. Die Mütter haben den Eindruck, zwei kleine Kinder zu haben. Ich versuche den anwesenden Vätern klarzumachen, dass sie jetzt Vater geworden sind und dass das damit einhergeht, Verantwortung für das Kind und in der Stillzeit auch für die Frau zu übernehmen. In den meisten Fällen verstehen die Männer das auch. Abwesenden Männern bestelle ich durch ihre Frauen schöne Grüße mit der Bitte, doch einmal ihre Frauen zu begleiten. Sollten sie das ablehnen, bleibt nur noch die Möglichkeit, dass die Mütter ihren Partnern an dieser Stelle Grenzen setzen, um ihre Belastung herunterzufahren. Dafür bekommen sie dann von mir Halt und Stärkung.

8 Die Schwiegermutter

Eine ähnlich schwierige Konstellation entsteht, wenn die Schwiegermutter der Mutter in die alltägliche Versorgung reinreden möchte, ihr insbesondere sagt, was sie alles tun soll, damit das Baby aufhört zu schreien. Manche Männer verstehen zwar meistens den Frust ihrer Frauen bei solchen Einmischungen, sind aber zunächst nicht gewillt, ihren Müttern Einhalt zu gebieten, um ihre Frauen zu schützen, schließlich möchten sie es sich nicht mit ihren Müttern verderben. Der Mann stellt sich also nicht an die Seite seiner Frau und bekennt sich zu ihr. Meistens tritt diese Problematik zutage, wenn die heftige Schreiphase schon stark reduziert ist. Es kommt dann noch zu vereinzeltem Schreien zum Beispiel bei Besuchen der Schwiegermutter oder bei Debatten über die Übergriffigkeit der Schwiegermutter, wenn die Frau auf Unverständnis beim Mann stößt. Auch hier versuche ich die Väter über die Mütter einzuladen, um ihnen die Auswirkungen ihres Verhaltens klarzumachen. Ich versuche die Männer dann zu einem klaren »Ja« ihren Frauen und Kindern gegenüber zu bewegen und ermahne sie dazu, zu ihnen stehen. Ich mache ihnen klar, dass sie dieses »Ja« dann auch in Anwesenheit ihrer Mutter vertreten müssen. Sie haben jetzt eine eigene Familie und sind dieser mehr verpflichtet als der Herkunftsfamilie. Ich erkläre ihnen ihre Rolle als Mann und Vater (siehe Einleitung), gebe ihnen Rückhalt wie auch Massagen der Rückenstrecker und leite sie an, sich selbst besser zu spüren. Ziel ist es, die Kraft und Aufrichtung zu spüren, die sich mit den haltgebenden Maßnahmen einstellen können. So gestärkt sollen sie die neue Herausforderung annehmen können.

9 Männer, die zu ihren Frauen in Konkurrenz gehen

Es handelt sich dabei um Männer, die die gleiche Intensität in der Bindung mit ihren Babys erleben möchten wie ihre Frauen. Sie spüren das Besondere in der Mutter-Kind-Bindung und möchten daran teilhaben. Sie merken auch, dass es Situationen gibt, in denen die Mütter von den Babys bevorzugt werden, und sind neidisch. Ich habe den Eindruck, dass sie sich dann bemühen, die bessere Mutter zu sein. Sie mischen sich sehr häufig in die Interaktion zwischen Mutter und Kind ein und versuchen die Aufmerksamkeit ihrer Kinder auf sich zu lenken. Sie kritisieren ihre Frauen, wissen vieles besser und geben Ratschläge. Durch Rückenhalt versuche ich ihnen Mut zu machen, ihre Rolle besser zu erkennen und auch anzunehmen.

10 Das Baby als Symptomträger

In einigen Fällen ist das exzessive Schreien des Babys nach einigen Sitzungen komplett verschwunden, wie etwa bei Familie F. Ich stellte mich auf den Abschied von Mutter und Kind ein und wir verabredeten noch eine letzte

Stunde zum Abschied. In der nächsten Sitzung berichtete dann die Mutter, dass das Schreien wieder eingesetzt hätte. Verwundert fragte ich zunächst nach der Häufigkeit und der Dauer des Schreiens. Als Antwort erhielt ich: »Immer so gegen 18 Uhr abends.« Ich fragte dann nach, ob abends um 18 Uhr noch andere Sachen regelmäßig geschehen würden. In diesem Fall kommt der Ehemann meistens um diese Zeit nach Hause, manchmal auch später. Es stellte sich heraus, dass das späte Nachhausekommen des Mannes für die Mutter ein Problem ist, zumal ihr Mann früher Feierabend hat und freiwillig mehr arbeitet, um seine Karriere zu befördern. Sie fühlt sich mit ihrem Baby alleine gelassen und findet, dass er sich mehr um seine Tochter kümmern sollte. Sie hat ihren Ärger bisher immer unterdrückt und es entstand dadurch eine spannungsgeladene Atmosphäre. Für das Baby war diese Spannung nicht auszuhalten und es hat angefangen zu schreien. Ich habe mit der Mutter besprochen, dass es gut wäre, mit ihrem Mann über ihre Gefühle zum Thema »nach Hause kommen« zu reden. In der nächsten Sitzung kam sie freudestrahlend und erzählte, dass ihr Mann sich überraschenderweise bereit erklärt hat, früher nach Hause zu kommen, und mehr Zeit mit seinem Baby verbringen möchte. Das Schreien ist dann nicht mehr aufgetreten.

11 Schlusswort

Es bleibt festzuhalten, dass die Väter sich mehr und mehr in ihre Familien einbringen wollen und dass dies in der Alltagspraxis unter den gegebenen gesellschaftlichen Bedingungen nur schwer umsetzbar ist (Petzold, 2008). Dieser väterliche Beitrag ist für die Mutter-Kind-Bindung (Feiring, 1976) und für die kindliche Fähigkeit zur Affektdifferenzierung und -modulierung sehr bedeutsam ist (Herzog, 1998). Die besagte positive Entwicklung hin zu mehr Vaterschaft steht allerdings erst am Anfang. Für die Eltern-Säugling-Therapie wäre es vorteilhaft, wenn die Väter mehr einbezogen werden könnten. Eine Studie (Herve et al., 2009) ergab, dass die Abwesenheit des Vaters den Behandlungserfolg erheblich reduzierte.

Es gibt noch einige Aspekte, die in die Arbeit mit Vätern einfließen, die hier nicht erwähnt wurden. Meine wichtigsten Interventionstechniken habe ich mit dem Rück(en)haltgeben bei den Müttern und Vätern, der speziellen Haltearbeit mit den Babys und der Einweisung der Väter darin, der Atemarbeit, der Körperwahrnehmung und der Einführung in die Praxis der Massagen beschrieben.

Literatur

Diederichs, P. & Jungclaussen, I.(2009). Zwölf Jahre Berliner SchreiBabyAmbulanz. In M. Thielen (Hrsg.), *Körper – Gefühl – Denken. Körperpsychotherapie und Selbstregulation* (S. 209–250). Gießen: Psychosozial-Verlag.

Eickhorst, A. (2008). Väter in Beratungskontexten: Status Quo und Perspektiven. In J. Borke & A. Eickhorst (Hrsg.), *Systemische Entwicklungsberatung in der frühen Kindheit* (S. 236–252). Wien: Facultas.

Feiring, C. (1976). *The preliminary development of a social systems model of early infant – mother attachment.* Paper presented to the Eastern Psychological Association, New York.

Frey, B. & Nakhla, D. (2012). Mutterschafts- und Vaterschaftskonstellation. In M. Cierpka (Hrsg.), *Frühe Kindheit (0–3 Jahre). Beratung und Psychotherapie für Eltern mit Säuglingen und Kleinkindern* (S. 127–136). Heidelberg: Springer.

Grube, M. (2004). Pre- and postpartal psychiatric disorders and support from male partners. A first qualitative approximation. *Nervenarzt, 75*(5), 483–488.

Harms, T. (2008). *Emotionelle Erste Hilfe. Bindungsförderung, Krisenintervention, Eltern-Baby-Therapie.* Berlin: Leutner.

Hervé, M.J., Paradis, M., Rattaz, C., Lopez, S., Evrard, V., White-Koning, M. et al. (2009). Predictors of outcome in infant and toddlers functional or behavioral disorders after a brief parent-infant psychotherapy. *European Child & Adolescent Psychiatry, 18,* 737–746.

Herzog, J. (1998). Frühe Interaktion und Repräsentanzen: Die Rolle des Vaters in frühen und späten Triaden; der Vater als Förderer der Entwicklung von der Dyade zur Triade. In D. Bürgin (Hrsg.), *Triangulierung – Der Übergang zur Elternschaft* (S. 162–178). Stuttgart: Schattauer.

Holopainen, D. (2002). The experience of seeking help for postnatal depression. *Australian Journal of Advanced Nursing, 19*(3), 39–44.

Knapp-Diederichs, V. (2000). *Herz und Halt. Einführung in die seinsorientierte Körpertherapie.* Berlin: Volker Knapp-Diederichs Publikationen.

Metzger, G. (2008). *Psychoanalyse des Vaters: Klinische Erfahrungen mit realen, symbolischen und phantasierten Vätern.* Frankfurt a.M.: Brandes & Apsel.

Petzold, M. (2008). Neue Väter bei der Geburt: Düsseldorfer Studien und neuere Erkenntnisse. In E. Schäfer, M. Abou-Dakn & A. Wöckel (Hrsg.), *Vater werden ist nicht schwer? Zur neuen Rolle des Vaters rund um die Geburt* (S. 57–71). Gießen: Psychosozial-Verlag.

Poerschke, G. (2008). Die Rolle des Vaters in der Eltern-Kind-Beratung und -Therapie am Beispiel der Berliner SchreiBabyAmbulanz. In E. Schäfer, M. Abou-Dakn & A. Wöckel (Hrsg.), *Vater werden ist nicht schwer? Zur neuen Rolle des Vaters rund um die Geburt* (S. 119–133). Gießen: Psychosozial-Verlag.

Scott, J.A., Landers, J., Hughes, R. & Binns, C.W. (2001). Factors associated with the initiation and duration of breast feeding amongst two populations of Australian women. *Journal of Paediatrics & Child Health, 37,* 254–261.

Statistisches Bundesamt (2015). Wie die zeit vergeht. Ergebnisse zur Zeitverwendung in Deutschland 2012/2013. https://www.destatis.de/DE/PresseService/Presse/Pressekonferenzen/2015/zeitverwendung/Pressebroschuere_zeitverwendung.pdf?__blob=publicationFile (14.03.2016).

Stern, D.N. (2006). *Die Mutterschaftskonstellation – eine vergleichende Darstellung verschiedener Formen der Mutter-Kind-Psychotherapie.* Stuttgart: Klett-Cotta.

Von Klitzing, K. (2003). Wann braucht ein Säugling einen Psychoanalytiker? Von der Erforschung zur Therapie früher Beziehungen. *Kinderanalyse, 11*, 3–19.

Winnicott, D.W. (1984). *Familie und individuelle Entwicklung*. Frankfurt a.M.: Fischer.

Ziegler, M., Wollwerth de Chuquisengo, R. & Papousek, M. (2004). Exzessives Schreien im frühen Säuglingsalter. In M. Papousek, M. Schieche & H. Wurmser (Hrsg.), *Regulationsstörungen der frühen Kindheit. Frühe Hilfen und Risiken im Entwicklungskontext der Eltern-Kind-Beziehungen* (S. 111–143). Bern: Hans Huber.

Das Bonner Modell der Interaktionsanalyse (BMIA)

Konzept und Leitfaden einer psychodynamisch fundierten Eltern-Säugling/Kleinkind-Psychotherapie

Sabine Trautmann-Voigt

Einleitung

Was löst Unsicherheit bzw. eine Störungsanfälligkeit bei Eltern heute aus? Eltern im 21. Jahrhundert scheinen unsicherer zu sein als frühere Elterngenerationen – das liest man nicht nur im *Spiegel*, oder in der *Zeit*, sondern auch in Fachpublikationen (Stern, 1998; Cierpka, 2015). Frauen in der westlichen Hemisphäre bekommen heute später ihre Kinder, wenn sie aus der Ober- oder Mittelschicht kommen und Karriere und Familie unter einen Hut bekommen möchten. Im Gegensatz dazu steht die Tendenz, dass jugendliche Mütter zwischen 14 und 18 versuchen, sich aus ihren desolaten (Unterschicht-)Ursprungsfamilien zu lösen, indem sie selbst versuchen, für die nächste Generation Verantwortung zu übernehmen, aber dann ihr Kind als Selbstobjekte an sich binden und als Ersatz für ihre innere Leere und Einsamkeit vereinnahmen – beide Populationen sind überfordert, verunsichert und finden keine allgemein verbindlichen Normen mehr vor, an denen sie sich orientieren könnten. Der Halt der Großfamilie ist schon lange weggebrochen, die bürgerliche Kleinfamilie ist der Patchwork-Familie gewichen, viele Wechsel der Bezugspersonen, häufige Wechsel der Wohnorte und weniger Normen über das, was »richtig« oder was »falsch« ist, irritieren Mütter zunehmend. Ich möchte in diesem Beitrag die Theorie und Konzeption des Bonner Modells der Interaktionsanalyse in seinen Grundzügen vorstellen und erläutern, wie das BMIA aufgebaut ist und warum ich eine Einbettung der frühen Eltern-Kind-Arbeit in ein psychotherapeutisches und gleichzeitig interaktionsorientiertes Konzept und Setting präferiere. Das bewegungsanalytische Inventar des BMIA ist relativ komplex und erschließt sich gut durch eine praktische Anwendung an Videobeispielen.

1 Warum sind »Frühe Störungen« einschneidend für das weitere Leben?

Frühe Störungen sind psychische Störungen, die auf Störungen der Regulation mit den primären Bezugspersonen in den ersten drei Lebensjahren zurückzuführen sind. Es handelt sich um ein großes Spektrum möglicher Störungsbilder: emotionale und motorische Regulationsstörungen mit Schrei-, Schlaf- und Fütterungsstörungen im Säuglingsalter sowie reaktive Bindungsstörungen, die ebenfalls bereits im ersten Lebensjahr auftreten können. All diese Störungen können spätere Angst-, Depressions- oder Hyperaktivitätssyndrome begründen. Als wirksam zur Behandlung früher Störungen haben sich – bald nach dem Auftreten von Symptomen eingeleitete – fundierte psychotherapeutische Eltern-Säugling-Behandlungen erwiesen, hingegen fand sich keine Evidenz für eine pharmakologische Behandlung in den ersten drei Lebensjahren (v. Klitzing et al., 2015). Hinweise aus neueren wissenschaftlichen Studien verdichten sich dahingehend, dass Säuglinge, die im ersten Lebensjahr überdurchschnittlich viel schreien, etwa zu einem Drittel auch später unterschiedliche psychische Störungen aufweisen. 16 bis 18% der Kinder, die im zweiten bis fünften Lebensjahr psychische Beeinträchtigungen zeigen, haben auch später Schwierigkeiten in der Entwicklung und/oder Anpassungsschwierigkeiten hinsichtlich einer normalen Lebensbewältigung (Egger et al., 2006; Wichstrom et al., 2012). Mit anderen Worten: Die sogenannten »Frühen Störungen« stellen definitiv einen Risikofaktor für spätere Störungen bei Kindern und Jugendlichen dar.[1] Unter drei Jahren finden sich zu etwa 7% Störungen der emotionalen oder der motorischen Regulation, sogar zu 25% Fütterstörungen, die allerdings nur bei etwa 2% der Kinder persistieren (Chatoor, 2012). Vor allem in Hochrisikofamilien, bei Heim- und Adoptivkindern finden sich vermehrt die sogenannten reaktiven Bindungsstörungen, die auf Hyperprotektion oder Vernachlässigung und/oder Misshandlungen zurückgeführt werden. Der emotional zurückgezogene Typ mit einem »gehemmten Bindungsverhalten« wird vom wahllos Beziehungen eingehenden oder sogenannten »enthemmten Bindungstyp« unterschieden. Eine exakte Trennschärfe zwischen einer reaktiven Bindungsstörung, einem späteren ADHS-Syndrom oder einer Autismusstörung ist nicht immer gegeben. In der klinischen Praxis liegen allerdings fast immer vielfältige Ursachen und komplexe Störungsbilder vor, die es vor allen Dingen systematisch zu erfassen gilt.

1 Eine zusammenfassende Literaturübersicht findet sich bei v. Klitzing et al., 2015.

Fast alle Störungen, die im sehr frühen Lebensalter auftreten, sind letztlich auf interaktionelle Fehladaptionen zwischen den Bezugspersonen und ihren Schutzbefohlenen zurückzuführen – es sei denn, es liegen medizinisch begründete Störungen mit krankheitswertiger Diagnose vor, die hier aber nicht Gegenstand der Diskussion sind.

Lukas (a)

Mir fällt Lukas ein. Er ist neun Monate alt. Seine Mutter kommt mit ihm in unsere Ambulanz auf Empfehlung der Familienhebamme, die die Mutter in ihrer Not noch einmal kontaktiert hatte und der aufgefallen war, dass Lukas zunehmend ruhiger geworden war, sich zurückzog, wenn sich ihm jemand näherte, aber die Mutter ihr berichtete, dass er nachts stundelang schrie und sie völlig erschöpft sei. Die Mutter gab beim ersten Telefonat als Grund für die Vorstellung an, dass Lukas wohl »leider schon eine Bindungsstörung hat«, »unausstehlich geworden« sei und »nur noch brüllt«. Eine leicht übergewichtige und etwas ungepflegt wirkende, offensichtlich sehr erschöpfte Frau von Mitte bis Ende 30 kommt mit einem Buggy, in dem ein kleiner Junge mit weit aufgerissenen Augen angeschnallt sitzt und an einem Brötchen nuckelt, in den Behandlungsraum. Die Mutter stellt den Buggy ab, wendet sich mir sofort zu und nimmt auf einem der Sessel Platz, Lukas kann sie nun nicht mehr sehen, er wendet den Kopf kurz herum, dreht sich dann zurück, weil er nur gegen den hinteren Teil seines Buggysitzes guckt, nuckelt weiter an seinem Brötchen herum, wirkt ab jetzt apathisch und desinteressiert. Auf Nachfrage meinerseits, ob wir den Buggy nicht vielleicht umdrehen sollten, bevor wir uns unterhalten, meint die Mutter: »Das Einzige, was ihn ruhigstellt, ist, wenn er aus dem Fenster guckt.« Ich bin bedrückt, fühle mich schon, bevor wir anfangen, über ihre Problematik eingehender zu reden, irgendwie »ausgeknockt«. So wird es Lukas wahrscheinlich öfter gehen, vermute ich …

2 Was sind auffällige elterliche Beziehungsangebote und warum werden sie »benutzt«?

Was ist los, wenn zum Beispiel das eigene Kind nicht zur Nahrungsaufnahme motiviert werden kann oder stundenlang schreit und nachts nicht schläft? Ist das immer gleich eine »Störung«? Gerade der Terminus der »Bindungsstörung« wird meiner Erfahrung nach in den letzten Jahren durch eine eher semiprofessionelle Rezeption der Bindungsforschung in erzieherischen und sozialpädagogischen Kreisen, im Rahmen von Jugendhilfemaßnahmen, bei Hebammen, im Kindergarten und in der Schule zunehmend inflationär gebraucht. In meine Praxis kommen verzweifelte Mütter, die mir berichten, ihr Kind habe eine Bindungsstörung attestiert bekommen, aber sie hätten doch versucht alles richtig zu machen! Eine umfassende Psychodiagnostik in Kombination mit einer systematischen Familienanamnese unter Verwendung des BMIA ergibt dann in der überwiegenden Mehrzahl der Fälle, dass es sich natürlich nicht gleich um eine »Bindungsstörung« handelt, sondern in den meisten Fällen um

a) eine psychotherapeutisch behandelbare *Konfliktdynamik in der Familie*;
b) eine *Traumafolgesymptomatik* nach einer schweren Geburt mit Komplikationen, die das Baby irritierbar oder hypervigilant werden ließen; oder
c) eine *durch die Persönlichkeitsstruktur bedingte oder auf ein mütterliches/väterliches Trauma zurückführbare regulatorische Defizitorganisation* der Mutter respective des Vaters.

Die unterschiedlichen Indikationen in solchen Fällen reichen von einer einmaligen Krisenintervention und/oder zwei- bis dreistündigen Psychoedukation über eine Psychotherapie für Mutter und/oder Vater bis hin zur interaktionsorientierten Mütter-/Eltern-/Säugling-/Kleinkind-Psychotherapie mit (oder ohne) pharmakologische(r) Unterstützung.

Lukas (b)

Es stellte sich innerhalb weniger Minuten heraus, dass Lukas' Mutter verzweifelt und stark überfordert war. Es gab noch einen Sohn im Alter von drei Jahren, der gerade in der Eingewöhnungsphase im Kindergarten Probleme bereitete, und außerdem hatte der 31-jährige Vater seine Familie vor etwa acht Wochen ohne Vorankündigung wegen einer 18-jährigen Geliebten verlassen. Finanziell und emotional ging es der Mutter mit ihren Kindern seitdem schlecht, der Vater hatte das gemeinsame Konto sperren lassen und war nicht auffindbar. Die Familienhebamme hatte der Mutter empfohlen, sich ans Jugendamt zu wenden, einen Anwalt aufzusuchen und Hilfe für Lukas bei uns zu erbitten. All diese Anforderungen zusammen hatten die Mutter von Lukas an den Rand einer psychischen Dekompensation gebracht. Eine ausführliche Ressourcenanamnese ergab, dass es wenigstens eine Schwester der Kindsmutter in der Nähe gab, die in Notfällen aushelfen konnte, und dass die Mutter des Kindsvaters, zu der die Mutter von Lukas immer einen guten Kontakt gehabt hatte, voll auf der Seite ihrer Schwiegertochter stand. Sie half zurzeit auch finanziell aus. Schnell konnte also eruiert werden, dass das soziale Umfeld von Lukas sich massiv verändert hatte und es sich natürlich in diesem Zusammenhang auch um eine mangelnde Regulationsfähigkeit der Mutter ihrem jüngsten Sohn gegenüber handelte, dass aber zum jetzigen Zeitpunkt nicht noch ein zusätzlicher Termin für eine Mutter-Säugling-Therapie etabliert werden konnte, sondern dass es um eine Konzentrierung der Unterstützung zur Aufrechterhaltung des Lebens gehen musste! Ein knappes Jahr später kam Lukas' Mutter zu einer Psychotherapie für sich selbst zu mir: Damals habe ihr geholfen, wie sie sagte, dass sie einfach nur ernst genommen wurde, dass jemand akzeptiert hätte, dass sie nicht »schuld« war am Schreien ihres Sohnes und dass sie wütend und enttäuscht sein durfte über einen Mann, der sich aus dem Staub gemacht und sie sitzen gelassen hatte mit der ganzen Verantwortung für zwei kleine Kinder. Lukas brauchte keine Therapie. Nachdem seine Mutter sich gefangen hatte und er, frühzeitiger als geplant, in eine U3-Einrichtung gehen durfte (hier: eine Kindertagesstätte, die ganztags oder halbtags Säuglinge und Kleinstkinder aufnahm und eine Betreuungsperson für maximal fünf Kinder vorsah), hatte sich sein exzessives Schreien recht schnell vermindert. Lukas' Mutter konnte nun in ihrer Therapie aufarbeiten, dass sie an »unreife« Männer geriet, weil sie Angst davor hatte, dass ein »starker und dominanter Mann« sie unterdrücken könnte – Übertragungen aus der eigenen Lebensgeschichte mit einem aggressiven Vater, der seine Frau und Tochter, als diese selbst noch ein Kind war, stets verbal attackiert und seine Familie gleichfalls wegen einer anderen Frau früh verlassen hatte, konnten bearbeitet werden.

3 Welche diagnostischen und interventiven Möglichkeiten für die Behandlung »Früher Störungen« stehen zur Verfügung?

Nun handelt es sich natürlich nicht immer um schnell erkennbare, konfliktbehaftete, sozial-emotionale Familiendynamiken, die ein Kind mitbelasten, wie im Fall von Lukas und seiner Mutter. Vielmehr lohnt es sich oft, die frühe Interaktion selbst zum Gegenstand therapeutischer Interventionen zu machen. Denn: Je kleiner ein Kind ist, desto mehr sind Verhaltensregulation und emotionale Regulation sowie die gesamte biopsychosoziale Balance von aktiven und positiven Beziehungsregulationsleistungen der wichtigsten Bezugspersonen abhängig.

Auf der Basis dieser Erkenntnis entstanden in Beratung und Psychotherapie schon früh Bemühungen, die »Frühen Störungen« nicht länger als angeboren oder charakterlich bedingt zu sehen, sondern die frühe Interaktion, vor allem zwischen Mutter und Kind, in den Mittelpunkt des Interesses zu rücken. Bekannt wurde zum Beispiel ab den 1990er Jahren die Münchner Schreisprechstunde von Mechthild Papousek (Papoucek et al., 2004) sowie ihr jahrzehntelanges Bemühen, dieses Thema durch Forschungen in der Praxis der Mutter-Kind-Interaktion bekannt zu machen. Papousek etablierte als eine der Ersten eine psychodynamisch orientierte Kommunikations- und Beziehungstherapie (Barth, 1999), in der versucht wurde, auf dysfunktionale Muster in der Eltern-Kind-Interaktion fördernd einzuwirken. Interdisziplinär, entwicklungsorientiert und systemisch ausgerichtet, stand dieses Modell Pate für viele Folgeansätze – etwa PALME in Düsseldorf (Franz, 2009) oder SAFE in München (Brisch, 2003), um nur zwei heute weitverbreitete Ansätze zu nennen. Viele ähnliche diagnostische und therapeutische Ansätze, sogenannte »Entwicklungsstörungen« oder »Frühe Störungen« als Beziehungsstörungen aufzufassen, existieren inzwischen im deutschen Sprachraum nebeneinander. Ein weiterer bekannter Autor ist Manfred Cierpka (2007, 2012, 2015), der als Erster hierzulande eine beziehungsorientierte Diagnostik auf psychoanalytischer Basis vorschlug und ein Behandlungskonzept mit Leitlinien in einer manualisierten Form vorlegte. Alexander von Gontard (2010) nähert sich hingegen der Diagnostik früher Störungen aus einer psychiatrischen Perspektive und geht von definierten Störungsbildern in den bekannten diagnostischen Manualen (ICD-10 und DSM-V) aus und versucht deren frühe Wurzeln zu eruieren. Die relativ neue Klassifikation Zero to Three (DC:0-3R) versucht, früheste klinische Störungsbilder auf mehreren Achsen[2] zu klassifizieren und dabei die Bezie-

2 Achse 1: Primäre Diagnose; Achse 2: Beziehungsstörungsklassifikation; Achse 3: Medizinische und Entwicklungsstörungen und -bedingungen; Achse 4: Psychosoziale Stressoren; Achse 5: Funktional-emotionales Entwicklungsniveau (einfach zusammengefasst bei Möhler, 2013).

hungsebene explizit und konsequent mit einzubeziehen.[3] Wir selbst haben in Bonn in den letzten 25 Jahren, ausgehend von einem aus der klinischen Arbeit heraus entwickelten interaktiven Ansatz der Säuglingsbeobachtung, der motorische, emotionale und kognitive Aspekte in der frühen familiären Kommunikation berücksichtigt, das Bonner Modell der Interaktionsanalyse (BMIA) entwickelt, das eine interaktionsorientiere, psychodynamisch fundierte Diagnostik und eine das Familiensystem und den sozialen Kontext integrierende Interventionsplanung einbezieht (Trautmann-Voigt & Zander, 2007; Trautmann-Voigt & Moll, 2011).

4 Das BMIA – ein mehrdimensionales Diagnostikinventar

Wir legen im Rahmen des Medizinischen Versorgungszentrums für Psychotherapie, Psychosomatik und Psychiatrie in Bonn (MVZ-Psyche mit angeschlossener Institutsambulanz der Köln-Bonner Akademie für Psychotherapie) (www.kbap.de), wo ich die Eltern-Säugling-Kleinkind-Ambulanz im Rahmen des Eltern-Kind-Zentrums leite, bestimmte diagnostische Standards an, die ich für notwendig erachte, bevor Mütter oder Familien mit ihren Säuglingen oder Kleinkindern behandelt werden.[4]

4.1 Erste Beobachtungen und vorsichtige Einschätzungen des Elternverhaltens

Ein auffälliges Elternverhalten zeigt sich in verschiedenen Verhaltensweisen, von denen sechs Kategorien unterschieden werden können. Manchmal findet sich ein auffälliges Verhalten aus mehreren Kategorien; mitnichten ergibt sich daraus bereits die Diagnose einer frühen Störung oder gar einer Bindungsstörung (vgl. die Fallvignette am Schluss):

- Überinvolviertheit, auch Hyperprotektion der Mütter/Bezugspersonen, was zum Beispiel in dominanten und wertenden Statements zum

3 Eine Übersicht über randomisierte kontrollierte Studien zu psychotherapeutischen Interventionen bei null- bis sechsjährigen Kindern findet sich aktuell bei von Klitzing et al., 2015, S. 277.

4 Vgl. AACAP,1997, modifiziert nach v. Klitzing, 2015, S. 274.

Ausdruck kommt, in einem inkonsistenten Affektausdruck dem Kind gegenüber und/oder in fehlender Abgrenzung;

- *Unterinvolviertheit,* auch Desinteresse, was sich in einer grundlegenden Nicht-Sensibilität dem Baby und seinen Bedürfnissen gegenüber äußert, in affektiver Verflachung oder emotionalem Rückzug oder in vernachlässigendem Pflegeverhalten;
- *Feindseligkeit, auch Ärger,* was sich in Ablehnung, negativen Affekten gegenüber den Äußerungen des Kindes oder abwehrenden Handlungen oder Worten ausdrückt;
- Ängstlichkeit, auch Anspannung, was sich in Überbesorgtheit, Überängstlichkeit im Kontakt, Vergleichen mit anderen oder im Missverstehen des gezeigten kindlichen Verhaltens zeigt.;
- *Missbräuchliches Verhalten,* was sich auch in negativer Vereinnahmung zeigen kann, in ungerechtfertigter Wut dem kindlichen Ausdrucksverhalten gegenüber, in Angriffen, falschen Signaldeutungen und Reaktivierungen selbst erlittener Traumata;[5]
- *Fehlen reziproker Interaktionen* (kein Blickkontakt, kein motivierendes Lächeln und kein ermunterndes Lautieren).

Entscheidend ist zum Beispiel für die Diagnose *einer reaktiven Bindungsstörung,* dass eine charakteristische Ätiologie vorliegt mit Verwahrlosung, die über einen gewissen Zeitraum angehalten hat, und einem typischen Verhalten von Enthemmung oder Hemmung. Nicht etwa allein die Beobachtung von mütterlichem Verhalten aus einer der sechs genannten Verhaltenskategorien lässt auf eine solch schwerwiegende Störung schließen. In Ländern, in denen viele Säuglinge in schlecht geführten Heimen aufwachsen, finden sich verstärkt Bindungsstörungen. In westlichen Ländern entstehen dieselben Bilder durch innerfamiliäre Deprivation, psychische Erkrankungen der Eltern, adoleszente Elternschaft oder einen transgenerationalen Transfer von Traumata. Dies ist etwas anderes als die aus der Bindungsforschung inzwischen bekannte Klassifikation von Bindungstypen (sicher, unsicher-vermeidend, unsicher-ambivalent, desorganisiert) (vgl. Klitzing et al., 2015). Diese Klassifikation bezieht sich auf in einer gewissen Norm variierende Beziehungsmuster, die sich zwischen der engsten Beziehungsperson und dem Kind im Alter von 12 bis 18 Monaten zeigen, wenn die Bezugsperson sich vom Kleinkind trennt und dann nach einiger Zeit eine Wiedervereinigung

---

5 Ähnlich bei v. Klitzing et al., 2015, S. 271.

erfolgt. Von hier aus direkt auf eine Bindungsstörung zu schließen, ist zu kurz gegriffen. Auch die Fütterstörung entsteht erst, wenn aus anfänglichen Unsicherheiten von Kind *und* Mutter die Interaktion so weit gestört ist, dass es zu einer ernsthaften Regulationsstörung kommt, bei der das Kind nicht mehr an Gewicht zunimmt und die sich Füttersituation als solche über einen langen Zeitraum hinzieht oder ständig Füttersituationen angeboten werden, ohne das Bedürfnis des Kindes »richtig« zu lesen. Nicht immer ist kindliches Schreien auf Hunger zurückzuführen (Chatoor, 2012).

Fachlich solide begründete Differenzierungen dessen, was die Diagnostik früher Störungen umfasst, sind mir deshalb so wichtig, weil, wie im Fall von Lukas deutlich wurde, nicht überall dort eine »Bindungsstörung« vorliegt, wo ein psychotherapeutischer Laie ein solches Etikett bereits aufgeklebt und Mütter und Bezugspersonen unwissentlich verstört hat!

4.2 Übergeordnete Fragen für die praktische Anwendung von BMIA

a) Welche *Wahrnehmungskanäle des Säuglings* sind aktiviert und mit welchen nonverbalen Möglichkeiten beantwortet die Bezugsperson die Signale des Säuglings (akustisch/vokalisierend, visuell, taktil, kinästhetisch)?

b) *Wie erleben Sie sich als Behandler/in* in diesem Informationsaustausch (angenehm, beruhigend, unangenehm, ermüdend, aktivierend, erfreulich, bedrohlich, abstoßend, irritierend, aufregend, anstrengend ...)?

c) Impulsinitiierung: Von wem *gehen Impulse häufiger* aus? Wie sind Aktionen und Reaktion aufeinander bezogen (vgl. auch unten 4.3 und 4.4)?

d) Welchen *Interaktionsmodus* wählen Mutter und Vater in Bezug auf den/die Beobachter/in bzw. den Therapeuten/die Therapeutin (scheu, zurückgezogen, gehemmt, unterwürfig, anklammernd, überaktiv, hektisch bemüht, vereinnahmend, kontrollierend, abweisend vs. ermunternd, kommunikativ, entspannt, freundlich zugewandt, einladend etc.)?

e) Wie erleben *Sie sich* im *Kontakt mit den Eltern/mit dem Kind?*

f) Wird die Interaktion zwischen Säugling und Bezugsperson *durch Ihre Beobachtung »gestört«?* Wenn ja, wodurch? Welche Wahrnehmungen treten für Sie als Beobachter/in bzw. Therapeut/in *in den Vordergrund und warum*? Welche in den Hintergrund (vgl. 4.3 und 4.4)? Welche Körperreaktionen, Körperempfindungen, Kognitionen und Gedanken, welche Wünsche, Bedürfnisse, Befürchtungen, Wahrnehmungen, Gefühle stellen sich ein?

g) Sind für Sie
   1. (phänomenologische) *Beobachtungen* der Interaktion (vgl. 4.4),
   2. *Ihre Gegenübertragungsreaktionen* und
   3. *Ihre Interpretationen/Bewertungen/Einordnungen* klar voneinander abgegrenzt? Sind Sie mit einem Interaktionspartner identifiziert? Mit welchem ? Warum?

h) Reflektieren Sie Ihre Beobachtungs-/Einordnungsergebnisse vor dem Hintergrund von 2. und 3. unter *Einbezug der biografischen Angaben*, die Ihnen zur Verfügung stehen.

i) Welche/s Bezugsmodell/Menschenbild/Theorie nutzen Sie für Ihre Interaktionsanalyse und in welchem Rahmen (pädagogisch/beraterisch/sozialarbeiterisch/psychotherapeutisch) können Sie worauf einwirken? Welche *Grenzen Ihres Berufs* müssen Sie grundsätzlich respektieren?

j) Welche *Vernetzungspartner* kennen und nutzen Sie in deren anderen wertvollen Kompetenzen?

4.3 Sechs psychodiagnostische Aspekte, die vor Beginn der Interventionsplanung und vor Behandlungsbeginn abgeklärt werden sollten

1. *Familienanamnese,* die meist schon im Erstgespräch erhoben werden kann, zum Beispiel: Mit welchen Bezugspersonen wächst das Kind auf?
2. *Videogestützte Interaktionsbeobachtung*, zum Beispiel nach BMIA: Wie verhalten sich Bezugspersonen und Kind im spontanen Kontakt zueinander und in Bezug auf die Therapeutin? Nach schriftlicher Einverständniserklärung werden Videoaufnahmen von Sitzungen oder Sitzungsausschnitten erstellt (vgl. unten).
3. *Erfassung der entwicklungsadäquaten motorischen, sozialen, emotionalen und gegebenenfalls kognitiven Kompetenzen* im direkten Kontakt und Spiel. Ist das Kind altersgerecht entwickelt, gepflegt und

aktiv? Sind seine motivationalen Systeme altersentsprechend integriert (vgl. Trautmann-Voigt & Moll, 2011, S. 101ff.)?

4. *Erfassung der elterlichen Sensitivität*, Bindungsangebote, Regulationsleistungen durch Analyse von Gegenübertragungsreaktionen und Handlungsimpulsen.[6] Gehen die Eltern trotz der Erstgesprächssituation und trotz möglicherweise vorliegender starker Stressoren adäquat auf ihr Kind ein?
5. *Einbezug und Erfragen von Vorbefunden:* Liegen vom Jugendamt, aus Kliniken, Sozialraumteams (ggf. bei Unterbringung im Mutter-Kind-Heim usw.) bereits Dokumente vor? Welche Diagnosen haben Mutter und/oder Vater in der Vergangenheit (etwa in Vortherapien) erhalten?
6. *Zusammenfassende psychodynamisch fundierte Diagnostik* inklusive Symptomatik, Beziehungsdiagnose auf der Basis des BMIA, sozialer Ressourcenanamnese und Prognose. Anamnesegespräch und Testdiagnostik der Mutter, videogestützte Auswertung des Interaktionsverhaltens von Kind und Bezugsperson(en).

4.4 Kriterien der Interaktionsanalyse nach BMIA

Die klinische Bindungsforschung hat die Wichtigkeit von intersubjektiver Passung und Feinfühligkeit der Bezugsperson bzw. deren Fähigkeit zum »affect attunement« (Stern, 1992) hervorgehoben (Brisch et al., 2002; K. Grossmann & K.E. Grossmann, 2004). Passung beinhaltet die Fähigkeit, die Bedürfnisse des Säuglings adäquat zu regulieren, und besteht aus intuitiv ausgewählten affektmotorischen Steuerungsvorgängen[7], die sich von Moment zu Moment auf einer nonverbalen Ebene ereignen. Affektmotori-

6 Übertragungen und Gegenübertragungen sind komplexe Beziehungswünsche, -fantasien, -bereitschaften, die auf eigene Wünsche, Erfahrungen und Bedürfnisse aus der eigenen Lebensgeschichte zurückgehen. Der gezielte Umgang mit der therapeutischen Situation, in der sich Übertragungs-/Gegenübertragungskonstellationen darstellen, ist ein Basiskonstrukt psychodynamischer Psychotherapieansätze (vgl. ausführlich in Wöller & Kruse, 2015, S. 276–289).

7 Unter Affektmotorik wird hier verstanden: das Körper-Fühlen oder der Fühlkörper. Die Affektmotorik mobilisiert die Expression bzw. den unwillkürlichen Ausdruck von innerem Erleben unter weitester Umgehung höherer Hirnfunktionen (vgl. ausführlich Trautmann-Voigt & Voigt, 2012, S. 158–161).

sche Codierungen (vgl. Trautmann-Voigt & Voigt, 2012, S. 23–43) können beobachtet und eingeordnet werden. Dazu bedarf es allerdings eines Systems der Analyse nonverbaler Interaktion, also einer Bezugstheorie, die das nonverbale Interaktionsverhalten und die verbal und bewusst geäußerten Darstellungen von Müttern/Eltern in eine stringente Verbindung bringen. Auf der Basis einer psychodynamischen Bezugstheorie (Trautmann-Voigt & Voigt, 2015) wurde das Movement Mind Paradigma der Bewegungsanalytikerin Yona Shahar-Levy, das an der Universität Haifa entwickelt wurde (Shahar-Levy, 2001; Shahar-Levy & Trautmann-Voigt, 2012; Trautmann-Voigt & Zander, 2007) in Diagnostik und Intervention bei der Psychotherapie der frühen Dyade integriert.

Das Konzept einer kontrollierten Interaktionsbeobachtung im klinischen Setting entstand in einem mehrjährigen Prozess. Zwischen 1998 und 2007 wurde auf der Basis eines Forschungsprojekts an der KBAP in Kooperation mit der Universität Köln (Trautmann-Voigt & Zander, 2007) eine Datenbankversion erstellt, die Folgendes bietet:

- *Anwendbarkeit* in offenen therapeutischen Beziehungskontexten,
- *mehrdimensionale Interpretierbarkeit* hinsichtlich der klinischen Anwendung und wissenschaftlicher Aussagen sowie
- eine *dialektische Verknüpfung* von beobachtbaren und quantifizierbaren Körperverhaltenskategorien und einzuschätzenden, hermeneutisch auf der Basis einer ausführlichen Anamnese erfassten qualitativen Aussagen.

In der hier gebotenen Kürze fasse ich die Analysekriterien zusammen, um dann abschließend ein zweites klinisches Beispiel anzufügen.[8]

4.4.1 Erfassung von Passung und affect attunement/misattunement durch Beschreibung des nonverbalen Informationsaustausches

Fünf Systemzustände sind angeboren und müssen anfangs gänzlich, später zunehmend weniger von sorgenden, schützenden und tröstenden Bezugspersonen reguliert werden. Fünf Motivationssysteme regulieren die menschlichen Bedürfnisse. Sie hängen mit den jeweils aktivierten System-

8 Ausführliche Interaktionsanalysen und klinische Fallbeispiele finden sich in Trautmann-Voigt & Moll, 2011, S. 267–325.

zuständen zusammen. Sie sind gleichfalls angeboren, und der Mensch gelangt zunehmend in die Lage, seine Bedürfnisse nach Nahrungsaufnahme, Bindung, Exploration, Rückzug bzw. Selbstbehauptung und Sensualität, später nach Sexualität, selbst zu regulieren. Auf diesen spannenden Teil des BMIA, der auf die moderne Selbstpsychologie (Lichtenberg et al., 2000) zurückgeht, kann in diesem Rahmen leider nicht vertiefend eingegangen werden.[9] Passung hängt davon ab, ob sich die Mutter und ihr Kind hinsichtlich der aktivierten Systemzustände und der Bedürfnisregulation durch die aktivierten Motivationssysteme aufeinander abstimmen können.

States	**Motivationssysteme**
Welche beantwortet die Bezugsperson in einer gegebenen Situation und wie? Angemessen? – Unangemessen? – Wache oder aktive Aufmerksamkeit/Interesse – ruhige Wachheit/Selbstexploration – Schreien/Rückzug/Aversion/ »high tension« – flacher Schlaf, Befriedigung, Entspannung 1 – tiefer Schlaf (REM), Ruhe, Entspannung 2	Welche beantwortet die Bezugsperson in einer gegebenen Situation und wie? Angemessen? – Unangemessen? – Physiologisches MS – Bindung – Exploration – Aversion – Sensualität/Sexualität

Tab. 1: Übersicht: angeborene Systemzustände und Bedürfnisse

4.4.2 Dreidimensionale Interaktionsanalyse der nonverbalen Codierungen nach BMIA

Interaktionsangebote bzw. interaktionelle Reaktionen werden in ihrer individuellen Ausprägung beobachtet. Referenzen sind biologisch/physikalisch determinierte motorische Möglichkeiten des menschlichen Bewegungs-

9 Eine Zusammenfassung findet sich in Trautmann-Voigt, 2011.

Dimension	Pol 0 Introvertierte, »frühe« Bewegungen (within parental envelope)	Binäre Kategorien zwischen P(0) und P(1) geben Auskunft über	Pol 1 Expansive »ausschlüpfende« Bewegungen (expansion mode)
Intensität/Kraft	»Schwere«, dem Eigengewicht folgend	grundsätzliche Energiemobilisierung	mit starkem Krafteinsatz/gegen Schwerkraft, vertikal ausgerichtet
	unwillkürliche, unkoordinierte, eher schwache Impulse	affektive Ladung/Impulskontrolle	impulsive/ausbrechende, schleudernde, eher starke Impulse
	nicht kontrahiert/»schlaff«	Absicht	kontrahiert/Impulse gezielt stoppend
Körper im Raum	Torsodominanz	Körperteildifferenzierung	Gliederdominanz
	wenig ausgedehnt/eng	Kinesphäre/Reichweite/Nähe-Distanz-Regulation	stark ausgedehnt/weit
	indirekt/peripher/nicht gerichtet/rückwärts strebend	Orientierung	direkt/fokussiert/gerichtet/vorwärtsstrebend
Zeitlicher Verlauf/ Dynamik	unterbrochen/fragmentiert	Übergänge/rhythmische Passung/den Verlauf einer Interaktion flüssig gestaltend	kontinuierlich/gleichmäßig
	wiederholend/repetitiv	Variabilität und Flexibilität in der Nutzung des Bewegungs- bzw./Verhaltens-repertoires	variierend/modulierend
	schnell/flüchtig	Entscheidung	langsam/rhythmisch differenziert

Tab. 2: Das binäre Kategoriensystem des BMIA mit Beobachtungsdimensionen hinsichtlich Intensität, Körper, Raum, Rhythmus und Dynamik

repertoires hinsichtlich dreier Dimensionen: a) Intensität/Kraft, b) Raum, c) Zeit/Dynamik (vgl. Trautmann-Voigt & Voigt, 2012). *Strukturelle Fähigkeiten der Selbst- und Objektwahrnehmung, der Bindung, der Impulssteuerung, der Affektdifferenzierung und der Kommunikation* zeigen sich in affektmotorisch codierten Handlungsdialogen auf der motorischen Ebene in drei Dimensionen (Trautmann-Voigt & Voigt, 2015):

a) *Die affektmotorische Energiemobilisierung* (Dimension der Intensität) ist, motorisch betrachtet, von der immer wirkenden Schwerkraft und muskulären Gegenwirkung (statische oder dynamische Kraftentwicklung) abhängig.
b) *Die Nähe-Distanz-Regulation* (Körper im Raum) ist von der Anatomie im Außenraum abhängig (Knochenbau, Gelenke, Muskeln etc. bedingen die räumlichen Bewegungsmöglichkeiten unter den jeweiligen Umgebungsbedingungen).
c) *Die rhythmische Passung* (zeitlicher/dynamischer Verlauf von Interaktionen) ist von der Gestaltung des Bewegungsflusses, von rhythmischen und dynamischen Qualitäten im zeitlichen Verlauf einer Interaktion abhängig.

Beziehungsfähigkeit zeigt sich affektmotorisch zwischen den extremen Pol 0- und Pol 1-Ausprägungen. Wir beobachten und kategorisieren einzelne Sequenzen. Nonverbale Codierungen unterliegen dem Fluss der Kommunikation. Dennoch können immer wieder auftauchende Handlungsmuster (Modellszenen) identifiziert werden, wenn man sich circa vier bis fünf Minuten einer Interaktion genau anschaut. Dabei werden unbewusst kommunizierte Absichten, Orientierungen und Entscheidungen deutlich (Tab. 2).

4.4.3 Beispiel einer Interaktionsanalyse: Frau F. mit ihrer Tochter Melanie

Eine komplexe Falldarstellung unter Einbezug aller genannten Aspekte würde den hier gesteckten Rahmen überschreiten, daher beschränke ich mich zum Schluss auf eine Interaktionsanalyse nach BMIA, die einer *Modellszene* aus der ersten Stunde zwischen Melanie und ihrer Mutter entspricht. Modellszenen sind nach Lichtenberg (2000) immer wiederkehrende prototypische Interaktionen, die affektmotorische Codierungen und Botschaften enthalten, die den Interaktionspartnern meist nicht bewusst sind. Durch die Analyse der nonverbalen Codierungen in einer Beziehungsepisode gelingt es, unbewusste Absichten, Passung/Orientierung und nicht verbal kommunizierte Entscheidungen hinsichtlich der Beziehungsgestaltung zu analysieren.

Die Fallvignette

Melanie, zweieinhalb Jahre alt, kommt zusammen mit ihrer Mutter in unsere Praxis. Die Mutter ist 46 Jahre alt und hat Melanie nach drei fehlgeschlagenen IVF-Versuchen überglücklich geboren. Ihr Mann ist 40 Jahre alt, viel unterwegs und verwöhnt die Tochter, nach Darstellung der Mutter, übermäßig. Frau F. ist unglücklich, weil Melanie nur auf ihrem Schoß zufrieden sei, beim Kinderschwimmen nicht mehr mitmache und in der Kita auffällig werde. Sie schlage die anderen Kinder, ziehe ihnen an den Haaren und fordere auch dort nur die Aufmerksamkeit einer bestimmten Erzieherin. Außerdem mache sie wieder in die Windel, sie sei schon trocken gewesen. Ihr Essverhalten habe sich verändert, sie wolle nur noch »Pünktchenwurst«, was die Mutter ihr aber verwehre, denn da sei zu viel Fett drin und sie achte, ebenso wie ihr Mann, auf eine gesunde, ökologisch ausgewogene Ernährung. Sie mache sich Sorgen, ob Melanie vielleicht einen Entwicklungsrückstand aufweise, und komme daher zur diagnostischen Abklärung. Außerdem habe sie gehört, dass man hier als Mutter mit dem Kleinkind in die Behandlung kommen dürfe, das hätte sie sonst noch nie gehört.

Abgesehen von einem überprotektiven und gleichzeitig teilweise distanzierenden Verhalten zeigt sich nach der Videoanalyse der ersten Stunde folgendes Interaktionsverhalten zwischen Mutter und Tochter:

Ärger, was sich in ambivalenter gestischer Vereinnahmung bei geäußerten negativen Affekten gegenüber den Handlungsimpulsen des Kindes darstellt bzw. in abwehrenden Handlungen oder Worten ausdrückt.

Ängstlichkeit, auch Anspannung, was sich in Überbesorgtheit, Überängstlichkeit im ständig von der Mutter selbst provozierten nahen, streichelnden Körperkontakt zeigt und in gleichzeitig gegenteiligen kognitiven Verarbeitungen: in abschätzenden Vergleichen mit anderen Kindern etwa sowie im Missverstehen des gezeigten kindlichen Verhaltens (im Raum, in der Kraftdosierung und in der Dynamik).

Das BMIA zeigt in der Auswertung der MiKroanalyse einer Szene aus dem Erstgespräch zwischen Mutter und Kind, dass keine Passung zwischen beiden vorliegt und die Mutter nonverbal deutlich macht, wie sehr sie ihr Kind einerseits festhält, obwohl sie sich darüber beklagt, dass Melanie sich nicht von ihr lösen würde. Sie ist in ihrer eigenen motivationalen Lage gleichzeitig aversiv und übergriffig und bindet ihr Kind noverbal gestisch an sich (vgl. unten), während sie sich nach außen auf die Therapeutin fokussiert und das Kind aktiv (aber unbewusst) an dessen Exploration hindert. Das Kind schwankt zwischen einem aversiv-passiven Systemzustand und einer explorativen Motivation, sich der Mutter zu entziehen, hin und her. Im Folgenden wird erläutert, wie sich dies auf der Ebene der Affektmotorik darstellt.

Beobachtungssituation einer Modellszene aus dem Erstgespräch

Die Mutter sitzt am Boden, ein Bein untergeschlagen, eines seitlich abgespreizt und hält ihre Tochter mit der linken Hand fest im Schoß, das Kind sitzt allerdings auf dem Boden, zwischen ihren Beinen, nicht etwa auf ihrem Schoß. Sie streichelt ihr mit der rechten Hand ständig über den Kopf oder über die Schulter, während sie spricht. Sie ist dabei mit dem Gesicht seitlich zu mir geneigt, schaut ihre Tochter nicht ein einziges Mal an. Wenn diese sich bewegt oder zu ihr hochschaut, registriert sie dies nicht oder zieht sie, wie zufällig erscheinend, noch enger an sich heran, um im nächsten Moment, während sie etwas Abfälliges formuliert, die Tochter fester anzupacken oder mit höherer Intensität und größerer Geschwindigkeit zu streicheln, was bei der Kleinen mehrfach zu deutlichen Unmutsäußerungen führt. Einmal möchte Melanie an eine kleine Puppe heranlangen, die vor ihr in einer Spielkiste liegt, die Mutter aber langt über den Kopf von Melanie hinweg, nimmt die Puppe heraus und legt sie hinter sich auf den Boden. Als Melanie protestiert und von der Mutter weg will, sagt diese: »Jetzt bleib mal hier, wir sind ja gleich fertig!«

Interaktionsanalyse hinsichtlich der Intensitätsdosierung zwischen Mutter und Tochter (absicht)

Die Mutter ist stark in Pol 0 fixiert, folgt dem Eigengewicht, zeigt unkoordinierte, unwillkürliche Streichelimpulse, die nicht wirklich das Kind meinen, und ist in allen Muskelpartien eher schlaff, wenig aktiviert, nur im Hals-Kopf-Bereich sichtlich angespannt und kontrahiert und in dem Moment Kraft intensivierend, als sie im Oberkörper und im rechten Arm das Streicheln aufgibt, um die Puppe wegzulegen, und plötzlich Kraft aufbringt, um diese Aktion auszuführen. *Ihre nonverbal kommunizierte Absicht ist klar:* Nur der Kopfbereich mit ihrer Blickfixierung ist aktiv auf mich gerichtet, dort ist sie intensiv um Bezogenheit bemüht, im Modus der Expansion, angespannt, fast fixiert. Die beiden anderen Kategorien der Dimension Intensität (grundsätzliche Energiemobilisierung und Impulskontrolle, bezogen auf ihr Kind) sind eher regressiv ausgeprägt, vielmehr im Modus von Pol 0 verhaftet, dem Modus also, den auch ihre Tochter aufweist, wenn sie im Schoß der Mutter ausharrt bzw. dahin zurückplumpst.

Die Intensität von Melanie ist ebenfalls hauptsächlich in Pol 0 zu finden, bis auf die hohe Anspannung, die entsteht, als sie sich von der Mutter mit etwas Kraftaufwand lösen will, um ein Spielzeug zu erhaschen. In diesem Moment wendet die Mutter allerdings mehr Kraft auf, beide kollidieren in Pol 1 mit dem Ergebnis, dass Melanie das Kraftduell verliert und sich – erstaunlicherweise, wie ich finde – zwar deutlich ärgerlich, aber doch ohne Widerstand zu leisten sofort wieder in die »Schoßhaltung« zurückbegibt. *Auch ihre nonverbal kommunizierte Absicht ist klar:* Sie sucht Exploration, Spiel auch außerhalb des engen Aktionsradius, kommt aber gegen die Absicht der Mutter, sie nahe bei sich zu behalten, während sie mit mir spricht, nicht an. Daraufhin begibt sich Melanie in ihre vorherige Haltung im Schoß der Mutter zurück – sie hat in dem Moment keine andere Chance. Ihren Ärger mag sie wohl anderswo auslassen …

Interaktionsanalyse hinsichtlich des Verhaltens der beiden Körper im Raum (Orientierung/Passung)

Bezüglich der Körperteildifferenzierung zeigt sich bei der Mutter eine starke Torsodominanz bei geringer Ausdehnung und nicht auf das Kind ausgerichteten Bewegungen. Die Pol 0-Dominanz ist also ebenfalls bei der Kategorisierung des Körperverhaltens in der Kinesphäre eher regressiv, indirekt und nicht auf das Kind gerichtet, vielmehr im oberen Körperbereich (Kopf/Nacken und Blick) ganz auf das Außen, hier: die Therapeutin, zentriert. Dies führt zu einer gespaltenen Körperhaltung: Kopf weg vom Kind, Körper zwar hinter dem Kind, aber einengend und nicht passend zu den räumlichen Ausdehnungsimpulsen der Tochter. *In ihrer Orientierung ist die Mutter gespalten.*

Melanie wirkt wie in der Umarmung der Mutter, die keine echte Umarmung ist, gefangen. Sie versucht diese Kinesphäre zu verlassen und sinkt mit rückwärts strebender Bewegung in ihre anfängliche, nun deutlich resigniert anmutende Torsodominanz zurück. Wenig Ausdehnung scheint möglich zu sein bei einer so viel Nähe einfordernden Mutter, deren Streicheln und Halten sie kaum zu entkommen scheint. *Melanie kann sich nur hin zur*

Mutter orientieren und dann stillhalten, während diese aber gleichzeitig hin zu und weg von ihr orientiert ist.

Interaktionsanalyse hinsichtlich des zeitlichen Verlaufs bzw. der Dynamik zwischen Mutter und Tochter (Entscheidung)
Die Sprechweise, die Themen und auch die Bewegungsphasen im Interaktionsverhalten der Mutter sind fragmentiert, auch zwischen uns entwickelt sich kein Gesprächsfluss, genauso wenig wie ein kontinuierlicher Bewegungsfluss zwischen Mutter und Tochter entsteht. Die »Streicheleinheiten« wirken abgespalten von den Erzählungen und repetitiv, jede Variation, die Melanie einbringen möchte, wird nonverbal gestoppt oder verhindert (die Puppe wird weggeräumt, vorwärtsstrebende Bewegungen werden gestoppt oder aktiv verhindert). *Die Ebene der Entscheidung ist auf der nonverbalen Ebene ebenfalls klar.* Sie lautet: Du bleibst bei mir, und wenn du etwas anderes willst, so werde ich dies zu verhindern wissen! Melanie kann sich noch nicht entscheiden, sie unterliegt und zieht sich zurück.

Gemeinsame Videoauswertung und Indikation
Als wir gemeinsam das Video in der zweiten Stunde anschauen und ich der Mutter vorsichtig spiegele, wie sie sich in Bezug auf die Bedürfnisse ihrer kleinen Tochter verhält, beginnt sie zu weinen und erzählt mir, wie unglücklich sie ist, ihren Beruf aufgegeben zu haben, und wie wenig sie sich eigentlich auf ihre Tochter einstellen könne und wie allein sie sich fühle, da doch ihr Mann nur am Wochenende mal Zeit habe und dann »was Tolles« unternehmen wolle. Außerdem wisse sie als Einzelkind manchmal gar nicht, was sie mit Melanie in den vielen freien Nachmittagsstunden anfangen solle …

Eine Kurzzeittherapie mit Fokus auf dem Interaktionsverhalten zwischen Mutter und Kind im Umfang von 25 Stunden wird erfolgreich durchgeführt Frau F. und Melanie lernen sich aufeinander einzustimmen und es bleibt genügend Raum, die leichte depressive Episode der Mutter mit in den Blick zu nehmen, ohne zu diesem Zeitpunkt eine komplette Aufarbeitung der Lebensgeschichte vornehmen zu müssen. In vielen Folgestunden arbeiteten wir mit Videos, die Frau F. zu Hause aufgenommen hatte oder die wir in den Stunden aufnahmen. Sie war fasziniert davon, dass sie sich im nonverbalen Informationsaustausch verändern konnte, neue Impulse im Umgang mit Melanie fand und selbst Spaß am Spielen entdeckte. Melanies Auffälligkeiten im Kindergarten waren im Verlauf von sechs Wochen vollständig verschwunden. Ihre Mutter begann in der therapeutischen Arbeit mit mir *nach diesen 25 Stunden*, sich ebenfalls mit ihrer Lebensgeschichte und ihrer Beziehung zu ihrem Mann auseinanderzusetzen.

Fazit

Im Laufe der Jahre bin ich immer vorsichtiger geworden, wenn es um das Thema »Säuglingstherapie« oder »Frühe Hilfen« und deren Verortung in sozialen Feldern ging. Ich schätze videobasierte Interaktionsanalysen und damit die Möglichkeit, Interaktionen zwischen Müttern/Vätern und ihren kleinen Kindern auf der Ebene gemeinsam anzuschauen und auszuwerten, wo sie sich abspielen: nämlich auf der nonverbalen Ebene. Ich bin allerdings davon überzeugt, dass eine Einbettung solcher Interaktionsanalysen in ein systemübergreifendes Theoriekonzept notwendig ist.

Bei pädagogischer oder sozialtherapeutischer Begleitung, Beratung und Frühförderung kommt es auf die Erkennung und Nutzung vorhandener Ressourcen allein an, um wichtige Entwicklungen der Allerkleinsten in ihrem Bezugssystem zu unterstützen. Allerdings muss meines Erachtens eine deutliche Grenzziehung zu psychotherapeutischem Handeln erfolgen, denn manche Kurse und Angebote auf dem freien Markt, durchgeführt von fortgebildeten KollegInnen aus dem weiten sozialen Feld, sind manchmal zwar gespickt mit Videoanalysen, die vermeintliche oder tatsächliche »Stärken« herausfiltern, aber meiner Erfahrung nach nicht immer zum gewünschten Erfolg führen, sondern wichtige Grenzziehungen zwischen Psychopathologie und Frühförderbedarf verwischen.

Interaktionsorientierte Eltern-Säugling/Kleinkind-Psychotherapien erheben dagegen den Anspruch, auf der Basis eines wissenschaftlich begründeten Verfahrens zur Behandlung von Kindern und Jugendlichen bzw. von Erwachsenen, die auch in der Dyade oder Triade behandelt werden können, zur Heilung oder Linderung von psychischen Störungen (hier auch der depressiven Episode der Mutter und ihres eigenen Bedürfnisses nach Bindung und Exploration) beizutragen. Dabei werden Ressourcen aufgespürt, Problemanalysen auf der Basis von klinisch relevanten Störungsbildern gemacht sowie Psychodynamiken eruiert und in das Lebenskonzept der Patienten eingeordnet.

Das Bonner Modell der Interaktionsanalyse versucht im Rahmen dieser Diskussion einen Beitrag zur Erweiterung von Diagnostik, Behandlungsplanung und moderner Interventionstechnik um den Aspekt des reflektierten Einbezugs nonverbaler Codierungen in Interaktionen zu leisten.

Literatur

Ainsworth, M.D., Bell, S. & Stayton, D. (1974). Infant-mother attachment and social development. »Socialization« as a product of reciprocal responsiveness to signals. In: Richard P.M. (Hrsg.): *The integration of a child into a social world.* London: Cambridge University Press

American Academy of Child and Adolescent Psychiatry (AACAP) (1997). Practice parameters for the psychiatric assessment of infants and toddlers (0–36 Months). *J Am Acad Child Adolesc Psychiatry, 36,* 21–36.

American Psychiatric Association (2013). *Diagnostic and statistical manual of mental disorders (DSM-5).* 5. Aufl. Washington, DC: American Psychiatric Publishing.

Arbeitskreis OPD-2 (Hrsg.). (2006). *Operationalisierte Psychodynamische Diagnostik OPD-2. Das Manual für Diagnostik und Therapieplanung.* Bern: Huber.

Barth, R. (1999). Ein Beratungsangebot für Eltern mit Säuglingen und Kleinkindern – Konzeption und erste Erfahrungen der Beratungsstelle »Menschenskind«. *Praxis der Kinderpsychologie und Kinderpsychiatrie, 48,* 178–191.

Brisch, K.-H. (2003). *Bindungsstörungen. Von der Bindungstheorie zur Therapie.* Stuttgart: Klett-Cotta.

Chatoor, I. (2012). *Fütterstörungen bei Säuglingen und Kleinkindern. Diagnose und Behandlungsmöglichkeiten.* Stuttgart: Klett-Cotta.

Cierpka, M. & Windaus, E. (Hrsg.). (2007). *Psychoanalytische Säuglings-Kleinkind-Eltern-Psychotherapie. Konzepte – Leitlinien – Manual.* Frankfurt a.M: Brandes & Apsel.

Cierpka, M. (2012). *Frühe Kindheit (0–3): Beratung und Psychotherapie für Eltern mit Säuglingen und Kleinkindern.* Heidelberg: Springer.

Egger, H.L. & Angold, A. (2006). Common emotional and behavioral disorders in preschool chrildren: presentation, nosology, and epidemiology. *J Journal of Clinical Child Psychology and Psychiatry, 47,* 313–337.

Fonagy, P. & Gergely, G. (2002). *Affektregulierung. Mentalisierung und die Entwicklung des Selbst.* Stuttgart: Klett-Cotta.

Franz, M. (2009): *PALME. Präventives Elterntraining für alleinerziehende Mütter.* Göttingen: Vandenhoeck & Ruprecht.

Gontard, A.v. (2010). *Säuglings- und Kleinkindpsychiatrie: Ein Lehrbuch.* Stuttgart: Kohlhammer.

Grossmann, K. & Grossmann, K.E. (2004). *Bindungen – das Gefüge psychischer Sicherheit.* Stuttgart: Klett-Cotta.

Hurrelmann,K. & Albert, M. (2006). *Jugend 2006. 15. Shell Jugendstudie: Eine pragmatische Generation unter Druck. TNS Infratest Sozialforschung.* Frankfurt a.M: Fischer.

Graubner, B. (2014). *ICD-10-GM 2015 Systematisches Verzeichnis: Internationale statistische Klassifikation der Krankheiten und verwandter Gesundheitsprobleme.* Köln: Deutscher Ärzte Verlag.

Junglas, J. (2012). Partizipation Jugendlicher in Deutschland. Vom Objekt der Beobachtung zum Subjekt der Zukunft. In S. Trautmann-Voigt & B. Voigt (Hrsg.). (2013), *Jugend heute: Zwischen Leistungsdruck und virtueller Freiheit* (S. 43–60). Gießen: Psychosozial-Verlag.

Klitzing, K.v., Döhnert, M., Kroll, M. & Grube, M. (2015). Psychische Störungen in der frühen Kindheit. *Deutsches Ärzteblatt, 6,* 269–278.

Lichtenberg, J., Lachmann, F. & Fosshage, J. (2000). *Das Selbst und die motivationalen Systeme. Zu einer Theorie psychoanalytischer Technik.* Frankfurt a.M: Brandes & Apsel.

Möhler, E. (2013). *Eltern-Säuglings-Psychotherapie.* München: Ernst Reinhardt Verlag.

Papousek, M, Schieche, M. & Wurmser, H. (2004). *Regulationsstörungen der frühen Kindheit. Frühe Risiken und Hilfen im Entwicklungskontext.* Bern: Huber.

Remschmidt, H. & Schmidt, M. (1994). *Multiaxiales Klassifikationsschema für psychische Störungen des Kindes- und Jugendalters nach ICD-10 der WHO.* 3. Aufl. Bern: Huber.

Schore, A. (1994). *Affect Regulation and the Origin oft he Self. The Neurobiology of Emotional Development.* Hilldsale, NJ: Erlbaum.

Schroth, G. (2015). Peri-/Postpartale Depression. Eine (primäre) Aufgabe der Psychotherapie. *Psychotherapie Aktuell, 2,* 9–16.

Shahar-Levy, Y. (2001). *The* Function oft he Human Motor System in Process of Storing and Retrieving Preverbal, Prima Experience. *Psychoanalytic Inquiry, 21*(3), 378–393.

Shahar-Levy, Y & Trautmann-Voigt, S. (2009). Das Body Movement Mind Paradigm (BMMP). In S. Trautmann-Voigt & B. Voigt (Hrsg.), *Grammatik der Körpersprache. Körpersignale in Psychotherapie und Coaching entschlüsseln und nutzen* (S. 149–170). Stuttgart: Schattauer.

Stern, D.N. (1992). *Die Lebenserfahrung des Säuglings.* Stuttgart: Klett-Cotta.

Stern, D.N. (1998). *Die Mutterschafts-Konstellation. Eine vergleichende Darstellung verschiedener Formen der Mutter-Kind-Psychotherapie.* Stuttgart: Klett-Cotta.

Strauß, B. (2008). *Bindung und Psychopathologie. Bindungstheorie in der Psychotherapeutischen Praxis.* Stuttgart: Klett-Cotta.

Trautmann-Voigt, S. (2011). Bindungsforschung und Bewegungsanalyse. In S. Gahleitner, K. Fröhlich-Gildhoff, M. Schwartz & F. Wetzorke (Hrsg.), *Ich sehe was, was Du nicht siehst. Gemeinsamkeiten und Unterschiede der verschiedenen Perspektiven in der Kinder- und Jugendlichenpsychotherapie* (S. 111–128). Stuttgart: Kohlhammer.

Trautmann-Voigt, S. (2013). Familienbilder im Wandel. Jugendliche Mütter im Visier. In S. Trautmann-Voigt & B. Voigt (Hrsg.), *Jugend heute. Zwischen Leistungsdruck und virtueller Freiheit* (S. 121–138). Gießen: Psychosozial-Verlag.

Trautmann-Voigt, S. & Moll, M. (2011). *Bindung in Bewegung: Konzept und Leitlinien für eine psychodynamisch fundierte Eltern-Säuglings-Kleinkind-Psychotherapie.* Gießen: Psychosozial-Verlag.

Trautmann-Voigt, S. & Voigt, B. (2012). *Grammatik der Körpersprache: Ein integratives Lehr- und Arbeitsbuch zum Embodiment.* Stuttgart: Schattauer.

Trautmann-Voigt, S. & Voigt, B. (2015). Entwicklung – Abstimmung – Regulation. Tiefenpsychologisch fundierte Psychotherapie im rhythmisch-dynamischen Handlungsdialog. In W. Wöller & J. Kruse (Hrsg.), *Tiefenpsychologisch fundierte Psychotherapie* (S. 276–289). 4. Aufl. Stuttgart: Schattauer.

Trautmann-Voigt, S. & Zander, D. (2007). Interaktionsanalyse des Körperverhaltens – Entwicklung eines Instruments sowie eine erste bewegungsanalytische Studie zum Passungsverhalten von Müttern mit ihren Säuglingen im Verlauf des ersten Lebensjahres. In S. Trautmann-Voigt & B. Voigt (2007). *Körper und Kunst in der Psychotraumatologie. Methodenintegrative Therapie* (S. 189–219). Stuttgart: Schattauer.

Wichstrom L. et al. (2012). Prevalance of psychiatric disorders in preschoolers. *Journal of Clinical Child Psychology and Psychiatry, 53,* 695–705.

Zero to Three (2005). *Diagnostic classification of mental health and developmental disorders of infancy and early childhood. Revised editon (DC:0-3R).* Washington, DC: ZERO TO THREE Press.

Ziegenhain, U. Schöllhorn, A., Künster, A., Hofer, A., König, C., Fegert, J. (2010). *Modellprojekt Guter Start ins Kinderleben. Werkbuch Vernetzung. Chancen und Stolpersteine interdisziplinärer Kooperation und Vernetzung im Bereich der Frühen Hilfen und im Kinderschutz.* Köln: NZFH – Nationales Zentrum Frühe Hilfen.

Freiräume schaffen, Potenziale fördern

Die Bewegungsentwicklung aus der Sicht von Body-Mind Centering (BMC)[1]

Thomas Greil

> »Wir unterstützen Kinder darin, Sprechen und Lesen zu lernen und wir nehmen einfach an, dass ihre Bewegungsentwicklung ganz von selbst ihr volles Potential entfaltet, ohne dass wir irgend etwas verstehen oder eine Richtung vorgeben.«
>
> *Bonnie Bainbridge Cohen: Infant Developmental Movement Education/IDME Manual*

Die entscheidenden Grundlagen für die geistige, seelische und emotionale Entwicklung werden in der Zeit im Mutterleib und im ersten Lebensjahr gelegt. Bewegung und Berührung sind die ersten Modalitäten des Lernens. Sie formen die Basis für komplexere Lernprozesse. Im dem komplexen Zusammenspiel der Entwicklungs- und Bewegungserfahrungen jeder einzelnen Zelle mit den Körpersystemen und dem Nervensystem werden in dieser Zeit die grundlegenden Muster und Verhaltensweisen gebildet, die ein Leben lang unsere Beziehung zu uns selbst, zu anderen und zur Umwelt prägen. Die Förderung der Bewegungsentwicklung speziell im ersten Lebensjahr nach den Prinzipien von BMC[2] stärkt die körperlichen, mentalen und emotionalen Fähigkeiten des Kindes und späteren Erwachsenen. Die

1 Vielen Dank an Jeanette Engler, Osteopathin und Kindertherapeutin in Zürich, Ausbilderin und Lehrerin für BMC. Sie stand mir mit vielen Anregungen zur Seite und hat den Text mehrmals Korrektur gelesen.

2 Body-Mind Centering (BMC) ist eine Methode der Somatischen Bewegungsarbeit, die von Bonnie Bainbridge Cohen seit den 70er Jahren entwickelt wird. Die Arbeit beruht auf der minutiösen Erforschung der einzelnen Körpersysteme sowie der embryologischen und frühkindlichen Bewegungsentwicklung. Körper und Geist sind zwei Aspekte des »Soma« (griechisch für Körper). Ein wichtiger Aspekt von BMC ist, wie sich der Geist über die Bewegung ausdrückt. Mehr Informationen unter: www.bodymindcentering.com. Zur Ausbildung in Deutschland (in englischer Sprache) siehe: www.moveus.de.

motorische Entwicklung spiegelt sowohl den emotionalen Zustand des Kindes wider wie auch seine Fähigkeit, in Verbindung mit der Welt zu sein. Wenn das Kind den Freiraum hat, sich frei zu bewegen, sich selbst und die Umwelt zu entdecken und zu erforschen, dann kann es auch sein volles Potenzial entfalten. Das Kind findet ein Gleichgewicht zwischen Geborgenheit und Neugierde sowie den Mut, für sich selbst einzustehen und mit der mitfühlenden Unterstützung der Eltern und Betreuer seinen Weg im Leben zu gehen. Die Bewegungsentwicklung ist ein Schlüssel dafür. Body-Mind Centering erlaubt ein differenziertes Verständnis dieser frühkindlichen Entwicklungsprozesse und ermöglicht damit, gezielt auf Babys und Kinder einzugehen und sie ganz individuell zu fördern.

Die Zellen »denken« mit

> »Traditionell wird Lernen in unserer Kultur als eine Funktion des Nervensystems betrachtet. Meiner Erfahrung nach ist das Nervensystem nur ein Teil des Lernens – es ist zuallererst ein Aufnahmesystem und ist damit auch das letzte System, das Bescheid weiß. Es registriert die Bewegungs- und Verhaltensmuster, und wenn diese gespeichert sind, kann ich diese abrufen und damit meine Erfahrungen und Gewohnheiten, Erinnerungen und Projektionen kontrollieren. Das Nervensystem nimmt Erfahrungen unmittelbar auf, die gerade passieren, integriert sie mit anderen früher gespeicherten Erfahrungen, interpretiert sie in ihrem historischen Kontext und projiziert sie in Übereinstimmung mit dem Ganzen in die Zukunft in Form unserer Erwartungen.«
>
> *Bonnie Bainbridge Cohen (2014, S. 161)*

Zu jedem Zeitpunkt der menschlichen Entwicklung ist der Organismus voll funktionsfähig und empfänglich für Informationen aus der unmittelbaren Umgebung. Bereits der Embryo empfindet und reagiert; er ist sowohl den emotionalen Stimmungen der Eltern, speziell der Mutter, als auch den Einflüssen aus der Umgebung ausgesetzt. Unsere Anatomie und Physiologie, unser Gehirn und das hormonelle Gleichgewicht sind geprägt von allen Erfragungen seit der Befruchtung und sogar davor. Die Erfahrungen unserer Großeltern beeinflussen mit, wie unser Körper aufgebaut ist und wie wir zum Beispiel auf Stress reagieren, welche Krankheiten wahrscheinlicher sind und welche Neigungen wir haben. Das noch nicht befruchtete

Ei, aus dem wir entstanden sind, wird bereits in der Zeit geformt, in der unsere Mutter im Bauch unserer Großmutter ist, am Beginn ihrer Schwangerschaft. Forschungen in der sogenannten Epigenetik haben in den letzten Jahren Erstaunliches herausgefunden.

Zellen speichern diese Informationen. Sie »riechen«, »schmecken« und »fühlen«. Zellen kommunizieren mittels Berührung und chemischen Botenstoffen. Wissenschaftler haben Geschmacksrezeptoren für süß, bitter und umami im ganzen Körper verteilt gefunden, nicht nur im Mund oder auf der Zunge. Sie spielen eine wichtige Rolle bei der Immunabwehr und im Stoffwechsel. Zellen tauschen Informationen mittels Druck und Zug mit anderen Zellen aus und sie bewegen sich fort. Erfahrungen werden auf zellulärer Ebene gespeichert und abgerufen. Die embryonale und fetale Entwicklung wird von der Zellentwicklung gesteuert und nicht vom Gehirn. Bereits die Arm- und Beinknospen (circa fünf Wochen nach der Befruchtung) machen Greif- und Gehbewegungen, noch bevor sie mit dem Nervensystem verbunden sind. Das Blut und die Blutgefäße pulsieren, noch bevor sie mit dem Herz ein geschlossenes Kreislaufsystem bilden. Für den Aufbau des Körpers und die Bildung der Organe spielt das Nervensystem nur eine untergeordnete Rolle. Es ist eher ein Aufnahmesystem, das Erfahrungen der Zellen speichert und in Mustern organsiert, die es uns erlauben, bestimmte Verhaltensweisen zu automatisieren und das Gehirn für komplexere Lernprozesse frei zu machen. Das »Zellgedächtnis« bleibt ein Leben lang aktiv. Die Selbstorganisation auf zellulärer Ebene ist entscheidend dafür, wie gesund wir sind. Es regelt unter anderem den Hormonhaushalt und die Reaktionen des Immunsystems. Das Gehirn greift als Regelmechanismus ein, um den Organismus an die Gegebenheiten der Umwelt anzupassen. Ein Großteil wird jedoch auf zellulärer Ebene reguliert.

Bewegung und Berührung sind fundamental für diese Lernprozesse, da sie die Basis für die Kommunikation zwischen den Zellen und dem Gehirn bilden. Das Gefühl lebendig zu sein spiegelt sich zu allererst auf der Zellebene als Vitalität wider. Das Neugeborene hat bereits viele Erfahrungen gemacht, die bestimmen, wie das Gehirn vernetzt ist. Der Neurophysiologe Gerald Hüther spricht davon, dass das Neugeborene das perfekte Gehirn hat, das an die Erfahrungen als Embryo und Fötus angepasst ist. Nur im Austausch zwischen Zellen und Gehirn können neue Informationen entstehen. In der Neurowissenschaft spricht man von Top-down- und Bottom-up-Prozessen, Prozesse, die vom Gehirn aus gesteuert und kont-

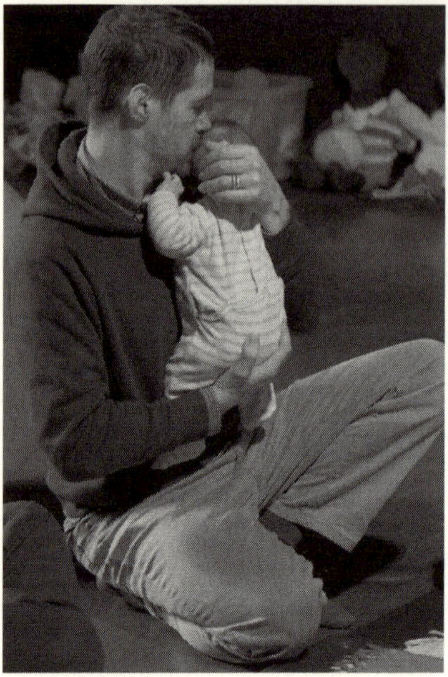

Abb. 1: Berühren und Berührt-Werden

rolliert werden, und solche, die das Gehirn über den Zustand des Körpers informieren. Das Bewusstsein baut sich langsam in Schichten auf, vom Embryonalstadium über die Geburt und während der frühkindlichen Entwicklung. Das Selbst, so Entwicklungspsychologe Daniel Stern, besteht aus vielen Schichten, die bestimmen, wer wir sind und wie wir uns selbst wahrnehmen. Alle Erfahrungen, auch die vor der Geburt, werden Teil unseres Selbst. Die Embryonalentwicklung steht stellvertretend für den Dialog zwischen Zellen und Nervensystem. Sie repräsentiert eine Blaupause, die ein Leben lang als Potenzial zur Verfügung steht.

Exkurs: Zellen im Dialog

Wenn wir jemanden berühren, werden wir auch berührt. In einer Einzelsitzung in BMC legen wir großen Wert darauf, dass sich dies auch auf der »zellulären« Ebene widerspiegelt. Eine Mutter kommt mit ihrem dreiwöchigen Kind zu einer Beratung. David ist unruhig, bewegt sich viel. Er hat Probleme, den Übergang zu ruhigeren Momenten und zum Einschlafen zu finden, selbst beim Stillen ist er nicht zu beruhigen. Die Mutter interpretiert dies als Schwierigkeiten mit der Verdauung, da sich David wie unter Schmerzen windet. Die Mutter ist sehr auf das Kind eingestimmt und gleichzeitig hilflos, da sie bereits alles versucht hat, um das Baby zu beruhigen. Ich beobachte, dass sie David mit ihren Armen umschließt, ihm einen festen Rahmen bietet und nur wenig den Bewegungen des Kindes folgt. Sie sitzt in der Mitte des Raums. Zuallererst versuchen wir, eine bequeme

Position für beide zu finden, sodass sie selbst die Unterstützung hat, die nötig ist, damit sie ihr Kind unterstützen kann.

Wir finden einen Platz, wo sie sich an einem Physioball bequem zurücklehnen kann. Ich frage sie, ob ich meine Hand auf ihren Rücken legen kann und lade sie ein, den Kontakt mit meiner Hand zu spüren während sie sich anlehnt. Ich spüre wie sich ihr Rücken entspannt und ihr Atmen ruhiger wird. Dann bitte ich sie, ihre Aufmerksamkeit auf den Kontakt zu ihrem Kind zu richten. An welchen Stellen sie sich berühren und wie sie diese Berührung wahrnimmt. Ich lenke ihr Fühlen hin zu den Bewegungen des Kindes, wie die Gewebe in Kontakt sind und wie sich Bewegung auf dieser Ebene ausdrückt. Langsam verändert sich die Atmosphäre im Raum. Die Beziehung von Mutter und Kind wird intensiver und gewinnt an Tiefe. Das Kind bewegt sich nun wellenartig, als ob sich der Verdauungstrakt entwinden würde. Ich unterstütze die Mutter durch Berührung, diesen Wellenbewegungen zu folgen und zu spüren, was David damit ausdrücken will. Die Bewegungen des Kindes werden langsamer und gehen in ein sanftes Pulsieren über. Ich unterstütze die Mutter weiter darin, diesen Dialog auf der Körperebene zu spüren und den Bewegungen des Kindes zu erlauben, sich auszudrücken. Wir sind beide tief bewegt und berührt von der Intimität des Augenblicks.

Manchmal sind Mütter selbst so gestresst, dass es ihnen schwerfällt, diesen Kontakt auf körperlicher Ebene herzustellen. Dann ist es nötig, dass die Mutter selbst in einer Einzelsitzung erfahren kann, wie sich ihr Muskeltonus mittels Berührung regulieren lässt.

Sich selbst erfahren – sich bewusst werden, bewusst sein

»Um neue Erfahrungen zu machen, ist es nötig, die Kontrolle durch das Nervensystem aufzugeben, sodass alte Gewohnheiten nicht länger unser Verhalten bestimmen, und neue zelluläre Erfahrungen in den Vordergrund treten können. Mit zellulärer Erfahrung meine ich Erfahrungen, die direkt von Zellen auf lokaler Ebene initiiert werden. Zellen lernen neues Verhalten und aktivieren neues Potenzial, das in ihnen und im Nervensystem abgespeichert ist. Der Austausch zwischen gegenwärtiger zellulärer und vergangener Erfahrung im Nervensystem bedeutet für mich Lernen.«

Bonnie Bainbridge Cohen (2014, S. 161)

Aufmerksamkeit für sich selbst, Achtsamkeit und Bei-Sich-Sein sind in unserer hektischen Zeit selten. Kinder und Babys nehmen das schon sehr früh auf. Kinder lernen mehr durch Nachahmung als durch Verstehen. Sie werden stark beeinflusst durch die Umgebung, in die sie hineinwachsen. Schon ganz kleine Babys sind manchmal »ganz außer sich«. Häufiges Schreien, Einschlafprobleme oder Unruhe können Anzeichen dafür sein, dass das Kind noch nicht gelernt hat, seine Körperfunktionen und Grundbedürfnisse zu regulieren und äußere Stimulierungen zu verarbeiten.

Unser Gehirn, speziell das Kleinhirn, verarbeitet ständig unzählige Informationen über unsere Position und Bewegung im Raum, unser Verhältnis zur Schwerkraft, unser Wohlbefinden sowie Schmerzen, Temperatur, Blutdruck, Sauerstoffgehalt im Blut und vieles mehr. Der Großteil dieser Informationen ist unbewusst. Unsere Bewegungskoordination beruht zum großen Teil darauf, dass diese unbewusste Wahrnehmung funktioniert. Wenn wir uns fortbewegen, brauchen wir normalerweise nicht darauf zu achten, welche Muskeln sich wie bewegen oder welchen Kontakt wir mit dem Boden haben. Unsere Aufmerksamkeit ist darauf fokussiert, was wir in diesem Moment tun wollen: etwas hochheben, etwas trinken, essen, sprechen etc. Man spricht hier auch von Tiefensensibilität. Dies beschreibt Wahrnehmungen bestimmter Reize aus dem Körperinneren über die Position unserer Gliedmaßen und unsere Haltung sowie Informationen über den Spannungszustand der Muskeln und unsere Beweungen. Wird diese Tiefensensibilität gestört, zum Beispiel durch Krankheiten, Medikamente oder Drogen wie Alkohol, dann sind plötzlich ganz vertraute Bewegungen schwierig oder unmöglich. Die Eigenwahrnehmung umfasst auch Gefühle wie Hunger, Durst, Wohlbefinden oder Unbehagen, die uns über die Zellen und das vegetative Nervensystem den Zustand unseres Körpers vermitteln.

Zur Entwicklung und Reifung des Nervensystems kommt der Wahrnehmung eine besondere Bedeutung zu. Die Sinnesorgane sind das Tor, durch das wir mit uns selbst und der Welt in Beziehung treten. In der Anthroposophie spricht man sogar von zwölf Sinnen, die einen Eindruck von der Bandbreite der Wahrnehmung vermitteln können: Tastsinn, Lebenssinn, Bewegungssinn, Gleichgewichtssinn, Geruchssinn, Geschmackssinn, Sehsinn, Wärmesinn, Gehörsinn, Sprachsinn, Denksinn, Ichsinn. Der Tastsinn entwickelt sich neben dem Gleichgewichtssinn als erstes Sinnesorgan bereits im Mutterleib und gibt uns über die Haut ein Gefühl unserer eigenen Grenzen. Das Kind im Mutterleib spürt und verarbeitet Berührungs- und Bewegungsinformationen auf verschiedenen Ebenen: die eigenen inneren Bewegungen mit der Begrenzung der inneren Membranen und der Haut; die eigenen äußeren Bewegungen des Rumpfs und der Gliedmaßen mit der Erfahrung der physischen Grenze der Fruchtblase und später der Gebärmutter; die Wahrnehmung der eigenen Bewegungen wie Rollen und Drehen sowie die Bewegungen der Mutter und die Reaktionen der Mutter auf die eigenen Bewegungen. Der Gleichgewichts- und Hörnerv ist der erste Hirnnerv, der sich myelisiert. Neugeborene und kleine Babys reagieren besonders sensibel auf diese Stimulierungen, das sanfte Wiegen, zarte Berührungen und Streichen der Haut, wohlige Wärme und warmes Wasser.

Die Geburt ist ein Übergang von der geschützten Umgebung im Mutterleib zu einer noch fremden Umwelt. Innerhalb kurzer Zeit verändert sich die Wahrnehmungswelt des Kindes dramatisch. Die vorher gedämpften Geräusche und Lichteinflüsse wirken nun ungefiltert auf das Kind ein. Ganz neue Gerüche und Tastempfindungen erreichen das Neugeborene. Nach Monaten in einem immer enger werdenden Raum in Flüssigkeit gebettet und abgeschirmt, ändert sich das Körpergefühl binnen weniger Minuten. Die Atmung setzt mit einem ersten Schrei ein. Früher dachte man, Neugeborene empfinden nichts, nicht einmal Schmerz. Heute weiß man, dass sie sehr empfindliche Wesen sind, die viel Schutz benötigen. Eine »sanfte« Geburt, wenn das überhaupt möglich ist, bedeutet auch, diesen Übergang so zu gestalten, dass das Kind Zeit hat die Erfahrungen zu verarbeiten: durch gedämpftes Licht im Geburtsraum, durch die direkte Berührung mit der Mutter, Haut zu Haut, ihren Geruch, ihre vertraute Stimme. Und in den ersten Wochen die Nähe zur Mutter, zum Vater, dessen Stimme ihm auch bekannt ist, eine geschützte Umgebung, ein Reduzieren von Stimulierungen.

Babys und Kleinkinder lernen erst allmählich, diese Wahrnehmungsprozesse zu »kontrollieren«. Nach der Geburt gilt es erst einmal für uns selbstverständliche Aufgaben zu meistern: Atmen, Verdauen, den täglichen Rhythmus von Wachsein und Schlaf finden. Die Aufmerksamkeit ist ganz auf innere Prozesse gerichtet. Werden diese Bedürfnisse nicht befriedigt, dann kann sich das Kind nicht beruhigen, komplexere Lernvorgänge werden blockiert. Dasselbe passiert, wenn ein Kind zum Beispiel durch Verdauungsprobleme oder Koliken nicht zur Ruhe kommen kann. Während das Baby in den ersten Monaten noch sehr auf diese Bedürfnisse ausgerichtet ist, wächst mit jedem Monat das Interesse, auch die Umwelt zu erkunden. Das Erwachen der Neugierde kann jedoch nur geschehen, wenn diese elementaren Bedürfnisse gestillt sind und sich das Baby sicher genug fühlt, aus sich heraus zu gehen.

Ganz langsam entwickelt sich ein »Selbstbewusstsein«. Gegenüber früheren Vorstellungen bildet sich das Selbstbewusstsein bereits sehr früh heraus, und nicht erst mit drei bis vier Jahren, wenn das Ich-Bewusstsein entsteht. Selbstbewusstsein beginnt als basale Eigenwahrnehmung (Tiefensensibilität) schon im Mutterleib. In der Phänomenologie spricht man von einer primitiven Form von Bewusstsein, die schon vor der Geburt besteht. Sie geht der Entwicklung von Sprache und komplexem Denken voraus und bildet die Basis der höheren Ebenen des Selbstbewusstseins. Die Intimität von Mutter und Kind spiegelt sich in diesem Bewusstsein wider und hängt von den frühen Bewegungs- und Berührungserfahrungen ab, die das Kind macht. Zu Beginn ist dieses Selbstbewusstsein noch sehr instabil und bedarf der Unterstützung der Umgebung. Mit Achtsamkeit, sanften Berührungen und langsamen Bewegungen können wir dem Kind und auch den Eltern ein Gefühl dieser Intimität zurückgeben.

Exkurs: Fallen lernen

Als wir David zwei Wochen später sehen, ist er bereits viel ruhiger. Seine Mutter und er haben ein erstes Gleichgewicht gefunden. Davids grundlegende Überlebensfunktionen haben sich den Gegebenheiten angepasst, er verdaut gut, findet immer besser Übergänge zwischen Wachheit und Aufmerksamkeit, Ruhe und Ausgeglichenheit. Gemeinsam haben sie Momente der Intimität gefunden, die beide sehr zu schätzen wissen, einen geschützten Raum, der beiden sehr gut tut. David ist jetzt fünf Wochen alt. Das Thema der heutigen Sitzung ist das »Handling«, die Handhabung des Kindes. Die Grundlage bildet die Erfahrung unserer letzten Begegnung, die Bewegungen des Kindes wahrzunehmen und ihnen zu folgen. David fühlt sich wohl in den Armen seiner Mutter. Er befindet sich in einem regen Austausch mit ihr: Ihre Blicke kreuzen sich, ihr Gesichtsausdruck reflektiert seine Stimmungen. Ich lade sie ein, sich sanft gemeinsam hin- und herzubewegen und dabei leicht zu summen. Ich erkläre der Mutter, wie die sanften Schwingungen der Stimme sich im Körper ausbreiten können und sie dabei unterstützen, ihre Rhythmen zu harmonisieren, sich aufeinander einzuschwingen. Wir sprechen darüber, dass kleine Babys noch nicht viele Möglichkeiten haben, sich im Raum zu bewegen. Deshalb ist es umso wichtiger, dass David die Erfahrung machen kann, selbst die Bewegung zu initiieren. In BMC sprechen wir von »Yield«, die Erfahrung, sich mit der Schwerkraft zu verbinden.

Ich bitte die Mutter, ihr eigenes Gewicht zu spüren und zu beobachten, in welche Richtung sie dieses Gewicht bewegt. Sie solle sich einen wassergefüllten Luftballon vorstellen, dann Davids Gewicht spüren, und wie sein Gewicht ihre Arme in eine Richtung bewegt. Ich berühre sie an der Schulter, um ihre Bewegungen zu begleiten. Diesen inneren Bewegungen zu folgen und den Bewegungen zu erlauben, einen äußeren Ausdruck zu finden, trägt dazu bei, eine neue und tiefere Intimität zu finden. David und seine Mutter sind sehr berührt davon. Ich bringe die Aufmerksamkeit der Mutter auf dieses sanfte Fallen im Raum und darauf, wie sich die Sinne in dieses Fallen miteinstimmen. Ich ermuntere sie, diesen Bewegungen weiter zu folgen und mit Neugierde zu beobachten, wo diese Bewegungen hinführen. Aus dem Spiel zwischen Spüren, Fühlen und Tun entwickelt sich eine kleine Improvisation, ein Tanz zwischen David, seiner Mutter und mir, der uns in den Raum bringt. David liegt nun bäuchlings auf dem Bauch seiner Mutter. Er bewegt sich schlangenförmig. Seinen Impulsen folgend rollen sie langsam gemeinsam zur Seite und von der Seite zurück zum Sitzen.

Das Alphabet der Bewegung – Differenzieren, Unterscheiden

> »In der frühen Entwicklungsphase reift das Nervensystem sehr schnell. Während es auf die Bewegung wirkt, hat auch die Bewegung des Kindes eine Wirkung auf das Nervensystem. Die neurologische Organisation hängt stark von den aufkommenden Bewegungsmustern und deren Integration ab. Nicht aktivierte oder nicht integrierte Bewegungsmuster wirken sich auf die Funktionalität aus. In dieser Entwicklungsphase verfügt das Nervensystem noch über eine große Plastizität. Dies schafft die optimalen Bedingungen, die Bewegungsorganisation zu fördern.«
>
> *Bonnie Bainbridge Cohen: IDME Manual*

Zu Beginn der frühkindlichen Entwicklung, noch im Mutterleib, zeigen sich einfache Stimulus-Response-Reaktionen. Noch bevor sich primitive Reflexe entwickeln, reagiert der Fötus bei Reizung mit Hin- und Wegbewegungen. Es sind Reaktionen, die wir auch bei einfachen Lebewesen beobachten können, sogar bei Einzellern, die in Kontakt mit etwas Unbekanntem kommen. Die erste Reaktion ist, sich zurückzuziehen. Dieselbe Reaktion sehen wir bei Berührung. Mit einer schnellen Bewegung kontrahieren sich die Zellmembran oder die Muskeln. Der Organismus weicht zurück. Die erste Reaktion ist also ein Sich-zurück-Bewegen vom Stimulus. Im übertragenen Sinn bedeutet das ein Sich-Versichern, um das Unbekannte, das Neue erst einmal zu erkunden, bevor man sich darauf zu bewegt und es als Teil seiner Umwelt akzeptiert. Diese Lernprozesse, wenn auch in komplexerer Form, haben einen großen Einfluss auf die frühkindliche Entwicklung und die Kapazität, Veränderungen zu initiieren.

Wenn wir ein neugeborenes Kind beobachten, stellen wir fest, dass seine Bewegungen noch sehr unkoordiniert sind. Das Kind bewegt Arme und Beine in alle Richtungen. Es wirkt nervös und reagiert auf Reize sehr schnell. Jegliche Stimulierung löst eine kurze, heftige Reaktion aus. Zu Beginn wirken diese Bewegungen noch eher zufällig und unkoordiniert. Das Baby hat keine Möglichkeit, nicht zu reagieren. Bestimmte Stimulierungen der Haut oder von Propriorezeptoren oder der Wechsel von Positionen lösen »vorprogrammierte« Reaktionen aus: das spontane Greifen (Greifreflex) zum Beispiel oder die Ausrichtung des Kopfes bei Veränderung der Körperachse im Verhältnis zur Schwerkraft. In der Entwicklungsforschung spricht man von primitiven Reflexen und Stellreaktionen. Es umfasst auch Reflexe, die den Körpertonus regulieren wie der Tonische Labyrinthreflex, oder solche, die die Hand-Augen-Koordination unterstützen wie der Asymmetrische Tonische Nackenreflex. Diese einfachen Reaktionen haben auch Entsprechungen im späteren Lernen: das Sich-konzentrieren-Können, das Finden innerer Ruhe, die Entwicklung von Motivation, das Setzen von Schwerpunkten, die Unterscheidung zwischen Wichtigem und Unwichtigem, die Fähigkeit sich etwas anzueignen etc. (Abb. 2).

Das Nervensystem gewinnt rapide an Komplexität. Wir lernen zu differenzieren, unterschiedliche Reize als unterschiedlich wahrzunehmen, diese in einem Integrationsprozess neu zu organisieren und in komplexeren Mustern abzuspeichern. Durch die Koordination der Sinne, vor allem des Gesichtssinns (Sehen), mit der Eigenwahrnehmung werden diese Reflexe und Stellreaktionen integriert, das heißt, sie organisieren sich in höheren

Bewegungsmustern. Die Reaktionen auf Stimulierungen erfolgen nicht mehr unkontrolliert, sondern in Übereinstimmung mit Motivation und kortikaler Bewegungskontrolle. Sie werden automatisiert, das heißt, wir können die Reflexe in einem sinnvollen Kontext unserer Bewegungskoordination einsetzen. Sie werden zur Basis unserer Bewegungskoordination. Der Fokus der Bewegung liegt nicht mehr darauf, wie wir etwas machen, sondern was wir machen wollen. Man spricht hier auch von höheren Motorprogrammen. Die Reflexe und Stellreaktionen sind die Bausteine (das Alphabet), aus denen sich komplexere Bewegungen zusammensetzen. Diese Einzelbausteine organisieren sich auf einer höheren Ebene in Bewegungsmustern. Wir sprechen von neurozellulären Grundmustern, weil sie bereits im Embryonalstadium entstehen. Body-Mind Centering unterscheidet vorwirbelige Muster: Resonanz, zelluläre Atmung, Pulsation, radiale Nabelorganisation, Mundorganisation, und vorspinale bzw. wirbelige Muster: spinal, homolog, homolateral und kontralateral.

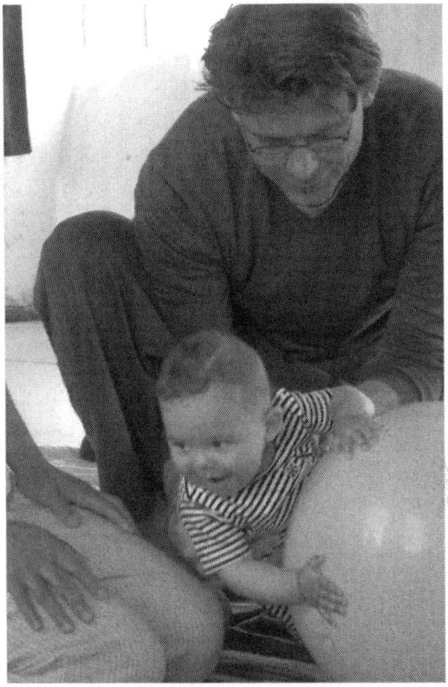

Abb. 2: Stimmulierung des Gleichgewichts

Diese Muster sind im Körper als Bewegungspotenziale gespeichert und treiben die Entwicklung voran, jedoch nur wenn das Baby Zeit und Raum hat, sich selbst und seine Umwelt zu entdecken. Bereits im Mutterleib sind diese Muster aktiv. Sie bieten sozusagen die Form, in die der Embryo hineinwächst. Sie unterstützen die Verarbeitung von einfachen Reizen und Aufgaben wie isolierte Muskelkontraktionen, die Organisation von Spüren, Wollen und Tun, bis hin zur Entwicklung von komplexen Denkvorgängen, Symbolisation, Abstraktion und Sprache. Diese Entwicklungsmuster leiten und begleiten den Menschen in seinem Wachstum. Sie bleiben ein Leben lang aktiv.

Exkurs: Die Mittellinie finden

Als ich David und seine Mutter wiedersehe, berichtet sie von dem Vergnügen, sich mit David zu bewegen. Auch der Vater genieße auf ganz neue Art mit seinem Sohn zu sein, auf ihn zu hören und sich auf körperlicher und affektiver Ebene auf ihn einzustellen. Im Verlauf der nächsten Wochen sehen wir David ein Mal. Er entwickelt sich prächtig. Wir geben ihm viel Zeit, sich selbst und seine Umgebung zu entdecken.

David ist jetzt zehn Wochen alt. Seine Entwicklung schreitet weiterhin gut voran. Er lächelt schon ein wenig. Auf dem Rücken liegend strampelt er munter. Ich bitte die Mutter ihn auszuziehen, damit er sich freier bewegen kann. Die Windeln schränken die Bewegungsmöglichkeiten etwas ein. Ich beobachte, dass David seinen Kopf leichter nach rechts bewegt, nach links geht es nicht so leicht. Die Mutter bestätigt meine Beobachtung. Der Tonus auf der ganzen rechten Seite ist etwas höher als auf der linken Seite, ein Hinweis darauf, dass David im Bauch seiner Mutter nach rechts gebeugt war. Ich spiele mit David mit einer kleinen Rassel. Er ist sehr aufmerksam. Langsam bringe ich die Rassel zur Mittellinie und wieder zurück. David verfolgt wachsam die Rassel mit den Augen und den Ohren. Er ist sehr konzentriert. Dann bewege ich die Rassel über die Mittellinie hinaus auf die linke Seite. Es fällt David schwer, der Rassel zu folgen, obwohl er sehr interessiert ist. Ich bringe die Rassel zurück auf die rechte Seite und berühre seinen Arm leicht. Ich streiche mit der Rassel über die Haut seines Arms, um die Verbindung zwischen Berührungsempfindung, visueller Information und Hören zu verstärken. Durch dieses Spiel synchronisieren sich die Sinne. Es erlaubt David, sensorische Informationen, die aus verschiedenen Wahrnehmungskanälen kommen (Sehen, Hören, Fühlen), in Verbindung zu bringen. Ich lege die Rassel kurz zur Seite und streiche sanft über seine Haut, zuerst auf der rechten, dann auf der linken Körperhälfte. David reagiert mit Wohlgefallen. Er macht ein paar unkoordinierte, leicht schreckhafte Bewegungen. Die Stimulierung der primitiven Reflexe zeigt eine direkte Wirkung. Sie gleicht den Tonus der beiden Seiten aus.

Beide Arme und Beine kommen zur Mittellinie. Ich bitte die Mutter, David so hinzulegen, dass sie auf seiner linken Seite ist, während ich rechts von ihm sitze. David ist sofort wieder fasziniert von der Rassel. Als ich diese jetzt in Richtung seiner Mutter bewege, folgt er mit dem Blick. Gleichzeitig bitte ich die Mutter, seinen Namen zu rufen. Ganz aufmerksam dreht David seinen Kopf zu seiner Mutter. Zu Beginn noch etwas langsam, dann mit mehr Leichtigkeit. Ich unterstütze ihn in dieser Hinbewegung, indem ich David sanft zur Seite rolle. Die Beziehung zu seiner Mutter ist sehr stark, stärker als zu Beginn. Ich erkläre ihr, wie wichtig die Synchronisation der Sinne ist, um eine Bewegung auszuführen, um sich selbst als handelndes Wesen zu erleben, und dass dies die Voraussetzung ist, starke Bindungen aufzubauen. Das Finden der Mittellinie ist das Fundament für die spätere Lateralisierung, die Differenzierung von rechter und linker Körperhälfte. Wir sprechen darüber, wie wir die Mittellinie unterstützen können, am besten in Kombination in einer Haltung, in der die Gliedmaßen und der Rücken gebeugt sind: beim Stillen, beim Tragen im Tragetuch, beim Einschlafen oder Kuscheln.

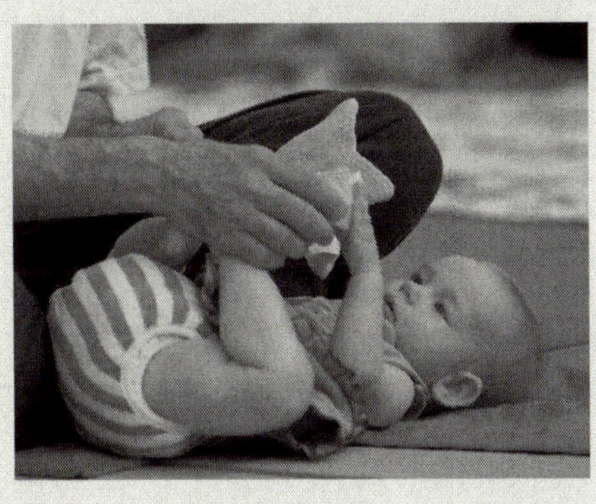

Abb. 3: Fokussierung durch Orientierung an der Mittellinie

Vom ersten Atemzug zum aufrechten Gang

Heute weiß man, dass Babys sehr viel mehr wahrnehmen und ausdrücken können, als man früher angenommen hat. Die Forschung sieht mittlerweile die Geburt nicht mehr als Anfang, sondern als einen Übergang. Die Entwicklung nach der Geburt geht schnell voran. Das Baby durchläuft einen erstaunlichen Wachstumsprozess. Während ein neugeborenes Baby noch ganz hilflos auf Pflege angewiesen ist, kann es mit ein paar Monaten schon sehr deutlich und differenziert ausdrücken, was es gerade braucht. Seine Bewegungen sind zu Beginn noch unkoordiniert, jedoch auch sehr »flüssig«. Sie erinnern an die wellenartigen Bewegungen von Fischen. Das Baby braucht noch Hilfe, um den Kopf zu halten. Es kann noch nicht sitzen, seine Wirbelsäule und seine Knochen sind noch ganz weich. Es braucht die Stütze unseres Körpers. Auch hat das Baby noch nicht seinen eigenen Rhythmus gefunden. Es liegt an seinen Eltern, eine bestimmte Regelmäßigkeit vorzugeben, damit das Kind entspannen und zur Ruhe kommen kann.

Die Wirbelsäule des Babys ist am Anfang leicht zu einer Seite gebogen. Sie reflektiert die Position, die es im Bauch seiner Mutter eingenommen hat. Eine Körperseite ist mehr zusammengedrückt, während die andere eher gestreckt ist. Die kleinen Fäustchen sind noch geschlossen. Der ganze Körper ist mehr in einer Beugehaltung. Erst langsam über die ersten Wochen hinweg entfaltet sich das Kind, die beiden Körperhälften gleichen sich aus, die Finger öffnen sich ein wenig, die Ärmchen kommen zur Mittellinie und zum Mund, während sich der Körper streckt. In der Bauchlage kommt das Becken langsam in Kontakt mit dem Boden. Die Beinchen sind angezogen und strampeln noch unkoordiniert, bis auch sie sich zur Mittellinie hin orientieren. Diese Mittellinie zu finden ist eines der wichtigsten Meilensteine der frühen Entwicklung. Sie ist die Voraussetzung der späteren Lateralisierung. Eine länger bestehende Asymmetrie kann unter anderem zu späteren Lernschwierigkeiten führen.

Dies illustriert das Beispiel eines fünfjähriger Jungen, der mit seiner Mutter wegen einer beginnenden Skoliose zu mir kommt. Ich arbeite sanft mit Berührung und der Orientierung hin zur Mittellinie. Ich lege meine Hände abwechselnd auf seinen Kopf, die Arme, die Beine und den Rumpf, um den Tonus der Körperhälften auszugleichen. Leichtes Schütteln der Gliedmaßen öffnet den Fluss durch die Wirbelsäule. Stefan liegt ruhig da. Gleichzeitig spreche ich mit der Mutter über die schwierige Geburt und die erheblichen Verdauungsprobleme in den ersten drei Monaten. Stefan sei ein Schreibaby gewesen. Danach war seine Entwicklung sehr verzögert. Er krabbelte nicht, begann sehr spät zu laufen; seine sprachliche Entwicklung sei auch verzögert gewesen. Er sei tapsig und habe keinen Spaß an der Bewegung wie andere Kinder … Stefan ist jetzt ganz entspannt. Sein Muskeltonus hat sich ausgeglichen. Als Stefan nach circa 30 Minuten aufsteht, ist seine Wirbelsäule gerade. Die Mutter berichtet, dass Stefan nach der Sitzung als erstes sein Rad geholt hat, um loszufahren. Danach sei er wie »entfesselt« gewesen. Der Spezialist der Kinderorthopädie war sehr überrascht, dass er bei der körperlichen Untersuchung keine Skoliose feststellen konnte. Der Blick auf die Röntgenbilder bestätigte jedoch die Diagnose. Seiner Ansicht nach war dies nicht möglich. Nach kurzer Überlegung verschrieb er Krankengymnastik. Er vetraute weniger seiner eigenen Unteruchung als den Röntgenbildern.

Da das Baby noch nicht selbst entscheiden kann, in welcher Lage es sein möchte, ist es auf unsere Hilfe angewiesen, ihm verschiedene Erfahrungen anzubieten. Jedes Kind hat seine eigenen Vorlieben: Bauch-, Rücken- oder Seitenlage. Häufig wird die Rückenlage empfohlen, aus der Angst vor dem plötzlichen Kindstod. Wir empfehlen, zumindest im Wachzustand, das Baby auch auf den Bauch zu legen. Das Gleichgewichtsorgan, schon aktiv zu Beginn der fetalen Entwicklung, ist auch nach der Geburt eines der wichtigsten Sinnesorgane, das es erlaubt, sich im Raum und in Beziehung zur Schwerkraft zu orientieren. Es registriert kontinuierlich die Beziehung zur Erde und die Veränderungen des Kopfes, etwa bei einer Drehung. Babys lernen in diesem frühen Alter bereits das »Fallen« in einer sicheren Weise.

Mit der Unterstützung der Bezugspersonen lernt das Baby langsam selbst, diese Bewegungen zu kontrollieren: zuerst das Heben des Kopfes in Bauchlage, dann das Rollen zur Seite und die Gewichtsverlagerung von einer zur anderen Seite. Kinder mit Lernschwierigkeiten oder Hyperaktivität mangelt sehr oft diese Seitendifferenzierung. Dies deutet daraufhin, dass in der frühen Entwicklungsphase eine Asymmetrie bestand, die nicht aufgelöst wurde. Die Konsequenz sind oft größere Entwicklungsverzögerungen, da das Kind nicht zur Seite rollt, nicht zum Sitzen kommt, nicht krabbelt etc. und damit auch verspätet zu sprechen lernt.

Mit sechs Monaten fühlt sich das Kind wohl auf dem Bauch. Es ist bereit, die Umwelt zu erforschen. Zuerst bewegt es sich auf dem Bauch rutschend wie ein Salamander fort. Von der Seitenlage kommt es zum Sitzen, später dann im Vierfüßlerstand zum Krabbeln. Langsam orientiert sich das Baby mehr an seiner Außenwelt, sein Interesse für andere Menschen ist erwacht. Nach dem ersten sozialen Lächeln mit etwa zwei bis drei Monaten ist das Kind nun bereit, komplexere soziale Spiele zu spielen: sich verstecken, Sachen in einer Schachtel verschwinden lassen, auf einfache Aufforderungen reagieren. Es fängt an, sich an Stühlen oder Sofas hochzuziehen, streckt die Arme hoch über den Kopf, es bewegt sich seitwärts bis es bereit ist, frei durch den Raum zu laufen. Mit dieser neuen Freiheit entwickelt sich auch die Handfunktion. Das Kind differenziert die einzelnen Finger und kann jetzt ganz kleine Gegenstände greifen. Das Kind bewegt sich von der Mutter weg. Es erforscht die neu gewonnenen Freiräume, mit der Sicherheit, jederzeit zu ihr zurückkommen zu können. Zu diesem Zeitpunkt entwickelt sich auch die Sprache. Erste Silben werden aneinandergereiht: »mama«, »papa«, »dada«. Dem Kind steht jetzt eine volles Bewegungsrepertoire zur Verfügung: Liegen, Rollen, zum Sitzen kommen, Stehen, Laufen, Springen …

Heutzutage verbringen Babys allerdings oft mehr Zeit in Wippen oder Autositzen als am Boden, wo sie sich frei bewegen und ihre Umwelt entdecken können. Die Rolle, die Erwachsenen zufällt, ist oft nur noch die eines Animators, der die Bedürfnisse des Kindes zu befriedigen hat. Der Versuch, bereits kleine Babys auf die Wahrnehmungsebene von Erwachsenen zu bringen anstatt sich in ihre Welt zu begeben, hat dramatische Folgen für die motorische, psychosoziale und körperliche Entwicklung. Hyperaktivität, Lernprobleme, aber auch die drastische Zunahme von Rückenproblemen oder frühen Wirbelsäulenschäden können mit Verzögerungen der Bewegungsentwicklung zusammenhängen. Viele der Kinder mit Lernschwierigkeiten sind als Babys nicht gekrabbelt, litten an Dreimonatskoliken, sind früh-geboren oder waren Schreikinder. Die Unterstützung von Kindern in dieser wichtigen Entwicklungsphase kann einen Beitrag zur Minderung dieser Probleme leisten.

Exkurs: Übergang von homolog zu homolateral

David ist jetzt fünf Monate alt und rollt schon selbstständig zur Seite und vom Rücken auf den Bauch. Die Bauchlage ist die Voraussetzung für die weitere motorische Entwicklung. Nur in dieser Position kann das Baby den »richtigen« Tonus entwickeln, um zum Krabbeln zu kommen. Die Vorzüge des Krabbelns sind allgemein anerkannt. Trotzdem lassen viele Ärzte und Eltern immer noch zu viel Zeit verstreichen, bevor sie dem Kind die nötige Unterstützung anbieten. In der Bauchlage findet das Kind die Verbindung zum Boden und zur Schwerkraft. Es drückt sich mit beiden Armen kräftig ab. Wir sprechen vom homologen Muster, da beide Arme symmetrisch agieren und sich die obere Körperhälfte von der unteren differenziert. Davids bevorzugte Haltung ist auf dem Bauch. Er begleitet seine pumpenden Bewegungen synchron mit einer kräftigen Stimme. Er scheint sehr zufrieden. Dieses Muster stärkt das »Selbst-Bewusstsein«, im wahrsten Sinne des Wortes. Doch gelingt es ihm nicht zurück auf den Rücken zu rollen, wenn er müde wird. Jeder Versuch endet damit, dass er zur Seite fällt und seinen Kopf leicht anschlägt, was ihm nicht gefällt, und er beginnt zu schreien. Er zieht es vor, auf dem Bauch zu bleiben, ist aber frustriert, dass er sich nicht auf den Bauch rollen kann. David gelingt es noch nicht, den Tonus der linken und rechten Körperhälfte zu differenzieren. Sein Körper scheint aus einem Stück zu sein. Für seine weitere motorische (und psychosoziale) Entwicklung ist es nötig, das sich der Muskeltonus in seinem Körper differenziert, das heißt, dass sich Arme und Beine mehr und mehr unabhängig voneinander bewegen können. Wir nennen das homolaterale Organisation.

Ich bringe ein kleines Spielzeug in Davids Gesichtsfeld, das sofort seine Aufmerksamkeit hat. Langsam bewege ich es nach rechts und links. David folgt mit den Augen und dreht seinen Kopf zur Seite. Dabei beobachte ich, dass sich der Tonus in seinen Armen leicht verändert, je nach der Richtung, in der sich der Kopf bewegt. Ich nutze diese leichte Beugung auf einer Seite, um David einzuladen, in diese Richtung zu rollen. Er »landet« jetzt etwas sanfter auf dem Rücken. Ich unterstütze seinen Kopf, sanft Kontakt mit dem Boden zu machen. David ist immer noch auf das Spielzeug konzentriert. Es lenkt ihn davon ab zu eschrecken und zeigt ihm gleichzeitig einen neuen Weg, von der Streckung auf dem Bauch in die Beugung auf dem Rücken zu kommen. Ich beginne mit seinen Beinen zu spielen, stimuliere abwechselnd die Beugung des rechten, dann die des linken Beins, um die Differenzierung des Tonus der rechten und linken Hüfte zu unterstützen. David beginnt ein bisschen nach links und rechts zu rollen, während er abwechselnd das linke und dann das rechte Bein beugt. Ich unterstütze die sogenannte »Fechterstellung«, in der eine Seite des Körpers gestreckt ist, während der Kopf dem gestreckten Arm und der Hand folgt. Dies bezeichenet den sogenannten Asymmetrischen Tonischen Nackenreflex, bei dem eine Seite des Körpers gestreckt ist, während die andere Seite gebeugt ist. David beginnt über die gestreckte Seite zu rollen. Ich bitte die Mutter, das Spielzeug von der Mittellinie zu der ausgetreckten Hand und dann weiter in den Raum zu bringen, sodass David mit seinem Blick, seiner Aufmerksamkeit und seiner Bewegung folgt. Langsam rollt er auf die Seite und auf den Bauch. Wir wiederholen mehrmals diese Übergänge in beide Richtungen. Sie werden zusehends flüssiger. Davids anfängliche »Sturheit« und Frustration löst sich auf. Ich zeige der Mutter, indem wir die Hände aneinanderlegen und gleichzeitig symmetrisch aneinanderdrücken und dann abwechselnd mit der linken und rechten Hand drücken, den Unterschied zwischen »homolog« und »homolateral«. Wir sprechen über verschiedene Situation, in denen sie die Seitendifferenzierung fördern kann, etwa beim Stillen oder beim Wickeln.

Kinder, die im homologen Muster »stecken bleiben«, sind oft nicht zufriedenzustellen, da sie sich noch nicht selbst helfen können. Der emotionelle Zustand Davids erinnert an Babys, die im Geburtskanal für längere Zeit feststecken und trotz großer Mühe der Mutter und des Kindes nicht vorwärts kommen. Die »Fechterstellung« ist von großer Bedeutung für den Geburtsprozess. Sie hilft dem Baby die nötige Spiralbewegung zu finden, um sich durch den Kanal zu winden. Davids Mutter berichtet, dass die Geburt sehr lange gedauert hat. Ich erinnere mich an einen Jungen, der schon laufen konnte. Auf seinem kleinen Bobby-Car fuhr er ständig an die Wand und schrie dann frustriert, unfähig, eine andere Lösung zu finden. Wir begannen mit Rollen zu spielen und langsam löste sich dieses Problem auf. Wir können diese Muster auch bei Erwachsenen beobachten, die immer mit dem »Kopf durch die Wand« wollen, die Konfrontation suchen, anstelle eine leichte Lösung zu finden.

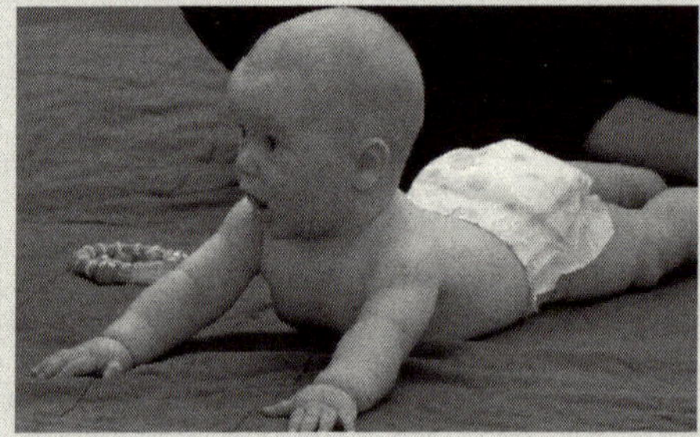

Abb. 4: Homologes Muster

Im Gleichgewicht sein – Selbstregulation

Erfahrungen wie Schwangerschaft und Geburt hinterlassen prägende Eindrücke. Sie können das innere Gleichgewicht der Eltern oder des Kindes erheblich beeinflussen. Es bedarf viel Zeit und Achtsamkeit, um eine neue Form der Integration zu finden. Geburten laufen nicht immer so, wie es sich die Eltern vorgestellt haben. Die Glorifizierung der »natürlichen« Geburt ebenso wie die Dämonisierung von Krankenhausgeburten oder die Angstmache vor Hausgeburten tragen dazu bei, dass die Erwartungen oft unrealistisch sind. Hinzu kommen Komplikationen oder Schwierigkeiten, die die Geburt verzögern, sodass am Ende Hilfe von außen nötig wird – sei es mit Zange oder Saugglocke oder durch einen Kaiserschnitt. Auch Neugeborene, die nach der Geburt von ihrer Mutter getrennt wurden oder durch Krankheit oder Behinderung eine verhinderte »Hinbewegung« zur Mutter erlebt haben, sind davon betroffen. Sie sind in ihrem Bindungsverhalten, dem sogenannten »bonding«, nachhaltig beeinträchtigt, das heißt, sowohl die Mutter als auch das Kind müssen lernen, sich gegenseitig anzunehmen. Dieser Verlust des Verbundenseins mit der Mutter äußert sich beim Kind oft in Angst, Unsicherheit oder Unruhe. Dies geht einher mit einem Verlust der Beziehung zum eigenen Körper. Lernen diese Kinder oder Babys wieder eine Beziehung zu sich selbst herzustellen, dann sind sie auch eher wieder in der Lage, mit ihrer Mutter und anderen Bezugspersonen zu »bonden«. Deshalb ist es so wichtig, dass wir einem Baby oder Kleinkind körperliches sowie emotionales Wohlgefühl vermitteln, sodass es Spaß am Leben und der Bewegung, Neugierde sowie Vertrauen und die Fähigkeit, mit der Umwelt in Beziehung zu treten, entwickeln kann. Ebenso wichtig ist die Arbeit direkt mit der Mutter und dem Vater, die selbst Zeit und Raum benötigen, um diese einschneidenden Erlebnisse, auch die ihrer eigenen Geburt, zu verarbeiten.

Man unterscheidet das autonome oder vegetative vom somatischen Nervensystem. Das autonome Nervensystem (ANS) reguliert unseren physiologischen Tonus, das heißt, es passt unsere Körperfunktionen an die Gegebenheiten an. Bei Herausforderungen, zum Beispiel Hunger oder Bedrohungen, erhöht sich der Tonus, der Herzschlag beschleunigt sich, die Physiologie schaltet auf Verteidigung, während sich in einer sicheren Umgebung das Herz beruhigt und sich die Physiologie auf Regeneration umstellt. In lebensbedrohlichen Situationen werden alle Körperfunktionen auf ein Minimum reduziert. Das Autonome Nervensystem entwickelt sich nur langsam. Neugeborene können sich noch nicht selbst beruhigen. Ihre Physiologie ist auf »Überleben« ausgerichtet. Erst langsam lernen sie, mithilfe der Erwachsenen, ihren Körpertonus zu regulieren und selbst zu einem Gleichgewicht zu finden.

Das ANS besteht aus drei Subsystemen, dem Sympathikus, dem Parasympathikus und dem Enterischen oder Darmwandnervensystem. Der Sympathikus macht uns wach und bereitet uns darauf vor, Herausforderungen zu meistern, während der Parasympathikus unsere Aufmerksamkeit nach innen lenkt und Organprozesse wie die Verdauung aktiviert, den Herzschlag verlangsamt und den Atem beruhigt. Das Enterische Nervensystem ist ein Nervennetzwerk, das vom Mund bis zum Rectum in den Wänden des Verdauungstraktes die muskuläre und sekretorische Aktivität des Darms steuert. Es ist relativ unabhängig, wird jedoch leicht irritiert durch die Aktivierung des Sympathikus, also Stress, Angst etc., und positiv beeinflusst durch den Parasympathikus, also durch Ruhe, langsames Essen, die Vermeidung von Störungen etc.

Ungleichgewichte des Autonomen Nervensystems beeinflussen auch die Bereitschaft, Neues zu lernen. Babys und Kinder, die einen schweren Start hatten, leiden zum Teil unter einem erheblichen Stress, nicht nur durch eine schwere Geburt oder die Trennung von der Mutter, sondern auch durch den andauernden Zustand des Sich-unwohl-Fühlens, sei es durch Irritationen der Verdauung, Wahrnehmungsstörungen, Hyperaktivität oder Krankenhausaufenthalte. Wird von diesen Kindern zu viel verlangt, fühlen sie sich leicht überfordert. Dies kann das Lernen von vornherein bereits blockieren, weil die Bereitschaft des Autonomen Nervensystems nicht da ist, sich mit äußeren Reizen auseinanderzusetzen. Daher ist es so wichtig, wahrzunehmen, ob Sympathikus oder Parasympatikus aktiv sind, ob das Kind also gerade die Bereitschaft hat, nach außen zu gehen, oder sich seine Aufmerksamkeit nach innen richtet.

Das Somatische oder willkürliche Nervensystem (SNS) wiederum steuert die absichtlichen Bewegungen, hauptsächlich die Bewegungen der Skelettmuskulatur. Es lässt sich in ein sensorisches und ein motorisches Nervensystem unterteilen. Vereinfacht lautet die Frage: Tut das Kind etwas (output: motorisch) oder nimmt es etwas auf (input: sensorisch)? Im Zusammenspiel mit dem Autonomen Nervensystem können sich Widersprüche ergeben. ANS und SNS können sich jedoch auch im Einklang befinden. Möchte das Kind zum Beispiel zu sich kommen und ich unterstütze es dabei, das Spielzeug, das es in den Händen hält, in aller Ruhe zu entdecken, dann sind Parasympathikus und sensorisches Nervensystem im Einklang. Ebenso, wenn das Kind klettern oder rutschen will und ich ihm helfe, dies zu tun. Dann sind Sympathikus und motorisches Nervensystem im Einklang. Manchmal ist diese Bereitschaft, zu sich zu kommen oder nach außen zu agieren, schwer zu erkennen, weil es noch nicht den Weg ins somatische Nervensystem gefunden hat. Manchmal kann man einen Impuls, etwas zu tun, nur als eine Bereitschaft spüren, oder einen Moment der Stille als Wunsch, zur Ruhe zu kommen. Es ist essenziell, ein Gespür für diese »Zustände« zu entwickeln, weil viele der Kinder gerade in ihrem Ausdruck gehemmt sind oder über ein limitiertes Ausdrucksspektrum verfügen, leicht ablenkbar oder übernervös sind.

Andererseits passiert es auch, dass die Bereitschaft nach innen zu gehen stark ist, die äußeren Umstände es dem Kind aber nicht ermöglichen, dies zu tun. Das Kind will spielen, sich ausruhen oder essen, es ist aber ein Termin zur Krankengymnastik oder mit einem Freund ausgemacht. Sie wollen, dass das Kind etwas tut, das Kind will einfach nicht mitmachen, lieber ausruhen, oder kuscheln, etwas essen etc. Es kann auch sein, dass das Kind herumtoben will, oder malen, es soll aber still sitzen, auf einem Ball balancieren etc. Wir durchlaufen täglich mehrere Zyklen, die es uns erlauben, zwischen Ruhe und Aktivität zu wechseln. Babys wechseln mehrmals täglich ihren Zustand, von Schlaf zu halbwach, von stiller Aufmerksamkeit zu aktivem Engagement mit ihrer Umgebung. Wenn die Personen um das Baby herum diese Zustände nicht wahrnehmen oder ignorieren, kann es leicht passieren, dass das Baby mit Verstörung, Unruhe oder Schreien reagiert. Durch Berührung und achtsame Stimulierungen bzw. das Zurücknehmen von Stimulierungen können wir genau die Impulse setzen, die es dem Kind ermöglichen, zu sich zu kommen oder das zu tun, was als Potenzial in ihm schlummert und sich ausdrücken will.

In dieser frühen Phase werden schon die ersten Gewohnheiten geprägt: ob man sicher und entschlossen ist oder zögerlich und ängstlich, wie man auf Stress reagiert und wie man wieder ins Gleichgewicht kommen kann, wie wir dafür Sorge tragen, dass unsere Bedürfnisse befriedigt werden, wie wir unsere und die Grenzen anderer wahrnehmen und respektieren. Die Wissenschaft nennt das Stressresilienz.

Exkurs: Gefühle in Bewegung bringen

David mit sechs Monaten: Wir können sehen, welche Erfahrungen David in den ersten Monaten gemacht hat. Kinder, die nicht auf dem Bauch liegen, viel Zeit in Autositzen oder Wippen verbringen oder ins Sitzen gebracht werden, was ihnen aus eigener Kraft noch nicht möglich ist, haben erhebliche Schwierigkeiten, die nötigen Entwicklungsschritte zu machen. David dagegen ist sehr munter. Er rollt selbstständig auf den Bauch und zurück. Er verlagert das Gewicht auf eine Seite und beginnt sich auf dem Bauch vorwärts zu bewegen. Mit acht Monaten beginnt er zu krabbeln, mit zehn Monaten zieht er sich zum ersten Mal hoch, mit zwölf Monaten macht er seine ersten freien Schritte. Seine psychosoziale Entwicklung geht mit großen Schritten voran. Er hat seinen eigenen Rhythmus gefunden, und er kann sehr deutlich ausdrücken, was ihm gefällt und was nicht. Er hat bereits bestimmte Vorlieben entwickelt. Seine Eltern unterstützen ihn, sein Gleichgewicht zu finden. Sie bestimmen den Rahmen, der es David erlaubt, Sicherheit zu finden und seine Umgebung zu erforschen. Sie beobachten, wann David genug hat und er sich zurückziehen will, wenn er Ruhe braucht.

Ich sehe David mit 9neun Monaten. Die Mutter berichtet, dass es David in letzter Zeit nicht so leicht fällt, den Übergang zum Schlafen zu finden. Im ersten Monat sei es sehr schwierig gewesen, danach besser und erst in den letzten Wochen wieder schwieriger. Wir beginnen zu spielen. David ist jetzt sehr interaktiv. Er reagiert sehr direkt auf meine Einladung zum Spiel. Ich rolle einen Ball von ihm weg. Er krabbelt hinterher. Ich nehme eine leichte Decke und werfe sie halb über ihn. Er befreit sich schnell. Es ist deutlich, dass ihm das nicht gefällt. David reagiert sehr stark darauf, wenn seine Bewegung eingeschränkt ist. Seine Mutter berichtet, dass er Grenzen nur sehr schwer akzeptiere. Wenn er etwas wolle, dann bekomme er es auch. Er habe einen starken Willen. Im Spiel drückt sich das sehr deutlich aus. Ich gestalte für ihn eine Umgebung, die ihn herausfordert, seine Kraft einzusetzen, um sich zu befreien. Er reagiert mit Ärger und Zorn. Ich biete ihm Widerstand. Dies erlaubt seinen Gefühlen, Ausdruck in der Bewegung zu finden.

Die Mutter berichtet, dass die Geburt sehr lang und sie sehr erschöpft war, als David geboren wurde. Die Schmerzen seien zu stark gewesen, sodass sie sich am Ende für eine Periduralanästhesie (PDA) entschieden habe. Eine PDA hat den Vorteil, dass die Schmerzen verringert werden und sich verspannte Muskeln entspannen können. Sie reduziert auch den Stress und die Angst während der Geburt. Sie verlangsamt jedoch die Geburt und erschwert das Pressen in der Austreibungsphase, sodass die Wahrscheinlichkeit einer Zangen- oder Saugglockengeburt steigt. Die PDA verringert auch die Sensitivität der Beckenbodenmuskulatur. Sie erfordert außerdem eine regelmäßige Kontrolle des Blutdrucks und eine Überwachung des Kindes, sodass die Mobilität der Mutter deutlich eingeschränkt ist. Zudem kann eine PDA die Ausschüttung der Geburtshormone wie das »Liebes«-Hormon Oxytocin sowie Endorphine und Adrenalin verringern, was starken Einfluss auf das Bonding und das Stillen hat. Die PDA habe den Geburtsprozess etwas verlangsamt, sodass sie ein Mittel zur Beschleunigung der Wehen bekommen habe. Sie sei direkt nach der Geburt kurz weg gewesen, aus Erschöpfung. Jetzt mache sie sich Vorwürfe, dass sie die ersten Minuten mit David verpasst habe.

Der Vater sei während der Geburt anwesend gewesen und habe David in Empfang genommen.

David beginnt leicht zu weinen und sucht Schutz bei seiner Mutter. Ich unterstütze ihn in dieser Hinbewegung und ermuntere die Mutter, David zu trösten. Er beruhigt sich schnell und ist wieder bereit zu spielen. Dies wiederholt sich mehrmals. Jedes Mal werden die Gefühle stärker, David weint heftiger und lässt sich weniger leicht beruhigen. Unser Spiel ist sehr körperlich. Ich folge ihm in seinen Bewegungen. David überstreckt sich. Ich unterstütze ihn, diese Bewegung zu vollenden, indem ich ihn eine Art Rückwärtssalto machen lasse. In BMC nennen wir das »flipping«, eine Möglichkeit, den Geburtsvorgang zu simulieren. Eine Überstreckung kann auch bei kleineren Babys ein Anzeichen dafür sein, dass der Geburtsvorgang noch nicht vollendet ist. Die Einladung, die Gefühle in dem Moment auszudrücken und dramatisch darzustellen, eröffnet die Möglichkeit, neue Wege der Selbstregulation zu finden.

Ich halte ihn, um ihm dann die Gelegenheit zu geben sich zu befreien. David windet sich wie während des Geburtsvorgangs. Ich gebe ihm Widerstand am Kopf. Er presst seinen Kopf gegen meine Hand. Mein Körper umschließt ihn. Er drückt sich heftig ab. Seine Mutter beobachtet die Szene sehr bewegt. Ich öffne einen Raum zwischen meinen Oberschenkeln, sodass sich David kopfüber wie durch einen Geburtskanal frei winden kann. Er schreit. Es ist sehr intensiv. Den »Neugeborenen« empfängt seine Mutter mit Tränen in den Augen. David beruhigt sich schnell in ihren Armen. Es ist deutlich, dass sie beide eine neue Innigkeit gefunden haben. Ich unterstütze die Mutter mittels Berührung dabei, diese Momente der Intimität auszukosten. In manchen Fällen ist es auch nötig, die Mutter (oder den Vater) getrennt für eine Sitzung zu sehen. Oft ist nicht genug Zeit und Raum für sie, ihren eigenen Bedürfnissen nach Entspannung und Verarbeitung von schwierigen Erfahrungen zu folgen. BMC bietet viele Möglichkeiten für Erwachsene, wieder ins Gleichgewicht zu kommen und Spannungen loszulassen.

Die Veränderung und neue Innigkeit zwischen David und seiner Mutter ist deutlich, als wir sie zwei Wochen später wieder sehen. Die Mutter berichtet, dass David ruhiger ist, Grenzen leichter akzeptiert und die Übergänge weniger schwierig sind. Die letzte Sitzung sei für sie sehr intensiv und befreiend gewesen. Sie spüre eine neue Leichtigkeit in der Beziehung zu David und eine tiefe Dankbarkeit dafür, dass sein Vater sich um ihn gleich nach der Geburt gekümmert hat. Etwas, das zuvor für sie schwerer zu akzeptieren war. David bewegt sich frei im Raum. Es scheint, als habe ein neues Gleichgewicht zwischen Nähe und Distanz zu seiner Mutter gefunden.

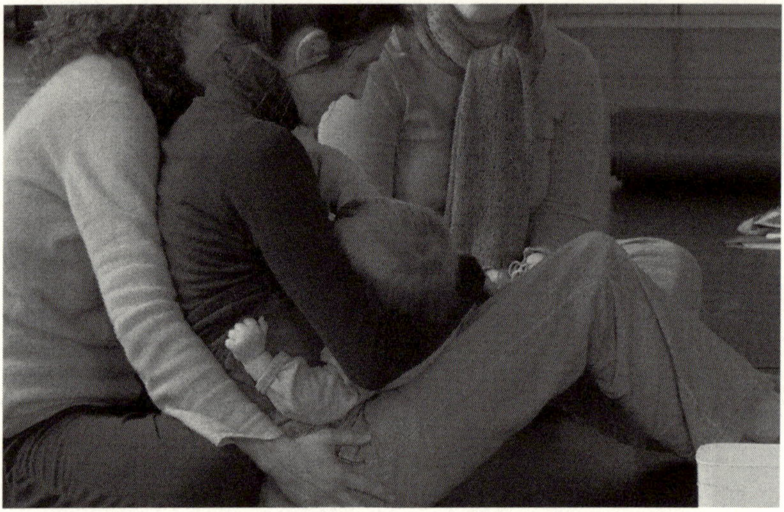

Abb. 5.: Halten und Gehalten-Werden

Die Natur des Spielens – Räume öffnen

> »Das größte Geschenk, das wir einem Kind geben können, ist ein Gefühl von körperlichem und emotionalem Wohlbefinden, ein Gefühl für Komfort und »bonding«, die Lust am Leben, Neugierde, Vertrauen, die Fähigkeit in Beziehung zu anderen zu sein, sowie in Bewegung zu sein und Probleme zu lösen. Diese Lernprozesse beruhen auf frühesten Erfahrungen mit Bewegung und Berührung. Der spielerische Umgang mit den Kindern erlaubt es den Lehrern, Eltern und Pflegeeltern das Leben eines Kindes fördernd mit zu gestalten.«
>
> *Bonnie Bainbridge Cohen: IDME Manual*

Kinder und Babys können uns mit ihrer direkten Art immer wieder anstecken, Neues zu entdecken und unsere althergebrachten Gewohnheiten infrage zu stellen. Sie laden uns ein, vorgefasste Meinungen und Erwartungen aufzugeben und einfach nur gegenwärtig zu sein für das, was im Moment passiert. Viele Menschen haben vergessen, was es bedeutet zu spielen. Selbst Sport hat heute eher mit Wettbewerb zu tun als mit der Freude an Bewegung oder dem spielerischen Messen mit einem Partner. Der Psychologe und Psychoanalytiker Donald W. Winnicott sieht das Spiel als von grundlegender Wichtigkeit für die Entwicklung des Menschen, es ist essenziell für dessen kreativen Ausdruck in der Kindheit, Jugend und als Erwachsener sowie als Freiraum und kreativer Raum für kulturellen Ausdruck. Aus dem Übergangsobjekt zwischen Mutter und Kind, einem Objekt, dass keinem der beiden gehört, entwickelt sich ein »Gemeinraum«, ein Raum, der von allen geteilt wird und frei ist von Hierarchien. Erst dieser Freiraum ermöglicht die Veränderung in einer Therapie.

In diesem Freiraum sind alle gleichberechtigt, sei es durch die Zustimmung zu bestimmten Regeln, wie zum Beispiel im Sport oder bei den Spielregeln eines Brettspiels, oder sei es durch unausgesprochene Übereinkünfte, wie zum Beispiel in einer Partnerschaft oder in der Mutter-Kind-Beziehung. Dabei ist das Entscheidende, dass die Regeln oder Übereinkünfte genug Raum lassen für Improvisation, Veränderung und Abweichung. Daniel Stern hat den Begriff des »Affective Attunement« geprägt. Dies bedeutet so viel wie die Abstimmung von Affekten oder auch »Rapport« oder Kontingenz. Es beschreibt das »musikalische« Einschwingen zweier Personen, wobei keine der beiden Personen die Beziehung dominiert. Babys haben einen ganz besonderen Rhythmus, der sich von unserem deutlich unterscheidet. Ihre Wahrnehmung und Verarbeitung von Sinnesreizen läuft viel langsamer ab. Ihr Bewusstsein ist noch nicht fokussiert und breit gefächert. Babys denken nicht in Kategorien und fällen keine Werturteile. Wenn wir zu Babys in Beziehung treten wollen, dann müssen wir uns auf ihren Rhythmus einschwingen, anstatt zu verlangen, dass sie sich uns anpassen. In dem spielerischen Austausch von Mutter und Kind, der Spiegelung der kindlichen Bewegungen und Imitation der Laute, drückt sich diese Abstimmung von Affekten aus.

Die ersten Spiele zwischen Kind und Erwachsenen basieren auf einfachen Erwartungen, ersten sozialen »Konventionen« und deren »Missachtung«. Die Mutter stimuliert das Kind sanft, um es zum Lachen zu bringen. Mit jeder Wiederholung zögert sie ein bisschen den Kontakt hinaus. Die Erwartungen des Babys, das ganz gespannt ist auf die Berührung, werden nicht sofort erfüllt, sondern setzen mit etwas Verzögerung ein. Das erfordert eine musikalische Abstimmung, zwischen »zu viel« und »nicht genug«, die den eigenen Rhythmus mit dem des Kindes synchronisiert und mit ihm spielt. Forscher haben Musiker gebeten, die Interaktion von Müttern mit ihren Kindern beim Vorsingen zu analysieren und sind zu dem Ergebnis gekommen, dass das Kind mit seinen wirr erscheinenden Armbewegungen in Wirklichkeit die Stimme der Mutter dirigiert und nicht umgekehrt.

Dieses erste zarte Bindungsgeflecht ist noch sehr fragil. Es kann zu »Missverständnissen« kommen, die, wenn nicht erkannt, zu schwierigeren Bindungsproblemen führen können. Es ist manchmal nicht verständlich, warum ein Kind schreit. Was braucht es? Was sind seine Bedürfnisse? Hat es Schmerzen? Wie kann ich am Schreien des Kindes unterscheiden, was es benötigt? Das Einschwingen auf die Bedürfnisse des Neugeborenen bedarf Zeit. Menschliche Interaktion und Kommunikation, Vertrauen und Mitgefühl stärken die Bindungen des Kindes mit den Personen, die es umsorgen. Sie sind die Bausteine für die Entwicklung von stabilen Beziehungen und Neugierde.

In BMC spielt der Tonus eine wichtige Rolle. Unter »Tonus« verstehen wir die Bereitschaft zu reagieren. Er ist die Basis für den »tonischen Dialog« zwischen Mutter und Kind. Unsere Physiologie ist darauf ausgerichtet, in Beziehung mit anderen Menschen zu treten. Selbst das Neugeborene ist nicht passiv. Es wartet nicht, umsorgt zu werden. Es lädt sehr aktiv seine Umwelt dazu ein, mit ihm in Beziehung zu treten. Diese frühen physiologischen Mechanismen unterliegen der späteren Stressregulierung. Um uns optimal den Gegebenheiten und der Umwelt anzupassen, verändern wir unseren Körpertonus, das heißt die Aktivierung der Aufmerksamkeit, die Bereitschaft der Muskeln in Aktion zu treten, den Herzschlag und die Atmung. Der Sympathikus hat die Funktion, den Körper auf Herausforderungen vorzubereiten, während der Parasympathikus die Physiologie auf Ruhe und Regeneration einstellt. Ein hungriges Baby zum Beispiel versucht zuallererst durch Laute und Gesten auf sich aufmerksam zu machen. Findet es keine Antwort, beginnt es zu schreien, bis es, wenn immer noch keine Reaktion kommt, aufgibt. Dies spiegelt sich sehr deutlich im Körpertonus wider. In der Praxis sehen wir oft Kinder und Babys, die einen eher hohen Tonus haben. Das geht häufig einher mit einer Überstreckung der Wirbelsäule, Unruhe, häufigem Schreien oder Schwierigkeiten beim Einschlafen. Anderseits gibt es Kinder, deren Körpertonus eher niedrig ist. Ihre Muskeln sind schlaff, sie reagieren nur langsam auf Stimulierung, sie sind »weit weg«.

In unserer hektischen Zeit ist es allerdings zusehends schwieriger, sich auf die Ebene des Kindes zu begeben, sei es sich direkt neben das Baby auf den Boden zu legen oder im Sinne des Einstimmens seinen eigenen Rhythmus dem des Kindes anzupassen. Immer weniger Babys wissen sich selbst zu beschäftigen, ihre Umgebung kreativ zu erforschen, sich selbst, ihren eigenen Körper, ihre Grenzen und Fähigkeiten im Spiel zu entdecken. Gleichzeitig nimmt die Stimulierung zu, der Babys und bereits Schwangere ausgesetzt sind. Es fällt zusehends schwer, Momente der Ruhe und Ausgeglichenheit zu finden. Mobiltelefone und ständige Verfügbarkeit stören oft die Möglichkeit, miteinander in Beziehung zu treten.

Eine Hypothese für die Zunahme von »Autismus« liegt in der Annahme, dass Kinder heute extrem überstimuliert sind. Manchen Kindern fällt es schwer, sich daran anzupassen.

Ein Kind, mit dem ich seit Längerem arbeite, ist Robert. Er reagiert sehr sensibel auf Stimulierung, vor allem Lärm. Sein Herz beginnt schneller zu schlagen. Robert zieht sich zurück, beginnt unverständliche Worte zu brabbeln. Er ist leicht verunsichert und braucht viel Zeit, um in Beziehung zu treten. Wir treffen uns in einem Gymnastikraum in der Förderschule, in die er täglich geht. Ich gebe ihm Raum, sodass er die Initiative übernehmen kann. Robert kann entscheiden, was wir machen. Zuerst läuft er ziellos im Raum herum. Seine Wahrnehmung ist in der Peripherie. Ich beobachte ihn aufmerksam. Dann folge ich ihm mit einem großen Physioball. Mit meinen Bewegungen schwinge ich mich auf seinen Rhythmus ein. Ich nähere mich ihm an und ziehe mich zurück. Dann komme ich mit dem Physioball ganz dicht an ihn heran, sodass Robert den Ball berührt. Zuerst reagiert er nicht. Er ist ganz in seiner eigenen Welt. Als der Ball jedoch seine eigene Bewegung etwas einschränkt, reagiert er. Robert drückt den Ball zur Seite, eine Geste, die ein »Nein« ausdrückt. In diesem Augenblick geschieht etwas sehr Interessantes: Robert nimmt Beziehung zu mir auf. Sein »Nein« akzeptiert meine Anwesenheit, eine zarte Einwilligung, sich mit mir auszutauschen. Sehr schnell entwickelt sich daraus ein Spiel, ein Austausch von Geben und Nehmen. Unser Spiel wird körperlicher. Robert kommt auf dem Ball zum Sitzen, rollt auf ihm auf den Rücken und den Bauch. Wir spielen mit Gleichgewichtsreaktionen. Das Spiel wird dynamischer und verlangt seine volle Aufmerksamkeit. Ich überrasche ihn mit schnelleren Bewegungen des Balls, sodass er auf das Fallen reagieren muss. Robert ist jetzt ganz bei sich, fokussiert. Schritt für Schritt verlangsame ich die Bewegungen des Balls, während meine Hand auf seinem Rücken ruht, bis wir ganz zur Ruhe kommen. Robert ist immer noch aufmerksam. Still gleitet er vom Ball zur Seite auf eine Matte. Ich folge ihm. Ich lehne mich im Sitzen gegen die Wand, während sich Robert vor mir sitzend an mich lehnt. Ich spüre den Kontakt der Zellen und lade ihn eine, sein eigenes Gewicht zu spüren. Er schaut auf seine Hände. Meine Arme folgen seinen Armen. Ich unterstütze ihn darin, seine Sinne um die Mittellinie herum zu organisieren. Er sitzt ganz ruhig an mich gelehnt. Sein Herzschlag hat sich normalisiert. Robert ist ganz bei sich. Nach etwa zehn Minuten steht er langsam auf, nimmt einen kleineren Ball und wirft ihn zu mir. Ich werfe ihn zurück. Robert schaut mich an, tritt in Augenkontakt. Er ist immer noch konzentriert.

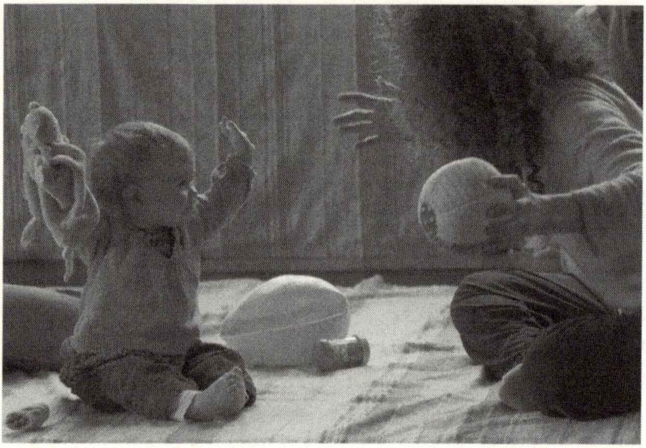

Abb. 6: Kind voll im Spiel involviert

Reorganisation von Wissen – Potenziale fördern

> »Um eine Veränderung zu bewirken, beginnen wir am Anfang und bilden den Entwicklungsprozess nach, der auf ganz natürliche Weise abläuft, wenn keine Einschränkungen bestehen; Schritt für Schritt mit dem Bewusstsein für leichtes Lernen, um dann mittels Akzeptanz, Neugierde und Freude, Achtsamkeit und Wohlbefinden die Entwicklung in eine neue Bahn zu lenken.«
>
> *Bonnie Bainbridge Cohen während der Konferenz »Body-Mind Centering® and Children« in Tuscania, Italien 2006*

Alle prägenden Erfahrungen im Mutterleib, während der Geburt und in den ersten Lebenswochen sind gegenwärtig, wenn wir einer Familie mit einem Kind in einer Beratung oder in einer Eltern-Kind-Gruppe begegnen. Wir beobachten, wie sich das Kind bewegt, wie es in Beziehung zur Mutter und zum Vater oder auch zu den Pflege- oder Adoptiveltern steht. Vielleicht sind auch Geschwisterkinder anwesend. Vor uns entfaltet sich eine Dynamik, die auch die Beziehung der Eltern miteinander einschließt und Hinweise darauf gibt, wie sie ihre eigene Kindheit, auch die eigene Geburt, erlebt haben. Wir beobachten, wie die Eltern das Kind berühren, es hochheben oder hinlegen, wie sie mit dem Kind kommunizieren, wie sie auf das Kind hören und auf das Kind eingehen. Wir stimmen uns selbst ein auf die Gefühle und den Ausdruck des Kindes und der Anwesenden. Wir lassen Zeit und geben Raum, sodass sich die Beziehungen entwickeln und entfalten können. Dies bedeutet auch, »ungewolltem« Verhalten Raum zu geben.

Eine Mutter kommt mit ihrer vierjährigen Tochter zu mir. Sie berichtet, dass Eva andere Kinder beiße und sie sich nicht mehr zu helfen wisse. Die Mutter wirkt zu Beginn kühl und distanziert. Sie ist offensichtlich irritiert vom Verhalten ihrer Tochter und wütend. Eva ist zunächst sehr schüchtern, will nicht von ihrer Mutter weg. Diese ermuntert sie, mit mir zu spielen. Ich halte ihr einen Ball hin, den sie zögernd annimmt. Der Austausch eines Objekts ist eines der ersten Zeichen dafür, dass ein Kind in ein Spiel einwilligt. Geben und Nehmen erfordern eine komplexe Koordination von körperlichen (u.a. das Strecken des Arms, das Öffnen der Hand) und psychosozialen (Augenkontakt, das »Lesen« der Bewegung des anderen) Fähigkeiten. Ich gebe ihr viel Raum, selbst das Spiel zu initiieren. Meine Aufmerksamkeit ist bei den kleinen Anzeichen, dass sie bereit ist, in Beziehung zu mir zu treten: eine leichte Erhöhung ihres Muskeltonus, ein Verschieben ihrer Aufmerksamkeit, ein kurzer Blickkontakt. Im Gespräch mit der Mutter wird deutlich, dass Eva absolut keine Grenzen akzeptiert. Sie habe einen sehr staken Willen und bekomme immer, was sie wolle. Ich lasse Eva das Spiel bestimmen. Ich werfe eine leichte Decke über sie. Sie befreit sich. Ich halte sie. Sie windet sich heraus. Das Spiel wird immer wilder. Langsam steigert sich die Intensität. Immer wieder sucht sie »Schutz« bei ihrer Mutter. In das Spiel mischt sich Wut. Eva beginnt mich im Spiel zu »schlagen« und zu beißen. Sie drückt sehr starke Gefühle der Frustration und Wut aus. Der Widerstand erlaubt ihr, diese Gefühle in ihrem ganzen Körper zu spüren und in Bewegung umzusetzen. Am Ende ist sie fast nicht mehr zu beruhigen. Sie findet erst Ruhe, als sie völlig erschöpft in den Armen ihrer Mutter ist. Diese ist auch ganz »aufgelöst«. Erst jetzt kann sich etwas entspannen und Raum für einen neue Intimität zwischen den beiden öffnen. Zwei Tage später erhalte ich eine E-Mail von der Mutter, die berichtet, dass Eva mit dem Beißen aufgehört hat …

Das Studium der »normalen« (nicht normativen) Entwicklung dient als Beziehungspunkt, als Rahmen für das Verständnis der frühkindlichen Entwicklung. Jedes Kind entwickelt sich in seinem eigenen Rhythmus und Tempo. Die Meilensteine der Entwicklung sind Orientierungspunkte, die es erlauben, den nächsten Entwicklungsschritt vorherzusehen. Dies ermöglicht, die ruhenden Potenziale, die noch nicht ausgedrückten Muster vorherzusehen. Wir fragen uns, welche Bewegungsorganisationen wir fördern und welche Unterstützung wir geben können, um den nächsten, logischen Schritt zu stimulieren. Auf der Basis der Sinnesentwicklung, der progressiven Schichten der neurozellulären Grundmuster, der Reflexe, Stell- und Gleichgewichtsreaktionen entscheiden wir, wo wir ansetzen, um in diesem komplexen Beziehungsgeflecht eine Veränderung vorzuschlagen. Die Förderung von Lernprozessen geschieht auf vielen Eben gleichzeitig:

- durch das Anerkennen vorhandener und die Förderung unerkannter Fähigkeiten;
- durch das Initiieren von Bewegungen in verschiedenen Körpersystemen;
- durch die Unterstützung des Bewegungsflusses im Körper, sodass sich Bewegungen neu organisieren können;
- durch achtsame Berührung, die ein Gefühl von Sicherheit und Gegenwärtigkeit vermittelt und die es erlaubt, ins Gleichgewicht zu kommen;
- durch die Ermutigung, ineffiziente Bewegungsmustern, die zur Gewohnheit geworden sind, aufzugeben, sodass sich neue und effizientere Muster formen können;
- durch die Unterstützung bereits angelegter Bewegungsstrukturen, den neurozellulären Grundmustern, welche als Potenziale im Nervensystem angelegt sind;
- durch die Stimulierung der Wahrnehmung als Tor zu den inneren Welten und zu neuen Bewegungserfahrungen;
- durch ein Verständnis und Mitgefühl für gemachte Erfahrungen und die Ermutigung, neue Erfahrungen zu machen; sowie
- durch das spielerische Erwecken der Lust, die Welt zu entdecken und zu erforschen.

All diese Beobachtungen führen zu einem Gesamtbild, das Körper, Seele und Geist mit einschließt. Diese Beobachtungen werden gemäß den oben genannten Prinzipien umgesetzt. Jedes Kind ist so wie es ist in Ordnung, unabhängig von Einschränkungen oder Behinderungen. Die Einzigartigkeit jedes Kindes und seiner Familie zu entdecken, ist eine wundervolle Herausforderung. Effektives Lernen, auch »akademisches« Lernen, kann nur geschehen, wenn die grundlegenden Lernvorgänge mit einbezogen werden, das heißt wenn Beziehungsfähigkeit, Bewegung und Berührung in Einklang kommen. Der Schlüssel liegt darin, die Kinder in ihrem Beziehungsfeld wahrzunehmen und unsere Beobachtungsgabe dafür zu schärfen, was das Kind ausdrücken will, welche Bewegungen sich andeuten, vielleicht sogar nur ansatzweise, und wie wir hilfreich unterstützen können, um diese Bewegungen zu ermöglichen. Genau hinzusehen, ja oft jenseits des Sichtbaren wahrzunehmen, was das Potenzial des Kindes ist, um herauszufinden, was es gemeinsam zu entdecken gibt, und dann neue Möglichkeiten zu erforschen, auf eine Situation, auf einen Stimulus, auf neue Art und Weise zu reagieren, neue Verhaltensweisen auszuprobieren und Wege zu finden, die inneren Wünsche in die Tat umzusetzen.

Literatur

Bainbridge Cohen, B. (2014). *Sensing, Feeling and Action*. 3. Aufl. Berkeley: North Atlantic Books.

Berthoz, A. (2002). *The Brain's Sense of Movement*. London: Havard University Press.

Burger, K. (2015). »Der Körper schmeckt mit«. Heidelberg: Spektrum der Wissenschaften. www.spektrum.de/news/ueberall-im-koerper-befinden-sich-geschmackssinneszellen/1351478 (30.3.2016).

Gallagher, S. & Zahavi, D. (2010). *Phenomenological Approaches to Self-Consciousness*. www.plato.stanford.edu/entries/self-consciousness phenomenological/ (30.3.2016).

Gallagher, S. (2006). *How the Body Shapes the Mind*. Oxford: Oxford University Press.

Gopnik, A. (2010). *The Philosophical Baby*. London: The Bodley Head.

Hüther, G. (2012). *Das Geheimnis der ersten neun Monate: Unsere frühesten* Prägungen. Landsberg: Beltz.

Stern, D. (2003). *Die Lebenserfahrung des Säuglings*. Stuttgart: Klett-Cotta.

Winnicott, D.W. (2006). *Vom Spiel zur Kreativität*. Stuttgart: Klett-Cotta.

Der Ansatz Aucouturier in der Arbeit mit Säuglingen und Kleinkindern

Christine Hausch

Auf die Welt kommen, ankommen, da sein – ein besonderer Moment im Leben des Menschen, der somatische und psychisch-emotionale Aspekte beinhaltet. Körper und Psyche bilden eine Einheit: Das, was wir psychisch-emotional erleben, drücken wir mit dem Körper aus. Unser seelisches Erleben ist im Körper eingeschrieben. Vom Moment der Zeugung über Schwangerschaft und Geburt bis hin zur ersten Lebenszeit und darüber hinaus reifen wir körperlich und emotional. Das Erlebte ist immer präsent und fließt in die ersten Kontakte mit dem Anderen ein.

»Eltern werden« heißt vielleicht »Ankommen« oder »Neu Orientieren«? Auch das ist ein emotionaler Moment, der zu vielen Veränderungen im psychisch-emotionalen, bei der werdenden Mutter auch im körperlichen Bereich führt. Viele Eltern fragen sich, ob sie der Aufgabe gewachsen sind und ob sie die Herausforderung, Eltern zu werden, bewältigen können.

Mit der Schwangerschaft, und besonders den ersten Bewegungen des Fötus im Mutterleib, beginnt die erste Anbindung aneinander. Mit der Geburt des Säuglings wird sie noch leibhaftiger. Eltern und Säugling brauchen in dieser besonderen Zeit viel Halt, Geborgenheit und Ruhe, um sich kennenzulernen, den ersten tonisch-emotionalen Kontakt aufzubauen und zu verfeinern, denn auch der Kontakt im Mutterleib hat bereits eine erste Beziehung und Bindung ausgelöst und erste Erfahrungen eingeschrieben.

Die ersten Wochen nach der Geburt sind oft geprägt von Freude, Liebe, Herzlichkeit und großem Staunen. Aber auch Ängste in Bezug auf die neue Rolle als Eltern und die gesunde Entwicklung des Säuglings tauchen auf. Sind diese Ängste übermäßig präsent, reagiert der Säugling auf die neue Umgebung ebenfalls unruhig und ängstlich.

Solche Ängste sind in dieser ersten Phase der Annäherung und gegenseitigen Anpassung immer präsent, umso mehr allerdings, wenn das Ankommen auf dieser Welt oder auch schon die Schwangerschaft nicht so waren, wie die Eltern und der Säugling es sich gewünscht hätten. Dann ist die Sorge um das Kind um ein Vielfaches größer und das Vertrauen in die eigenen Elternfähigkeiten oftmals brüchig.

Bereits in dieser frühen Phase arbeiten wir im Ansatz Aucouturier mit Eltern und Säuglingen, denn es geht uns um die Beziehung und den Dialog in der Interaktion miteinander. Wie kann die gegenseitige Annäherung und Anpassungsbereitschaft (Transformation) gelingen, damit gemeinsames Wachsen und Reifen aneinander möglich wird?

1 Handlungs- und Haltungsprinzipien

Auf der Suche nach der eigenständigen Persönlichkeit wirken vorrangig zwei Verlustängste: die Angst vor dem Verlust des Anderen und die Angst vor dem Verlust des eigenen Selbst.

Wenn das Kind auf dem Weg zu Eigenständigkeit und Identität den Anderen als überwiegend positiv und ermutigend erlebt, ist es in der Lage, den Anderen (die ersten Bezugspersonen, die Eltern) in sich als inneres Bild zu bewahren. Der Weg zu Eigenständigkeit und Autonomie ist dann wesentlich leichter, als wenn das Kind in der Suche nach dem Anderen verhaftet bleibt, weil der Andere nicht in genügender Weise zur Verfügung stand. »Jede Handlung, die eine Veränderung bewirkt hat, ruft das lustvolle Gefühl hervor, mit sich eins zu sein. Und setzten sich die Veränderungsprozesse fort, entwickelt sich die lustvolle Einheit weiter bis hin zu einem ersten qualitativen Grad an Einheit« (Aucouturier, 2006).

Die ersten Beziehungen und Bindungen sind aus diesem Grund für die gesunde psychisch-emotionale Entwicklung des Säuglings und das Entwickeln eines ersten Gefühls von Einheit von großer Bedeutung.

Wenn die ersten Beziehungen zu schmerzhaft waren und der Säugling nur ungenügend Halt, Sicherheit und Geborgenheit durch den Anderen erlebt hat, muss er sich zwangsläufig selbst halten oder schützen. Hierzu hat er allerdings noch nicht allzu viele Handlungsmöglichkeiten. In der präverbalen Lebenszeit bleibt ihm nur die Möglichkeit, mit hoher Anspannung oder umgekehrt mit zu wenig körperlicher Spannung zu reagieren (Hyper- oder Hypotonus).

Die gleichen Ängste finden wir bei den Eltern wieder. Wenn das »Eltern-Werden« die Angst vor dem Verlust des Anderen oder die Angst vor dem Verlust des eigenen Selbst auslöst, können Eltern dem Säugling nur bedingt Sicherheit und Halt bieten. Sicherheit und Halt ist das, was sie selbst in diesem Moment ganz dringend brauchen. Im besten Falle kann das Elternpaar sich gegenseitig unterstützen, um sich ihrer Ängste rückzuversichern.

Der Moment, Eltern zu werden, ist ein Moment, der – psychisch-emotional gesehen – sehr offen ist. Er kann auf der einen Seite viele Ängste hervorrufen und auf der anderen Seite die große Chance darstellen, sich auf einen Transformationsprozess, Veränderungsprozess einzulassen, der gegenseitiges Wachstum bedingt und Ängste überwinden lässt.

Im Ansatz Aucouturier gehen wir vom frühen tonisch-emotionalen Erleben des Kindes aus und bauen darauf auf. Es geht uns darum, beim Kind die Lust auf eigenständiges Handeln zu wecken. Handlungsmöglichkeiten führen zu ersten Denkprozessen und unterstützen die psychische Reifung. Diese Grundlage ist die Basis unserer psychomotorisch-therapeutischen Intervention. »Die Psychomotorik sucht zu verstehen, was das Kind über sein Bewegungsverhalten von seiner inneren Welt zum Ausdruck bringt. Sie lädt dazu ein, den Sinn der kindlichen Verhaltensweise zu verstehen« (Aucouturier, 2006).

2 Konkrete Arbeit im Psychomotorik-Raum mit Eltern und Säuglingen/Kleinkindern

Der Anlass von Eltern, mit Säuglingen oder Kleinkindern zu uns in die psychomotorische Praxis zu kommen, ist sehr unterschiedlich.

Auf der einen Seite sind es Eltern, die kommen, weil das Kind viel weint oder schreit, unruhig ist und wenig schläft. Kinder, die ständig unzufrieden und quengelig wirken, wenig Freude oder lustvolle Momente zeigen, ständige Aufmerksamkeit brauchen und wenig entspannte Momente genießen können. Aber auch Kinder, die viel schlafen, wenig Kontakt nach außen aufnehmen, sehr schüchtern und zurückgezogen sind.

Auf der anderen Seite sind es Eltern, die mit ihrer Rolle als Eltern hadern oder sehr unsicher sind. Der Druck, es möglichst richtig zu machen, ist heute sehr groß. Aber auch die aufkommende Konfrontation mit der eigenen Kindheit, den lust- und weniger lustvollen Erfahrungen, können dazu führen, dass Eltern im Kontakt und Dialog mit ihrem Kind unsicher, gehemmt, distanziert oder überbehütend sind.

Um Bewegung und Handlung im psychomotorischen Raum zu ermöglichen, ist der Raum für das Kind und die Eltern immer gleich eingerichtet. Je nach Alter der Kinder mit Kletteraufbau, Bereichen zum Springen, Sich-fallen-Lassen, Hochziehen, Rollen, Rutschen, Krabbeln und Durchkriechen. Es gibt kleines Material wie Schüsseln in unterschiedlichen Größen, Bälle, Dosen, kleine Ringen, Körbe, Seile und Tücher. Die Kinder dürfen sich im Raum frei bewegen oder auf einer Matte liegen und das Material erkunden.

Wir Erwachsene begeben uns ebenfalls auf die Höhe des Kindes und sitzen im Raum auf dem Boden. Der Raum ist für das Kind und die Eltern gleichermaßen ein Raum für Ausdruck: alles, was kommt, darf sein, freudvolle Emotionen, aber auch Traurigkeit, Wut und Ärger.

Eckpunkte kindlicher Entwicklung der ersten drei Jahre und die therapeutische Intervention im psychomotorischen Raum

Die ersten drei Monate im Leben der Säuglinge sind geprägt von Schlafen, Essen und den Ausscheidungsprozessen, unterbrochen von kurzen Wachphasen. In den Wachphasen geht es um erste Kontaktaufnahme, erste Bindung und den ersten Dialog zwischen Eltern und Säugling außerhalb des Uterus. Es geht darum, sich kennenzulernen und die gegenseitigen nonverbalen und verbalen Signale verstehen und deuten zu lernen und angemessen auf sie zu antworten.

Wenn ein Elternteil oder auch beide in dieser ersten Zeit für den Säugling nicht wirklich verfügbar sein können, dann führt das häufig, wie oben bereits beschrieben, zu großer Anspannung beim Säugling, beispielsweise in Form von ständigem Schreien oder Nicht-einschlafen-Können, oder übermäßig reduzierter Spannung, in Form von ständigem Schlafen, was ebenfalls eine gegenseitige Anpassung erschwert.

Eltern, die in dieser Phase Hilfe suchen, finden im psychomotorischen Raum Ruhe und Zeit, miteinander anzukommen und ganz langsam in einen ersten Dialog und eine erste Interaktion zu finden, die beiden Seiten eine gute wechselseitige Anpassung ermöglicht. Was braucht der Säugling gerade? Was macht er? Was zeigt er? Welche Reaktionen löst das bei uns Erwachsenen aus? Was brauchen die Eltern? Es geht darum, über ein ganz feines Wechselspiel von Angebot und Anpassung in eine gemeinsame Handlung zu kommen, in der gegenseitige Freude erlebt wird. Darüber können sich beide Seiten miteinander entspannen und gemeinsame Interaktion wird erst möglich.

3 Lisa

Lisa ist zehn Wochen alt, als sie mit ihren Eltern zu mir in die Praxis kommt. Sie ist unruhig, schläft wenig und hat noch keinen ersten Rhythmus gefunden. Sie ist das erste Kind ihrer Eltern. Beim ersten Treffen erlebe ich die Eltern genauso unruhig wie das Kind, ständiges Schaukeln, Tragen und Lagewechsel mit dem Kind, in Kombination mit vielen Worten und Lauten. Wir sprechen über langsames Ankommen und gegenseitige Anpassung. Lisa braucht ein Gegenüber, das Ruhe ausstrahlt, um selbst zur Ruhe zu finden. In der therapeutischen Intervention stellen wir unseren Körper zur Verfügung, bei dem das Kind entweder Gleichklang oder Kontrast erleben kann. Bei Lisa geht es um Halt, Geborgenheit und Ruhe, um langsames Ankommen und um Gleichklang. Wenig Bewegung und Aktion, sich einstellen auf Langsamkeit und Ruhe, Getragen- und Gehalten-Werden stehen im Vordergrund. Indem ich Lisa halte, können die Eltern einen Moment durchatmen und auch erleben, wie sich ihr Kind am Anderen beruhigen kann.

In dieser Phase sprechen wir mit den Eltern in Anwesenheit des Kindes auch über das Thema Schwangerschaft und Geburt. Das Erlebte bekommt Worte. Worte, die Gefühltes und Erlebtes aussprechen, Trauer, Freude oder Ängste zum Ausdruck bringen und so entdramatisierend wirken können. Wir erleben, dass Eltern sehr erleichtert sind, wenn sie mit ihren Erfahrungen ernst genommen werden, diese nicht bewertet, dramatisiert oder beschönigt werden. Das Erleben von Schwangerschaft und Geburt prägt das Beziehungserleben zwischen Eltern und Kind nachhaltig. Aus diesem Grund halten wir es für beide Seiten für unumgänglich, Worte für das Erlebte zu finden. Ernst genommen zu werden mit all dem, was war, schlägt nicht selten eine Brücke von den Eltern zu ihrem Kind: sich anvertrauen, sich selbst zu vertrauen und Vertrauen in gemeinsames Wachsen zu finden.

In der therapeutischen Intervention liegt der Fokus auf der Beobachtung des Kindes: Was macht es? Was für Signale gibt es uns? Wo und wann sucht es Kontakt? Wo und wann will es in Ruhe gelassen werden oder ist es beschäftigt mit sich oder den Dingen, die es umgeben? Für uns ist wichtig, dass wir das Spiel des Kindes mit sich selbst, den Gegenständen oder mit dem Anderen möglichst wenig unterbrechen: »Die Handlungen des Kindes zu unterbrechen bedeutet, seine psychische Entwicklung und seinen Wunsch nach Beziehung zu unterbrechen« (Aucouturier, 2006, S. 173).

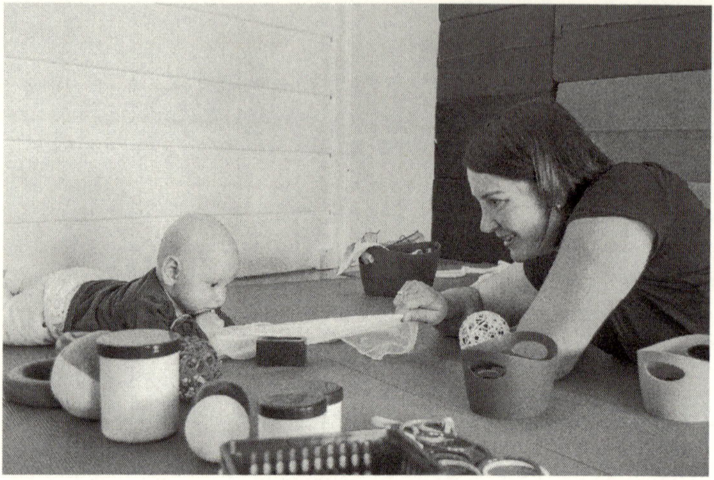

Abb. 1: Kind und Mutter im Kontakt

Kinder brauchen von Beginn an den Freiraum, in ihrem Tempo zu experimentieren, Dinge zu erfahren, sich zu erfahren, ein Gefühl für sich und die eigenen Fähigkeiten und Möglichkeiten zu entwickeln, um dann im weiteren Verlauf ein Gefühl dafür zu entwickeln, was gerade guttut. Das heißt, die Kinder sind noch auf der Suche nach einem eigenen Rhythmus, dem Tag-Nacht-Rhythmus, Schlafen – Wach-Sein, Essen – Ausscheiden, Nähe – Distanz.

Im Ansatz Aucouturier arbeiten wir dialektisch, das heißt, wir denken immer in Gegensätzen, in Kontrasten. Um die eigene Mitte zu finden, muss beides gelebt werden können: schnell und langsam, nah und fern, hoch und tief, laut und leise, oben und unten usw. Um diese Mitte überhaupt zu finden, müssen wir dem Kind auf der einen Seite die Möglichkeit geben, viel mit sich zu experimentieren, sich auszuprobieren, sich zu erfahren und zu fühlen. Auf der anderen Seite braucht es den Erwachsenen, der immer wieder für das Kind in den Kontrast geht, wenn es selbst noch nicht in der Lage dazu ist. Ein Kind, das außer sich ist, braucht einen Erwachsenen, der Ruhe gibt, es hält, trägt und wiegt. Kinder, die viel in Ruhe sind, brauchen einen Erwachsenen, der auch einmal Veränderung herbeiführt, der auch einmal schnell, laut und umtriebig ist. Wenn Kinder lernen, alle Facetten ihres Selbst zu leben und zu nutzen, werden sie handlungsfähig. Sie lernen dann, was sie brauchen, was sie wollen oder auch nicht wollen. Sie lernen ihre Grenzen und die Grenzen der anderen kennen und respektieren.

Diese Anpassung an die Umgebung gelingt dem Kind umso leichter, je mehr sich die Eltern auf das Tempo des Kindes einlassen können und ihr Kind auf seiner Suche unterstützen, ihm Halt geben und präsent sind. Unser Augenmerk bei dem sehr kleinen Kind liegt daher auf der Sensibilisierung der Eltern für dieses feine Wechselspiel der gegenseitigen Anpassung und auf der Rückversicherung der Eltern, Vertrauen in die Entwicklung ihres Kindes zu haben.

Die therapeutische Intervention besteht in dieser frühen Phase vor allem darin, einen klaren, gleichbleibenden Rhythmus und Rahmen vorzubereiten: gleicher Raum, gleiches Material, die gleichen Personen im Raum. Alles was an Fragen, Ängsten und Ausdruck kommt, darf sein und wird nicht bewertet. Wir schauen auf das, was ist, und das, was die jeweilige Familie in dem Kontext, in dem sie lebt, braucht. Was brauchen die Eltern? Was braucht das Kind? Was können die Eltern geben, wo brauchen sie Unterstützung? »Die Empathie ist der gemeinsame Nenner für alle Beziehungen, die wir mit Kindern eingehen« (Aucouturier, 2006, S. 204). Dies gilt auch für unsere Beziehung zu den Eltern.

Wenn das Kind langsam ab dem dritten/vierten Lebensmonat seine Aufmerksamkeit nach außen richtet und die motorischen Fähigkeiten rapide zunehmen, wird sichtbar, dass es seine ersten autonomen Schritte tut. Das Kind fängt an, die Welt zu »be-greifen«: Es greift nach allem, was es zu fassen bekommt. Es interessiert sich aktiv für die Dinge, die es umgeben, und die Personen, mit denen es in Kontakt kommt. Es kann deutlich Lust und Unlust äußern, was es den Eltern leichter macht, darauf zu reagieren. Mit zunehmendem Alter erobert das Kind den Raum, indem es sich mehr und mehr darin bewegt. Es erfährt viel über die Dinge und Strukturen: Sie sind hart, weich, rau usw., sie sind eben, schräg, offen, begrenzt, befinden sich oben und unten usw.

Das Kind macht täglich neue Erfahrungen mit sich, den Dingen und dem Anderen. Dieses neugierige, dieses »In-die-Welt-Hinausgehen« wird auf der einen Seite von den Kindern als sehr lustvoll erlebt, auf der anderen Seite kann das Entdecken der Welt auch von Angst und Unbehagen begleitet sein. Das Kind erlebt nun, dass es getrennt vom Anderen existiert und selbst in Handlung kommen muss, um etwas zu bewirken. Die Erkenntnis der eigenen Wirkmächtigkeit, der eigenen Selbstwirksamkeit ist ein wichtiger Schritt hin zur Autonomie des Kindes.

Diese Phase ist für Eltern oft nicht leicht. Haben sie sich gerade an das langsame, sachte und vorsichtige Tempo des Kindes gewöhnt, beginnt nun eine Phase, in der die Eltern mit dem Loslassen des Kindes konfrontiert werden. Das Kind zeigt deutlich, dass es nicht mehr so viel Halt und Geborgenheit braucht wie zu Beginn, sondern dass es die ersten Erfahrungen selbst machen möchte. Greifen, Rollen, Robben, Beobachten und Untersuchen verschiedener Gegenstände sind jetzt von großem Interesse für das Kind.

4 Max

Max ist fünf Monate alt. Er ist ein fröhlicher, aufgeweckter kleiner Junge. Er zeigt Interesse und große Neugier, was die Dinge um ihn herum betrifft, er ergreift sie, untersucht sie, nimmt sie in den Mund und spielt mit ihnen. Er nimmt ersten Kontakt zu anderen Personen auf, indem er sie anlächelt oder lange ansieht. Die Mutter von Max tut sich mit dieser Öffnung ihres Kindes nach außen sehr schwer, bedeutet es doch für sie, dass die erste Säuglingszeit vorbei ist und sie ihn ein Stückchen freigeben muss, ihn seine ersten »Schritte« in die Welt hinaus selbstständig gehen lassen muss, die erste Zwei-Einheit aufgebrochen wird. Ich gebe der Mutter durch eine Umarmung auf dem Boden sitzend Halt, halte sie, indem wir auf ihr Kind neben uns blicken und mit ihm darüber sprechen, dass es für seine Mutter noch nicht leicht ist loszulassen. Max lächelt uns an und die Mutter erzählt unter Tränen, dass ihr das Loslassen schwerfällt, dass sie die Schwangerschaft und Geburt von Max so lange herbeigesehnt hat, sie sich gerade an das langsame Tempo ihres Kindes gewöhnt und nun wieder Veränderung ansteht, indem sie schon ein Stück loslassen muss. Max lächelt. Ich ermuntere ihn, seine Umgebung weiter zu erforschen, gebe ihm eine Schüssel, die er spontan ergreift. Ich begleite die beiden bei diesem feinen Dialog von Nähe und Distanz, Festhalten und Loslassen, unter der Berücksichtigung der Bedürfnisse auf beiden Seiten. Das Miteinander-Wachsen erfordert eine beidseitige stete Anpassung und Transformation.

Eltern werden hier stark damit konfrontiert, was Loslassen für sie selbst bedeutet: Gelingt es ihnen selbst, loszulassen? Ist es leicht oder schwierig? Ist es mit Ängsten oder Schuldgefühlen besetzt? Wie viel Vertrauen haben sie in sich und wie viel Vertrauen können sie ihrem Kind mit auf den Weg geben? Wie war ihr eigener Umgang mit der Loslösung von den eigenen Eltern? Sind sie gut begleitet worden oder zu wenig? War die Beziehung zu den eigenen Eltern zu eng oder gab es zu viel Freiraum? Eine große Rolle spielt, wie Eltern ihre eigenen ersten Schritte in Richtung Autonomie erlebt haben und wie viel Angst oder Freude der Erwachsenen ihnen dabei zuteil wurde.

In der therapeutischen Intervention geht es darum, Worte zu finden: für die Ängste der Eltern und die Bindungen und Beziehungen zu anderen Menschen in ihrem Leben, die sie selbst geprägt haben. Oft wird hier die Ambivalenz von Festhalten und Loslassen sichtbar. Wo ist der Weg, der zu diesem Kind und diesen Eltern passt, damit sich das Kind in die Selbstständigkeit entwickeln kann? Ihn gilt es mit der Zeit gemeinsam mit den Eltern zu entwickeln.

Der immer größer werdende Zuwachs an Bewegung des Kindes ermöglicht ihm, immer mehr eigene Erfahrungen zu machen. Über das Rollen, Robben, Krabbeln und Hochziehen kommt es in den aufrechten Stand und ins Laufen. Die Objekte, mit denen es spielt, bekommen mehr Bedeutung.

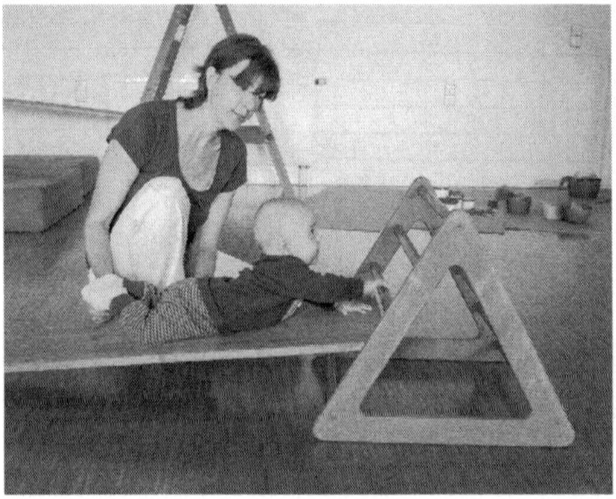

Abb. 2: Kleinkind auf der schrägen Ebene

Im psychomotorischen Raum bewegt sich das Kind nun frei von einem Bereich zum anderen. Es klettert, rutscht, springt, fällt, erste Spiele des Versteckens und Wiederauftauchens werden gespielt und auch Fangen und Verfolgen. Das Kind wirft große Schaumstoffteile im Raum um, um daraus neue Türme zu kreieren, anderes zu erschaffen. Gleichzeitig bekommt die Sprache immer mehr Bedeutung. Das Kind kann seine Bedürfnisse durch Lautieren und erste Silben mitteilen oder etwas zeigen.

In dieser Phase gewinnt, so der Ansatz Aucouturier, die grafische und plastische Expressivität an Bedeutung. Der psychomotorische Raum wird nicht mehr nur als Raum für motorische Expressivität genutzt, sondern das Kind beginnt sein Erleben auch graphisch-plastisch auszudrücken. Hierfür stehen eine Tafel mit Kreide, kleine Holzbausteine und Papier mit Malstiften zur Verfügung. Das Kind kann Erfahrenes nun auf diese Weise ausdrücken und eine sichtbare Spur im Raum hinterlassen. »Es ist

Ausdruck eines spezifisch menschlichen Bedürfnisses, eine Spur der eigenen Existenz, der eigenen Handlung zu hinterlassen, symbolisch in dieser Spur präsent zu sein, außerhalb des eigenen Körpers, über den Körper und die Gegenwart hinaus« (Aucouturier, 1998, S. 104).

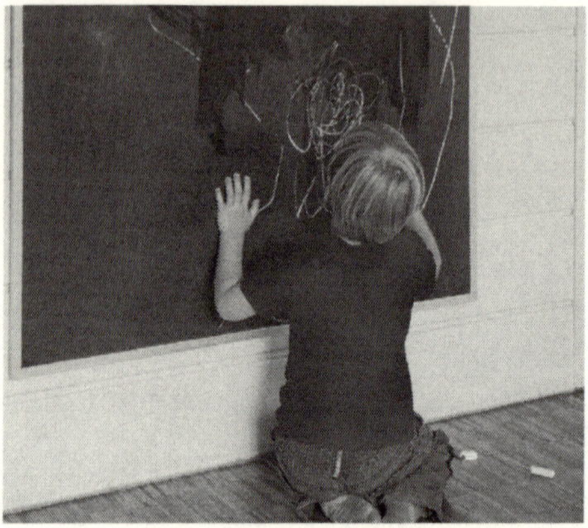

Abb. 3: Kind an der Tafel

Das Kind wird nun immer selbstständiger und eignet sich die Welt immer eigenständiger an. Ist die Präsenz der Eltern deshalb nun nicht mehr so wichtig, wie es ihnen vielleicht erscheinen mag? Tatsächlich braucht das Kind nicht mehr so viel Körperkontakt wie zu Beginn seines Lebens, aber die Präsenz der Eltern ist immer noch von großer Bedeutung. Der Blick, die Gestik und Mimik, das »Da-Sein», »Anwesend-Sein« der Eltern ermöglicht es dem Kind erst, sicher in die Welt hinauszugehen. Wenn es im Blick der Eltern sehen kann, dass sie einverstanden sind mit seiner Neugier auf die Welt, wenn sie es ermutigen zu experimentieren, Erfahrungen zu sammeln und in Handlung zu gehen, wird das Kind mit großer Freude und Lust auf die Welt zugehen. Wenn das Kind aber im Blick der Eltern ihre Angst sieht, dass es in die Welt hinausgehen will, wird es zögern oder es gar ganz aufgeben. Kinder spüren die Ambivalenz zwischen Angst und Freude darüber, dass sie die Welt ergreift, und reagieren darauf. Wenn sie merken, dass Eltern sich schwertun loszulassen, werden auch die Kinder nicht loslassen und frei experimentieren. Wir sehen hier die Kinder, die bei den Eltern verharren, ihre Neugierde bremsen, ihre eigene Freude und Lust auf das Leben zurücknehmen oder einstellen.

Der vertrauensvolle Blick der Eltern ermutigt das Kind, sich in die Welt hinauszutrauen. Wenn Kinder das Vertrauen der Eltern fühlen und spüren und den ermutigenden Blick der Eltern sehen, können sie sicher und lustvoll Erfahrungen mit sich selbst, ihrem Körper, den Dingen und anderen Menschen sammeln.

Wenn dieses feine Wechselspiel um Nähe und Distanz, um Halt und Loslassen, um Geborgenheit und Freiheit im ersten Lebensjahr gut gelingt, entwickeln die Kinder eine ausgezeichnete Grundlage für ihre weitere Entwicklung hin zur Autonomie. Je sicherer sich das Kind in diesen Kontrasten ist, je mehr Erfahrungen es damit gesammelt hat, umso mehr Neugier verspürt es, in Handlung zu gehen und damit erste Denkstrukturen und Erfahrungswerte anzulegen (vgl. Esser, 2010, S. 5–18).

Im zweiten Lebensjahr hat das Kind in der Regel einen eigenen Rhythmus entwickelt und kann schon auf viele Erfahrungen zurückgreifen. Die Interaktion mit dem Anderen, die Kommunikation und Experimentierfreude nehmen deutlich zu. Das Kind nimmt sich zunehmend als eigenständiges »Ich« wahr, ebenso den Anderen als »Du«. Damit entwickelt das Kind mehr und mehr eine Wahrnehmung seiner eigenen Grenzen und die der anderen. Eine große Zunahme an Sicherheit ist sichtbar.

Am Ende des zweiten Lebensjahres macht das Kind noch einmal einen bedeutenden Schritt hin zu Autonomie. Diese Phase ist oft von einer heftigen »Komm-her«-»Geh-weg«-Bewegung gekennzeichnet. Das Kind erlebt auf der einen Seite sein »Eigenständig-Sein«, sein Können und auch sein Groß-Sein und auf der anderen Seite erlebt es einen Erwachsenen, der alles besser kann, schneller kann und manche Dinge voraussehen kann – einen übermächtigen Erwachsenen. Das führt beim Kind zu sehr viel Frust und einer Verunsicherung, was sich oft in einer Ambivalenz von Nähe und Distanz zeigt.

Eltern sind in dieser Phase häufig am Ende ihrer Nerven, denn die im Laufe der Zeit gewonnene Sicherheit im Umgang mit ihrem Kind scheint in dieser Phase verloren zu gehen. Nichts kann dem Kind recht gemacht werden: Nimmt man es hoch, will es runter, setzt man es runter, will es hoch ... Diese Krise erfordert von allen Beteiligten ein hohes Maß an neuer Anpassungsfähigkeit, an Aushalten von Konflikten. Damit das Kind seinen Weg aus dieser Krise herausfinden kann, muss es einen Erwachsenen erleben, der klar bleibt, ihm in hohem Maße erneut Sicherheit und Halt vermittelt, um das Kind auf seinem Weg zu Identität und Autonomie zu unterstützen.

In der therapeutischen Intervention brauchen beide Seiten wieder viel Rückversicherung und Halt, um diese Krise durchzustehen. Kinder, die hier zu früh durch die Überforderung der Eltern alleine gelassen werden, hören nicht auf, die Grenze zu suchen, wenn sie den Erwachsenen in dieser Phase nicht spüren und erleben. Kinder, die hier permanent die Grenze spüren und auf einen Erwachsenen treffen, der nur eingeschränkt in der Lage ist, sich verändern zu lassen und in einen Dialog mit dem Kind einzusteigen, erleben hier, dass sie nicht in der Lage sind, Veränderungen durch ihr Handeln herbeizuführen. Kinder müssen an dieser Stelle lernen, dass es auf der einen Seite klare Grenzen gibt, die Sicherheit und Halt vermitteln, und auf der anderen Seite, dass es sich lohnt, Grenzen zu hinterfragen, an Grenzen zu rütteln, damit Veränderung möglich werden kann. Diese Fähigkeit ist von entscheidender Bedeutung für die psychische Reife und die Ausbildung einer eigenständigen Persönlichkeit, die weiß, was sie will und was nicht und dabei die eigenen Grenzen kennt und die der anderen respektiert.

In der Arbeit mit den Eltern und Kindern helfen hier abermals Worte. Worte finden für die Gefühle und Empfindungen der Eltern und Worte finden für die Bedürfnisse der Kinder, zumal die Sprache in dieser Entwicklungsphase bei den Kindern immer mehr an Bedeutung gewinnt. Kinder brauchen hier die Hilfe der Erwachsenen, um ihr ständiges Gefühlschaos einordnen zu lernen und Worte für ihre Gefühlszustände zu finden. Sie brauchen erneut den direkten Halt über Körpernähe, Auffangen, Halten und Wiegen. Sie brauchen einen Erwachsenen, der ihnen hilft, sich selbst zu regulieren.

5 Julian

Julian ist 21 Monate alt. Er hat ein sonniges Gemüt, strahlt alle Menschen an und geht neugierig auf die Welt zu. Seit drei Wochen ist er allerdings wie ausgewechselt. Er zornt bei jeder Kleinigkeit, wirft sich auf den Boden oder stampft mit den Füßen. Mit diesen heftigen Reaktionen ihres Sohnes sind die Eltern total überfordert, kannten sie bis jetzt doch nur den lieben, netten, strahlenden und ausgeglichenen Julian. Beide Eltern tun alles dafür, damit Julian aus seinem Zorn so schnell wie möglich wieder herausfindet, was zu noch heftigeren und immer häufigeren Zornanfällen führt. Im psychomotorischen Raum ist Julian zu Beginn ganz der »Strahler«, rutscht, springt, klettert und bewegt sich frei und voller Neugier durch den Raum. Als er über die Rutsche stolpert, bleibt er am Boden liegen und schreit. Ich setze mich neben ihn auf den Boden. Als er mich schreiend ansieht, sage ich zu ihm, dass ich sehe, wie sehr er sich über seinen Unfall ärgert und wütend ist. Er schreit noch lauter und strampelt mit den Füßen, unterbricht aber sein Schreien immer wieder, um mich anzusehen, sich rückzuversichern, dass ich da bin und ihn sehe. Nach einer Weile lege ich ihm meine Hand auf den Rücken, er schaut mich an und hört auf zu schreien. Ich spreche mit ihm über Wut und Ärger, er sieht mich an, kommt auf meinen Schoß und lehnt sich an, steht dann auf und erkundet weiter den Raum, erst noch etwas mürrisch, dann zunehmend in seiner alten Fröhlichkeit.

Kinder wollen sich in ihrer ganzen Gefühlspalette ausprobieren, die ihnen zur Verfügung steht, mit aller Heftigkeit und Wirkung, und sie müssen die Zeit bekommen, selbst aus ihrer Wut und ihrem Ärger herauszufinden. Dazu brauchen sie einen haltgebenden Rahmen, in dem der Erwachsene präsent ist, ihnen aber die Gefühle lässt, die sie in diesem Moment zu überwältigen drohen.

Um die eigenen Grenzen zu spüren, brauchen Kinder einen Erwachsenen, der sie mit der Realität konfrontiert. Einen Erwachsenen, der Grenzen setzt und ein »Nein« einführt. Die Wirklichkeit ist auch dadurch gekennzeichnet, dass sie begrenzt ist. Mit dem Widerstand konfrontiert zu werden heißt auch, die Herausforderung anzunehmen »groß« zu werden. Mit starken Gefühlen konfrontiert zu werden heißt auch, sie auszuhalten, heißt auch, Wut und Ärger zu »überleben«, auch wenn es manchmal scheint, als würde die Welt aus den Fugen geraten.

Durch diesen Schritt wird die Welt vom Kind immer bewusster und realer wahrgenommen, was einen wichtigen Schritt in der psycho-emotionalen Entwicklung und Reifung darstellt. Das Kind lernt zunehmend seine Fähigkeiten einzuschätzen. Das Erleben von Erfolg und Niederlage stellt dabei eine wichtige Grundlage dar. Aus Misserfolgen lernt der Mensch und fängt im besten Falle wieder an, es neu zu probieren, anderes auszuprobieren und Neues zu kreieren.

Diese Entwicklung stellt für das Kind wie auch für die Eltern an vielen Stellen eine große Herausforderung dar. Im psychomotorischen Raum erleben wir, dass Eltern und Kind Unterstützung in ihrem jeweiligen Prozess brauchen, vor allem zu den Themen von Nähe und Distanz, Festhalten und Loslassen, um immer wieder die Schnittstelle zu finden, wo sich die Bedürfnisse treffen und Phasen der Ruhe und Entspannung entstehen können.

Im psychomotorischen Raum experimentieren und spielen die Kinder in dieser Phase sehr viel mit »Sich-fallen-Lassen«, Springen, Hoch- und Herunterklettern, Rennen, Fangen und Verstecken – mit den Spielen der tiefen Rückversicherung. Die Spiele der tiefen Rückversicherung werden von allen Kindern, unabhängig von ihrer Kultur, auf der ganzen Welt gespielt und beziehen sich auf die eingangs beschriebenen Grundängste des Menschen: die Angst vor dem Verlust des Anderen und die Angst vor dem Verlust des eigenen Selbst. Die Spiele der tiefen Rückversicherung sind ein zentraler Bestandteil der psychomotorischen Intervention (Esser, 2010).

Ab dem dritten Lebensjahr kommen die Kinder zunehmend und sehr aktiv vom Handeln ins Denken. Sie können oft vorausschauend Dinge erkennen und in Zusammenhang bringen. Sie erkennen klar das »Ich« und »Du« und erleben sich als getrennt vom Anderen. Der Loslösungsprozess ist in vollem Gang.

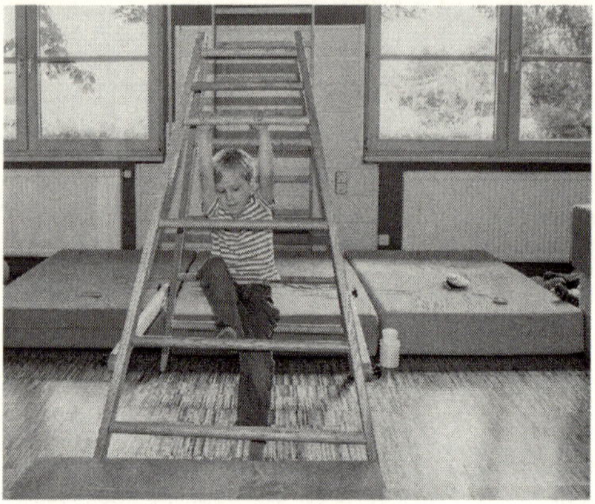

Abb. 4: Kind am Klettergerüst

Das Kind beginnt nun, sich selbstständig und geschickt im Raum zu bewegen und braucht in aller Regel nur noch auf Distanz den Blick und die Präsenz des Erwachsenen, der ihm bei seinem Spiel zusieht.

Eltern spüren jetzt deutlich, dass ihr Kind beginnt, seinen eigenen Weg, auch unabhängig von ihnen, zu gehen. Diese Erkenntnis ist für viele Eltern nicht leicht. Sie bedeutet, dass sie sich mehr zurückziehen müssen und dürfen, im Vertrauen darauf, dass das Kind seinen eigenen Weg finden wird. Im Vertrauen darauf, dass es die Erfahrungen, die es dabei machen wird, verkraften wird. Im Vertrauen darauf, dass es sich mitteilen kann und Wege und Lösungen für die Situationen, in die es gerät, finden wird.

Es ist die Phase, in der die Eltern wieder stärker überlegen können und sollten, ihre eigene Autonomie zu beleben und aktiv auszuleben. Wenn Eltern in eine Eigenverantwortung für sich gehen, ihren Bedürfnissen wieder mehr Raum einräumen, signalisieren sie ihren Kinder damit auch, dass es gut ist, bei allem Miteinander auch einen eigenen Weg zu gehen. Sie ermutigen das Kind damit, es ihnen nachzutun.

In der therapeutischen Intervention ist das der Moment, in dem wir abwägen, ob die Eltern sich an dieser Stelle auch aus dem Raum zurückziehen können, damit der psychomotorische Raum nur dem Kind zur Verfügung stehen kann. Sich auszudrücken und auszuprobieren ohne den Blick der Eltern ermöglicht dem Kind noch einmal anders, mit sich und seiner Umgebung in Kontakt zu treten und das ein oder andere Wagnis einzugehen. Es lernt, dass es auch unter dem Blick einer anderen Person existieren und reifen kann. Eine andere Person, die sich seine Geschichte ansieht, anhört und mit ihm einen Dialog eingeht, der vielleicht Neues zulässt und anderes ausdrücken lässt.

6 Lena

Lena ist fast drei Jahre alt. Sie ist sehr schüchtern, traut sich wenig zu und ist nicht gerne in Gruppen mit anderen Kindern. Die Eltern können sich noch gar nicht vorstellen, wie der anstehende Schritt in den Kindergarten gelingen soll. Lena bewegt sich im psychomotorischen Raum sehr vorsichtig, die Mutter muss immer in ihrer Nähe sein. Ich klinke mich vorerst vorsichtig, jedoch sehr präsent in das Spiel der beiden ein, biete meine Hand beim Klettern an, spiele ihr einen Ball zu, ermuntere sie, ohne die Hand der Mutter zu klettern, zu springen oder zu rennen. Nach und nach kann die Mutter mehr Distanz einnehmen, sich an den Rand setzten und dem Spiel von Lena und mir zusehen. Lena beginnt, mir den Ball zurückzuspielen, meine Hand von sich aus beim Klettern zu ergreifen oder mir in die Arme zu springen. Sie traut sich mehr und mehr zu und vertraut sich mir an. Nach acht Sitzungen kann die Mutter draußen warten und Lena kommt alleine zu mir in den psychomotorischen Raum.

Für die Kinder ist es gut zu erleben, dass sie ohne ihre Bezugspersonen (über)leben können und diese wieder treffen, sobald die Stunde vorbei ist. Um sich wiederzufinden, muss man sich trennen, mit der Chance, sich danach neu zu begegnen.

Anliegen im Ansatz Aucouturier ist es, in Dialog und Interaktion miteinander zu kommen. Worte zu finden für die tiefen Bedürfnisse und Ängste der betreffenden Eltern und ihrer Kinder. Worte zu finden, um die wechselseitigen Signale verstehen zu lernen, in einem Zusammenspiel von Achtung, Achtsamkeit und gegenseitigem Respekt. Gefühle und Empfindungen dürfen ohne Bewertung und Kommentare ausgesprochen werden. Fragen dienen dazu, Gehörtes zusammenzufassen und zu helfen, noch ein Stück tiefer in die eigene Geschichte einzutauchen. Damit Veränderung stattfinden kann, braucht es ein Gegenüber, das offen für die jeweilige Geschichte ist und gemeinsam mit den Eltern und Kindern nach Lösungen sucht, die für diese Familie lebbar und umsetzbar sind.

Im Ansatz Aucouturier geht es darum, den Menschen in seiner Einzigartigkeit zu unterstützen, anzuerkennen und anzunehmen. Unter Einbeziehung aller Fähigkeiten, die ihm dabei zur Verfügung stehen, begleiten und unterstützen wir das Kind dabei, sich handelnd in die Welt einzubringen, um der Akteur seines eigenen Lebens zu werden.

7 Jonah: Ein ausführliches Fallbeispiel

Jonah ist zu Beginn der therapeutischen Intervention ein Jahr und acht Monate. Grund für die Vorstellung in der psychomotorischen Einzelintervention ist, dass Jonah bis zu diesem Zeitpunkt noch keinen eigenen Rhythmus erlernt hat. Er ist nachts zwischen drei und fünf Stunden wach und tagsüber schläft er mal zwei, an anderen Tagen bis zu fünf Mal 30 bis 45 Minuten. Er mag, laut der Mutter, keinen engen Körperkontakt. Schon als Baby konnte man ihn problemlos ablegen. Wenn er sich wehtut weint er kurz, um sich dann aber schnell wieder seinem Spiel zu widmen. Er sucht selten Trost und Nähe. Krabbeln und Laufen kann er sicher, allerdings verlässt er den Boden nur selten, das heißt, er springt nicht gerne und geht auch nicht in größere Höhen hinauf. Der Kontakt zu anderen scheint ihn nicht sonderlich zu interessieren, er kann ausdauernd mit sich alleine spielen.

Beim ersten Kontakt im psychomotorischen Raum erlebe ich einen sehr interessierten, neugierigen kleinen Jungen, der sich ohne Scheu im Raum bewegt und ihn erkundet. Er rutscht eine kleine Rutsche herunter, krabbelt zwischen und unter den Schaumstoffblöcken durch, holt sich Bälle, rollt diese die Rutsche hinunter und spielt mit den unterschiedlichen Schüsseln und Eimern. Bei seinem Spiel wirkt er wenig freudvoll, lacht nicht, wirkt ernst und konzentriert. Mich mustert er verhalten, geht aber nicht wirklich Kontakt mit mir ein. Sein Gang ist steif, sein Tonus angespannt. Er sucht permanent den Blick der Mutter und bringt ihr Schüsseln, Bälle und Eimer. Wenn er sich auf den Boden setzt, dann immer direkt vor oder neben sie.

Die Mutter wirkt erschöpft, was sie auch verbalisiert. Sie erzählt von einer ungewollten, ungeplanten und schwierigen Schwangerschaft und Geburt. Jonah ist nach 28 Stunden Wehen per Kaiserschnitt auf die Welt gekommen. Die Mutter war so erschöpft, dass sie ihr Kind eigentlich nicht mehr sehen und auch nicht auf den Arm nehmen wollte. Sie schlief oder weinte die ersten Tage nach der Geburt sehr viel und war so gut wie nicht in der Lage, ihr Kind zu versorgen, zu halten oder sich an ihm zu freuen. Die Ärzte im Krankenhaus verlegten sie aufgrund ihres Zustandes am fünften Tag nach der Entbindung in eine psychiatrische Klinik. Jonah wurde von seiner Großmutter – also der Mutter mütterlicherseits – im Krankenhaus abgeholt und blieb bis Ende seines sechsten Lebensmonats bei der Großmutter. Die Mutter kam nach einer dreimonatigen vollstationären Unterbringung in eine Tagesklinik. Jonah blieb trotzdem noch weitere drei Monate bei der Großmutter, bis sich die Mutter einigermaßen stabilisiert hatte. Der Vater, der eigentlich niemals ein Kind haben wollte, war mit der gesamten Situation überfordert und überließ Jonah weitestgehend der Großmutter. Er sorgte sich jedoch sehr um seine Frau und gab ihr den bestmöglichsten Halt, den er geben konnte. Nach einer zunächst engen verhaltenstherapeutischen Begleitung geht die Mutter bis heute ein- bis zweimal wöchentlich zu einem analytischen Psychotherapeuten.

Seit Jonah sechs Monate alt ist, lebt er bei seiner Mutter und seinem Vater. Für die Mutter beginnt an dieser Stelle die erste bewusste Kontaktaufnahme zu ihrem Sohn. Die Großmutter spielt weiterhin eine große Rolle im Leben von Jonah.

Während Jonah in den kommenden Sitzungen den Raum erkundet, sich immer sicherer im Raum bewegt und sich ganz langsam in die Höhe wagt, spreche ich mit der Mutter immer wieder laut über die Geschichte von Jonah und ihr. Über die Emotionen, die die ungewollte Schwangerschaft in ihr ausgelöst haben, über die schwere Geburt und die erste Zeit, in der sie ihrem Kind nicht zur Verfügung stehen konnte. Jonah hört in manchen Momenten sehr intensiv zu.

Im Laufe von drei Monaten und einer wöchentlichen Sitzung geht es in den Stunden mehr und mehr um Jonah. Die Mutter sitzt am Rand und beobachtet sein Tun und seine Interaktionen mit mir. Jonah beginnt aktiv mit mir in Kontakt zu treten, zeigt auf Dinge, die er haben möchte, oder nimmt meine Hand, damit ich ihn im Raum begleite. Er bekommt durch den immer gleichen Rahmen der Stunde zunehmend Sicherheit und traut sich immer mehr an Bewegung im Raum zu. Er hat die Rutsche für sich entdeckt und rutscht sehr viel. Die Wiederholungshandlung, sofern sie keine Fixierung darstellt, spielt im Ansatz Aucouturier eine wesentliche Rolle: »Das Baby muss die Freiheit haben, viele Male dieselben Handlungen und tonisch-posturalen Veränderungen zu wiederholen, um darin neue und immer reichere und komplexere Möglichkeiten zu entdecken« (Aucouturier, 2006, S. 172). Ich nehme ihn unten an der Rutsche mit Freude in Empfang und heiße ihn willkommen. Zunehmend verändert sich sein Ausdruck, das ernste und konzentrierte Spiel mit sich und der Rutsche verändert sich: Ich sehe Jonah zum ersten Mal lachen. Ich teile mit ihm die Freude am Spiel. Hier wird deutlich, wie wichtig es für das kleine Kind ist, dass ein Erwachsener mit ihm Freude teilt und ihm diese Freude spiegelt.

Die Mutter berichtet, dass sie zu Hause versucht, wie im psychomotorischen Raum einen möglichst gleichbleibenden Rahmen zu schaffen, wodurch sich die Schlafsituation deutlich verbessert hat. Jonah wacht zwar immer noch mehrmals nachts auf, schläft aber relativ schnell wieder ein. Immer wieder verlangt er neuerdings dabei nach ihrer Nähe, sodass sie ihn an ihrem Körper beruhigen kann. Beide können diese Momente sehr genießen.

Nach und nach verändert er sein Spiel in den nächsten Stunden im psychomotorischen Raum. Er beginnt sich vom Boden zu lösen, er klettert und rutscht und ganz vorsichtig fängt er an, mit Springen und Fallen zu experimentieren. Zu Beginn ist wieder der ernste, sehr konzentrierte Jonah sichtbar, aber mit der Zeit traut er sich immer mehr zu, rollt nach unten, lässt sich hinuntergleiten, lässt los und fällt ein paar Zentimeter. Sein Gang wird zunehmend lockerer, seine Bewegungsmöglichkeiten nehmen zu, sein Tonus ist nicht mehr so hoch. Er wirkt zunehmend entspannter. Er spielt mit »schnell und langsam«, »hoch und tief«, »eben und schräg« und manchmal auch mit Nähe und Distanz. Es gibt immer wieder kurze Momente, in denen er zulässt, dass ich ihn festhalte, oder er meine Hand nimmt. Er beginnt mit Kontrasten zu spielen.

Die Mutter schildert, dass Jonah zu Hause neuerdings auf der Suche nach Kontakt ist. Er beginnt Interesse am Anderen zu zeigen. Auch sein Vater wird sehr aktiv von ihm gefordert, sodass sich auch hier eine Beziehung und erste Bindung zwischen den beiden anbahnt, worüber sich die Mutter sehr freut. Er nimmt aber auch Tiere auf der Straße, Vögel und andere Menschen plötzlich aktiver wahr und geht auf sie zu.

In der 15. Stunde steht er oben auf einem Brett und will hinunterspringen. Er deutet mir an, dass ich mich unten auf die Matte setzten soll. Ich frage ihn daraufhin, ob ich ihn auffangen soll, was er mit einem Kopfnicken bestätigt. Er fällt mir in die Arme, bleibt einige Sekunden darin liegen, strahlt und lacht. Er lässt sich wieder und wieder in meine Arme fallen, dazwischen steigt er ganz hoch auf die Sprossenwand, bleibt oben, bis ich ihm freudvoll bestätigt habe, dass er ganz oben, also ganz groß ist. Dann kommt er wieder hinunter und klettert auf das Gerüst, um mir erneut von oben in die Arme zu fallen, beide teilen wir eine große Freude über dieses Spiel. Bernard Aucouturier schreibt hierzu:

»Das Kind hat nicht nur Angst zu fallen, sondern auch Angst, affektiv ›fallen gelassen zu werden‹: spielt der Psychomotoriker mit dem Kind Fallen und hält er es dabei fest und verlässlich im Arm, zeigt er ihm, dass es möglich ist, die Angst zu fallen, von der Angst fallen gelassen zu werden, zu unterscheiden und zu trennen. Das Kind lernt, dass es möglich ist, zu fallen und seinen Körper gehen zu lassen und sich dabei doch eins und in seiner Angst gehalten zu fühlen« (Aucouturier, 2006, S. 41).

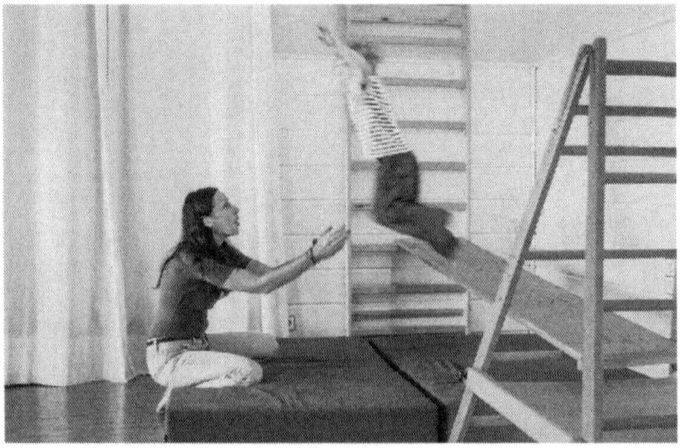

Abb. 5: Jonah beim Fallen

Parallel dazu berichtet die Mutter, dass Jonah die ersten Male nachts durchgeschlafen hat und dafür tagsüber nicht mehr schläft. Er kann seine Freude über verschiedene Dinge zum Ausdruck bringen – wie auch zunehmend seinen Ärger oder seine Wut. Er kann Nähe zulassen, grenzt sich aber auch deutlich ab. Jonah beginnt Freude an der Interaktion und dem Dialog mit dem Anderen zu haben.

Inzwischen ist Jonah fast drei Jahre alt und kommt einmal die Woche in eine Psychomotorik-Gruppe und spielt dort mit anderen gleichaltrigen Kindern im Psychomotorik-Raum. Sicherlich sind nicht alle Probleme gelöst, wenn die therapeutische Intervention beendet wird, denn dann müssten wir sagen, dass Therapie »heilt« – und das tut sie sicherlich nicht. Aber Therapie kann dazu beitragen, dass eine neue Dynamik entsteht, eine Veränderungsdynamik in Gang kommt, die Neues zulässt, neue Denk- und Handlungsstrukturen ermöglicht, damit andere Wege gegangen werden können. Wir begleiten die Kinder, die zu uns kommen. Dabei lassen wir uns von den Leitgedanken unserer Arbeit führen, mit dem Kind zu interagieren, zu kommunizieren und es auf dem Weg in einen kreativen Schaffensakt zu begleiten, damit es Akteur seines Lebensweges werden kann.

»In der psychomotorischen Intervention beziehen wir uns auf die ersten drei Lebensjahre, in denen das Kind seine körperliche Einheit ausbildet und erste

Schritte in der Identitätsentwicklung macht. Im Psychomotorik-Raum setzt das Kind die Geschichte seines Körpers und seiner Beziehungen in Szene und drückt Bilder aus, die damit in Verbindung stehen. Die Psychomotorik-Therapeutin unterstützt das Kind, indem sie eine körperliche und emotionale Beziehung mit ihm eingeht. Sie hilft dem Kind, Worte für sein Erleben zu finden« (Esser, 2009, S. 128).

Das Besondere an der Arbeit mit den Kindern von der Geburt bis etwa drei Jahre und deren Eltern ist, dass die Familienstrukturen noch wenig festgefahren sind, viel Veränderung in kurzer Zeit möglich ist, da alle Beteiligten noch auf der Suche nach ihrer Rolle und ihrem Platz im familiären System sind. Somit ist noch viel Bewegung da, die Spielraum für Neues lässt.

8 Resümee

Um psychisch zu reifen, brauchen Kinder eine sicher Beziehung und Bindung zu den Eltern. Um sich fallen lassen zu können, müssen sie Halt kennengelernt haben. Um lustvoll in Aktion gehen zu können, müssen sie einen Erwachsenen erlebt haben, der Lust und Freude mit ihnen teilt und bereit ist, sich verändern zu lassen, damit beide in eine Veränderungsdynamik einsteigen können und Wachstum möglich wird. Kinder brauchen einen Freiraum, in dem sie mit sich, den Dingen und dem Anderen experimentieren können. Sie brauchen die Möglichkeit für eigenes Handeln, damit der Weg zum Denken frei werden kann. »Spielraum ist ja nicht wirklich ein Raum zum spielen, obwohl das Wort auch diese Bedeutung hat, es bedeutet in erster Linie genügend Raum, um die eigenen Ellenbogen benützen zu können, aber auch die geistige Bewegungsfreiheit, um mit Dingen und Ideen nach Belieben experimentieren zu können« (Bettelheim, 2003, S. 202).

Der Ansatz Aucouturier möchte in der Arbeit mit Säuglingen und Kleinkindern und deren Eltern dahingehend einen Beitrag leisten, beide Seiten im gegenseitigen Dialog zu unterstützen und zu begleiten. Einem Dialog auf tonisch-emotionaler Ebene, der Sicherheit und Halt gibt, Nähe zulässt, in dem Freude und Lust geteilt werden können, in dem Loslösung und Eigenständigkeit gelebt werden können. Um Autonomie und Individualität leben zu können, braucht es sichere Bindungen, in denen Widerstand und Abgrenzung gelebt werden können. »Nicht der Körper, der

›funktioniert‹, ist Ziel der psychomotorischen Intervention, sondern der Körper, den das Kind fühlt, in dem es sich – im besten Fall – wohlfühlt, über den es seine Persönlichkeit entfalten kann« (Esser, 2011, S. 100).

In meiner nun über 15-jährigen Erfahrung und Arbeit mit dem Ansatz Aucouturier wird mir immer deutlicher, dass er für mich weniger einen »Arbeitsansatz« darstellt als vielmehr eine Art und Weise, mit anderen Menschen in Beziehung zu sein. Ich kann mich als Mensch gar nicht außen vor lassen, wenn ich in Beziehung mit dem Anderen treten möchte. Ich bin permanent mit meiner Art zu sein konfrontiert, wenn ich Beziehungen eingehe, Beziehungen zulasse und Beziehungen wagen möchte. Dieses »Mit-sich-selbst-im-Dialog-Sein« ist – neben theoretischem tiefenpsychologischen Wissen – elementarer Bestandteil meiner Arbeit und elementarer Bestandteil der Ausbildung von Psychomotorik-TherapeutenInnen am »Zentrum für Aus-und Weiterbildung in Psychomotorischer Praxis Aucouturier« (s. www.zappa-bonn.de). Ich muss bereit sein, mich bei jedem neuen Kind, bei jeder neuen Familie, die in die psychomotorische Praxis kommt, verändern zu lassen, neue Beziehungsaspekte zu leben, Lust, Freude und Offenheit an einem kreativen gemeinsamen Prozess zu haben, der gegenseitiges Wachstum und Veränderung mit sich bringt. »›Lebensqualität‹ bedeutet die Qualität, zu sein, nicht, zu haben. Zu sein, zu existieren bedeutet, seine Fähigkeiten frei entfalten und innerhalb des eigenen Umfeldes frei handeln zu können. Es bedeutet, Autonomie in den eigenen Entscheidungen zu wahren« (Aucouturier, 1998, S. 123).

Literatur

Aucouturier, B. (2006). *Der Ansatz Aucouturier – Handlungsfantasmen und psychomotorische Praxis.* Bonn: proiecta verlag.

Aucouturier, B. & Lapierre, A. (1998). *Die Symbolik der Bewegung.* München: Ernst Reinhard Verlag.

Bettelheim, B. (2003). *Ein Leben für Kinder.* Weinheim: Beltz-Verlag.

Esser, M. (2009). *Beziehung wagen – Mit Körper und Bewegung (psycho-)therapeutisch arbeiten.* Bonn: proiecta verlag.

Esser, M. (Hrsg.). (2010). *Psychische Reife fördern.* Bonn: proiecta verlag.

Esser, M. (2011). *Beweg-Gründe.* München: Ernst Reinhard Verlag.

Das interaktionelle Feld am Beispiel einer Videomikroanalyse der frühen Interaktion

Peter Geißler

In den letzten 25 Jahren hat sich an der Schnittstelle von Körperpsychotherapie und Psychoanalyse die »analytische Körperpsychotherapie« entwickelt, die von ihren publizierenden Vertretern als eine erweiterte, leibfundierte Form herkömmlicher analytischer Psychotherapie verstanden wird (vgl. Geißler & Heisterkamp, 2007, 2013). In behandlungstechnischer Hinsicht versteht sich die Methode zwar der Analyse von Übertragung, Gegenübertragung und Widerstand verpflichtet, das heißt, der Therapeut folgt den Assoziationen und Erzählungen des Klienten, er achtet jedoch dabei sowohl auf verbale als auch auf körperliche Ausdrucksformen. Fokus seiner Aufmerksamkeit ist das sich entfaltende Beziehungsgeschehen, und wesentliche therapeutische Interventionen setzen daran an, das Beziehungsgeschehen in dosierten Schritten zu reflektieren und damit verbundene Gefühlslagen bewusstseinsfähig zu machen. Insgesamt ist das Vorgehen – im Vergleich beispielsweise zur Bioenergetischen Analyse – zögerlich und deutlich kognitionslastig. Es geht um Spüren und vor allem um Verstehen. Bezogen auf das herkömmliche Setting wird der psychische Raum, der sich aus Übertragung und Gegenübertragung eröffnet, in seiner leiblich-körperlichen Dimension erschlossen, in der Regel zunächst lange Zeit auf der Wahrnehmungsebene (einschließlich körperlicher Wahrnehmungen in der Gegenübertragung des Therapeuten). Je vertrauter die Klientin mit den nonverbalen Ausdrucksformen ist, umso eher ist sie im Laufe der Therapie in der Lage, das sich entfaltende interaktionelle Geschehen durch sich andeutende körperliche Manifestationen (Veränderungen in der Atmung, Mikroimpulse, Körperhaltungsveränderungen usw.) zuzulassen, ohne den seelischen Prozess durch das Ansprechen dessen, was sich leiblich andeutet, gleich wieder zu blockieren. Das verbale Ansprechen oder Deuten des Materials ist in der analytischen Körperpsychotherapie nicht immer das Mittel der Wahl.

Dieses therapeutische Vorgehen bezieht seine Rechtfertigung auf theoretischer Ebene unter anderem aus der zunehmenden Beachtung des impliziten Beziehungswissens (vgl. dazu Geißler & Sassenfeld, 2012), das nicht-sprachlich, nicht-bewusst, jedoch nicht dynamisch abgewehrt ist. In herkömmlichen analytischen Verfahren wird auf implizites Beziehungswissen und dessen Ausdrucksformen der Vitalität (vgl. Stern, 2011) bzw. »Lebensbewegungen« (Geißler & Heisterkamp, 2007) üblicherweise weniger geachtet als dies in der analytischen Körperpsychotherapie der Fall ist, wobei die Öffnung des Settings hin zu körperlichen Assoziationsmöglichkeiten das therapeutisch relevante Material enorm bereichert. Das implizite Selbst (Schore, 2011) verfügt im Gegensatz zum expliziten Selbst über eine nonverbale, nicht bewusste, holistische, emotionale und körperlich-psychische Struktur. Die Verkörperung von Informationen ist dabei zentral. Das implizite Selbst vermittelt einem Interaktionspartner Informationen und Absichten, ohne explizites Wissen darüber. Dieser Prozess, den man auch als gemeinsame Inszenierung bezeichnen könnte, findet immer in beide Richtungen statt.

Implizites Beziehungswissen entwickelt sich in einem »interaktionellen Feld«. Auf dieses Feld wurde ich im Laufe meines Suchprozesses weg von der Bioenergetischen Analyse und hin zu einer analytischen Form von Körperpsychotherapie zunächst aufmerksam durch die Schriften Daniel Sterns und etwas später durch Seminarangebote George Downings, der uns eine Form der Videomikroanalyse der frühen Kind-Eltern-Interaktion demonstrierte. Das Studium der Mikroebene der Interaktion (Geißler, 2004; ebenso Geißler, 2007) ergänzte im Laufe der Jahre in zunehmendem Maße den therapeutischen Umgang auf der Makroebene der Interaktion, wobei sich beide Beobachtungsebenen als füreinander sehr fruchtbar erwiesen, um Entwicklungsprozesse in ihrer interaktionellen Verschränkung differenziert zu verstehen. Ein Beispiel einer Videomikroanalyse soll dies veranschaulichen.

1 Videobeispiel

Daniel[1] ist 13 Monate alt und bekommt gerade seine ersten Zähne. Als ich zur Videoaufnahme komme, hat seine Mutter ihn eben aufgeweckt und

1 Dieses Beispiel wurde bereits beschrieben in: Präverbale Interaktion. Die Videomikroanalyse als Basis für neue körperpsychotherapeutische Konzeptbildungen. *Psychotherapie Forum, 9*(3), 2001, 99–111.

er befindet sich in einem labilen Affektzustand. Einerseits ist er noch verschlafen, andererseits hat er auch Zahnschmerzen und ist etwas verkühlt. Im kurzen Gespräch vor dem Video erfahre ich, dass Daniel ihr zweites Kind ist, es gibt eine um zwei Jahre ältere Schwester. Die Mutter ist von Beruf Juristin und Sozialarbeiterin und versucht in den letzten Wochen ihn abzustillen, was schwierig sei, weil er an ihr sehr hänge. Er sei, wie sie meint, sehr auf sie fixiert und verhalte sich auch ängstlich, wenn sie sich von ihm entferne.

Für die Videoaufnahme bitte ich sie, mit Daniel Dinge zu tun, die sie normalerweise auch tut – also Spiele zu spielen und einfach wie gewohnt mit ihm umzugehen. Der Ausschnitt, den ich für diese Darstellung ausgewählt habe, demonstriert die Interaktion zwischen Daniel und seiner Mutter etwa zehn Minuten nach Beginn der Videoaufnahme. Zuvor hat sie vergeblich versucht, ihn zu beruhigen, sie hat mehrfach versucht ihn durch Körperkontakt und Streicheln und durch das Anbieten verschiedener Spielzeuge zu besänftigen, aber immer wieder hat Daniel geraunzt und war unzufrieden, bis sie ihm schließlich doch die Brust gegeben hat. Das Stillen hat Daniel zunächst zufriedengestellt, aber nur vorübergehend. Auch die nächsten Interaktionsangebote seiner Mutter schlagen fehl. Nun wendet er sich, auf mich aufmerksam geworden, der Kamera zu. Die folgende Sequenz, die ich in insgesamt acht Episoden unterteilt habe, dauert knapp zwei Minuten, die Zahlenangaben unter den einzelnen Episoden geben die jeweilige Dauer in Sekunden an.

Erste Episode: Daniel interessiert sich für die Kamera (0.00–0.06)

Von der Ausgangsposition her sitzt Daniels Mutter auf dem Boden und sie hält ihn mit ihren Armen und Händen so, dass ihre beiden Bauchseiten sich berühren. Daniel erblickt nun die Kamera und wendet sich von seiner Mutter ab und der Kamera zu. Die Videosituation ist neu für ihn und sie ruft sein Interesse wach. Er wendet sich mit dem Gesicht frontal der Kamera zu. Sein Gesichtsausdruck und die begleitenden vokalen Äußerungen sagen alles: Er ist verweint, raunzig und frustriert. Als er mich erblickt, hellt sich sein Gesicht ein wenig auf, und er wirkt neugierig.

Diese Sequenz, die nicht länger als sechs Sekunden dauert, enthüllt dem frei beobachtenden Auge nicht, was sich im Detail dabei abspielt. Erst die Analyse in Zeitlupe fördert wesentliche interaktive Elemente zutage. Für

Handlungsabläufe, auch in der therapeutischen Situation, ist oft kennzeichnend, dass sie sehr vielschichtig sind durch Bewegungen und Haltungsänderungen, die parallel in verschiedensten Körpersegmenten stattfinden. In dieser Parallelität vollziehen sie sich häufig in einem Tempo, das es sogar dem geschulten Körperbeobachter schwer macht, die wesentlichen Details unmittelbar zu erfassen. Am ehesten ist es noch die globale Gefühlsgestalt der Bewegung, die man intuitiv wahrnimmt und auf die man gefühlsmäßig reagiert. So auch hier. Als Daniel die Kamera im Visier hat, ist der Blick seiner Mutter konstant auf die ihr zugewendete Gesichtshälfte gerichtet, sie verhält sich dabei still, gibt keinerlei Laute von sich. Nach etwa zwei Sekunden dreht sich Daniel mit seinem Kopf zu ihr zurück, worauf sich seine Mutter nun etwas überraschend der Kamera zuwendet.

Dieser Vorgang wiederholt sich ein zweites Mal in einer noch kürzeren Zeiteinheit. Wieder dreht sich Daniel der Kamera zu, und synchron zu Daniels Kopfdrehung zur Kamera dreht sie ihren Kopf zurück zu ihm und sieht in wieder von der Seite her an. Kurz darauf dreht sich Daniel endgültig zu ihr zurück, seine Mutter deutet die Kopfdrehung zu mir noch kurz an, ohne sie tatsächlich zu vollstrecken, und dann blicken sie einander, aus circa 20 Zentimeter Abstand, in die Augen. Daniel beginnt nun wieder zu raunzen. Während der sechs Sekunden dauernden Episode sind beide still gewesen, haben kein akustisches Signal von sich gegeben.

Worum geht es in dieser ersten Interaktionsepisode? Der Prozess, den ich herausheben möchte, wird in der Säuglingsforschung »joint focus« genannt – das gemeinsame Teilen der Aufmerksamkeit, eine von mehreren Voraussetzungen für einen Zustand gelingender affektiver Kommunikation. Fivaz-Depeursinge (1998) unterscheidet vier Teilfunktionen in der affektiven Kommunikation:

1. Einbezogenheit in die gemeinsame Handlung vs. Ausgeschlossenheit;
2. Beibehalten von Handlungs- oder Spielrollen vs. Rollenverlust;
3. gemeinsamer vs. verschwommener Aufmerksamkeitsfokus; sowie
4. den Grad der affektiven Abgestimmtheit.

Die Fähigkeit zur gemeinsamen Aufmerksamkeit kommt mit circa sechs bis acht Monaten in Gang und ist eine Fähigkeit, die dem Baby im Rahmen des intersubjektiven Selbsterlebens möglich wird (Stern, 1992). Daniel ist dazu also längst in der Lage. Da Daniel sich für diese für ihn neue Situation interessiert, hätte seine Mutter nun eine gute Chance, ihn durch Teilen der gemeinsamen Aufmerksamkeit zu einer Verbesserung seines affektiven

Zustandes wirksam zu verhelfen. Ein »joint focus« stellt somit im Allgemeinen eine gute Gelegenheit zur wirksamen Affektregulation dar. Dazu müsste sich Daniels Mutter einerseits von Kopfhaltung und vom Blick her auf den gemeinsamen Fokus abstimmen, und sie müsste andererseits einen akustisch vermittelten Hintergrund herstellen, der die Affektlage Daniels in eine positivere Richtung verschieben könnte. Sie könnte dies tun, indem sie zum Beispiel in einem interessierten und leicht anregenden Tonfall sagen würde: »Schau mal, was ist denn das?« Dies wäre eine Botschaft, die bei Daniel positiv ankommen würde, denn in seinem Alter ist er noch ganz auf die atmosphärischen Elemente in der Kommunikation angewiesen. In der Zeitlupen- und Bild-für-Bild-Analyse der Anfangssequenz wird deutlich, dass die Mutter in dieser Episode weder bewegungs- und haltungsmäßig gut mit Gabriel synchronisiert ist, noch dass sie hier die Gelegenheit ergreift, Daniel kraft ihres stimmlichen Repertoirs positiv zu beeinflussen. Die Folge ist, dass sich Daniels Stimmungszustand keineswegs verbessert hat, er ist nach dieser Episode weiterhin raunzig und frustriert und sucht nun, indem er sich ihr zuwendet, Beruhigung.

An dieser Stelle scheint eine allgemeine Bemerkung notwendig. Wir dürfen uns den Kontaktprozess zwischen Babies und Eltern nicht als einen Vorgang ununterbrochener gelingender Abstimmung aufeinander vorstellen. Abgesehen davon, dass eine ununterbrochene Abstimmung nicht günstig wäre, weil sie dem Kind das Gefühl von Autonomie rauben würde, wäre kein noch so einfühlsamer Elternteil jemals in der Lage, konstant einen optimalen Kontakt zu seinem Kind aufrechtzuerhalten. Kontaktbrüche sind ein normales Geschehen, und die Interaktion zwischen Kindern und Eltern ist auch im Normalfall ein konstanter Wechsel zwischen Kontaktabbruch (»miscoordination«) und Kontakt(wieder)herstellung (»repair«). Auch im Kontext von Therapiesituationen ging man immer schon von einer »optimalen Frustration« und in diesem Sinne entwicklungsfördernden Frustration aus. Entscheidend ist die Fähigkeit der elterlichen Bezugsperson und des Therapeuten, Kontaktbrüche zu bemerken und Maßnahmen setzen zu können, sie zu korrigieren, sich also um eine neuerliche Kontaktaufnahme zu bemühen und Kontakt wieder erfolgreich herzustellen – sei es intuitiv oder bewusst. Je besser dies in der primären Interaktion und in der therapeutischen Situation gelingt, umso positiver wirkt sich dies im Allgemeinen auf die psychische Entwicklung des Kindes/des Klienten aus.

Daniels Mutter ist – das zeigte eine Durchsicht aller Einzelsequenzen – eine sehr bemühte Mutter mit hoher Frustrationstoleranz, die immer wieder aufs Neue versucht, ihren Sohn zufriedenzustellen – also eine »good-enough«-Mutter im Sinne Balints, auch wenn sie in dieser ersten Episode gescheitert ist.

Zweite Episode: Daniel wendet sich seiner Mutter zu und sucht Beruhigung im Körperkontakt mit ihr (0.06–0.11)

Nachdem es Daniels Mutter nicht möglich war, ihn durch Herstellung eines »joint focus« in eine bessere Affektlage zu führen, sucht Daniel im unmittelbaren Kontakt mit seiner Mutter Trost. Er dreht sich zu ihr zurück und nimmt Augenkontakt mit ihr auf. Die Antwort seiner Mutter auf Daniels Zuwendung besteht darin, dass sie sich mit ihrem Kopf auf seinen zubewegt und ihm einen Kuss auf die Stirn drückt. Man sieht in der genauen Analyse der Reaktion Daniels, dass dessen Kopf durch ihren Kuss tatsächlich ein kleines Stück zurückgedrückt wird, wodurch er sichtlich in einen Zustand körperlicher Spannung, vor allem im Nackenbereich, gerät. Unmittelbar nach dem Kuss greift seine Mutter mit ihren Armen nach ihm und verändert die körperliche Position, die sie einnimmt, während sie Daniel an sich hält.

Vom Resultat her ist auch dieser Versuch, Daniel im unmittelbaren körperlichen Körperkontakt zu beruhigen, erfolglos verlaufen. Achtet man auf die körperliche Haltung, die Daniels Mutter in dieser Episode eingenommen hat, so gewinnt man den Eindruck, dass sie sich selbst nicht in einer optimalen Körperposition befindet, aus der heraus sie gut agieren könnte. Sie sitzt im Schneidersitz auf dem Boden und befindet sich in leichter Rückenlage. Die durch das Einnehmen einer Rückenlage zu vermutende körperliche Gesamtspannung mag dazu geführt haben, dass sich die kurze Annäherung zwischen beiden Interaktionspartnern auf der Ebene des unmittelbaren Körperkontakts, des tonischen Dialoges, nicht optimal entfalten konnte. Es ist zu vermuten, dass diese Mutter Schemata des Zusammenseins, in denen räumliche, zeitliche und haltungsmäßige Komponenten zusammenspielen (vgl. Downing, 1996), nicht optimal zur Verfügung hat. Nicht nur der tonische Dialog ist somit beeinträchtigt, auch im Bereich der stimmlich-akustischen Begleitung ist die Modulations- und Affektregulierungsfähigkeit von Daniels Mutter, zumindest in den beiden ersten Episoden, begrenzt. Der Kuss ist gut gemeint, aber in der Affektlage, in der Daniel sich befindet, kein adäquates Mittel der Besänftigung, er erhöht eher die schon vorhandene tonisch-emotionale Angespanntheit. Das sieht man am Resultat: Daniel raunzt nach wie vor.

Dritte Episode: Daniel dreht sich von der Mutter weg und wendet sich einem neuen Objekt zu (0.11–0.15)

Man sieht im Folgenden an einer Drehung, die zunächst von Daniels Kopf ausgeht und dann auf seinen gesamten Rumpf übergeht, dass ihm ein neues Objekt – ein Spielzeug – aufgefallen ist und er sich diesem neuen Objekt kontinuierlich zuwendet. Schließlich ist er von der neu eingenommenen Körperhaltung her voll auf das neue Objekt ausgerichtet. Wie antwortet seine Mutter auf diese neuerliche Wegbewegung Daniels?

Die Videomikroanalyse enthüllt, dass sie Daniels Wegorientierung bemerkt und mit einer Drehung ihres Kopfes das Spielobjekt, das Daniel nun im Fokus hat, sucht und offensichtlich auch findet. Sofort danach dreht sie jedoch ihr Gesicht wieder zu Daniels Gesicht zurück, und zwar auf eine Weise, dass sie ihren eigenen Kopf geradezu zwischen den Spielgegenstand, den Daniel aufmerksam betrachtet, und ihn schiebt, sodass ihr Gesicht etwa 20 Zentimeter vor Daniels Gesicht erscheint. Mit anderen Worten: *Sie* macht sich in dieser Episode selbst zu seinem Fokus und unterbricht Daniels Interesse am Spielobjekt, ohne dass von ihm irgendein entsprechendes Kontaktsignal ausgegangen wäre. Daniels nonverbale »Antwort« auf das Verhalten seiner Mutter ist eindeutig: Seine Affektlage bleibt weiterhin negativ.

In der darauffolgenden Interaktion, etwa eine Sekunde später, kann man in der Videomikroanalyse eine feine Mikrobewegung bei Daniel bemerken. Während sich seine Mutter nun wieder von ihm abwendet und sich mit den Augen dem Spielobjekt, das Daniel zuvor interessierte, zuzuwenden beginnt, führt Daniel eine minimale Seitwärtsbewegung im Nacken aus, die seinen Kopf kurzfristig etwa um einen Zentimeter näher an den Kopf seiner Mutter heranbringt, während auch er sich wieder dem Spielobjekt zuwendet. Im Sinne eines Kompromisses zwischen den eigenen Bedürfnissen (der Betrachtung des Spielobjekts) und denen seiner Mutter (ihrem Wunsch nach Augenkontakt mit ihm) zeigt sich in dieser Mikrobewegung möglicherweise eine »Körperstrategie« (Downing, 2003), mit der Daniel einen aktiven körperlichen Beitrag zur Optimierung der Interaktion leistet, indem er auf den Wunsch seiner Mutter nach mehr Nähe partiell eingeht.

Vierte Episode: Daniel beschäftigt sich mit dem neuen Objekt (0.15–0.28)

Vom Effekt her kann man in der folgenden Episode beobachten, dass sich Daniel zwar mit dem neuen Gegenstand beschäftigt, jedoch, wie man an seinen Lautartikulationen eindeutig bemerkt, weiterhin unruhig und unzufrieden ist. Seine Mutter hat die erneute Wegbewegung Daniels von ihr zum Spielzeug schließlich akzeptiert. Sie ist nun präsent und teilt seine Aufmerksamkeit während des Spielens. Allerdings ist sie auch in dieser Episode nicht in der Lage, atmosphärische Aktivitäten zu setzen, die Daniels Stimmungszustand in eine positive Richtung verschieben würden.

Es wäre möglich, Daniels Stimmungszustand zu verbessern, wenn sie akustische Signale geben würde, die sein Interesse steigern würden, wie etwa: »Schau, was für ein schönes Auto!« Stattdessen kommentiert sie Daniels Spiel mit einem »Hallo« – eine sowohl vom mitgeteilten Inhalt als auch von der Sprachmodulation nicht optimal passende akustische Begleitreaktion. Ihr »Hallo« klingt eher erregungssteigernd, wirkt von der Vitalitätskontur her ein wenig brüsk. Daniel bräuchte in seiner Affektlage eher ein akustisches Signal, das eine erregungssenkende und beruhigende Charakteristik aufweist. Wiederum folgen einige Küsse auf die Stirn, die nicht den gewünschten Effekt der Beruhigung Gabriels bringen.

Fünfte Episode: Daniels Mutter geht auf Distanz und schaut Daniel erwartungsvoll an (0.28–0.34)

Verständlicherweise ist Daniels Mutter mittlerweile verunsichert. Die für sie ungewohnte Situation vor laufender Kamera mag dabei eine gewisse Rolle spielen. Weiterhin hält sie Daniel in ihren Armen, während er sich mit seinen Händen mit dem Spielgegenstand beschäftigt und sich zunehmend ein Stück weiter weg von ihr bewegt, mehr Distanz zu ihr einnehmen möchte, wie man an kleinen Bewegungen in seinem Rumpf sehen kann. Er ist ganz von der Beschäftigung mit dem Spielzeug gefangengenommen, auch wenn er weiterhin raunzt und unruhig ist. Wie reagiert Daniels Mutter auf seine neuerliche Wegbewegung?

Sie nimmt nun selbst mehr körperliche Distanz ein, neigt ihren Rumpf noch weiter in Rückenlage zurück, beendet den »joint focus«, indem sie ihren Blick vom Spielobjekt weg- und sich Daniels Gesicht voll zuwendet.

Dabei blickt sie ihn nun an, als erwarte sie eine Klärung oder ein eindeutiges Signal von ihm, was sie tun könnte. Eine solche Klärung kann Daniel natürlich nicht liefern, außer dass er unentwegt akustische Signale von sich gibt, die seinen Stimmungszustand verdeutlichen sollen. Im Gegenteil: Seine Unruhe steigert sich nun.

Mehr und mehr wird deutlich, dass dieser Mutter, so bemüht sie auch um ihren Sohn ist, nur ein eingeschränktes Spektrum an Fähigkeiten zur Verfügung steht, Daniel auf dieser Ebene der Interaktion, bei der es um Abstimmung im unmittelbaren Kontakt geht, wirksam zu helfen. Beispielsweise könnte sie ihre Stimme auf verschiedene Weise modulieren, um ein besseres affektives Echo zu erzeugen. Sie könnte in einem ersten Schritt durch Nachahmen der Lautäußerungen Daniels versuchen, sich einen Eintritt in seine Gefühlslage zu verschaffen. Daniel würde das Imitieren seiner eigenen Laute durch die Stimme seiner Mutter bemerken, er würde ihre Reaktion wahrscheinlich zunächst als positives Gespiegelt-Werden auffassen. In einem zweiten Schritt könnte die Mutter versuchen, durch schrittweises Senken ihrer Lautfrequenz und Lautstärke Daniels Zustand allmählich nach unten hin zu regulieren, was im Allgemeinen eine hohe Chance der Beruhigung unruhiger Babies bietet.

Sechste Episode: Die Mutter bietet Daniel ein neues Spiel an (0.34–0.48)

In der Folge schlägt sie Daniel ein neues Spiel vor: Bauklötzchen verschiedener Formen und Farben und ein Holzkistchen mit Löchern unterschiedlicher Formen, passend zur Form der Bauklötzchen. Daniels Aufgabe in dieser Spielsituation besteht darin, die unterschiedlichen Formen der Bauklötzchen mit denen der Löcher zu vergleichen und das jeweils passende Loch herauszufinden, um dann das Bauklötzchen ins Kistchen zu befördern. Die Mutter ergreift in dieser Aktionssequenz sehr klar die Führung. Mit ihrer rechten Hand greift sie nach dem Spielzeug und stellt es vor Daniel auf, in ihrem linken Arm hält sie weiterhin Daniel und bringt ihn in Position. Sie kommentiert ihre Aktion mit den Worten »Wollen *wir* das spielen?«, was nicht ganz korrekt ist, weil in dieser Situation die Initiative ganz eindeutig bei ihr allein liegt und ein Begleitsatz wie etwa »*Ich* möchte das mit dir jetzt spielen!« stimmiger wäre. Auch wenn Daniel mit 13 Monaten den Inhalt der verbalen Mitteilung noch nicht verstehen kann, so ist doch für ihn eine klare und eindeutige Zuordnung von Initiativen wichtig, um auf diese Weise den etwas später einsetzenden Prozess des verbalen Aushandelns von Initiativen optimal vorzubereiten. Voraussetzung für einen erfolgreichen Aushandlungsprozess ist ein eindeutiges Klarsein darüber, wer was will. Je eindeutiger seine Mutter diese Unterscheidungen trifft, umso besser wird sich Daniels Unterscheidungsfähigkeit von »*ich*« und »*wir*« entwickeln.

Das mütterliche Angebot ist zunächst erfolgreich: Daniel nimmt das Bauklötzchen in die Hand. Die atmosphärische Qualität bzw. Vitalitätskontur (Stern, 1998) ihres Angebots, sowohl akustisch als auch bewegungsmäßig, hat jedoch eine ähnlich brüske Note wie das »Hallo« in der vierten Episode. Mit einem plötzlichen »Da« kommentiert sie ihr Angebot, parallel zu einer ebenso raschen Armbewegung, und wieder fördert sie auf diese Weise eine noch weitere Steigerung der Unruhe, in der sich Daniel ohnehin schon befindet, anstatt ihn mit einem sanften »Da« und einer langsamen Gebegeste zu beruhigen.

Als es Daniel dann nicht auf Anhieb gelingt, das richtige Loch für das Bauklötzchen ausfindig zu machen, wirft er dieses frustriert weg, begleitet von ärgerlichen Lautartikulationen. Daniels Mutter kommentiert das Missgeschick mit einem »Oje« mit einem leicht tadelnd-kritischen Unterton, und auch dieses »Oje« scheint Gabriels Frustration nur noch weiter zu steigern. Er bäumt sich, in ihrem Schoß ruhend, auf und streckt den gesamten Rumpf senkrecht nach oben, begleitet von einem wütend-weinerlichen Schreien.

Siebente Episode: Daniels Mutter verändert ihre und seine Sitzhaltung (0.48–0.58)

Aber diese Mutter gibt nicht auf! Und tatsächlich findet sie schließlich – intuitiv, aufgrund ihres impliziten Beziehungswissens – den Schlüssel, wie sie Daniel effektiv beruhigen kann. Sie verändert zunächst *ihre Körperhaltung*, indem sie sich selbst aufrecht und bequem auf den Boden setzt, leicht angelehnt an die Couch, die hinter ihr steht, im Sinne einer Selbstunterstützung. Anschließend setzt sie Daniel zwischen ihre abgewinkelten Beine auf den Boden, sodass er sich mit seinem Rücken an ihrer Bauchseite anlehnen kann und direkt-körperliche Unterstützung erfährt. Beide wirken nun von den eingenommenen Körperhaltungen her sichtlich entspannt, und Daniel ist aufgrund der nun viel besseren körperlichen Ausgangslage in seinen Kopf- und Armbewegungen viel freier, das Bauklötzchenspiel positiv und erfolgreich zu bewältigen. Der Effekt stellt sich prompt ein: Daniel beruhigt sich innerhalb weniger Sekunden und konzentriert sich ganz auf seine Aufgabe.

Achte Episode: Bauklötzchenspiel – Daniels Stimmungszustand stabilisiert sich (0.58–1.50)

Mit einer kleinen Hilfe seiner Mutter gelingt es ihm nun, ein Klötzchen im dazu passenden Loch unterzubringen und damit einen Erfolg zu landen, gefolgt von einem verbalen Begleitkommentar seiner Mutter. Sie sagt: »Super!« – von der Stimmmodulation her freudig und bestätigend. Auch das Timing des verbalen Begleitkommentars ist optimal – kurz nach Daniels erfolgreicher motorischer Aktivität. Beiden gelingt es in der Folge gut, einen gemeinsamen Aufmerksamkeitsfokus zu entwickeln, und auch wenn Daniels Mutter hin und wieder ihren Kopf zu ihm hindreht und ihr Gesicht vor sein Gesicht schiebt, sich also deutlich in seinen Fokus hineindrängt, gelingt es beiden, eine befriedigende Spielsituation beizubehalten. Man kann in der Folge sehen, dass Daniel sich konzentriert mit den Bauklötzchen beschäftigt, seine Mutter im Rücken, und dass sich seine Affektlage entscheidend verbessert und stabilisiert, auch wenn er gelegentlich hustet.

2 Bilanz, Analyse und prognostische Überlegungen

Aus dem Verlauf dieser knapp zweiminütigen Interaktion kann man schlussfolgern, dass Daniels Mutter im Großen und Ganzen interaktiv erfolgreich ist, jedoch größere Fähigkeiten in Bereichen zur Verfügung hat, die erst später im Leben des Kindes wichtig werden – also im Bereich des konkreten Spiels, wahrscheinlich auch der Sprache. Hingegen ist diese Mutter in Bereichen basaler physisch-akustischer Affektregulation anscheinend weniger kompetent, zumindest in der hier beschriebenen Situation: Das Modulationsspektrum ihrer akustischen Begleitkommentare ist zeitweilig eingeschränkt, ihre Fähigkeit, Daniels Körperhaltung intuitiv optimal an die jeweilige Situation anzupassen, ist begrenzt. Die frühe körperlich-stimmliche Interaktion, *das basale Urgestein der Erfahrung* (Stern, 1992), ist vermutlich nicht der bei ihr am besten entwickelte Teil – aber sie ist im kognitiven Bereich sehr kompetent (und vielleicht deswegen auch Juristin geworden). Auf affektiver Ebene ist sie allerdings weniger effektiv in der positiven Regulierung von Daniels Affektzuständen, und sie zeigt subtile Zeichen zur Objektkonfundierung – »ich« und »du« werden nicht (immer) in ihrer Getrenntheit eindeutig wahrgenommen und sprachlich markiert.

Prognostisch bedeutet dies, dass die gegenseitige Abstimmung zwischen Daniel und seiner Mutter besser wird, je älter Daniel ist, weil er dann immer mehr in die Welt hineinwächst, in der seine Mutter gut sein kann. In der verbal geteilten Aufmerksamkeit werden Daniel und seine Mutter voraussichtlich zunehmend befriedigendere Erfahrungen machen als in der Welt der unmittelbaren Körperkontakte. Da Daniels Mutter eine leistungsfördernde Einstellung zu haben und mit Daniel im Bereich der Leistung positive und befriedigende Erfahrungen zu machen scheint – sogar unter den komplizierenden Bedingungen der Videosituation und trotz Daniels Erkältung –, wäre es durchaus denkbar, dass Daniel ähnlich tüchtig wird wie seine Mutter und sich in der Leistungswelt gut behaupten können wird.

Allerdings liegt dieser Prognose nur ein winziger Bruchteil aus der Gesamtinteraktion zugrunde, und der Einfluss des Vaters auf Daniels Entwicklung bleibt in dieser Analyse völlig unberücksichtigt. Darüber hinaus sind Entwicklungsprognosen im Allgemeinen schwierig, weil Entwicklungen ungemein komplexe Prozesse zugrunde liegen und in jedem Lebensabschnitt neue Weichenstellungen entstehen können, die man vorher nicht berücksichtigen kann.

Geht man davon aus, dass sich Interaktionsmuster wie das hier vorgestellte genügend oft wiederholen, könnte man – durchaus spekulativ – prognostizieren, dass für Daniel zeitlebens der Bereich der unmittelbaren Körperkontakte und die Welt der basalen Erfahrung auf der Körperebene kein Erfahrungsbereich ist, auf dem er sich ausreichend gut gegründet fühlt und der ihm daher als Ressource zur Verfügung steht. Möglicherweise wird ihm dieser Bereich der positiven Verankerung in seinem Körper aber nicht speziell fehlen, weil es sich um einen Erfahrungsbereich handelt, der als »interaktive Realität« – wie Stern (1992, 1999) eindrucksvoll belegt – durch die zunehmende Dominanz der Sprachentwicklung und des damit in Verbindung stehenden verbalen Selbsterlebens vollkommen in den Hintergrund geschoben wird und als parallele Welt zwar weiterexistiert, aber im Erwachsenenleben im Wesentlichen unbemerkt bleibt. Er gehört dann dem impliziten Unbewussten an und reguliert als Handlungswissen Daniels Beziehungen im nonverbal-kommunikativen Bereich. Wie so viele Menschen in unserer postmodernen Zeit der Selbst- und Körperentfremdung könnte

Daniel schon als Kind und später als Erwachsener aufgrund der beschriebenen unmittelbaren Körpererfahrungen eine zunehmende Dissoziation zwischen Körper und Seele entwickeln und auf diese möglicherweise erst dann aufmerksam werden, wenn sein Körper später einmal Symptome setzt.

Daniels Mutter gelingt es, ihren Sohn durch das Angebot einer Leistungsaufgabe zu beruhigen. Beruhigende Aktivitäten werden im Leben des Kindes viele tausende Male gemacht. Es bilden sich dabei Interaktionsmuster aus, die mental repräsentiert und schrittweise verinnerlicht werden. Verinnerlichte Interaktionserfahrungen des Beruhigt-Werdens bilden später die Grundlage dafür, wie Daniel sich zunehmend selbst beruhigen kann – eine entscheidende Voraussetzung für eine ausreichend integrierte psychische Struktur (vgl. Arbeitskreis OPD, 2009). Aus Sicht der im Video zur Darstellung gelangten Interaktion wird Daniel vermutlich einen Modus der Selbstberuhigung finden, indem er Ablenkung in äußeren Situationen und Handlungen sucht, etwa in konkreten Aktivitäten, vielleicht auch in Leistungssituationen, weil er in diesen Interaktionsbereichen auf positive validierte und früh verinnerlichte Interaktionserfahrungen zurückgreifen kann. Weniger gut wird es ihm künftig gelingen, Beruhigung in sich selbst, durch Zentrierung auf seinen Körperraum, zum Beispiel durch kurzes Vertiefen der Atmung, durch Spüren von sich selbst in der eigenen Körperlichkeit, durch Nutzen des Körpers als Kraftreservoir, durch einfaches körperliches Da-Sein, zu erfahren, und voraussichtlich wird er beim Wunsch, sich zu beruhigen, auch weniger den Körperkontakt mit einer anderen Person suchen. Er wird voraussichtlich später in seinem Körper nicht so gut ruhen, weil er gemeinsam mit seiner Mutter dieses basale Fundament positiver gemeinsamer Körpererfahrung nicht so gut entwickeln konnte.

Und damit schließt sich der Kreis, denn Daniel wäre in seinem späteren Leben, sofern sich für ihn Umstände einstellen, die eine Psychotherapie erforderlich machen würden, ein guter Kandidat für analytische Körperpsychotherapie – intellektuell und sprachlich ausreichend begabt, um von psychoanalytischer Arbeit profitieren zu können, und auf der nonverbal-körperlichen Ebene ausreichend »bedürftig«, sodass sich daraus ein Wunsch nach einem körperorientierten Zugang ableiten ließe. In der therapeutischen Arbeit mit Daniel wäre im Hinblick auf das Risiko von Verschmelzungsängsten und damit verbundenen Widerständen darauf zu achten, dass in Zuständen intensiver Regression ein ausreichendes Gefühl für das »Ich« und das »Du« erhalten bliebe, was man dadurch fördern könnte, dass man mit Daniel zunächst viel körperliche Spürarbeit macht, mit besonderer Betonung der körperlichen Selbstgrenzen. Gelänge es Daniel auf diese Weise, bei sich selbst ein verändertes Körperbewusstsein zu entwickeln und darauf aufbauend ein vertieftes Spürbewusstsein (Schellenbaum, 2001) von sich selbst und anderen, wäre dies *der* Schlüssel, um bei einem eigenen Kind die Weichen hinsichtlich der Entwicklung seines impliziten Beziehungswissens neu zu stellen und den transgenerational wirksamen Wiederholungszwang zu unterbrechen.

Literatur

Arbeitskreis OPD (2009). *Operationalisierte Psychodynamische Diagnostik OPD-2. Das Manual für Diagnostik und Therapieplanung*. Bern: Hans Huber.

Dornes, M. (1992). *Der kompetente Säugling. Die präverbale Entwicklung des Menschen*. Frankfurt a.M.: Fischer.

Dornes, M. (2000). *Die emotionale Welt des Kindes*. Frankfurt a.M.: Fischer.

Downing, G. (1996). *Körper und Wort in der Psychotherapie. Leitlinien für die Praxis*. München: Kösel.

Downing, G. (1999). Vortrag gehalten am 3. Bonner Symposium 01./02.10.1999, Mitschrift.

Downing, G. (2003): Emotion und Körper – eine Kritik der Emotionstheorie. *Psychoanalyse und Körper, 2*, S. 59–88.

Fivaz-Depeursinge, E. (1998). Gestische und mimische Interaktion in der primären Dreiecksbeziehung. Therapeutische Implikationen. *Psychosozial, 21*(4), 33–43.

Geißler, P. & Heisterkamp, G. (2007). (Hrsg.). *Psychoanalyse der Lebensbewegungen. Zum körperlichen Geschehen in der psychoanalytischen Therapie*. Ein Lehrbuch. Wien, New York:Springer.

Schellenbaum, P. (2001). Befreiung des sexuellen Empfindens durch Spürbewusstsein. In P. Geißler (Hrsg.), Über den Körper zur Sexualität finden (S. 231–244). Gießen: Psychosozial-Verlag.

Stern, D. (1992). *Die Lebenserfahrung des Säuglings*. Stuttgart: Klett-Cotta.

Stern, D. (1998). »Now-moments«, implizites Wissen und Vitalitätskonturen als neue Basis für psychotherapeutische Modellbildungen. In S. Trautmann-Voigt & B. Voigt (Hrsg.), *Bewegung ins Unbewusste. Beiträge zur Säuglingsforschung und analytischen Körperpsychotherapie* (S. 82–96). Frankfurt a.M.: Brandes & Apsel.

Stern, D. (1999). *The Infant's Reality*. Vortrag am 2. Weltkongress für Psychotherapie, 04.–08.07.1999 Wien, Audio-Kassette.

Psychosomatische Selbstregulation

Funktionelle Entspannung im psychotherapeutischen Prozess mit Eltern, Säuglingen und Kleinkindern

Doris Lange

Wer beruflich mit Menschen in Not arbeitet, sieht sich einem hohen Erwartungsdruck ausgesetzt, seinem Gegenüber die benötigten haltgebenden und spannungslösenden Hilfsfunktionen anzubieten. Der eigene Anspruch, helfen zu wollen, kommt meist noch hinzu und verstärkt den Verantwortungsdruck auf das Gelingen der therapeutischen, pädagogischen oder beratenden Intervention.

Im Unterschied zur Arbeit mit Erwachsenen ist das Arbeiten mit Kindern insofern belastender, als man es nie nur mit einem Gegenüber zu tun hat. Wenn auch nicht immer real, so doch mental anwesend sind die Eltern, Pflegeeltern oder Adoptiveltern, die Geschwister, zunehmend auch Patchworkfamilien-Angehörige (nicht selten mit getrennten Partnern heftig zerstritten), mitbetreuende Großeltern, bei aufsuchender Familienarbeit das Wohnumfeld, nicht selten auch professionell parallel intervenierende Jugendamtsmitarbeiter, Familienhelfer, Familienhebammen, Kinderärzte, Kinder- und Jugendpsychiater, die alle versammelt im inneren psychischen Raum der Therapeutin Platz finden wollen.

Stellt man sich diesen psychischen Innenraum tatsächlich wie einen Behälter (»Container«) vor, dann sucht sich dort auch die eigene Geschichte ihren Platz, sind die eigenen frühen und prägenden Beziehungserfahrungen wie eine »Matrix« vorhanden; sie werden im Krisenfall aktualisiert und können in einem aufgeheizten Übertragungs-/Gegenübertragungsgeschehen das eigene Erleben durchaus überlagern oder verzerren und das spontane Handeln mit beeinflussen.

Es ist bekannt, dass Menschen, die einen Sozialberuf wählen, in dem sie viel mit Notfällen konfrontiert sind, sich offensichtlich das auch zutrauen, was sie sich zumuten; das heißt: Sie kennen sich aus. Sie kommen – überzufällig häufig – selbst aus Familien, in denen sie viel Spannung ausgehalten haben, vernachlässigt wurden, kleinere Geschwister als Co-Mutter großgezogen haben, die Mutter vor dem Vater beschützt haben usw. In manchen Fällen besteht sogar ein unbewusster Wunsch nach Wiedergutmachung für das eigene beschädigte frühere Kind, das stellvertretend jetzt das andere Kind in Not retten will. Dies sollte nicht als Anklage missverstanden, sondern eher im Sinne einer großen Anerkennung verstanden werden: für die lebenslange Kompetenz, die viele schon seit eigener Kinderzeit in (im wahrsten Sinne des Wortes) »Kinderarbeit« erworben haben und diese Kompetenz des Gespürs für andere, des situativen Erfassens und unerschrockenen Handelns jetzt als professionelle Helfer einsetzen.

Stellt man sich eine Helferpersönlichkeit vor, die selbst in ihren eigenen prägenden ersten Lebensmonaten und -jahren von ihren primären Bindungspersonen nicht genügend real und emotional nährend, nicht genügend haltgebend und schützend behandelt worden ist, kann man davon ausgehen, dass sie ähnlich auch mit sich selbst umgeht: sich eher nicht wichtig nimmt bzw. ihre eigenen Belange hintanstellt, die Grenzen ihrer Belastbarkeit unzureichend spürt und in ihrem Selbstumgang wenig fürsorglich ist.

Jeder weiß aus eigener Erfahrung, wie sehr unser Lebensgefühl vom Körper abhängt. Der Körper ist ein Teil von uns, er ist »immer dabei«, aber wir nehmen ihn während der meisten Zeit nicht bewusst wahr. Wir sind es gewohnt, zu denken und zu handeln, ohne uns zu spüren.

Die körperpsychotherapeutische Methode der Funktionellen Entspannung ist von ihrem Grundkonzept der »Psychosomatischen Selbstregulation« her auf eine ganz eigene Weise geeignet, nicht nur bei Patienten in Not, sondern auch bei ihren professionellen Helfern das benötigte »Gespür für sich selbst« und infolgedessen auch eine selbstfürsorgliche Haltung im Umgang mit sich selbst zu entwickeln. Im psychotherapeutischen Beziehungsgeschehen kann diese in der körperpsychotherapeutischen Selbsterfahrung erworbene Fähigkeit, zusätzlich zur Übertragungs- und Gegenübertragungsanalyse, sich sozusagen in einer »Parallelspur« über den Körper zu spüren und zu regulieren (in Anwesenheit des Anderen bei sich selbst bleiben zu können), zum Erhalt der benötigten therapeutischen Schwingungsfähigkeit und zum Erhalt psychischer Widerstandsfähigkeit (Resilienz) genutzt werden.

Aspekte des interaktionellen therapeutischen Prozesses

In der interaktiv gestalteten psychodynamischen Psychotherapie erkunden Patienten und Therapeuten miteinander den psychischen Raum, der sich zwischen ihnen entfaltet. Wie auf einer Entdeckungsreise kommt dem Therapeuten dabei die Rolle eines »reiseerfahrenen Begleiters« zu (Grieser, 2011, S. 291).

> »Manchmal geht es auch darum, dass zuerst überhaupt ein entwicklungsfähiger Raum geschaffen werden muss. In der Arbeit mit Patienten mit strukturellen Beeinträchtigungen kann schon die Tragfähigkeit des Bodens, auf dem das Gerüst für die Raumhülle errichtet werden soll, unsicher sein oder die Abgrenzung der Außenhülle, die zu große Offenheit ist das Thema, um das man sich mit erster Priorität zu kümmern hat« (ebd., S. 292).

Der Therapeut

> »stellt zunächst einen Container dar, in dem das, was der Patient selbst nicht aushalten oder verdauen kann, aufgenommen wird. Dann kann ein Möglichkeits- oder Übergangsraum entstehen, ein Spielraum im doppelten Sinn, in dem ausprobiert, kreativ gespielt werden kann und der zu einem Raum der Freiheit werden kann, in dem etwas Neues auftaucht und sich entfaltet. Die therapeutische Situation ist ein Übergangs- oder Möglichkeitsraum, in dem Symbolisierungs- und Entwicklungsprozesse [...] möglich werden. [...] Ein trianguläres Modell des therapeutischen Prozesses [...] impliziert, dass nicht der Patient das Objekt der therapeutischen Bemühungen ist, sondern etwas Drittes, das in der Beziehung von Patient und Therapeut entsteht [...]. Eine solche Perspektive trägt dazu bei, die zwei historischen Einseitigkeiten [...] in der Geschichte psychoanalytischer Behandlungsansätze [zu vermeiden; Anm.d.Verf.]. Die erste war der klassische patientenorientierte Ansatz, bei dem der Analytiker deutete, was seiner Meinung nach im Patienten passierte. Die zweite war die Gegenbewegung hin zu einem rein gegenübertragungsorientierten Ansatz, bei dem sich der Analytiker daran orientierte, was in ihm selbst vorging. Beide Ansätze [...] verhindern Triangulierung, weil der Bezug auf das Dritte zwischen Analytiker und Analysand fehlt. Auf der Grundlage einer ›interaktionellen triangulären Methode‹ [...] hingegen entsteht das Dritte dadurch, dass sich Analytiker und Analysand gemeinsam mit dem Material beschäftigen, das in der Analyse entsteht, und auch die Analyse

> selbst ist so betrachtet ein Drittes, das Analysand und Analytiker zusammen erschaffen« (Grieser, 2011, S. 292, 321).

Die Arbeit mit strukturell gestörten Patienten, insbesondere dann, wenn sie sich in einer Notlage befinden, wie dies in der Psychotherapie mit Eltern und Säuglingen bzw. Kleinkindern in der Regel der Fall ist, stellt besondere Anforderungen an die therapeutische Haltung, sowohl den Patienten als auch sich selbst gegenüber.

In der neueren psychoanalytisch basierten Traumatherapie findet sich der Begriff der »traumatisierenden Übertragung« (vgl. Holderegger, 1993). Man versteht darunter eine spezielle Form der projektiven Übertragung, in der der Patient die Aufgabe, die unaushaltbaren Gefühle des traumatisierten Kindes zu empfinden, dem Behandler zuweist. Dieser wird mit schwer erträglichen Affekten konfrontiert, deren Integration dem Ich des Patienten bisher nicht möglich war.

Wir alle kennen diese uns quälenden Zustände von Hilflosigkeit, Verwirrung, Ängstigung, Besorgnis, heftigem Ärger, diese Gefühle des Schwimmens, des Schwebens, des Nichtverstehens, des Nicht-bei-sich-Seins. Es handelt sich dabei um innere Vorgänge im Therapeuten, die zu einem fruchtbaren therapeutischen Prozess dazugehören und oft als körperliche Zustände erfahren werden. In einem körperpsychotherapeutischen Behandlungskontext lassen sich diese Körperphänomene nicht nur gut verstehen, sondern auch nutzen.

An dieser Schnittstelle des Behandlungsprozesses setzt mein Vorschlag zur Selbstregulation in der Gegenübertragung ein.

Die Spannungen und »Verwerfungen« in meinem Gegenüber gehen, wenn ich mich als Beteiligte im therapeutischen Prozess sehe, permanent auch durch meinen eigenen Organismus hindurch, wie durch einen Halbleiter oder Seismografen. In diesen in der Gegenübertragung emotional hoch aufgeladenen Situationen schüttet auch mein Körper das Stresshormon Cortisol aus, mein Herz schlägt schneller, mein Blutdruck steigt eventuell an, meine Muskeln ziehen sich zur Körpermitte hin zusammen und üben dabei einen feinen Zug auf die Sehnen an den Gelenken aus, mein Atem wird eng. Wenn man sich das Beschriebene als »Körper-Szene« wie einen Film vorstellt, dann sieht man jemanden »auf dem Sprung«, im Präfrontal-Cortex aktiv, im sympathikotonen Spannungszustand des »Flüchtens oder Angreifens«. Wenn wir zu häufig in einem solchen Alarmmodus verweilen, können Bluthochdruck, Schulter-Nacken-Schmerzen, Schlafstörungen und ähnliche somatoforme Beschwerden, Lust auf etwas Süßes, auf Kaffee oder Nikotin oder den abendlichen Alkohol zur Entspannung die Folge sein.

Wenn mein Gegenüber über den Weg der projektiven Identifizierung seine Spannungen in mich hinein verlagert, sollte ich mich also in seiner Anwesenheit regulieren, um nicht erschöpft, ausgebrannt oder gar krank zu werden, nicht erst hinterher, in der Pause oder nach Feierabend oder gar erst am Wochenende (was auch sehr wichtig ist, ohne Frage).

Die psychotherapeutische Arbeit mit Säuglingen, Kleinkindern und ihren Eltern birgt eine besonders komplexe Beziehungssituation: Es entstehen immer mehrere Übertragungs- und Gegenübertragungsbeziehungen gleichzeitig, die bewusst gemacht, gespürt und reflektiert werden wollen. Es ist nicht selten, dass man das Gefühl hat, es platzt einem der Schädel (oder zerreißt einem das Herz, je nachdem). Eine weitere, wirklich nicht zu unterschätzende Belastungsquelle ist, dass wir hier ja nicht nur mit in der Vergangenheit stattgefundenen beschädigenden Beziehungserfahrungen und deren Folgen zu tun haben wie in der Erwachsenentherapie, sondern: Das Elend, das Trauma, findet sozusagen im Hier und Jetzt vor unseren Augen statt. Im schlimmsten aller Fälle müssen wir erleben, dass vernachlässigende, sadistische, missbrauchende, manipulierende Eltern am längeren Hebel sitzen. Ein weiterer erschwerender Aspekt besteht darin, dass bereits kleine Kinder in einem nährenden, schützenden, ermutigenden therapeutischen Kontakt nicht selten in einen Loyalitätskonflikt mit ihrer Anhänglichkeit zu ihren wie auch immer beschaffenen Eltern kommen. In der Therapeutenpersönlichkeit muss sehr viel Spannung – außen und innen – ausgehalten werden.

Von meiner Lehrerin Marianne Fuchs, Gründerin der körperpsychotherapeutischen Methode der Funktionellen Entspannung, die 2010 im Alter von 101 Jahren starb, habe ich vor mehr als 30 Jahren angefangen zu lernen (ich verstehe mich als lebenslang Lernende), dass es hilfreich für mich ist, wenn ich im Kontakt mit meinen Patienten, insbesondere in Krisensituationen, sozusagen in einer »Parallelspur«, mich selbst nicht »aus den Augen verliere«, um mich nicht zu verausgaben. Sie pflegte zu sagen: »Du musst dich erst selbst in Ordnung bringen, wenn du wirklich hilfreich sein willst.« Ich erlebe dieses Arbeiten als ein Vorgehen mit langem Atem, kleinschrittig, feinsinnig, geduldig, aufmerksam, nicht vordergründig an Effekten, sondern an dem Weg dorthin interessiert.

Psychosomatische Selbstregulation: Die Funktionelle Entspannung

Die Entwicklung der Methode begann in den 40er Jahren des letzten Jahrhunderts zeitgleich mit der Psychosomatischen Medizin in Heidelberg. Wie einige Pionierinnen bekannter Körperverfahren, auch der Tanztherapie, kam Marianne Fuchs aus der Tradition der Leibpädagoginnen der 20er Jahre, die mit der Jugend- und Reformbewegung dieser Zeit eng verbunden waren. Sie schreibt:

> »Im Mittelpunkt der Funktionellen Entspannung steht der Leib, mit dem der Mensch sich und die Welt erlebt und mit dem er sich in der Welt verhält. Am Atemrhythmus, in seinem Bewegtsein und Sich-bewegen-Lassen stellt sich der Leib am deutlichsten dar. Dementsprechend ist die Entspannung des Zwerchfells mit dem Ziel, den Eigenrhythmus zu finden, zu entwickeln und zu stärken, das zentrale Anliegen der Methode« (zit. nach v. Arnim, 1994, S. 196).

Das körperpsychotherapeutische Setting ist durch einen oszillierenden »Ebenenwechsel« zwischen Spüren und Sprechen gekennzeichnet. In der Arbeit mit Eltern kann es ungemein bereichernd sein, ihren Körper »sprechen zu lassen«, sowohl im Sinne des szenischen Verstehens als auch in der Mitteilung von und für sich selbst. Das Für-wahr-Nehmen und Verstehen nonverbal kommunizierter Botschaften ist in der Arbeit im vorsprachlichen Raum von Säuglingen und Kleinkindern unerlässlich und kann dazu beitragen, Eltern das »Lesen-Lernen« der Körperbotschaften ihrer Kinder zu vermitteln.

Für die körperorientierte psychotherapeutische Selbstregulation des eigenen Übertragungs- und Übertragungserlebens bedeutet dies, auch sich selbst »lesen zu lernen«. Durch kontinuierliche Selbstwahrnehmung in einem inneren Dialog zwischen den Polen »Was ist? Wie? Wo? Wo noch?« und der Frage »Was braucht's ?« kann ich die selbstempathische Hinwendung zum eigenen Organismus aufrechterhalten. Ich kann Fehlhaltungen, Blockaden, Missempfindungen wahrnehmen und nach Lockerungen oder Lösungen solch dysfunktionaler Zustände im Körper suchen.

Marianne Fuchs sprach von »Spürfühlern«, die sich nach außen, zum »äußeren Halt« (z.B. zu einer Sessellehne oder zum Boden hin) ausrichten und die Raum-Lage-Wahrnehmung herstellen und korrigieren helfen. Auch die Körpergrenze kann im Dienste der Selbstkohärenz gespürt und genutzt werden. Im Zusammenspiel der Gelenke ist der sogenannte »innere Halt«, das eigene knöcherne Skelettsystem (die subjektive Anatomie der inneren tragenden Strukturen, die »Ich-Achse«) zu spüren und kann in kleinen, von außen kaum sichtbaren Bewegungen wiederhergestellt werden. Diese innere Struktur wird auch im gleichzeitigen Erleben der Schwerkraftwirkung deutlicher wahrnehmbar. Die sogenannten »Innenräume« wie Mundraum, Brustkorb, Bauchraum, Becken können in ihren Möglichkeiten und Grenzen der Ausdehnung und in ihren Verbindungen zueinander wahrgenommen werden. Die Haut kann als »Hülle« und Körpergrenze und auch als Kontaktorgan nach außen gespürt und genutzt werden.

Proprio- und Entero-Rezeptoren übernehmen die Funktion der Tiefen- und der Raum-Lage-Wahrnehmung und signalisieren die individuelle inwendige Verfassung und die eventuelle Notwendigkeit der Zustandsänderung. In dieser empathischen Hinwendung zu sich selbst vertieft und rhythmisiert sich der Atem sozusagen »von allein«. Ziel der Bemühungen ist ein frei schwingendes Zwerchfell als Sitz und Inbegriff für einen autonomen Rhythmus und Balance (vgl. Lange, 2014, S. 171).

Ein Zugang zu meiner Selbstwahrnehmung kann – je nachdem, was zuerst in den Fokus meiner Selbstwahrnehmung kommt – sein:

- mein Atem (Wie viel Platz ist da? Wie viel Durchlässigkeit für das Einatmen, für das Ausatmen?);
- meine Muskelspannung (Ziehe ich mich zusammen? Oder »nehme ich Platz«? Kann ich loslassen?);
- die Durchlässigkeit meiner Gelenke (Fühlen sich meine Bewegungen geschmeidig genug an? Halte ich irgendwo fest?);
- mein Kontakt zum Boden (Ist er da? Oder bin ich nur im Kopf? Wie fühlt er sich an?).

Auf diese spontanen, authentischen Impulse kann ich mich verlassen: Ich suche mir einen besseren Platz für meine Hände und löse dabei die Faust, wechsle zum anderen überschlagenen Bein in die gegengleiche Diagonale und dehne mich dabei kurz durch, lehne mich besser an, nehme zu viel Spannung aus meinen Augen und schaue »ungerichteter«, rutsche im Kindertherapieraum vom Sitzkissen auf den Boden, suche einen »guten Ort« für mich im Raum, bei dem ich einen besseren Abstand und Überblick zum Geschehen habe u.Ä.

Um mit Begriffen der Funktionellen Entspannung zu sprechen: Ich brauche inneren und äußeren Halt, ich brauche außen und innen Raum, ich brauche einen tragenden Boden und ich brauche einen langen Atem mit einem möglichst frei schwingenden Zwerchfell im autonomen Rhythmus. Mir ist es wichtig, so oft ich kann und es mir bewusst wird, aus sympathikotonen in parasympathische Zustände zu wechseln.

Es erstaunt mich immer wieder, über wie viele ungeahnte Ressourcen wir im Körper verfügen und wie viel »Funktionslust« bei diesen Entdeckungen entstehen kann.

In den folgenden beiden Fallbeispielen möchte ich dieses körperbezogene Arbeiten mit Funktioneller Entspannung unter dem Aspekt der therapeutischen Selbstregulation veranschaulichen, mit dem besonderen Blick auf selbstempathisch-körperregulierende Vorgänge im psychischen Raum und im Körper der Therapeutin.

Fallvignette 1: Krisenintervention mit einem »Schreibaby« und seinen Eltern

Eine Frauenärztin schickt mir eine junge Mutter mit ihrem Baby, um die sie sich Sorgen mache, ob sie eine postpartale Depression entwickle. Es sei eine nicht geplante Schwangerschaft und ein geplanter Kaiserschnitt gewesen. Die Mutter sei Krankenschwester, der Vater Medizinstudent. Das Baby schreie viel. Ich lade beide Eltern mit Baby zum Termin ein.

Kurz vor der Stunde bekomme ich eine Nachricht auf dem AB, sie stünden im Stau, kämen aber noch. Ich höre das Baby schon im Fahrstuhl schreien, mache die Tür für den Kinderwagen weit auf. Ein langer dünner junger Mann und eine kleine, sehr zierliche junge Frau stehen aufgeregt vor mir. Sie entschuldigen sich; der Kleine habe Hunger, sie hätten aber nicht noch mehr zu spät kommen wollen.

Die Aufregung und Hektik schwappt zu mir herüber. Ich sage, im Kindertherapieraum nebenan seien Decken und Kissen genug; sie sollten es sich gemütlich machen; ich würde sie jetzt erst mal in ihrer Privatsphäre allein lassen wollen, möchte mich nicht dazusetzen und beim Stillen zugucken, ohne sie zu kennen. Der Vater solle mich dann später rufen.

Die junge Frau sagt: »Ich stille nicht, wir füttern Flaschennahrung.« »Egal. Jetzt kommen Sie erst mal in Ruhe hier an. Rufen Sie mich, wenn Ihnen danach ist.« Mir ist es zu warm im Raum, sicher auch, weil ich die Heizungen hochgedreht hatte wegen des Babys, aber sicher auch, weil auch die ganze Situation sehr aufgeheizt gewesen war. Ich spüre, dass mir der räumliche Abstand zum Geschehen erst einmal guttut, mache das Fenster auf, schaue im Stehen nach draußen und spüre wohltuend die kühlende Luft. Ich bedaure es, unhinterfragt vom Stillen ausgegangen zu sein und damit wahrscheinlich die junge Mutter gekränkt zu haben. Ich stütze mich auf den Fenstersims, der auch angenehm kühlt, lasse den Brustkorb hängen, kann gut atmen.

Der junge Vater steht hinter mir, streckt mir die Hand entgegen: »Ich bin der Tom. Svenja und Tim sind drüben. Sie können gern schon rüberkommen.« Die mitten im großen Raum im Schneidersitz auf dem Boden sitzende junge Mutter hält das Baby angespannt und unbeholfen, es trinkt gerade den letzten Rest aus der Flasche; sie schaut hoch und lächelt begrüßend. Sie hat sich keine Kissen oder Decken geholt. Ich setze mich zu ihr. Er nimmt das Baby hoch, hängt es sich zum Bäuerchen-Machen über die Schulter, klopft ihm auf den Rücken und läuft herum. Ich sehe aus den Augenwinkeln, dass er sehr hektisch geht, das Baby ungeschickt hält. »Oben ist alles gestaucht, unten hängt alles in der Luft«, denke ich, gehe aber nicht dazwischen, möchte nicht ungefragt kommentieren und oder gar korrigieren. Aber ich merke, dass es mich bedrückt.

In dem Moment sagt sie: »Meine Frauenärztin hat gesagt, Sie könnten uns helfen, weil Tim so viel schreit und es mir schlecht geht damit. Ich hatte gedacht, bei einem Kaiserschnitt hat das Kind kein Geburtstrauma und schreit dann nicht.« Ich antworte, dass es mir bei dem ersten Kennenlernen heute nur darum gehe, so eine Art »Erste Hilfe« zu leisten, verschiedene Angebote zu machen, zu schauen, was davon für sie alle drei hier und zu Hause hilfreich sein könnte, und erst beim nächsten Mal dann nach ihrer aller Lebensgeschichte fragen wolle, um zu schauen, was genau sie als kleine Familie mittelfristig brauchten. Ich hätte eine Doppelstunde Zeit.

Heute in der ersten Sitzung sei es mir wichtig, herauszufinden, was für jeden von ihnen Dreien »Wohlbefinden« bedeute, erst für die Mutter, dann für den Vater, und dann sehen, was das mit dem Baby mache. Denn die Eltern seien sozusagen die »Unterlage« für das Baby; es spüre über seinen Körper, wie es ihnen gehe, und könne sich am besten wohlfühlen, wenn es den Eltern möglichst gut gehe, auch und gerade in seinen Schreiphasen.

Er sagt, für ihn sei es okay, weiter so rumzulaufen, das mache er zu Hause auch, bis das Baby schlafe. Mittlerweile hat er eine Hand unter dem Windelpopo und wippt nicht mehr so heftig. Ich frage sie, was ihr Körper jetzt brauche. »Einen Schluck zu trinken, und dann würde ich mich gern auf den Rücken legen. Meine Narbe tut weh.« Während sie aus dem Kinderwagen ihre Wasserflasche holt, lege ich eine Decke für sie auf den Boden, ein paar Kissen dazu. Sie legt sich auf der Decke auf den Rücken, bleibt reglos liegen, die Arme gerade neben den Seiten, die Hände flach am Boden, schließt die Augen. Ich spüre zunächst spontan den Impuls, zu ihr zu gehen, sie mit einer Decke zuzudecken und ihr die Kissen anzubieten, gleichzeitig hält mich etwas zurück; ich spüre eine große Scheu, das zu tun. Ich stehe wie verloren im Raum, beginne zu frösteln und immer unsicherer zu werden, fühle mich matt, weiß nicht, wohin mit meinen Händen. Sie wirkt auf mich hilfsbedürftig und wie verloren im Raum, aber auch abweisend, gleichermaßen. Auch er steht unschlüssig im Raum, das schlafende Baby bäuchlings über dem Arm. Die kleinen Füße und Hände hängen in der Luft. Er legt es in den Kinderwagen im Flur und setzt sich in großem Abstand zu ihr auf den Boden. »Sie sind in keiner Weise miteinander verbunden«, geht mir durch den Kopf.

In einem spontanen Impuls hole ich mir einen Petziball, der »griffbereit« neben der Tür des Kindertherapieraumes seinen Platz hat, rolle ihn in die Ecke, von der aus ich alle drei im Blick habe, und setze mich darauf. Damit bilde ich im Raum ein Dreieck, habe zu allen dreien einen etwa gleichen Abstand und eine mittlere Höhe zwischen dem Blick auf das Baby im Wagen und zu ihr im Liegen und ihm im Sitzen. Ich spüre, wie es mir guttut, in ein ganz minimal kreisendes Schaukeln meines Beckens zu kommen, der Ball bewegt sich kaum, aber ich fühle mich gelöster, kann nach hinten unten ausatmen, mich daraus wieder vom Steißbein her aufrichten. Ich fühle mich breiter und habe jetzt wieder mehr Platz zum Atmen. Meine Beklemmung löst sich auf.

Mein flexibles Sitzen in fast gleichem Abstand zu allen dreien bringt mich auf eine Idee: Ich frage, ob ich ihnen ein Angebot für ihr »Wohlbefinden« machen darf. Sie nicken. Ich frage ihn: »Wenn Sie als Mediziner sich einen gezeichneten Körper vorstellen, in der Horizontalen, von der Seite, so wie wir Ihre Partnerin jetzt hier auf einem glatten Boden liegen sehen. Wo gibt es da Wölbungen, an denen der Körper keinen Halt auf der Unterlage hat, in der Luft hängt?« Ich mache eine Bewegung, als würde ich Bögen hintereinander in die Luft zeichnen. »Unterm Hals, unter der LWS [Lendenwirbelsäule], unterm Knie.« – »Und unter der Achillessehne«, ergänze ich. »Stimmt«, sagt er: »Und unter den Füßen; die kippen so zur Seite.«

Ich knie mich daneben, reiche ihm kleine Säckchen, Tücher, Gästehandtücher und dergleichen und bitte ihn, diese Wölbungen auszufüllen.

Sie solle genau sagen, wo und wie; es solle ganz genau für sie stimmen. Ihr Körper würde spüren, wie viel oder wenig Gehalten-Werden er brauche, welche Unterlagen er mögen würde.

Erst wirken die beiden noch steif und unsicher, dann kichern sie und werden ein bisschen albern, dann wird es ruhig und ernsthaft, ein gutes Zusammenspiel entwickelt sich. Ich fühle mich lebendig, beweglich, hilfreich, beteiligt und in das Geschehen einbezogen. »Schauen Sie, was das mit ihr macht!«, sage ich. »Sie lächelt und sieht ganz entspannt aus«, sagt er sehr berührt und streicht ihr über den Kopf. »Und sie ist nicht mehr so blass.« Zum Schluss drückt er gegen ihre Fußsohlen, was sie als angenehm empfindet und einen Bewegungsimpuls des Dehnens und Gähnens auslöst. »Wie ist es jetzt für Sie?«, frage ich *sie*. »Ich fühle mich total erholt. Entspannt. Leicht.« »Und wie geht es Ihnen?«, frage ich *ihn*. »So was hab' ich noch nie gemacht. Das war so gemütlich. Das muss sie zu Hause auch mit mir machen. Vielleicht vor der nächsten Klausur übermorgen.«

In dem Moment hören wir das Baby. »Pünktlich eine halbe Stunde nach dem Füttern. Jetzt geht das Schreien los«, sagt sie, steht auf und holt es, hält es hoch und schaut es an, legt es auf den Rücken in ihre Armbeuge, knetet seine Füße. Sie wirkt ganz anders mit ihm verbunden als vorhin, in keiner Weise mehr depressiv-apathisch-erschöpft. Er hält es dann (er nennt es so) »im Fliegergriff«, der Babybauch passt genau in seine Hand; er läuft nicht mehr unruhig-hektisch herum wie vorher, steht und schwingt leicht in den Hüften. Als das Baby sich in der Kolik aufbäumt, hält er intuitiv mit der Hand gegen die Füße, sodass es Halt und Widerstand hat, laut hörbar Luft ablässt. Wir lachen. Danach schläft es wieder ein, wirkt wohlig und entspannt, immer mal wieder tief aufschnaufend. Er behält es auf dem Arm.

Wir stehen beieinander im Raum, sind in unserer Mimik und Gestik wechselweise aufeinander bezogen. Mal bin ich dem Baby zugewandt, mal ihr, mal ihm, es fühlt sich fließend an. Ich spüre gut den Boden unter den Füßen, meine »Ich-Achse« ist durchlässig und aufgerichtet, der Atem hat Platz, ich zeige viel mit meinen Händen: Wölbungen, Beweglichkeit, Halt geben, sich halten lassen. Ich beantworte ihre Fragen zum Schreien und Beruhigen, zum Schnuller- und Flasche-Geben. Dabei lenke ich immer wieder ihre Aufmerksamkeit auf ihre Körperwahrnehmung, frage immer wieder, wie es sich anfühlt, wenn *sein* Becken schwingt, wenn *er* seine Hand zwischen ihre Schulterblätter legt, was das mit *ihrem* Atem und *ihrer* Aufrichtung macht, wenn er sieht, wie sie lächelt usw., bestärke immer wieder

Begriffe wie: Halt suchen, Halt geben, sich weich anfühlen, sich gut anfühlen, mitgehen, nachspüren.

Sie ziehen das Baby an, das kurz aufwacht, das Gesicht gequält verzieht, dann aber weiterschläft. Ich fühle mich in keiner Weise mehr besorgt oder beklommen, auch nicht angestrengt, mit gutem triangulierendem Abstand zum Geschehen, aber auch mittendrin.

In der nächsten Sitzung erfahre ich, dass ihre Mutter vor einem Jahr an Brustkrebs verstarb. Kurz darauf kam es zur ungeplanten und »schockartig« erlebten ambivalenten Schwangerschaft. In der Mitteilung des Todes der Mutter verstehe ich jetzt auch im Nachhinein mein sehr heftiges ambivalentes Gegenübertragungsgefühl des Gebraucht- und gleichzeitig Abgewiesenwerdens und mein Körpergefühl der Mattigkeit und Leblosigkeit, als die junge Mutter so »unversorgt« starr auf dem Rücken lag.

Der junge Vater berichtet von seinem Arzt-Vater, der sehr wütend auf die ungewollte Schwangerschaft reagiert habe und die Mutter seines Enkels als nicht-standesgemäß ablehne. Ich verstehe besser seine Unruhe und Unschlüssigkeit.

Es schlossen sich noch vier Sitzungen mit der kleinen Familie an, in denen ein sichererer Zusammenhalt erarbeitet wurde und in denen das große Ressourcen-Potenzial, auch im Gespür für den eigenen Körper und für den des Babys, sichtbar wurde. Die junge Frau kam als Index-Patientin nach einer Wartezeit zu mir in Psychotherapie, bearbeitete ihr Verlusttrauma und erarbeitete sich einen neuen Platz im Leben als (später wieder in Teilzeit berufstätige) Mutter, gleichwertige Partnerin und auch als selbstbewusste Schwiegertochter.

Fallvignette 2: Beginn einer Mutter-Kleinkind-Behandlung

Montagmorgens höre ich eine sehr jung klingende Frau auf meinem Anrufbeantworter in der Praxis, der Anruf kam nachts um 22:30 Uhr, mit der verzweifelten, sehr nachdrücklich und auch fast anmaßend-fordernd klingenden Ankündigung einer Notsituation: »Ich kann nicht mehr. Ich brauche dringend einen Therapieplatz für mein Kind! Ich drehe sonst durch!« Ihre Stimme kippt, klingt metallisch und unangenehm laut, ähnlich dann auch beim Telefonat in der Telefonsprechzeit: Sie sei gestern kurz davor gewesen, ihre Tochter zu schlagen, weil sie sich von ihr tyrannisiert fühle. »Sie ist unwahrscheinlich wild, bleibt beim Essen nicht sitzen, hat Verstopfung und

Bauchschmerzen, sie hört nicht, und vor allem: Sie schläft ewig nicht ein, schreit wie am Spieß, wacht mehrmals in der Nacht auf und bleibt nicht in ihrem Bett.« Die vorgetragenen Auffälligkeiten des Kindes werden nicht wie dessen »Nöte« beschrieben, sondern klingen schon am Telefon wie eine Anklage der Mutter ans Kind, wie eine Litanei von Vorwürfen. Ich frage, wie alt ihre Tochter sei: »Zwei«, sagt Frau F. knapp. – Nach kurzem Überlegen bitte ich sie, zum Erstgespräch allein zu kommen, weil ich ihr, der Mutter, gern Zeit geben möchte, ihre Lebenssituation zu schildern, damit ich den gesamten Zusammenhang verstehen lernen könne. Während ich das sage, wundere ich mich über mich selbst, denn normalerweise vereinbare ich zur Indikationsstellung ein Familien-Erstgespräch mit beiden Eltern und allen Kindern, um einen übergreifenden szenischen Eindruck zu bekommen und zu allen Kontakt aufnehmen zu können. Ich frage nicht einmal nach, wer noch alles zur Familie gehört, sondern nehme zuallererst einmal die junge Frau als Einzelwesen in den Vordergrund meiner Aufmerksamkeit. Dieser intuitive Impuls in mir führt zu einer Veränderung in ihrer Stimme am Telefon: Sie wird ruhig, geordnet, sie spricht tiefer und leiser. Ihre Aufregung hat sich »gelegt«.

In mir läuft parallel ein ähnlicher Vorgang ab: Bei der ersten Konfrontation mit dieser sehr scharfen Stimme schießt mein Erregungsniveau schlagartig nach oben; ich ziehe mich zu meiner Körpermitte zusammen, spüre heftig meinen Puls, mein Kopf überhitzt, mein Atem bleibt hinter dem Brustbein arretiert. Ich fühle mich unter Druck, sofort und auf der Stelle helfen zu müssen und »bloß nichts falsch machen« zu dürfen, um nicht die Wut der jungen Frau auszulösen. (Die Angst vor der unkontrollierten Wut des Anderen ist ein für mich typisches, biografisch herleitbares, besonders fragiles Übertragungsgefühl.)

Als ich Frau F. bitte, erst einmal allein zu kommen und dies mit der mir notwendig erscheinenden Zuwendung für sie selbst begründe, habe ich sozusagen ihr eigenes »Schreien« wahrgenommen und den ersten Schritt getan, das schreiende »innere Kind« in dieser jungen Mutter zu beruhigen. Es entsteht eine Passung unserer beider Bedürfnisse: ihres Bedürfnisses nach Aufmerksamkeit für ihre eigene Not und meines Bedürfnisses nach einem verlangsamten, überschaubaren Setting, in dem noch Raum bleibt, mich zu spüren.

Ihre sofortige Beruhigung klärt und beruhigt wiederum auch mich. Ich spüre mein Aufatmen nach vorn zur Schreibtischkante hin, spüre dadurch schutzgebend meine Körpergrenze, wenn sich meine Rippen aufdehnen und mir einen angenehmen Abstand zum Gegenüber spürbar machen. Von unten, vom Steißbein her kommt ein Impuls, mich aufzurichten. Ich habe danach wieder einen »klaren Kopf«. Eine wechselweise gute Regulation hat – bereits am Telefon – stattgefunden.

In den Einzelsitzungen erzählt sie sehr kompakt und präzise ihre Geschichte. Sie wuchs als Einzelkind bei einer emotional kalten Mutter auf, die die Familie mit einem Wasch-Putz-Ordnungszwang tyrannisierte und den alkoholkranken, oft nachts »herumgrölenden« Vater früh vertrieb, als die Patientin in die Schule kam. Sie fühlte sich als Außenseiterin, entwickelte einen fast ungehemmt wirkenden Ehrgeiz und strebte eine Bank-Karriere an, was ihr auch bis heute glückte. Mit 17 und mit 20 Jahren hatte sie stationäre Aufenthalte wegen Bulimie und erlebte in zwei Kliniken die Körpertherapiegruppen als hilfreich. Die unerwünschte Schwangerschaft mit 26 Jahren hatte sie als karriereschädigend, fremdbestimmend und ihren Körper zerstörend erlebt, ihr Kind in einer negativen Mutterübertragung als vereinnahmend, sie beherrschend und ausschließlich tyrannisierend.

In ihren Schilderungen gibt sie sich wie eine »Herrscherin«, die Anweisungen gibt und der sich andere zu fügen haben (vgl. Lawson, 2006, S. 97ff.). Auf Enttäuschungen, zum Beispiel im Unterhaltsstreit mit dem Vater des Kindes, reagiert sie mit kaum zu zähmender Wut.

Ich arbeite mit ihr zunächst einzeln, in unregelmäßig eingeschobenen Stunden, im Sinne einer Krisenintervention. Sie findet einen neuen Zugang zu der ihr bekannten Borderline-Diagnose; das therapeutisch angeleitete Verstehen der Folgen früher Deprivation, die zu hoher Kränkbarkeit, Anerkennungssehnsucht und mangelnder Impulskontrolle führte, schafft ein gutes Arbeitsbündnis. Die Aufdeckung ihrer negativen Mutterübertragung auf ihre Tochter verschiebe ich auf einen späteren Zeitpunkt.

Auf meine körperpsychotherapeutisch-stabilisierenden, strukturschaffenden Angebote des Sich-halten-Lassens vom Sessel und vom Boden (»Halt im Außen«) reagiert sie zunehmend weicher und vertrauensvoller werdend. Einen Halt im Außen fordert sie auch von meiner Hand zwischen den Schulterblättern – eine Intervention, die noch an die Partnerarbeit in der Körpertherapiegruppe in der Klinik erinnert –, in die sie sich jetzt ungehemmt »fallen lässt«, sodass ich grenzsetzend meinen eigenen inneren Halt stabilisieren muss.

Am Ende fast jeder Sitzung schaut sie in den Kindertherapieraum und sagt: »So schön hätte ich es gern auch gehabt als Kind.« In mir bildet sich ein zunehmendes Gefühl des »Gelingens« unserer Arbeit. Sie äußert den Wunsch, Nina mitbringen zu können.

Als wir uns zur ersten Mutter-Kind-Sitzung begrüßen, strahlt Frau F. mich an der Tür an und streckt mir die Hand hin; das kleine Mädchen steht vor ihr in der Tür, ohne Körperkontakt zur Mutter, schaut unter sich, an der Hand baumelt eine Babypuppe: eine sehr krass »unabgestimmte« Interaktion.

Es ist mir unangenehm, so »über das Kind hinweg« agieren zu müssen. Ich gehe in die Hocke, sodass ich in Augenhöhe mit Nina bin und sie mir kurz in die Augen schaut. Erst dann stelle ich mich wieder, gebe die Tür frei und kann durchatmen.

Auffallend ist der permanent belehrende, scharfe Ton in dem, was sie zu Nina sagt. Diese reagiert wie ein kleiner Roboter: zieht ihre Jacke aus, zieht ihre Schuhe aus, geht ins Spielzimmer. Der große Raum animiert sie zum Rennen; Mutter und Tochter drehen auf; die Kleine stößt sich an einer Regalecke und fängt an zu schreien (nicht zu weinen, das ist etwas anderes!). »Sehen Sie, so ist das immer!«, sagt Frau F. zu mir. Auf Nina redet sie auch in diesem »Siehst Du!«-Modus ein, zieht sie heftig auf ihren Schoß und lenkt sie ab, indem sie ihr Spielsachen hinhält. Die Kleine ist zunächst im Zustand des »freezing«, ausdruckslos, bewegungslos, in sich gekehrt, ohne Blickkontakt.

Ich erschrecke über dieses Ausmaß der Bindungsstörung, stehe mitten im Raum, wie hingestellt, die Hände in den Hosentaschen, den Nacken gebeugt. Als mir das bewusst wird, spüre ich nach, was mir jetzt guttäte, löse meine Erstarrung auf und setze mich auf einen Petzi-Ball neben der Tür, der mir einen guten Abstand und Überblick auf das Geschehen gibt, auf dem ich dann ganz minimal ins Schwingen komme und mich durchlässiger fühle. Ich kann gelöst atmen und abwarten.

Das Kind bewegt sich auch wieder, fängt an, das Regal auszuräumen, das Puppenbett. Die Mutter sitzt mitten im Raum auf dem Boden, ihre Gesichtszüge wirken leer und müde, wie »in einem anderen Film«. Ich bin »außen vor«, die kleine Tochter auch, die immer lauter und fordernder wird. Die Mutter reagiert mechanisch, indem sie all die Dinge benennt, die die Kleine anfängt, ihr zu bringen: »Das ist eine Puppe; das ist ein Ball« usw. Nina wiederholt wie ein Echo »Puppe«, »Ball«.

Die Mutter sagt unvermittelt: »Das müssen wir nachher auch alles wieder aufräumen!« Das wirkt wie ein Blitz aus heiterem Himmel. Die Kleine schreit anhaltend schrill und fängt an zu toben, Sachen durch die Gegend zu werfen.

Ich halte die Luft an, ein spontaner Ärger schießt in mir hoch, der mich fast aufspringen lässt und den ich kanalisieren kann in ein entschiedenes

Aufstehen und ein lautes »STOP! Heute machen wir das mal so, dass ausnahmsweise *ich* aufräume, wenn Sie nachher weg sind«. (Es ist die letzte Sitzung am Tag. Ich bin nicht unter Zeitdruck.) Das entspannt die Atmosphäre.

Ich setze mich zur Mutter auf den Boden, spüre im Schneidersitz den Teppichboden, stütze mich mit einer Hand darauf ab, frage, ob sie wieder meine Hand brauchen könne, sie nickt. Ich lege meine andere Hand zwischen ihre Schulterblätter; sie lehnt sich nur leicht an, bleibt still und in sich gekehrt. Als ich merke, dass der mangelnde Kontakt mich blockiert, ich aber nichts forcieren möchte, lege ich meinen anderen Handrücken an mein Steißbein und kann mich etwas aufrichten. Ich spüre unser beider ruhigen Atem in unterschiedlichem Rhythmus. Ich lasse dann meine Hand angekündigt bei ihr los und frage, ob sie sie noch spüren könne. Sie nickt. Als ich frage, was sie von sich spüre, antwortet sie: »Nichts.« – Ob sie spüren könne, dass sie atmet? – Doch, das schon. Sie lächelt. »Na ja, ich weiß schon, was Sie meinen.«

Sie schaut ihr Kind an. Zum ersten Mal »macht« sie nichts, sondern lässt etwas geschehen. Es entsteht der erste gut gelingende Kontakt zwischen beiden in dieser Stunde. Sie schaukelt Nina auf ihrem Schoß, etwas zu heftig für meinen Geschmack, aber ohne sie zu sehr zu stimulieren. In einem Impuls lege ich Nina ihre eigene mitgebrachte Babypuppe in die Arme; danach wird das Schaukeln der Mutter langsamer und weicher. Ich kommentiere es nicht, frage nur nach ihrem Kontakt zum Boden. »Ich sitze gut«, sagt sie. Ich spüre, dass ich selbst gut atme und Raum dafür habe.

Die Kleine stößt sich ab und holt ihren Schnuller aus der Tasche, steckt ihn sich in den Mund und kuschelt wieder. Frau F. schaut nur zu, wendet sich dann an mich und sagt, es tue ihr gut, am Boden zu sitzen. Nina ist dabei still, lässt sich halten und schaut tief und ruhig in die Augen der Mutter. Ich spiegele der Mutter, was ich sehe: Wenn sie sich vom Boden gehalten fühlt, lässt sich ihr Kind von ihr halten und auch vom Schnuller beruhigen. Sie fragt, ich antworte, erkläre. Ich sitze gut am Boden im Schneidersitz, habe die Arme verschränkt, lehne mich am Regal an und spüre eine ruhige Sicherheit, dass jetzt nichts mehr eskalieren wird. Die Stunde endet entspannt inmitten eines chaotischen Spielzimmers.

Ich verabschiede mich im Kindertherapieraum, schließe die Tür hinter mir, stehe nicht im Flur mit dabei, als sich die beiden anziehen. Die Tür hat Schallschutz, ich höre nicht, ob es wieder laut wird. Diese Abgrenzung brauche ich jetzt. Und es tut mir gut, in Ruhe aufzuräumen und mich selbst dabei zu »sortieren«. Ich spüre mich in meinen Bewegungen und in meinem Atem »im Fluss« und bin nicht erschöpft.

Schlussbemerkung

Auch Therapeuten waren einmal Kinder mit – mehr oder weniger – Mangel- oder Schädigungserfahrungen. Das hat sie befähigt, sich in andere gut einfühlen zu können. Körperpsychotherapeutisches Arbeiten macht es ihnen möglich, sich in ihr Gegenüber ebenfalls gut einspüren und die nonverbalen körperlichen Mitteilungen ihres Gegenübers wahrnehmen und verstehen zu lernen.

Im leiblichen Resonanzgeschehen im Rahmen von Affektabstimmung und der Suche nach »Passung« während des oszillierenden dyadischen und triadischen therapeutischen Prozesses sollten Psychotherapeuten auch aufmerksam genug sich selbst zugewandt bleiben, im Sinne einer selbstfürsorglichen Grundhaltung, um sich nicht vorschnell zu erschöpfen.

Die Funktionelle Entspannung bietet einen feinsinnigen, jederzeit verfügbaren Zugang zur psychosomatischen Selbstregulation, um ein gutes Gespür für autonome Bedürfnisse zu erarbeiten, nach fein abgestimmten, autonomen, vitalisierenden Bewegungen im eigenen inneren Raum zu suchen und damit einen individuellen »Eigen-Sinn« zu entwickeln.

Literatur

Fengler, J. (2002). *Helfen macht müde. Zur Analyse und Bewältigung von Burnout und beruflicher Deformation*. München: Pfeiffer.

Herberth, F. & Maurer, J. (Hrsg.). (1997). *Die Veränderung beginnt im Therapeuten. Anwendungen der Beziehungsanalyse in der psychoanalytischen Praxis*. Frankfurt a.M.: Brandes & Apsel.

Holderegger, H. (1993). *Der Umgang mit dem Trauma*. Stuttgart: Klett-Cotta.

Grieser, J. (2011). *Architektur des psychischen Raumes. Die Funktion des Dritten*. Gießen: Psychosozial-Verlag.

Grieser, J. (2015). *Triangulierung*. Gießen: Psychosozial-Verlag.

Kernberg, O.F., Dulz, B. & Eckert, J. (Hrsg.). (2006). *WIR: Psychotherapeuten über sich und ihren unmöglichen Beruf*. Stuttgart: Schattauer.

Lawson, Ch.A. (2006). *Borderline-Mütter und ihre Kinder. Wege zur Bewältigung einer schwierigen Beziehung*. Gießen: Psychosozial-Verlag.

Lange, D., Leye, M. & Loew, T. (2006). Phänomenologie in der Körperpsychotherapie. In G. Marlock & H. Weiss (Hrsg.), *Handbuch der Körperpsychotherapie* (S. 450–454). Stuttgart: Schattauer.

Lange, D. (2008). Burn-Out-Phänomene bei Psychotherapeuten. Möglichkeiten körperpsychotherapeutischer Selbstregulation. In R. Vogt (Hrsg.), *Körperpotenziale in der traumaorientierten Psychotherapie* (S. 91–101). Gießen: Psychosozial-Verlag.

Lange, D. (2013). Burn-Out-Phänomene in Sozialberufen. Zur (Über-)Lebenskunst körperorientierter Selbstregulation. *Funktionelle Entspannung. Beiträge zu Theorie und Praxis, 40,* 56–66.

Lange, D. (2014). Die Funktionelle Entspannung. Eine in der Psychosomatik beheimatete Körperpsychotherapiemethode. *körper – tanz – bewegung, 4,* 169–175.

Mertens, W. (Hrsg.). (1997). *Schlüsselbegriffe der Psychoanalyse.* Stuttgart: Klett-Cotta.

Reimer, C. & Jurkat, H. (1990). Lebensqualität von ärztlichen und psychologischen Psychotherapeuten. *Psychotherapeut, 50,* 107–114.

Stern, D. (1992). *Die Lebenserfahrung des Säuglings.* Stuttgart: Klett-Cotta.

Stern, D. (2011). *Ausdrucksformen der Vitalität.* Frankfurt a.M.: Brandes & Apsel.

Terry, K. (2014). *Vom Schreien zum Schmusen, vom Weinen zur Wonne. Babys verstehen und heilen.* Wien: Axel Jentsch-Verlag.

Literatur zur Funktionellen Entspannung

Arnim, A.v. (1994). Funktionelle Entspannung. *Fundamenta Psychiatrica, 37*(8), 196–203.

Fuchs, M. (2013). *Funktionelle Entspannung. Theorie und Praxis eines körperbezogenen Psychotherapieverfahrens.* 7., überarb. Aufl. Berlin: Pro Business GmbH.

Fuchs, M. & Elschenbroich, G. (Hrsg.). (1996). *Funktionelle Entspannung in der Kinderpsychotherapie.* Basel: Reinhardt.

Herholz, I., Johnen, R. & Schweitzer, D. (Hrsg.). (2009). *Funktionelle Entspannung – Das Praxisbuch.* Stuttgart: Schattauer.

Rosa, K.R. & Rosa-Wolff, L. (1987). *Psychosomatische Selbstregulation. Grundlagen und Technik der Funktionellen Entspannung.* Stuttgart: Hippokrates.

Uexküll, Th.v., Fuchs, M., Müller-Braunschweig, H. & Johnen, R. (Hrsg.). (1997). *Subjektive Anatomie.* Stuttgart: Schattauer.

Funktionelle Entspannung und Kunsttherapie mit Risikoschwangeren

Petra Saltuari

Eine Schwangerschaft verlangt von der Frau eine enorme körperliche und psychosoziale Anpassungsleistung. Viele Determinanten des bisherigen Lebens werden infrage gestellt und sind Veränderungen unterworfen. Die Beziehung zum Partner, aber auch die Beziehungen zur Herkunftsfamilie ändern sich; oft findet eine Wiederannäherung an die eigene Mutter statt, was auch mit wiederaufkommenden Konflikten einhergehen kann. Das eigene Körperbild verändert sich und muss akzeptiert und integriert werden. Hieraus können sich Diskrepanzen sowie innere und äußere Konflikte ergeben, die eine psychische Belastung bedeuten können (Martius et al., 2008).

Eine Schwangerschaft bedeutet *Veränderungen der aktuellen Lebenssituation*:

- Veränderungen in der Partnerschaft (Bullinger, 1986);
- Neuorientierung der beruflichen Identität;
- Neudefinition und Neuverteilung der Rollen sowie Rollenklärung, das heißt die Auseinandersetzung mit Rollenbildern und Teilidentitäten; sowie
- Verantwortung für ein anderes Leben übernehmen, nicht nur für das eigene, dadurch Veränderung der Einstellung zu den eigenen Eltern, den Verantwortungsträgern von früher.

In einer Schwangerschaft können *belastende Gefühle* entstehen wie:

- Bedenken vor der körperlichen Veränderung (Gewichtszunahme, Schwangerschaftsstreifen etc.);
- Zweifel an der Bewältigung der neuen Lebenssituation und ihren Anforderungen;
- Versagensängste (keine »richtige« Frau zu sein, die das alles mit Bravour schafft: Schwangerschaft, Geburt und später die Versorgung des Kindes);
- Sorge, dass das Kind nicht gesund sein könnte;

- Angst vor einer Fehlgeburt etc.;
- Angst vor der bevorstehenden Geburt (z.B. vor den Geburtsschmerzen, Komplikationen bei der Geburt, lange Geburtsdauer, Fehlbildungen beim Kind, Verlust der Selbstkontrolle, Narkose);
- Schuldgefühle bei ambivalenten Gefühlen und/oder bei Komplikationen in der Schwangerschaft;
- Gefühl der Ohnmacht, sich dem Geschehnis hingeben zu müssen, ohne den Ausgang beeinflussen zu können (bei vorzeitigen Wehen und Bettruhe); sowie
- zahlreiche diffuse Ängste (bemerkbar z.B. durch Träume), etwa Angst vor Autonomieverlust und erneutes Angewiesensein auf die eigenen Eltern oder Schwiegereltern (Molinski, 1968, 1972).

Die Schwangerschaft kann als besonders belastend erlebt werden, wenn schwerwiegende körperliche Symptome auftreten, die einen stationären Aufenthalt in einer Frauenklinik erzwingen.

Ich beschreibe im Folgenden mein kunsttherapeutisches Angebot in Kombination mit Funktioneller Entspannung für schwangere Frauen, die sich in einer Frauenklinik befinden aufgrund von Komplikationen innerhalb der Schwangerschaft. Da die Frauen wegen der Komplikationen als Risikoschwangere stationär in der Klinik aufgenommen sind, bezeichne ich sie im Anschluss auch als Patientinnen. Ausgangspunkt für die Etablierung eines solchen Therapieangebotes war die Überlegung, dass im Rahmen eines stationären Aufenthaltes eine umfangreiche medizinische Versorgung gewährleistet ist, aber wenig bis gar keine Zeit zur Verfügung steht, sich um die psychische und seelische Verfassung der Patientinnen zu kümmern. Aus psychosomatischer Sicht kann aber gerade die Hinwendung zum psychischen und emotionalen Erleben eine Stabilisierung der Schwangeren und der Schwangerschaft bewirken und dies wiederum die Entwicklung des Kindes und die Bindung zwischen Mutter und Kind positiv beeinflussen (v. Uexküll, 2003, S. 1084ff.).

Wie meine bisherigen Beobachtungen und Erfahrungen innerhalb der kunsttherapeutischen Arbeit zeigen, kann es für die Patientinnen sehr entlastend sein, diesen belastenden Gefühlen einen gestalterischen Ausdruck zu verleihen. So müssen diese nicht unbewusst wirken und sich beispielsweise in körperlichen Symptomen oder seelischen Verstimmungen niederschlagen. Gerade in der Schwangerschaft ist das sehr wichtig, denn das Ungeborene im Mutterleib ist abhängig vom Befinden der Mutter.

1 Schwangere Frauen in offensichtlichen Krisen

Ich spreche deshalb von »offensichtlichen« Krisen, weil, wie bereits erwähnt, die Schwangerschaft an sich schon als Krise erlebt werden kann, ohne dass erschwerende Umstände hinzukommen.

Solche erschwerenden Umstände können körperliche Beschwerden sein:

- Übelkeit und Erbrechen,
- Schwangerschaftsdiabetes,
- Blutungen,
- vorzeitige Wehen,
- vorzeitige Verkürzung und Öffnung des Muttermundes,
- Blasensprung sowie
- drohende Früh- oder Fehlgeburt.

Zu all diesen körperlichen Beschwerden kommt die Angst als psychische Belastung um das Ungeborene hinzu. Außerdem ist in diesen Fällen ein Klinikaufenthalt meist nicht zu vermeiden, der nach meinen Beobachtungen im Kontakt mit den Schwangeren selbst auch wieder als belastend erlebt werden kann, beispielsweise weil bereits ein Kind zu Hause auf die Mutter verzichten muss, sich die Schwangere aus ihrer gewohnten Umgebung herausgerissen fühlt oder sie sich eventuell sogar schuldig und insuffizient fühlt bezüglich der Komplikation (Weimer & Vieten, 2000).

2 Die psychosomatische Komponente körperlicher Symptome

Körperliche Symptome können immer auch eine psychische Komponente haben. Unbewusste innerpsychische Konflikte und Widersprüche könnten sich auf der physischen Ebene bemerkbar machen, zum Beispiel Konflikte und Widersprüche innerhalb der weiblichen Identitätssuche: Wer bin ich jetzt? Mutter, Frau, Geliebte, Berufstätige etc.? Die verschiedenen Teilidentitäten sind nicht leicht zu integrieren. Beruf und Familie sind beispielsweise oft schwer miteinander zu vereinbaren, doch heute ist die Berufstätigkeit für die meisten Frauen ein wichtiger Teil ihrer Identität. Erikson definiert Identität (1977) als das gelungene Ergebnis eines Kompromisses zwischen subjektivem Erleben und objektiver Realität. Der Übergang zur Mutter- bzw. Elternschaft bedeutet eine Entwicklung, die gelingen, aber auch schwierig verlaufen und als Krise erlebt werden kann.

Es können beispielsweise *Konflikte mit der eigenen Mutter* wach werden:

> »Sowohl das kleine Mädchen als auch seine Mutter bleiben nämlich in jeder erwachsenen Frau lebendig. Beide treten spätestens dann unübersehbar in Erscheinung, wenn die frischgebackene Mutter sich die Frage nach ihrer eigenen Identität (als Frau, als Mutter und als Tochter ihrer Mutter) und der ihres Kindes stellt« (Block, 1993, S. 16).

Auch die *Zuspitzung von Ambivalenzen* (Köster-Schlutz, 1991) ist psychosomatisch relevant, das heißt, diese Ambivalenzen können ein Teilfaktor oder Auslöser eines Symptoms sein. Das Symptom ist eine Pseudolösung, ein Kompromiss zwischen Bedürfnissen und Möglichkeiten. Es ist quasi eine Art kreative Leistung, eine selbst gefundene Lösung (Brenner, 1984). Wird die Bedeutung des Symptoms bewusst, kann das zu einer besseren Problemlösung und damit zu seinem Verschwinden führen.

Rauchfuß (1999) kam in einer umfangreichen Studie zur Psychosomatik der Frühgeburtlichkeit zu folgenden zusammenfassenden Feststellungen:

> »Nicht einzelne psychische und soziale Einflussfaktoren bzw. bestimmte Konfliktkonstellationen allein sind für das Auftreten einer drohenden Frühgeburt verantwortlich. Sozioökonomische Bedingungen und psychosoziale Faktoren haben aber einen wesentlichen Einfluss auf den Schwangerschaftsverlauf. Besondere Bedeutung komme aber den Bereichen Partnerschaft, Alter der Schwangeren, Sozial- und Wohnverhältnisse, Berufstätigkeit und mögliche psychische und physische Überforderung, Schwangerschaftsanamnese, Einstellung der Frau zur Schwangerschaft und Persönlichkeitsmerkmale zu. Hervorzuheben sei dabei, dass es nicht die psychosoziale Ursache für das Auftreten einer bestimmten Schwangerschaftskomplikation gibt, es handele sich vielmehr um ein komplexes Geschehen. Persönlichkeitsfaktoren und die aktuelle Lebenssituation seien hier besonders wichtig« (zit. nach v. Uexküll, 2003, S. 1090).

Frauen mit starken Ängsten vor der Geburt

In diese Gruppe fallen vor allem Frauen mit traumatischen Geburtserlebnissen, also Frauen, die bereits eine oder mehrere schwere Geburten hatten, und Erstgebärende. Ein Grund für die Angst der Letzteren kann zum Beispiel sein, dass ihre eigene Geburt oder die von Geschwistern mit Komplikationen verbunden war. Durch die konkrete Äußerung und Gestaltung in der Therapie können diese Ängste handhabbarer gemacht werden.

Frauen in starken Konfliktsituationen mit erheblicher psychischer Belastung

Die offensichtlichste Gruppe von Schwangeren, die sich in einer starken Konfliktsituation befinden, ist wohl die Gruppe der Frauen, die ungewollt schwanger geworden sind und ambivalente Gefühle zur Schwangerschaft bzw. zum Kinderwunsch haben. Weitere Faktoren, die schwangere Frauen psychisch schwer belasten können, sind finanzielle und soziale Probleme, vor allem auch die Abwesenheit des Kindsvaters.

3 Fallbericht: Frau W.

Frau W. ist Mitte 30. Im ersten Kontakt wirkt sie sehr belastet und unter Druck. Sie sitzt auf der Stuhlkante, atmet flach, die Augen wirken feucht.

Sie ist zu diesem Zeitpunkt in der 35. Schwangerschaftswoche. In der 38. soll ein geplanter Kaiserschnitt stattfinden. Der Grund hierfür sei, dass ein geplanter Kaiserschnitt das geringste Risiko für das Kind bedeute. Sie hat bereits zwei Totgeburten erlitten in den letzten drei Jahren. Beide Kinder sind plötzlich, ohne erkennbaren Grund im Mutterleib verstorben. Im Nachhinein stellte sich eine Blutgerinnungsstörung heraus, die genetisch bedingt sei. Die beiden toten Kinder musste Frau W. auf natürlichem Weg zur Welt bringen, was traumatisierend für sie war und die jetzige Schwangerschaft belastet.

Sie schildert, dass sie Angst vor der bevorstehenden Entbindung habe und dass sie hoffe, dass die verbleibenden drei Wochen schnell vorbei gehen mögen. Immer wieder überfallen sie panikartige Gefühle, besonders abends, wenn sie schlafen möchte. Sie spüre ständig eine große Traurigkeit in sich, der sie aber nicht so viel Raum geben möchte, um stabil zu bleiben für ihr Kind im Bauch.

1. Stunde

Ich schildere kurz erklärend, wie ich arbeite, vor allem die Verbindung von Körpertherapie (Funktioneller Entspannung, FE) und Kunsttherapie. Daraufhin nimmt Frau W. auf einer Liege platz. Ich lade sie dazu ein, zunächst einmal den Kontakt zur Liege wahrzunehmen, zu spüren, welche Körperteile stärker in die Matratze drücken. Ich frage sie, was sie spürt, wo sie Halt empfindet.

Sie beschreibt, dass sie Halt am Becken und den Schultern verspürt. Ich biete an, mit der Aufmerksamkeit zu den Füßen zu gehen und in Verbindung mit dem Ausatmen kleine Gelenkbewegungen zu machen. Ihr Atem geht ruhig und gleichmäßig. Dann leite ich eine Fantasiereise an zu einem »Ort, an dem ich mich wohl fühle«. Diese Fantasiereise verwende ich gerne in einer der ersten Stunden, da sie sehr stabilisierend wirken kann und ich über die Patientinnen erfahre, was ihnen in der Vorstellung guttut oder was sie auch tatsächlich Gutes erlebt haben. Diese Übung kann der Patientin auch über die Sitzung hinaus helfen, sich selbst in einen Zustand des Wohlbefindens zu versetzen, wenn sie im Anschluss an die Übung dieses Gefühl des Wohlbefindens in einer Bildgestaltung festhält. Ich empfehle dann gerne, das Bild aufzuhängen und es einige Male am Tag anzuschauen, sich gedanklich an diesen Ort zu versetzten und das Wohlgefühl im Körper wahrzunehmen.

Frau W. sah während der Fantasiereise ihr Elternhaus. Sie roch Suppe, die ihre Mutter immer koche. Nach der Fantasiereise setzte sie sich auf. Sie wirkte insgesamt weicher, auch ihre Augen, weniger unter Druck, auch mit weniger »Tränendruck«.

Wir verabredeten, dass wir an vier Tagen in der Woche eine Stunde haben würden bis zum Zeitpunkt der Entbindung. Frau W. wirkte erleichtert und sagte, dass sie so was schon viel früher hätte gebrauchen können.

In dieser ersten Stunde ist der Fokus auf die psychische, aber auch auf die körperliche Stabilisierung der Mutter gelegt. Die Dimension des »Halt im Außen« wurde vom körpertherapeutischen Ansatz als Intervention eingesetzt, um in der akuten Krisensituation Erleichterung und Stabilisierung zu erzielen.

2. Stunde

Frau W. war pünktlich da und wirkte freudig erwartungsvoll. Ich bot ihr an, sich zunächst einmal einzurichten auf ihrem Stuhl, den Kontakt zum

Boden und zur Sitzfläche hin zu spüren und die Empfindungen in Worte zu fassen. Sie fühle Wärme im Körper. Dennoch sei das In-sich-Hineinspüren nicht so leicht, weil dann immer wieder Aufregung bis zum Gefühl der Verzweiflung und Panik in ihr aufsteige. Das passiere meistens abends vor dem Zubettgehen, aber auch in diesem Moment. Sie spüre, dass es sich im vorderen Brustbereich zuziehe, dass das Atmen schwer werde. Sie habe das Gefühl, dass das »ein riesiges Ding« sei, dem sie nicht so viel Raum geben möchte, weil es sie sonst überschwemme.

Ich knüpfte an den imaginierten »Ort, an dem ich mich wohlfühle« an und machte ihr das Angebot, den »Wohlfühlort« oder das Gefühl dazu zu gestalten. Frau W. entschied sich für ein hellorangenes Papier und Ölwachskreide. In die Mitte des Papieres (im Querformat) malte sie eine runde Form, um dessen Umrandung links und rechts zackige Linien zu sehen sind. Rechts im Bild gestaltete sie ihre Familie mit Hund. Frau W. sagte, dass ihre Familie ihr sehr viel Halt gebe. Das helle Papier habe sie ausgewählt, weil ihr die Farbe Kraft gebe. Warum sie die zackigen Linien gemalt hätte, wisse sie nicht. Ich vermute, dass es ein unbewusster Ausdruck ihrer Angst vor der Störung bzw. schlimmstenfalls dem vorzeitigen Abbruch der Schwangerschaft bedeuten könnte. Eventuell ist es sogar ein unbewusster Ausdruck für die beiden vorangegangenen Totgeburten. Diese Gedanken teilte ich aber nicht mit, um Frau W. nicht zu destabilisieren.

In dieser Stunde wurde wieder der »Halt« als Stabilisierung in den Vordergrund gerückt, immer noch der »Halt im Außen«, da im inneren Erleben der Mutter die Angst vor einer gefühlten Überflutung der Trauer um die verstorbenen Kinder als traumatische Erlebnisse befürchtet wird. Die Familie wird als Instanz sowohl des äußeren als auch des internalisierten inneren Halts benannt.

In der Funktionellen Entspannung nach Marianne Fuchs geht es häufig um vegetative Vorgänge, die rhythmisch organisiert sind und im Atemrhythmus besonders wahrnehmbar und erlebbar sind. Ein bedeutender Aspekt ist hierbei die Umsetzung der körperlichen Wahrnehmung der Patientin in Sprache, was die FE zum Beispiel von anderen übenden Verfahren unterscheidet.

Innerhalb der Funktionellen Entspannung geht es zum einen um Wahrnehmen und Bewegen, dabei wird auf folgende Bereiche fokussiert:

1. das Wahrnehmen des Bodens oder der Unterlage als »äußerer Halt«,
2. das Wahrnehmen des knöchernen Skeletts als »innerer Halt«,
3. die Innenräume des Körpers,

4. das Wahrnehmen der Haut als äußere Grenze und
5. das Finden des »Eigenrhythmus« als ein Therapieziel.

3. Stunde

Meine Idee war, weiter am *Halt* zu arbeiten. Ich fragte sie, ob und wo sie sich gehalten fühle. Sie sagte, dass sie viel Halt in den Beinen verspüre, fast wie eine Verwurzelung oder sogar ein »Stahlpfeiler«. Je weiter oben sie hinspüre, umso weniger Halt nehme sie wahr. Im Lendenwirbelbereich habe sie zwar ein stabiles Gefühl, es sei aber auch »bröckelig«. Noch weiter oben, im oberen Brustbereich, empfinde sie Panik und Verzweiflung, im Magenbereich und um das Brustbein herum ein Schwächegefühl.

Ich machte ihr das Angebot, ihre »Hinteren Räume« wahrzunehmen, also weg vom Brustbereich den Raum hin zum unteren Rücken innen inklusive Wirbelsäule wahrzunehmen. Danach malte sie wieder mit der Ölwachskreide auf weißem Papier.

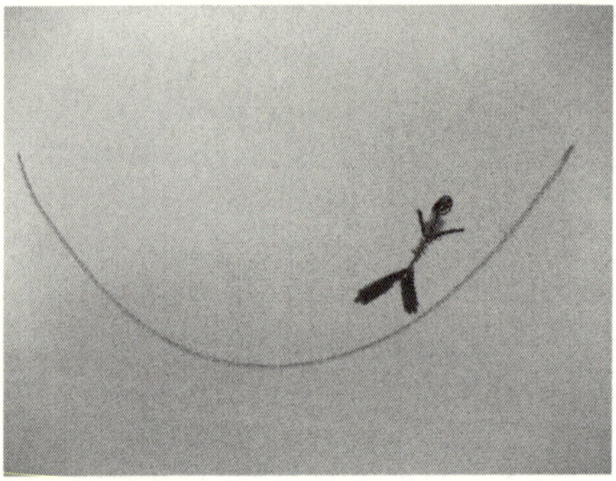

Abb. 1: »Fehlender Halt«; DIN A3, Ölwachskreide

Zu sehen ist hier eine kleine Figur, eher ein Strichmännchen, mit dicken Beinen und »löchrigem« Oberkörper. Der Halt im Oberkörper fehlt. Die Figur liegt in einer Art Schale, die im Vergleich sehr groß wirkt. Einerseits liegt das Strichmännchen in der Schale, anderseits erhält es aber durch ihre überdimensionale Größe keinen wirklichen Halt.

Ich bot ihr an, sich mit mir Rücken an Rücken zu setzen, sodass sich unsere beiden Rücken berührten. Frau W. beschrieb ihr Körperempfinden zunächst als Wärme im Rücken, stabil und haltgebend. Dann sagte sie, dass sie so empfinde, als würde der Rücken und Oberkörper wie durch eine Art Pflaster oder Verband zusammengebunden und geschützt.

Dann fragte ich nach, wie sich der Brustbereich anfühle. Sie antwortete, dass das Gefühl von Angst bis Panik immer noch da sei, aber schwächer. Ich fragte, wie es sich anfühle, wenn sie sich diesem Gefühl zuwende. Sie sagte, dass es dann erst einmal größer werde, und das wolle sie nicht, weil sie Angst habe, dass es dann zu viel Raum einnehmen könnte, dass es sich zu stark ausbreiten würde. Ich fragte sie, was sie glaube, was das Gefühl möchte oder ob sie es fragen könnte. Sie sagte, dass es mehr Raum möchte, aber das möchte sie nicht. Ich gab ihr folgendes Angebot:

Sie könne sich eine Hand vorstellen, die dieses Gefühl oder diesen Bereich hält, es beachtet und sich ihm liebevoll zuwendet, es aber auch eingrenzt, um nicht alles zu überschwemmen. Eventuell könnte sie diesem Bereich/Gefühl auch sagen, dass es im Moment nicht die richtige Zeit dafür ist, dass sie sich ihm voll zuwendet, aber dass diese Zeit kommen wird.

Frau W. gefiel diese Vorstellung; sie sagte, dass »es« sich jetzt beruhigt und ein wenig befriedet anfühle. Später sagte sie noch, dass sie nicht wusste, wie sehr die Trauer über die ersten beiden Kinder noch in ihr stecke, und dass sie sich nach der Entbindung später noch weiter damit befassen möchte.

In dieser Stunde rückt die Trauer auch körperlich spürbar immer weiter in den Vordergrund durch die Wahrnehmung des Brustbereichs. Es wird die Ambivalenz deutlich zwischen dem Wunsch, der in die Wahrnehmung drängenden Trauer nicht zu viel Raum zu geben, und dem Wissen darum, dass es notwendig sein wird, sich ihr zu stellen. Die Vorstellung der haltenden und begrenzenden Hand hat Frau W. in diesem Moment Sicherheit gegeben.

Diese Hinwendung und Unterstützung der Mutter ist sowohl für sie selbst als auch für das Ungeborene und die Bindung zwischen Mutter und Kind wichtig, denn anhaltende Stresssituationen können zu kindlichen mentalen und motorischen Entwicklungsstörungen im Alter von acht Monaten sowie zu kindlicher Ängstlichkeit und Reifungsstörungen des kindlichen präfrontalen Cortex und Hippocampus führen (Huizink et al., 2003).

4. Stunde

An diesem Tag fühlte sich Frau W. sehr schwer, die Schultern drückten, der Bauch auch. Zunächst bewegte sie wieder die Gelenke, beginnend an den Füßen, dann die Kniegelenke, die Hüftgelenke durch abwechselndes Drücken der Sitzhöcker in die Sitzfläche, dann Aufrichten der Wirbelsäule, kleine Gelenkbewegungen der Schultern. Dann machte ich ihr das Angebot, die gefühlte Schwere an den Boden abzugeben. Nach einer gewissen Zeit teilte Frau W. mit, dass sie beunruhigt sein, da sich das Kind gerade nicht bewege. Ich sagte, dass sie mit ihren Händen auf dem Bauch in Kontakt zu ihrem Baby gehen könne. Da bewegte es sich plötzlich, worauf sie sich sofort innerlich beruhigte.

Ich machte ihr im Anschluss den Vorschlag, eine »Freie Collage« aus Zeitschriften zu gestalten. Die ersten ausgewählten Bilder, die sie auch im Zentrum des Hintergrundpapieres platzierte, zeigten je ein Kind, insgesamt drei Kinder, zwei Mädchen und einen Jungen. Frau W. beschriftete die Kinderbilder im Anschluss mit den Namen ihrer Kinder. Sie sagte im anschließenden Gespräch, dass sie zuerst befürchtete, dass die Bilder der verstorbenen Kinder zu viel Raum einnehmen würden. Doch dann hatte sie das Gefühl, dass das genau stimmen würde. Sie frage sich oft, welche Haarfarbe sie wohl jetzt hätten, wie sie überhaupt aussehen und welche Eigenschaften sie besäßen.

Im unteren rechten Teil der Collage ist ein Bild einer Frau im Wasser zu sehen. Die Frau sieht einerseits entspannt, andererseits nachdenklich aus. Frau W. sagte hierzu, dass es bei diesem Bild um sie als Frau ginge. Sie stelle sich die Frage, wie sie sich verändere, ob sie auch noch »Frau« bleibe und nicht nur »Mutter«. Sie sei nun mehr fast durchgängig drei Jahre schwanger, und mittlerweile sei ihr ihr eigenes Aussehen auch nicht mehr so wichtig. Andererseits wolle sie sich aber auch nicht so stark vernachlässigen.

In dieser Stunde wird zu Beginn die Kontaktaufnahme zum Baby im Mutterleib und damit die Bindung gestärkt, wodurch die aktuelle Angst zunächst in den Hintergrund treten kann. Ebenso kommt die Trauer um die verstorbenen Kinder wieder hoch. Je mehr Halt und Sicherheit verspürt wird, umso mehr kann die Trauer gespürt und integriert werden. Dies wiederum macht die Kontaktaufnahme und Bindung zum Ungeborenen einfacher und weniger belastet und sie kann sich im Laufe der Therapie mehr und mehr entwickeln. Hinzu kommt noch die Auseinandersetzung mit dem eigenen Selbstbild der Mutter, der Veränderung ihrer Identität, was zu einer Reifung und Entwicklung der Mutterrolle beiträgt.

5. Stunde

Da Frau W. über das »brüchige Gefühl« im oberen Brustbereich klagte, setzte ich den Fokus zunächst weiterhin auf den *Halt*. Kleine Bewegungen in den Fußgelenken, aber auch in den Knie- und Hüftgelenken, dann die Beckenschale erspüren, die sie als warm und stabil beschreibt. Daraufhin klagte sie über Sodbrennen, das Baby würde ihr in den Magen treten. Ich machte ihr den Vorschlag, wieder in Kontakt mit dem Baby zu gehen, das Baby einzuladen, seine Position etwas zu verändern, möglicherweise etwas nach unten zu rutschen, Platz zu machen. Außerdem bekam Frau W. schlecht Luft. Ich bot ihr an, die hinteren Lungenbereiche (mittlerer Rücken) zu beatmen, dafür bot ich ihr meine Hände als Spürhilfe an. Danach atmete sie etwas tiefer und weniger angestrengt.

Dann gab ich als Thema: »Was wünsche ich mir?« Frau W. wollte gern schreiben. Sie nahm eine Wachsmalkreide und schrieb auf:

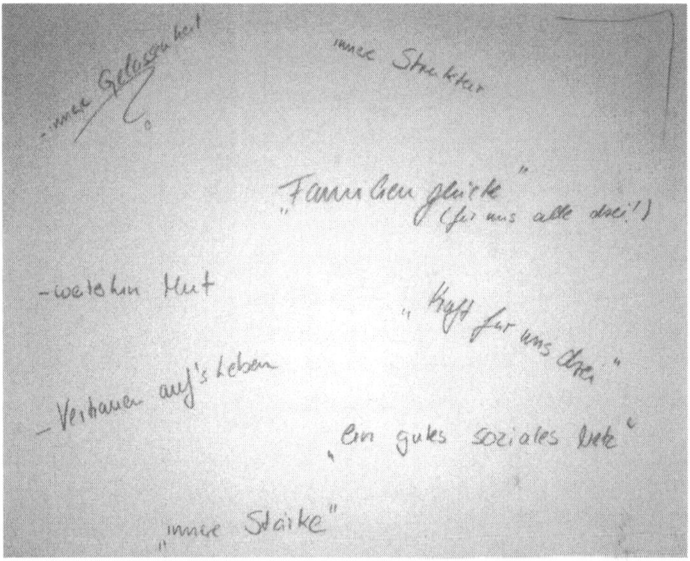

Abb. 2: »Was wünsche ich mir?«; DIN A3, Ölwachsmalkreide

Im Anschluss besprachen wir ihre Wünsche, hinter denen sich auch Ängste verbargen. Sie wünsche sich innere Gelassenheit, weil sie sich oft verzweifelt und am Rande des Panikgefühls erlebe. Innere Struktur wünsche sie sich, weil sie die auch für ihr Kind brauche. Dann gehe es nicht mehr nur um sie, sondern um das Kind und seine Erziehung: »Familienglück« für sich, ihren Mann und das Kind wünsche sie sich, weil sie möchte, dass sich alle wohlfühlen zu Hause, auch ihr Mann. Und »weiterhin Mut« sei ihr wichtig, weil sie spüre, dass sie Angst habe, dass sie der Mut verlassen könne, je näher es zum Geburtstermin kommt in Anbetracht ihrer belastenden Vorerfahrungen. Und Kraft für alle drei wünsche sie sich, weil sie auch ein wenig befürchte, dem Muttersein mit allem nicht ganz gewachsen zu sein, dann auch noch Ehefrau und Partnerin zu bleiben. Sie möchte auch trotz der äußerst schmerzlichen Erfahrung der plötzlichen Tode der ersten beiden Kinder »Vertrauen auf's Leben« haben und keine »überängstliche Gluckenmutter« werden.

Sie wünsche sich ein gutes soziales Netz, in dem man sich gegenseitig unterstützen kann. Sie wisse zwar, dass ihre Mutter immer käme, wenn sie sie darum bitten würde, aber das möchte sie nicht in zu starkem Ausmaß nutzen. Sie möchte es mit ihrem Partner schaffen und anderen jungen Müttern. Und zu guter Letzt wünscht sie sich »innere Stärke«, um das alles gut durchzustehen: die Geburt und die Kleinkindphase.

Durch das Hinwenden zu den eigenen Wünschen kann sich die Mutter auf eine positive Entwicklung ausrichten und sich der bereits vorhandenen Ressourcen bewusst werden. Dies bedeutet eine Stärkung der Mutter, um eine stabile Bezugsperson für das noch Ungeborene zu werden.

6. Stunde

Heute kam Frau W. mit dicken Moonboots in die Stunde. Damit hatte sie einen besseren Halt, denn die Füße kamen dadurch besser auf den Boden im Sitzen.

Wieder begann ich mit dem Erspüren von Halt durch den Kontakt zum Boden und zur Sitzfläche, dann Spüren des Kreuzbeines und der Wirbelsäule bis hoch zu den Schulterblättern. Meine Arbeitshypothese war dabei, sie könne Halt durch das knöcherne Gerüst erfahren.

Frau W. klagte über verspannte Schulterblätter. Als ich sie fragte, wo das genau sei, zeigte sie oben auf die Schultern. Ich bot ihr meine Hände als Spürhilfe auf den Schulterblättern an.

Der Umgang mit der therapeutischen Hand ist ein weiterer Bestandteil der Funktionellen Entspannung. Marianne Fuchs, die Begründerin der FE, bezeichnet dies als »Therapeutisches Anfassen in verantworteter Beziehung«, das heißt unter Beachtung von Übertragung, Gegenübertragung und Abstinenz des Therapeuten. Der Einsatz der Hand als »Spürhilfe« ist stets eingebettet in den verbalen Dialog. Frau W. sagte, dass die Schulterblätter sich nach innen verdreht anfühlten und wie »zugekniffen«. Sie erlebe sie wie eine Art Schildkrötenpanzer.

Ich lud sie ein, sich zunächst in einen guten Stand zu bringen mithilfe des »Känguruh-Schwanzes« (drittes Bein), Knie leicht gebeugt, Becken leicht gekippt, Wirbelsäule wie eine »Perlenkette aufgefädelt«. Dann konnte sie ihren Rücken Wirbel für Wirbel von der Halswirbelsäule an abrollen und hängen lassen und schließlich langsam wieder aufrollen. Dabei unterstützte ich das Spüren der einzelnen Wirbel, indem ich leicht mit zwei Fingern über die gerade abzurollenden Wirbel strich. Beim anschließenden Nachspüren stellte sie eine deutliche Verbesserung ihrer Schulterbeschwerden fest. Im Anschluss gestaltete sie zu ihrem momentanen Körperempfinden eine Art Körperbild:

Der Bauch als Zentrum in rosa Farbe mit dicker Beckenschale; gebogene Wirbelsäule; oberer Brustbereich mit schwarzen Kreuzen gesprenkelt, die sich auch in einer Hälfte des Kopfes wiederfinden. Die andere Kopfhälfte korrespondiert farblich mit dem Bauch. In den Armen ist Rot, in den Beinen Blau. Arme und Füße fehlen.

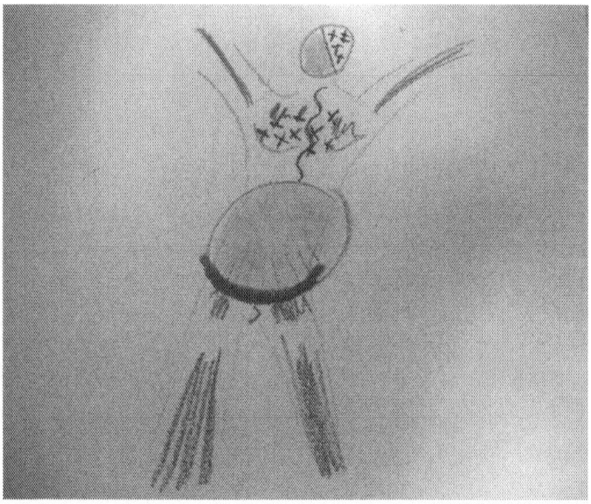

Abb. 3: »Körperbild 1«, 40 x 40 cm, Ölwachskreide

Hierzu sagte Frau W., als ich sie darauf ansprach, dass dies wohl ausdrücke, dass sie die Situation und ihren Ausgang weder in der Hand habe, noch dass sie weglaufen könne. Die schwarzen Kreuze seien ihre Traurigkeit und das Enge im Brustbereich. Das Rosa in Bauch und Kopf das Freudige, das zum Beispiel im Kopf die Kreuze sogar etwas verdrängt. Die Wahl der Kreuze als Symbol könnte auf die noch unverarbeitete Trauer hindeuten über den Tod der ersten beiden Kinder.

Auch hier wird wieder deutlich, wie die noch unverarbeitete Trauer durch die Körperwahrnehmung plötzlich mehr ins Bewusstsein kommt und dadurch bearbeitbar und integrierbar wird. Dies unterstützt letztendlich die wachsende Bindung zum Ungeborenen.

7. Stunde

Heute war Frau W. bereits vor unserer Stunde im Klinikum zum CTG, weil sie beunruhigt war, da das Kind sich kaum bewegt hatte. Sie wirkte kurzatmig und voller Angst.

Wieder begann ich mit dem gefühlten Halt im Außen, Kontakt mit dem Boden, Gelenkbewegungen mit Füßen, Knie, Hüfte, dann Erspüren des Kreuzbeins, der Wirbelsäule, Schulter, Halswirbel. Da mir das Bild mit den fehlenden Händen der letzten Stunde noch präsent war, ließ ich Frau W. zunächst ihre Arme abtasten mit einem kräftigen Griff bis hinunter zu den Händen, um dort schließlich jeden einzelnen Finger abzutasten. Das sollte eine Vergegenwärtigung des Knöchernen bis zu den Fingerspitzen ermöglichen. Frau W. sagte, dass sich die Finger nun kribbelig anfühlten und sie deutlicher das Geschwollene durch die Wasserablagerung wahrnehme. Hier kommt neben der Dimension des »äußeren Halts« auch der »innere Halt« durch das Abtasten des Knöchernen zum Tragen.

Sie gestaltete schließlich eine »Körperbildskulptur« mit geschlossenen Augen aus einer lufttrocknenden Modelliermasse:

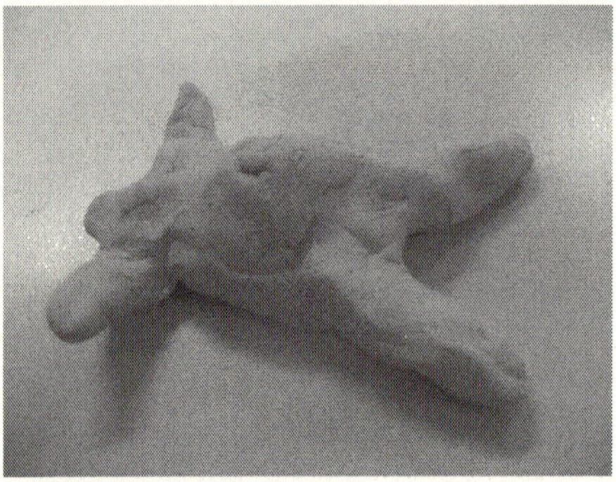

Abb. 4: »Körperbildskulptur« (von oben), ca. 15cm x 10cm x 5cm, Ton

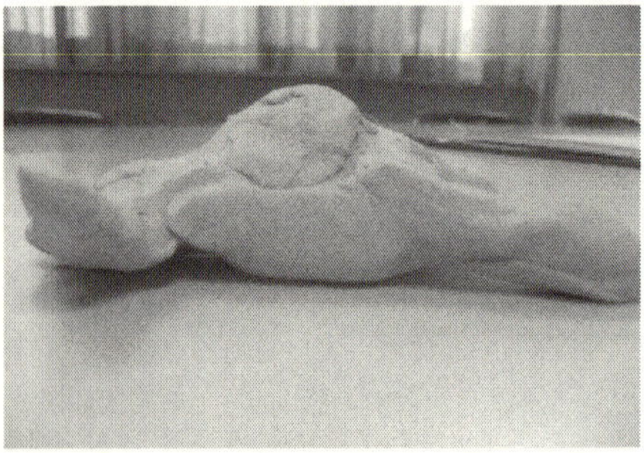

Abb. 5: »Körperbildskulptur« (von der Seite), ca. 15cm x 10cm x 5cm, Ton

Der Bauch ist sehr präsent und im Zentrum, die Figur liegt quasi »brütend« und etwas hilflos da, ohne Kopf und ohne Hände und Füße. Wieder sagte sie dazu: »Weil ich nichts machen kann.« Der Brustbereich war leicht eingedrückt, Brüste kaum erkennbar. Ich fragte sie, welche Umgebung sie gerne für ihre Figur hätte. Da sagte sie, dass sie gerne in einem watteweichen Bett oder in einem schönen Bad liegen würde. Ein gemütlich warmes Bad würde sie sich in letzter Zeit öfter gönnen mit einem »Kuschelbad-Zusatz«.

In dieser Stunde kommt nach dem Wahrnehmen des inneren und äußeren Halts der Wunsch nach Selbstzuwendung, quasi einer Selbst-Bemutterung (»watteweiches Bett«), zum Vorschein. Dies könnte eine Vorbereitung auf das Aushalten des Schmerzes sein, der mit der Trauerarbeit einhergeht.

8. Stunde

Frau W. kam heute recht freudig zur Stunde, sie habe im Moment viel Energie, es gehe ihr gut. Sie sprach zunächst viel über die Traurigkeit und den Tod ihrer ersten beiden Kinder, aber auch über die wachsende Vorfreude auf das erwartete Kind. Ich hatte den Eindruck, dass sowohl die Trauer als auch die Freude »flüssiger« geworden waren, weniger festsitzend und drückend. Fast in einem Atemzug redete sie über den Tod und darüber, dass es sich in ihrem Brustbereich wie eine Blumenwiese anfühlen würde, die aber auf oder über dem Dunklen und Traurigen wächst. Hier wird deutlich: Je mehr Trauer zugelassen werden kann bei gut erlebtem Halt, desto mehr wächst die Freude auf das neue Kind. Ich machte ihr den Vorschlag, dieses Bild der Blumenwiese zu gestalten. Dort, wo beim letzten gestalteten Körperbild noch die Kreuze zu sehen waren, wuchsen nun Blumen. Unterhalb der Blumen ist ein schwarzer Balken zu sehen, der das Oben und das Unten voneinander abtrennt. Sie beschreibt es so, dass es kein Durchkommen, keine Verbindung von Brustbereich und Bauch gäbe. Der obere Teil wäre freudig leicht, der untere Teil, also Bauch und Beine, auch eher positiv, wobei der Bauch »akut« (rot) sei, das heißt: hochschwanger. Sie spüre deutlich, dass die Freude nicht herunterkäme zum Bauch.

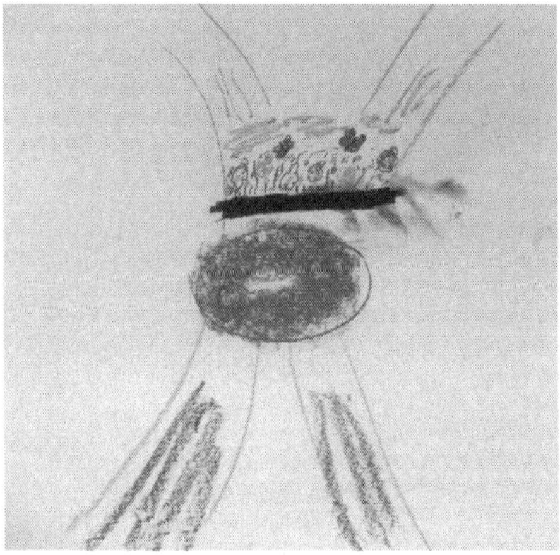

Abb. 6: »Körperbild 2«, 30cm x 40cm, Ölwachskreide

Ich bot ihr an, in den oberen Brustbereich zu atmen, dann die Hände auf den Bauch zu legen und dorthin zu atmen und dann nachzuspüren. Frau W. sagte, dass es nicht gut gegangen sei, sie spüre dort etwas wie eine Blockade.

Als wir das Bild anschauten, fragte ich sie, wie sich denn das Oben und das Unten verbinden ließen, ob sie eine Idee dazu habe. Sie antwortete, dass die Blumen drumherum wachsen könnten oder die Platte irgendwann wie ein »Schleusentor« brechen könnte oder sogar zerbröseln könnte. Sie sagte noch, dass die Platte »hausgemacht« sei. Sie habe die Trauer um ihre beiden Töchter einzementiert und unter Verschluss gehalten. Sie habe auch große Schuldgefühle, weil die Töchter ja in ihr gestorben seien.

Das Freiwerden der Trauer ermöglicht mehr und mehr Freude auf das kommende Kind. Es kommen aber auch vorhandene Schuldgefühle zum Vorschein, die unter den anderen Emotionen gelegen haben.

9. Stunde

Heute erschien Frau W. ein paar Minuten früher, sie hatte bereits ein CTG gehabt. Sie sagte, dass ihr Mann gerne heute in der Stunde dabei sein würde.

Zunächst führten wir zu dritt ein Gespräch, ich saß dem Paar gegenüber, die beiden nebeneinander. Der Mann ist groß, hat klare Augen und schaute mich direkt an. Er sagte, dass er gerne einmal dabei sein wollte, weil es ihn interessiere. Beide beschrieben ihre Vorfreude auf das Kind. Sie sagte, sie erlaube sich, jetzt Freude zu empfinden, wobei sie ihre Freude mehr im Brustbereich und wie Schmetterlinge und er seine Freude mehr im Bauch wie Ameisen empfinde. Recht schnell kamen wir auf den Tod der beiden Mädchen zu sprechen und Frau W. schilderte, dass sie unterschiedliche Arten im Umgang mit dem Tod hätten. Er sagte, dass seine Mutter bereits verstorben sei, als er gerade erst elf Jahre alt war. Er musste sich da durchbeißen und weitermachen. Deshalb gelte für ihn: »Weg ist weg, und wir sind noch da.«

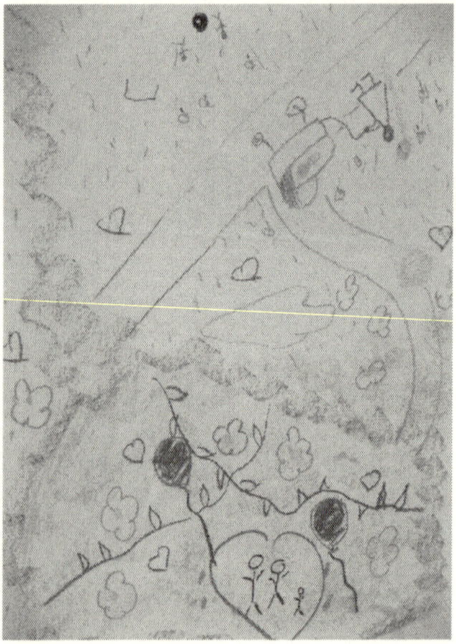

Abb. 7: »Partnerbild«, DIN A 3, Buntstift

Er war sehr gesprächsbereit, was ich zunächst nicht vermutet hatte, beschrieb die Augenblicke der Geburten der ersten beiden Kinder sehr berührend. Er selbst habe sich sehr verändert, er sei fürsorglicher und väterlicher geworden. Er wolle beim Kaiserschnitt in der kommende Woche dabei sein, auch wenn er Angst davor habe. Mich rührte die Ehrlichkeit und Offenheit, mit der beide zu mir und miteinander sprachen. Und ich hatte den Eindruck, dass sie durch die schweren Schicksalsschläge gereift sind und mehr zueinander gefunden haben.

Ich schlug ihnen ein Partnerbild vor. Beide gestalteten ihr freudiges Gefühl, fast eine Art Geburtstagsstimmung. Das Paar und das Kind sind auf beiden Seiten zu sehen.

Frau W. sagte, dass dieses Gefühl sehr stark sei. Ich antwortete, dass es vielleicht so stark sein könne, weil sie beide das Gegenteil erlebt hatten und den Kontrast kennen. Ohne den Schmerz und die Trauer wäre die Freude vielleicht nicht ganz so stark.

In dieser Stunde wird deutlich, dass die Trauer und die Trauervermeidung auch ein Paarthema ist (früher Tod der Mutter des Ehemanns). Beide Partner trauern anders, aber beide trauern. Der Austausch im Paar über die Unterschiedlichkeit und Andersartigkeit ist für die Verarbeitung wesentlich (Abb. 7).

10. Stunde

Heute hatte Frau W. das Angebot eines CTGs und Ultraschalls wieder vor unserer Stunde genutzt, was sie sehr beruhigte. Sie sprach davon, dass sie direkt vor dem Ultraschall sehr aufgeregt war, weil in den vorangegangenen Schwangerschaften der Tod der Kinder immer per Ultraschall diagnostiziert wurde. Als Frau W. darüber sprach, wirkte sie atemlos, fast als atme sie gar nicht bzw. nur sehr flach. Ihre Füße berührten den Boden nur mit den Fußspitzen. In meiner leiblichen Gegenübertragung spürte ich ebenfalls Atemlosigkeit, und ich bemerkte, dass ich etwas krumm vorne auf der Stuhlkante saß. Als ich dies bemerkte, setzte ich mich zunächst breiter auf den Stuhl, lehnte mich an und spürte in meine Füße hinein. Dabei verbalisierte ich meine Beobachtungen (ihre Atemlosigkeit) und mein Erleben. Dann machte ich ihr das Angebot, ihre Füße zu bewegen, damit zu spielen, das Gewicht zu verlagern von den Fußzehen auf die Fersen, dann auf die Außenkanten, die Fußgelenke im Kreis zu bewegen und nachspüren. Dann weitere Gelenkbewegungen mit den Kniegelenken, die

Sitzbeinhöcker in die Unterlage abwechselnd drücken und in den Beckenbereich hineinspüren. Frau W.s Atem vertiefte sich bereits, meiner auch.

Für mich ist es wichtig, mich selbst zu regulieren, wenn ich im therapeutischen Prozess mitschwinge. Dies wiederum wirkt sich auf mein Gegenüber konstruktiv aus.

Um den »inneren Halt« deutlicher wahrzunehmen, ließ ich Frau W. in ihre Kreuzbeingegend hineinspüren, das Knöcherne in Kontakt mit der Stuhllehne wahrnehmen. Dann die Wirbelsäule als »Perlenkette auffädeln«, Schultern in Verbindung mit dem Ausatmen bewegen und in Anschluss daran die Arme mit der ganzen Hand kräftig abtasten bis zu den Händen, jeden einzelnen Finger mit der Hand umfassen und leicht drücken. Auf den vorangegangenen Bildern und auch bei dem Tonobjekt hatte Frau W. ihren Körper jeweils ohne Hände und Füße gestaltet. Der Bauch war immer Mittelpunkt, wie eine große »Brutmaschine«. Deshalb lenkte ich den Fokus zuerst auf die Extremitäten, um sie in die Wahrnehmung zu integrieren.

Mit den Händen strich sie einige Male ihr Gesicht aus und legte dann die warm gewordenen Hände auf den Bauch, um in Kontakt mit dem Kind zu gehen. Das Kind reagierte gleich, indem es gegen den Druck der Hände drückte. Das freute Frau W. sehr. Ich machte ihr den Vorschlag, dass sie ihrem Kind mitteilen könne, wie alles ablaufen wird während des geplanten Kaiserschnittes, das heißt, wer dabei sei wird: ihr Mann und die vertraute Ärztin, die bereits bei den vorangegangenen Geburten dabei war und zu der sie größtes Vertrauen hat. Vor dem Kreißsaal werden ihre Eltern und ihre Schwester warten und mitfiebern. Das sind alles vertraute Menschen, die das Baby mit großer Liebe empfangen und deren Stimmen dem Baby auch teilweise bereits recht vertraut sein dürften. Diesen »Dialog mit dem Kind« bereits vor der Entbindung zu führen, vermittelte mir Cornelia Gudden, die sich mit der Bindungsanalyse (Jenö Raffai) intensiv beschäftigt hat.

Im Anschluss an diese Sequenz malte Frau W. das in Abbildung 8 zu sehende Bild. Sie sagte dazu, dass es die Freude sei, die sie empfinde. Die Angst sei zwar auch noch da, aber sie sei zur Seite gewandert und nehme nicht mehr so viel Raum ein. Die Freude breite sich aus, sie könne sie jetzt sogar im Bauch spüren.

Je mehr die Angst in den Hintergrund treten kann durch das vorherige Wahrnehmen ebendieser, desto mehr kann sich die Freude ausbreiten. In dieser Stunde stand auch die Bindungsförderung durch die Wahrnehmung und die direkte Ansprache des Kindes im Vordergrund.

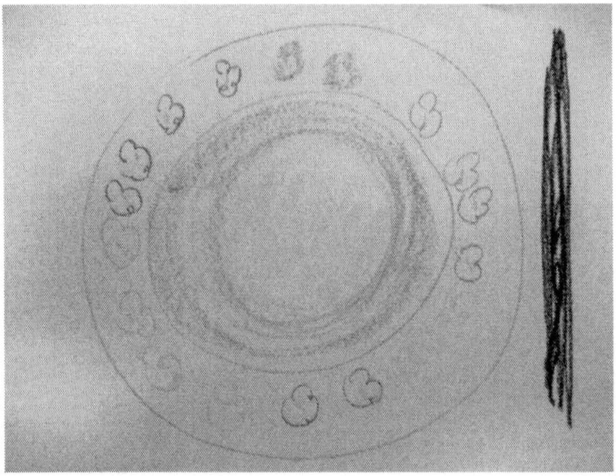

Abb. 8: »Freude«, 30cm x 40cm, Ölwachskeride

11. Stunde

Frau W. berichtete von beängstigenden Träumen, die sehr intensiv seien. Wenn sie wach werde, gehe es ihr aber wieder gut, und tagsüber fühle sie sich befreit und stabil. Ich machte ihr das Angebot, sich wieder gut einzurichten, um die Selbstfürsorge zu stärken.

Frau W. beschrieb mir sehr nahegehend ihre beiden Totgeburten. Während ihrer Schilderungen wurde mein Atmen schwer, ich spürte einen stechenden Schmerz in der Brust, dazu ein Druckgefühl schwer wie ein Gewicht auf dem Brustkorb. Meine Hände fühlten sich schwach an. Ich hatte einerseits den Eindruck, dass ich mich durch die Schilderungen in der Leibübertragung selbst sehr beschwert fühlte, andererseits fühlte ich deutlich, dass die verpackte Trauer aufgrund der schrecklichen Erlebnisse in Fluss gekommen war. Ich schlug wieder eine Bildgestaltung ihres momentanen Erlebens vor. Frau W. entschied sich für ein DIN-A2-Format und erstmals für Acrylfarbe, die sehr deutlich und farbintensiv ist (Abb. 9).

Sie sagte später dazu, dass ihr das Bild sehr gut gefalle, dass es für sie wie eine schöne Blume aussehe. Ihre Großmutter würde zu dieser Art Blume »Tag-und-Nacht-Schatten« sagen. Das Schwarze sei die Trauer, die sie auch noch wie schwarzes Pergamentpapier auf ihrer Brust fühle, das bunte Drumherum seien alle anderen Gefühle. Da ich den Eindruck hatte, dass sie immer noch angestrengt atmete, bot ich ihr das Bild an, sich etwas unter den

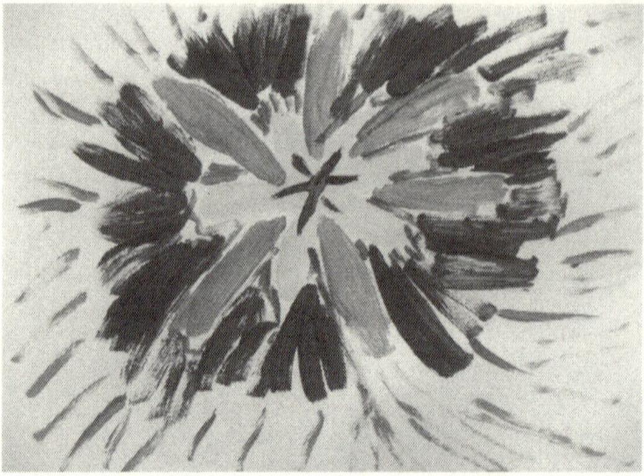

Abb. 9: »Trauer kommt in Fluss«, DIN A3, Acrylfarbe

Armachseln vorzustellen, durch das sie atmen könne. Sie spürte eine gewisse Erleichterung. Die Traurigkeit und Schwere auf der Brust fühle sich nun an wie eine Wachsplatte, die zu schmelzen beginne. Sie könne sich jetzt wirklich freuen, es sei »ein Gefühl wie Weihnachten«.

Das Baby kam per Kaiserschnitt mit circa 3.100 Gramm und 51 Zentimetern zur Welt. Frau W. hatte eine Spinalanästhesie bekommen und konnte daher den ersten Schrei ihres Kindes hören.

Ich durfte sie noch im Kreißsaal sehen, ihre Mutter hielt ihren Enkel auf dem Arm. Frau W. zitterte etwas durch die Narkose, es ging ihr noch nicht gut. Ich fragte sie, ob ich ihre Füße bzw. den Bereich, wo die Achillessehne ist, halten dürfe, um den Halt im Außen stärker spürbar zu machen. Sie überlegte kurz, sagte, dass die Beine noch taub von der Anästhesie seien, aber ich könne es versuchen. Ich hielt sie eine Weile. Sie erlebte das alles noch ein wenig »unwirklich«.

Am nächsten Tag besuchte ich Frau W. in ihrem Zimmer auf Station. Sie wirkte jetzt entspannt, das Baby saugte ruhig an der Brust. Frau W. fühlte sich wohl und war glücklich darüber, dass das Stillen wohl kein Problem sein würde. Sie konnte sogar in der Nacht trotz Kaiserschnittnarbe ihr Kind aus dem Bettchen nehmen und wirkte sehr stolz und froh. Sie schilderte, dass sie sehr froh darüber gewesen sei, dass ihr Mann sich direkt nach dem Kaiserschnitt um das Kind kümmern konnte, weil es ihr da noch zu schlecht ging.

12. Stunde

Heute schaute ich nochmals bei Frau W. vorbei. Sie beklagte, dass die Milch nicht einschieße. Offensichtlich hatte sie sich zu viel Besuch zugemutet. Meine Unterstützung, sich besser zu schützen, konnte sie gut annehmen.

Ich schlug ihr vor, sich gut im Bett einzurichten. Sie verstellte die Rückenlehne in einen flacheren Winkel. Dann leitete ich an, zunächst den Kontakt zur Matratze (Halt im Außen) wahrzunehmen. Sie sagte, dass sie ihren Rücken spüre, der fühle sich verzogen an durch das nächtliche Anlegen des Säuglings und auch durch den Kaiserschnitt.

Ich bot ihr an, das Gewicht ihres Körpers mit dem Ausatmen ein Stück mehr an die Unterlage abzugeben. Die Atmung schien sich zu vertiefen. Im Hintergrund war das ruhige Atmen des Babys zu hören, das entspannt schlief.

Um die »Flüssigkeiten« im Körper in Fluss zu bringen, bewegte sie zunächst die Fußgelenke, Hüftgelenk, Schultern und Handgelenke sowie das Kiefergelenk in Verbindung mit dem Ausatmen. Ihr Bewegungsimpuls ging dahin, ihre Wirbelsäule quasi diagonal hin- und herzubewegen. Im Anschluss daran lud ich sie dazu ein, ihren Mundraum mit der Zunge zu erkunden, wodurch ihr Speichel in Fluss kam.

Sie erspürte ihren Brustraum und sagte, dass ihre Brustwarzen brennen würden vom häufigen Anlegen. Die Brust selbst sei weich und warm. Und sie stellte sich vor, wie sich die Milch bilden und dort ansammeln würde.

Ich bot ihr noch eine Visualisierung an: Eine Kugel mit warmem Öl oder Licht ergießt sich über der Stirn und umfängt den ganzen Körper. Und überall dort, wo das warme Öl oder Licht hingelangt, entspannt sich der Körper.

Es entstand bei mir der Eindruck, dass sich ein großes Bedürfnis nach Alleinsein bei ihr einstellte. Mein Angebot, diesem Bedürfnis nachzugeben, empfand sie als passend.

Beim Verabschieden teilte sie mir ihr großes Vertrauen in ihren kleinen Sohn mit. Ihre Gedanken füllten sich mit Themen mütterlicher Versorgung ihres Kindes im Hier und Jetzt bei gleichzeitiger Gegenwärtigkeit der beiden verstorbenen Kinder in einem Sowohl-als-auch-Zustand in ihr. Auf Wunsch von Frau W. und mit Unterstützung der Klinik vereinbarten wir, die Behandlung auch nach der geglückten Geburt weiter fortzuführen und zum gegebenen Zeitpunkt ausklingen zu lassen.

Bereist pränatal kann es bedeutsam sein, körpertherapeutisch mit den werdenden Mütter (oder auch mit beiden Elternteilen) zu arbeiten. Insbesondere wenn Komplikationen auftreten, kann die Bindung zum noch Ungeborenen gestört werden. In dem beschriebenen Fall kam hinzu, dass ein noch unverarbeiteter Trauerprozess die aktuelle Schwangerschaft überschattete und sich die werdende Mutter in anhaltender Angst befand. Dies wiederum kann sich nachhaltig auf die Entwicklung des Ungeborenen und die Mutter-Kind-Bindung auswirken (Huizink et al., 2003; Rager, 2007; Buss et al., 2010; Raffai & Hidas, 2006). Durch die vorsichtige und achtsame Verarbeitung der Trauer, die auch körperlich spürbar wurde, konnte die Bindung zwischen Mutter und Kind bereits im Mutterleib gestärkt werden. Der Fokus wurde primär auf die Erweiterung der Wahrnehmungs- und Beziehungsfähigkeit zunächst der Mutter, aber auch des Vaters gelegt. Die Bindung zum schließlich Neugeborenen gestaltete sich trotz des komplizierten Schwangerschaftsverlaufs weiterhin gut und ohne größere Schwierigkeiten.

Literatur

Block, J. (1993). *Mutter werden. Die Psychologie der ersten Schwangerschaft*. München: Piper.

Bullinger, H. (1986). *Wenn Paare Eltern werden*. Reinbek bei Hamburg: Rowohlt.

Buss, C., David, E.P., Muftuler, L.T., Head, K. & Sandman, C. (2010). High pregnancy anxiety during mid-gestation is associated with decreased gay matter density in 6–9-year-old Children. *Psychoneuroendocrinology, 35*, 141–153.

Chamberlain, D. (1990). *Woran sich Babys erinnern. Die Anfänge unseres Bewusstseins im Mutterleib*. München: Kösel.

Erikson, E.H. (1977). *Identität und Lebenszyklus*. Frankfurt a.M.: Suhrkamp.

Gloger-Tippelt, G. (1998). *Schwangerschaft und erste Geburt. Psychologische Veränderungen der Eltern*. Stuttgart/Berlin/Köln/Mainz: Kohlhammer.

Gross, W. (2003). *Was erlebt ein Kind im Mutterleib? Ergebnisse und Folgerungen der pränatalen Psychologie*. Freiburg i.Br.: Herder.

Hardenberg, I.v. (2001). Erlebnisraum Mutterleib. Der Mensch vor der Geburt. *Geo Magazin, 7*, 20–42.

Huizink, A.C., Robles de Medina, P.G., Mulder, E.J., Visser, G.H. & Buitelaar, J.K. (2003). Stress during pregnancy is associsted with developmental outcome in infancy. *J Child Psychol Psychiatry, 44*, 810–818.

Köster-Schlutz, M.L. (1991). *Schwangerschaft und weibliche Identität. Individuelle und institutionelle Konflikte als Ausdruck kultureller Pathologie. Eine empirisch-hermeneutische Studie*. Frankfurt a.M./Bern/New York/Paris: Peter Lang.

Martius, P., Spreti, F.v. & Henningsen, P. (2008). *Kunsttherapie bei psychosomatischen Störungen*. München: Urban & Fischer.

Molinski, H. (1968). Bilder der eigenen Weiblichkeit. Ärger während der Geburt und Rigidität des Muttermundes. *Zeitschrift für Psychosomatische Medizin und Psychoanalyse, 14*(2), 343–345.

Molinski, H. (1972). Archaische Mütterlichkeit. Grundlagen psychogener Störungen von Schwangerschaft und Geburt. *Sexualmedizin 3*, 126.

O'Connor, T.G., Jonathan, H., Golding, J., Beveridge, M. & Glover, V. (2002). Maternal antenatal anxiety and children´s behavioral/emotional problems at 4 years. Report from the Avon Longitudinal Study of Parents and Children. *British Journal of Psychiatry, 180*, 502–508.

Pennebaker, J.W. (1997). *Opening Up: The Healing Power of Expressing Emotion.* New York: Guilford Press.

Prill, H.J. (1976). *Psychologie der Schwangeren, Gebärenden und Wöchnerin. Gynäkologie und Geburtshilfe. Band II.* Stuttgart: Thieme.

Prill, H.J. (1983). Psychosomatik der vorzeitigen Wehentätigkeit. In G.W. Grospietsch & W. Kuhn (Hrsg.), *Tokolyse mit Betastimulatoren* (S. 150). Stuttgart: Thieme

Hidas, G. & Raffai, J. (2006). *Nabelschnur der Seele.* Gießen: Psychosozial-Verlag.

Rauchfuß, M. (1999). Psychosomatische Aspekte des Abortgeschehens. In M. Stauber, H. Kentenich & D. Richter (Hrsg.), *Psychosomatische Geburtshilfe und Gynäkologie* (S. 125–157). Berlin/Heidelberg: Springer.

Reimer, C. (2004). Beratung, Krisenintervention, Kurzpsychotherapie: Kupfer oder Gold oder was? In G. Stefan & G. Kruse (Hrsg.), *Salutogenese, Resilienz und Psychotherapie* (S. 99–136). Hannover: Hannoversche Ärzte Verlags Union.

Reddemann, L. (2003). *Imagination als heilende Kraft. Zur Behandlung von Traumafolgen mit ressourcenorientierten Verfahren.* Stuttgart: Pfeiffer bei Klett-Cotta.

Stern, D.N. (2007). *Tagebuch eines Babys. Was ein Kind sieht, spürt, fühlt und denkt.* München: Piper.

Stern, D.N. & Bruschweiler-Stern, N. (2002). *Geburt einer Mutter. Die Erfahrung, die das Leben einer Frau für immer verändert.* München: Piper.

Uexküll, Th.v. (2003). *Psychosomatische Medizin.* München; Wien; Baltimore: Urban u. Schwarzenberg.

Uexküll, T.v., Fuchs, M., Johnen, R. & Müller-Braunschweig, H. (Hrsg.). (1994). *Subjektive Anatomie. Theorie und Praxis körperbezogener Psychotherapie.* Stuttgart: Schattauer.

Van den Bergh, B. (2002). The effect of maternal stress an anxiety in prenatal life on fetus and child. In L. Janus (Hrsg.), *The significance of the Earliest Phases of Childhood for later Life and for Society.* (Bezug Sekretariat der ISPPM, Friedhofweg 8, 69118 Heidelberg.)

Verny, T. (2003). *Das Baby von Morgen.* München: Rogner und Bernhardt.

Weimer, E. & Vieten, M. (2000). *Handbuch für die Hebamme. Von Hebammen für Hebammen.* Stuttgart: Georg Thieme Verlag.

Craniosacrale Osteopathie für Säuglinge

Rudolf Merkel

1 Craniosacrale Osteopathie

1.1 Einführung

Die Craniosacrale Osteopathie (CSO) oder Craniosacral-Therapie (CST) hat sich ursprünglich aus der osteopathischen Medizin entwickelt. Der Begründer der Craniosacralen Osteopathie war der osteopathische Arzt William G. Sutherland, der von 1873 bis 1954 in den USA lebte. Ein wichtiger Hintergrund dieser Arbeit ist die Annahme, dass das Gehirn sowie das Hirnwasser eine autonome und rhythmische Bewegung haben. Diese gemeinsame Bewegung von Hirn und Hirnwasser nannte Sutherland im Gegensatz zur Lungenatmung das *Primäre Atemsystem (Primary Respiratory Mechanism).* Heute gibt es bereits Untersuchungen, die belegen, dass das Hirngewebe sowie das Hirnwasser eine Eigenbewegung haben, welche unabhängig von Atmung und Herzrhythmus sind.

Diese Bewegung überträgt sich auf das ganze *Craniosacral-System*, das heißt auf die Hirnhäute, die einzelnen Schädelknochen, die Wirbelsäule und das Kreuzbein. Von dort überträgt sich die Bewegung auf das Skelett und das Bindegewebe und weiter auf den ganzen – zum größten Teil aus Wasser bestehenden – Organismus.

Mit viel Erfahrung ist diese Bewegung am Cranium und am ganzen Körper mit den Händen wahrzunehmen. Ist die Bewegungswelle in einer Körperregion nicht zu ertasten, weist dies auf eine lokale Verletzung oder eine unflexible Struktur hin. Die erkennende Berührung des CSO Praktizierenden – *the Diagnostic Touch* – ist Grundlage für das weitere Vorgehen. Die therapeutischen Techniken – *the Therapeutic Touch* – reichen von deutlich manuellen Techniken bis hin zu einem subtilen Aufspüren und

Begleiten der primären Atembewegung in den Strukturen des Organismus. Mit der befreiten Bewegung des Primären Atemsystems in allen Strukturen tritt dann ein, nach der individuellen Krankheitssituation möglicher, Gesundungsprozess ein.

1.2 Grundlagen der Craniosacralen Osteopathie

Sutherland nannte die oben beschriebene Bewegung den sogenannten Primären Atemmechanismus. Später wurde für diesen Bewegungsimpuls der Terminus Cranial Rhythmischer Impuls *(CRI)* geprägt.

Die Craniale Osteopathie nach W.G. Sutherland wird in fünf Grundsätzen zusammengefasst:

1. Die Strukturen des Neuralrohres, das heißt Gehirn und Rückenmark, haben eine Eigenbewegung.
2. Das Hirnwasser hat eine eigene Kraft. Hierbei handelt es sich um eine innerhalb der Hirnhäute fluktuierende Flüssigkeitsbewegung.
3. Die Hirnhaut der Dura mater überträgt die Eigenbewegung auf die Schädelknochen und das Kreuzbein.
4. Die Schädelknochen bleiben bis ins hohe Alter frei beweglich.
5. Das Kreuzbein zwischen den Beckenknochen ist ebenfalls frei beweglich.

Mit diesen fünf Grundsätzen werden die wichtigsten anatomischen Strukturen, die Beweglichkeit dieser Strukturen und die Richtung der Bewegungsübertragung des CRI – das heißt vom Hirnwasser auf die Hirnhäute und von den Hirnhäuten auf die knöchernen Strukturen – beschrieben. Obwohl Sutherland selbst nie Angaben über die Frequenz gemacht hat, werden heute in der Literatur Frequenzen des CRI mit 2,5 bis 16 Zyklen pro Minute angegeben.

Für den CSO Praktizierenden ist die Eigenbewegung des Craniosacral-Systems am deutlichsten am Schädel zu palpieren. Die Hände werden dafür zum Beispiel seitlich an den Schädel gelegt. In dieser Position haben sie Kontakt mit den Scheitelbeinen, den Schläfenbeinen und vor allem mit dem Keilbein.

Die über die Knochen wahrzunehmende Bewegung des CRI hat zwei Phasen, die Inhalationsphase und die Exhalationsphase. In der *Inhalationsphase* öffnet sich der Schädel. Hierbei handelt es sich aber nicht um eine symmetrische, zentrifugale Öffnung, sondern es wird *nur* der rechte/linke oder transversale Durchmesser breiter. Der vorne/hinten oder sagittale Durchmesser wird dagegen schmaler. Man könnte sagen, der Schädel nimmt eine eher runde Form an. In der *Exhalationsphase* wird der transversale Durchmesser kleiner und der sagittale Durchmesser länger, das heißt, die Schädelform verändert sich eher zu einer länglichen Form.

Der schlauchförmige Verlauf der spinalen Hirnhaut, die frei innerhalb des Wirbelkanals hängt, wird in der Inhalationsphase nach oben gezogen und gleitet in der Exhalationsphase wieder nach unten.

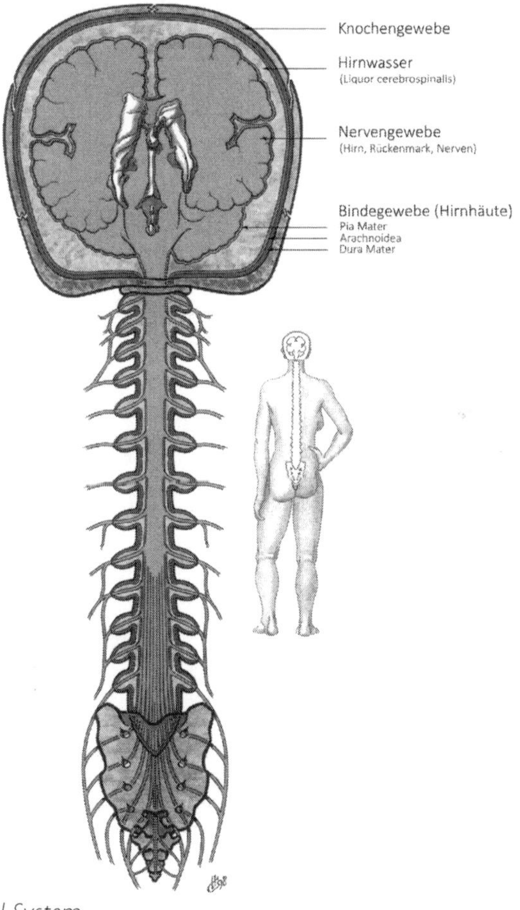

Abb. 1: Das Craniosacral-System

1.3 Der dynamisch-rhythmische Aspekt in der Craniosacralen Osteopathie

Innerhalb der osteopathischen Medizin war die CSO nie breit akzeptiert, dies vor allem, da der vierte Grundsatz Sutherlands besagt, dass die Schädelknochen bis ins hohe Alter beweglich bleiben. Dieser Grundsatz widersprach damals und widerspricht auch heute noch der gängigen anatomischen Lehre. Heuzutage gibt es zu dieser vierten Aussage von Sutherland jedoch bereits genügend bestätigende Hinweise, sodass man über diese alte anatomische Lehrmeinung der verschlossenen Schädelnähte streiten kann. Für die therapeutische Arbeit mit Kindern ist die Hypothese der Beweglichkeit der Schädelknochen kein Problem, denn die anatomischen Lehrbücher beschreiben, dass die angenommene Unbeweglichkeit der Schädelnähte erst im Erwachsenenalter beginnt.

Wegen der geringen Akzeptanz innerhalb der osteopathischen Medizin musste sich die Craniosacrale Osteopathie als eigene Methode unabhängig weiterentwickeln. Hier ist besonders der amerikanische Osteopath John Upledger zu nennen, der dieser manuellen Therapie in den 60er Jahren den Namen »Craniosacral-Therapie« (CST) gab (Upledger, 1991).

In der Gründungszeit der Craniosacralen Osteopathie wurden vor allem die strukturellen und funktionellen Zusammenhänge der Schädelknochen und der Hirnhäute erarbeitet. In den neueren Entwicklungen ab den 70er bis in die 90er Jahre wurde zusätzlich auf den nicht-strukturellen, den dynamisch-rhythmischen Aspekt der Craniosacralen Bewegung Wert gelegt.

Heute ist es für die CSO und CST Praktizierenden ebenso wichtig, die Qualität der Bewegung mit einzubeziehen. Für das therapeutische Vorgehen stellen sich folgende Fragen: Sind die Schädelknochen beweglich? Wie ist die Kraft oder die Amplitude der Bewegung? Hat die Bewegung eine Variabilität und Kontinuität oder stockt sie – vergleichbar mit dem Atem, der unter bestimmten Einflüssen oder Einwirkungen (s. auch das Kapitel »Stressevaluation«) flach wird oder sogar angehalten wird?

Ein ganz neuer Impuls erhielt die CSO/CST durch die Beobachtung, dass neben der rhythmischen Bewegung des CRI – welcher die Strukturen bewegt – auch noch subtilere Bewegungen wahrgenommen werden können. Diese neue Entwicklung, welche sich Biodynamics oder Biodynamische Craniosacrale Therapie nennt, beschreibt Bewegungen, die als eine subtile Kraft durch die Strukturen hindurchgehen. Es wird eine *Fluid Tide* beschrieben, welche sich von der Mittellinie des Körpers zentrifugal in die

Peripherie ausbreitet. Des Weiteren wird eine *Long Tide* beschrieben, welche von der Peripherie aus, das heißt von außen kommend den Körper durchströmt. Diese sich langsam ausdehnenden Bewegungen zeigen sich im gesunden Organismus gleichzeitig zum CRI oder spontan im therapeutischen Prozess bzw. sind Zeichen für einen fortgeschrittenen Gesundungsprozess.

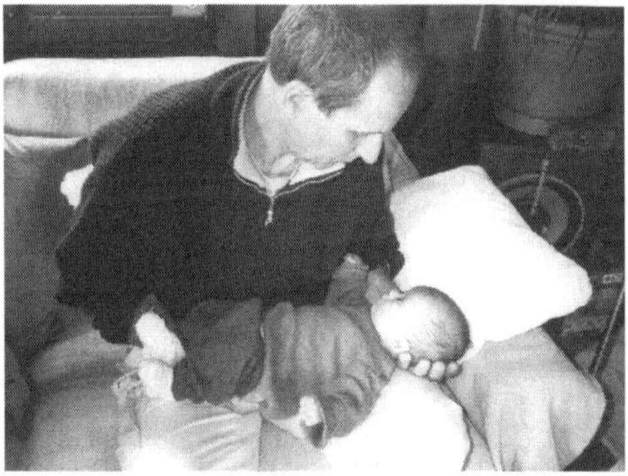

Abb. 2: Kopf und Kreuzbein werden zur Beobachtung des CRI oder als beruhigende Technik gleichzeitig gehalten.

2 Die Kinderbehandlungen – Historischer Überblick und Forschungen

2.1 Einleitung

Die Anwendung der Craniosacralen Osteopathie basiert zum einen auf einem detaillierten Wissen der funktionellen Anatomie und zum anderen auf der Entwicklung von geschickten und feinfühligen Händen, die das Wissen anwenden können. Sutherland sprach von »*Thinking Fingers*«. Wenn keine guten Resultate erreicht werden, dann ist meist eines oder sind beide dieser essenziellen Prinzipien vernachlässigt worden (Magoun, 1961).

2.2 W.G. Sutherland

Sutherland, der Begründer der Craniosacralen Osteopathie, hat bereits die Grundlagen für die Kinderarbeit gelegt. Seine wichtigsten Erkenntnisse lassen sich am besten in zwei von ihm häufig benutzten bildhaften Beschreibungen zusammenfassen: »Das Loch im Baumstamm« (W.G. Sutherland, 2004, I, S. 100).

Im Hinterhauptsbein (lat. *Os occipitale*) gibt es eine große Öffnung, das große Hinterhauptsloch (lat. *Foramen magnum)*, durch die das Rückenmark in den Wirbelkanal austritt. Sutherland gab dem großen Hinterhauptsloch den Namen »die Öffnung im Baumstamm«. Beim Neugeborenen wird diese Öffnung aus den vier beweglichen Teilen des Os occipitale gebildet. Die Stellungen der vier Teile des Os occipitale haben einen großen Einfluss auf die Größe des Foramen magnum und auch auf die Stellung der übrigen Schädelknochen. Ganz besonders wichtig war für Sutherland, dass das Rückenmark frei aus dem »Loch im Baumstamm« austreten kann.

Die zweite bildhafte Beschreibung von Sutherland war: »So wie der Zweig gebogen wird, krümmt sich der Baum« (W.G. Sutherland, 2004, I, S. 102) – »krumme Zweige« nannte er die Kinder, die – während der Schwangerschaft, durch die Geburt oder später – ein verdrehtes Hinterhauptsbein haben. Durch ein verdrehtes Hinterhauptsbein erhalten die Schädelknochen und vor allem die Wirbelsäule einen falschen Wachstumsimpuls und es entwickelt sich zum Beispiel eine Skoliose, das heißt eine Wirbelsäulenverkrümmung. Auch wenn dadurch nicht bei allen Kindern oder späteren Erwachsenen Beschwerden entstehen, ging Sutherland davon aus, dass die »krummen Zweige« zumindest anfälliger für weiteren strukturellen (und/oder emotionalen) Stress sind.

Forschung

Nachdem Sutherland das Grundkonzept der Cranialen Osteopathie entworfen hatte und in seiner Praxis einsetzte, war es ihm ein Bedürfnis, ein Konzept für die cranialen Kinderbehandlungen, insbesondere für die behinderten Kinder, zu entwerfen. Er begann noch einmal die embryonale Entwicklung der Schädelknochen, die Geburtsmechanik für den Schädel und die Membranstrukturen zu studieren. Er fragte sich: »Wie soll sich das Gehirn in einem blockierten Mechanismus entwickeln?« (W.G. Sutherland, 2004, IV, S. 75)

Er nahm an, dass ein von Schädelfehlstellungen beeinträchtigtes Craniosacral-System eine Ursache für geistige und/oder körperliche Behinderungen sein kann und dass das Nervensystem auf zusätzliche und später im Leben auftretende Belastungen mit Dysfunktionen reagiert. Sein besonderes Interesse galt den behinderten Kindern, die er, wie oben erwähnt, »krumme Zweige« nannte. Im Sinne des obigen Zitates war es ihm wichtig, die Schädelfehlstellungen so früh wie möglich zu lösen. Um 1930 begann er seine Forschung über Fehlstellung des Hinterhauptsbeines bei

Säuglingen und Kleinkinder und besuchte regelmäßig eine Kinderklinik, wo er behinderte Kinder untersuchte und behandelte.

Ein wichtiger Hintergrund seiner Forschung war, dass die Schädelbasis bei der Geburt aus 13 kleinen Knochenteilen besteht. Das Hinterhauptsbein besteht aus vier Teilen, das Keilbein (lat. Os sphenoidale) aus drei Teilen und die beiden Schläfenbeine (lat. Os temporale) aus je drei Teilen. Diese 13 Teile sind sehr flexibel über Knorpel- und Bindegewebe miteinander verbunden. Sie werden jedoch vor allem durch die innen dem Schädel anliegende harte Hirnhaut, die Dura mater, zusammengehalten. Man könnte sich diese 13 Knochenteile wie 13 Eisschollen vorstellen, die auf einem See mit begrenzendem Seeufer schwimmen. Sobald äußere Kräfte die Eisschollen verschieben, beginnt sich die gleichmäßige Verteilung der 13 Eisschollen zu verändern, bzw. es könnten sich sogar Eisschollen übereinander schieben. Was aber auch immer mit den Eisschollen geschieht: Das begrenzende Ufer hält, wie die harte Hirnhaut, alles zusammen. Insbesondere zum Zeitpunkt der Geburt ist die aus 13 Knochenteilen bestehende Schädelbasis sehr leicht Verformungen ausgesetzt. Die Dura mater gibt also dem Schädel des Kleinkindes die notwendige Stabilität, nicht die Knochen (Abb. 3).

Erst im Alter von circa fünf bis sieben Jahren verbinden sich die vier Teile des Hinterhauptsbeines zu einem Knochen, ebenso die Teile des Keilbeines und die der Schläfenbeine. Dann besteht die Schädelbasis nicht mehr aus 13, sondern aus vier Knochenteilen

Die Schädelnähte/Suturen bilden ab dem fünften Lebensjahr ihre typisch verzahnte Verbindung, welche die Schädelknochen in einer stabilen Mechanik zusammenhält. Diese Entwicklung ist mit circa zwölf Jahren abgeschlossen. Erst ab diesem Zeitpunkt sind die Schädelknochen ein strukturgebender Anteil des Kopfes. Ganz abgeschlossen ist die Knochenentwicklung des Körpers erst im Alter von circa 28 Jahren. In diesem Alter verbinden sich die fünf Kreuzbeinwirbel zum Kreuzbeinknochen und das Keilbein und das Hinterhauptsbein bilden eine knöcherne Verbindung. Alle anderen Schädelknochen bleiben weiterhin untereinander beweglich.

Das Ergebnis der praktischen Forschungsarbeit von Sutherland war, dass sich bei Kindern mit neurologischen Problemen auch strukturelle Veränderungen zeigen, dies insbesondere im Bereich des Hinterhauptsbeines. Hier fand er sehr häufig eine Verformung im Sinne einer Kompression oder einer Verdrehung. Die Folge war meist auch eine Verdrehung und Fixierung im oberen Kopfgelenk, das heißt in dem Gelenk, das das Hinterhauptsbein mit dem obersten Halswirbel, dem Atlas, verbinde. »Viele der ›Krummen

Zweige«-Schädel, die er untersuchte, zeigten durch vorgeburtliche oder geburtsbedingte Verletzungen verursachte Verzerrungen in diesem spezifischen Bereich« (W.G. Sutherland, 2004, IV, S. 73).

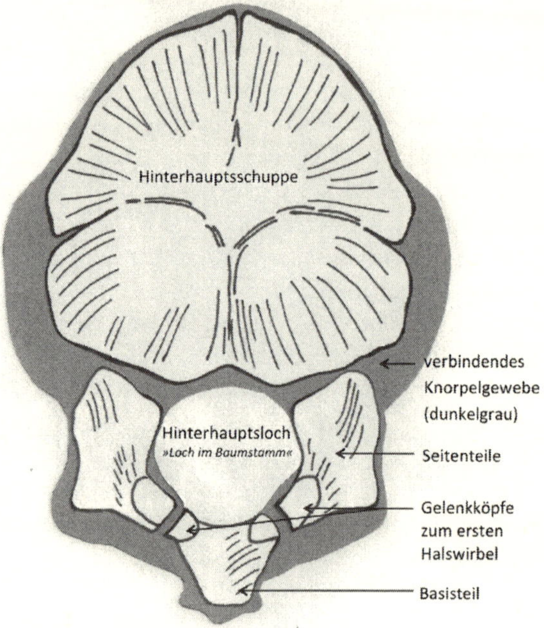

Abb. 3: Das Hinterhauptsbein beim Neugeborenen (von unten): Deutlich sichtbar sind die vier Teile des Hinterhauptsbeines, bestehend aus der Hinterhauptsschupppe, den zwei Seitenteilen und dem Basisteil. Diese vier Teile werden duch eine flexible Knorpelschicht (dunkelgrau) zusammengehalten. Das große Hinterhauptsloch ist die Schädelöffnung, die vom Schädelinnenraum in den Wirbelsäulenkanal mit dem Rückemark führt.

Neben den genannten Problemen fand sich bei diesen Kindern vor allem ein harter, in den Suturen unbeweglicher Kopf *(»hard head«)*.

Große Bedeutung maß Sutherland auch der embryonalen Entwicklung des Keilbeines und jener der Schläfenbeine bei, welche zum Zeitpunkt der Geburt aus je drei Knochenanteilen bestehen und die ebenfalls untereinander verschoben oder blockiert sein können.

Sutherlands Frau Adha Strand Sutherland berichtet in ihrem Buch *With thinking fingers* über die craniale Arbeit mit Kindern und über ein gemeinsames Forschungsprojekt mit hyperaktiven Kindern, Kindern mit Lernproblemen sowie Kindern mit sozialen und emotionalen Problemen. Weiterhin berichtet sie, dass W.G. Sutherland, nachdem er bereits viele OsteopathInnen in seiner cranialen Technik unterrichtet hatte, unzählige Dankesbriefe aufgrund erstaunlicher Erfolge bei Kinderbehandlungen erhielt.

Die therapeutischen Ansätze

Für die Kinderbehandlungen entwickelte Sutherland unter anderem Techniken für die

- *Schädelknochen*, das heißt Techniken für das Os occipitale, das Os sphenoidale und das Os temporale, insbesondere aber für die Lösung der Kompression der Gelenkköpfe des Hinterhauptsbeines mit dem Atlas sowie eine Technik zur Lösung der Verdrehung des Hinterhauptsbeines.
- *Kopfgelenke*, das heißt Techniken zur Lösung des Os occipitale vom Atlas. Heute sind in der Kinderheilkunde die Atlastechniken bei Säuglingen sehr beliebt geworden und ihr Erfolg ist breit akzeptiert. Bei diesen eher chiropraktischen Techniken (z.B. nach Biedermann, 1999) liegt der Fokus auf der Manipulation am Atlas. Bei Sutherland liegt der Hauptfokus, wie oben beschrieben, auf der Korrektur des Hinterhauptsbeines mit dessen Gelenkköpfen, den Pars condylaris, welche die Gelenkverbindung zum Atlas bilden (siehe Abbildung 3).
- *Hirnhäute:* Eine Lösung der Spannung innerhalb der Hirnhäute war für Sutherland sehr wichtig, denn frei bewegliche Hirnhäute waren für ihn ein ausschlaggebender Faktor für eine normale Entwicklung des Zentralen Nervensystems eines Kindes. Eine mündliche Aussage von Rebecca Lippincott wird im Sutherland-Kompendium wiedergegeben; sie spricht sehr eindrücklich von Sutherland bei der Arbeit:
- »Es ist inspirierend, Dr. Sutherland bei der Behandlung eines Säuglings zu beobachten. Egal welchen Kontakt er verwendet, er hält ihn und geht mit den Bewegungen des Patienten mit. Manchmal bittet er die Mutter das Sacrum zu halten. Er scheint mit der Dura mater mitzugehen und führt einen Zustand ausgeglichener membranöser Spannung herbei« (W.G. Sutherland, 2004, I, S. 191).

- *Flüssigkeit:* Sutherlands wichtigster Begleiter bei der Arbeit war die Flüssigkeit im Körper, insbesondere das Hirnwasser. Hier ein Zitat von ihm, als er gemeinsam mit einem Kollegen ein Kind behandelte: »sanft, sanft – nichts erzwingen – erinnern Sie sich daran, dass die Flüssigkeit für Sie arbeitet« (W.G. Sutherland, 2004, IV, S. 9).

2.3 Wichtige Osteopathinnen in der Weiterentwicklung der Kinderbehandlungen

Neben Sutherland selbst sind vor allem seine Schülerinnen Rebecca Lippincott, Beryl E. Arbuckle und Viola Fryman zu nennen, welche innerhalb der Osteopathischen Medizin die Craniosacrale Kinderbehandlung weiterentwickelt haben. B.E. Arbuckle publizierte vor allem sehr umfangreiche Studien über die Anatomie der Hirnhäute und entwickelte daraus therapeutische Ansätze für Kinder mit Epilepsie (Arbuckle, 1994).

Viola Fryman wurde vor allem durch zwei große Untersuchungsserien bekannt: 1966 veröffentlichte sie eine große Studie, in der ein Kinderarzt und sie als osteopathische Ärztin 1.250 nicht selektierte Neugeborene einer Klinik ein bis fünf Tage nach der Geburt untersuchten. Nach einer pädiatrischen Untersuchung wurden die Kinder eingeteilt in: normal, neurologische Probleme und Kinder mit Atem- und Kreislaufproblemen. All diese Neugeborenen wurden von Fryman gemäß ihren Fehlstellungen im Bereich des Os occipitale, des Os sphenoidale, des Os temporale und des Os sacrum eingeteilt.

Bei der Untersuchung zeigte sich ein enger Bezug zwischen dem Craniosacral-System und dem Nervensystem, denn in der Gruppe der »*nervous infants*« fanden sich bei bis zu 95% der Kinder craniosacrale Fehlstellungen. In der Gruppe mit Atem- und Kreislaufproblemen fanden sich nur bei 69% craniosacrale Probleme. Bei den pädiatrisch asymptomatischen Kindern fanden sich bei 57% craniosacrale Probleme.

Eine weitere diagnostische Studie, in der über 209 Schulkinder mit Lernblemen untersucht wurden, veröffentlichte Viola Fryman im Jahr 1976. In dieser Studie konnte sie einen deutlichen Zusammenhang zwischen Läsionen der Schädelbasis und den Lernproblemen der Schulkinder nachweisen.

In ihrem Unterricht lehrte Viola Fryman einerseits einen strengen, strukturorientierten funktionellen Sutherland-Stil, andererseits legte sie sehr großen Wert auf die liebevolle, unvoreingenommene Haltung des/der

Osteopathen/in gegenüber dem Kind. In ihrer Klinik praktizierte sie eine ganz spezielle Art der Kinderbehandlung. Während der Behandlung spielte eine Pianistin klassische Musik; die Stücke wählte die Musikerin spontan und intuitiv aus.

Zusammenfassend lässt sich sagen, dass der osteopathische Arzt Sutherland und seine engsten Schülerinnen auf den strukturellen/funktionellen Ebenen – Knochen, Hirnhäute, Flüssigkeit/Nervengewebe – gearbeitet haben. Es ist nicht daran zu zweifeln, dass sie in den Baby- und Kinderbehandlungen sehr erfolgreich waren. Allerdings wissen wir nicht, ob der emotionale Aspekt von ihnen – ohne darüber öffentlich zu sprechen oder zu schreiben – als selbstverständlich mit einbezogen wurde oder ob sie die emotionalen Aspekte unbewusst in ihre Arbeit integriert hatten.

Mir geht es nicht darum, die emotionale Ebene als unbedeutend darzustellen. Es ist mir jedoch wichtig, dass für die Anwendung der CSO/CST die aufmerksame und einfühlsame Arbeit mit den Händen die Basis bleibt und dass die strukturellen Ebenen – Knochen, Membran, Flüssigkeit/Nervengewebe – die gleiche Wertigkeit behalten wie die emotionale und die feinstofflich-energetische Ebene. Die Strukturen können unseren Händen wichtige »Geburts- oder Lebensgeschichten« erzählen oder wir können diese Strukturen bewusst und ohne Worte nach emotionalen oder energetischen Inhalten befragen. Diese Geschichten sollten wir mit Mitgefühl anhören und ihre Aufarbeitung und Integration – mit oder ohne weitere Techniken – begleiten.

3 Praktischer Teil

Gerade in der Kinderbehandlung wird der Unterschied zwischen symptomatischer Reparatur und systemischer Prozessarbeit deutlich. Der vorrangige Sinn einer Behandlung besteht nicht darin, isoliert eine Struktur zu korrigieren, die Behandlung ist vielmehr ein Prozess, in dem das funktionelle und energetische Umfeld auf eine Veränderung in Richtung Gesundheit vorbereitet wird (Abb. 4).

3.1 Einführung

Wenn wir zurückblicken auf die cranialen OsteopathenInnen um Sutherland, sehen wir, dass die funktionelle Arbeit an den Strukturen auch eine

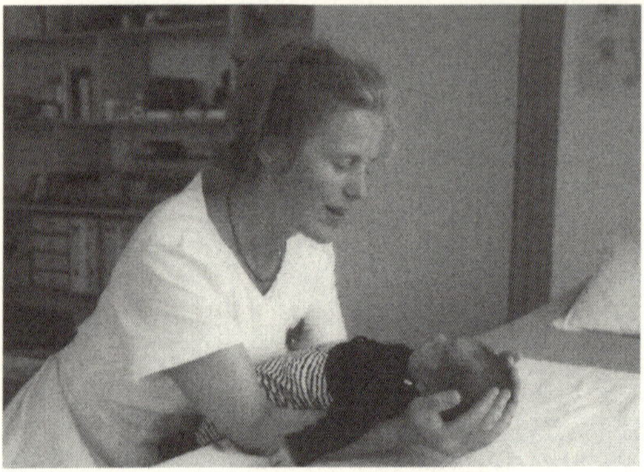

Abb. 4: Bei Säuglingen und Kleinkindern ist es besonders wichtig, mit Körperkontakt und Blickkontakt zu arbeiten.

bewusste oder unbewusste Eintrittspforte in die emotionale und/oder feinstoffliche Ebene sein kann. Wir sind als Menschen eine Einheit aus Körper, Geist und Seele. Es ist deshalb in gewissem Sinne beliebig, über welche Ebene wir den Menschen mit unseren Händen ansprechen. Möglicherweise besteht die Kunst darin, der Einheit gewahr zu sein und gleichzeitig zu wissen, über welche therapeutischen Ebenen ich – im Augenblick der Behandlung – das Umfeld auf eine Veränderung am besten vorbereiten kann.

Da Kinder nicht auf Worte, sondern auf die Intention in meiner Kommunikation reagieren, ist meine Beziehung zu den Kindern und das, was ich in diese Beziehung hineinbringe, für das Wohlbefinden des Kindes und für den Erfolg meiner Behandlung entscheidend.

3.1.1 Die Behandlung ist eine Kommunikation

Die craniosacrale Behandlung ist kein mechanischer Ablauf, sie stellt eine Kommunikation mit dem Kind dar. Das Wort »Kommunikation« kommt aus dem Lateinischen und bedeutet: gemeinschaftlich oder Bildung einer Einheit. In der Behandlungszeit sind wir zwei Menschen mit zwei verschiedenen Rollen und trotzdem sind wir eine Einheit. Die Ebene der Kommunikation bestimmen beide Kommunikationspartner miteinander. Dies ist keine moralische Aufforderung. Es ist eine Realität, dass insbesondere Kinder sich eine Kommunikation nicht aufzwingen lassen. Wenn wir kein Gefühl dafür entwickeln, was ihnen möglich ist, gehen sie sehr direkt in die Verweigerung, oder sie sind Meister darin, uns etwas vorzutäuschen.

Theoretisch habe ich die Möglichkeit, auf drei verschiedenen Ebenen mit dem Kind zu kommunizieren. Die drei Ebenen beschreibe ich wie folgt:

Die Ebene der Struktur: Diese hat wieder eine Dreiteilung mit (1) Knochen, (2) Bindegewebe (z.B. Hirnhäute, Faszien) und (3) Flüssigkeitsräume und Organgewebe (z.B. Hirnwasser/Hirngewebe).

Die Ebene der Emotion: Diese ist die Erinnerung an ein traumatisches Erlebnis und die sich daraus ergebenden körperlichen, emotionalen und mentalen Mechanismen.

Die Ebene der feinstofflichen Energie: Eine intellektuelle Definition dieser Ebene ist mir nicht möglich. Ich möchte diese Ebene aber auch nicht mystifizieren. Es ist allerdings eine Realität, dass wir in der »Cranioarbeit« zu einer Ebene jenseits von Struktur, Emotion und Gedanken Kontakt bekommen (s. das Beispiel Svens weiter unten). Es ist die Wahrnehmung von subtilster, nicht materieller Bewegung. Sutherland nannte den Ursprung dieser Bewegungen *»Breath of Life«*. Die Bewegung der Flüssigkeit selbst ist nicht gleichzusetzen mit dieser feinstofflichen Ebene. In der rhythmischen Bewegung von Flüssigkeit, Bindegewebe und Knochen etc. manifestiert sich der *»Breath of Life«*. W.G. Sutherland sagt in diesem Zusammenhang:

> »Innerhalb der cerebrospinalen Flüssigkeit existiert ein unsichtbares Element, das ich als ›Lebensatem‹ bezeichne. Ich möchte, dass ihr euch diesen Lebensatem als eine Flüssigkeit innerhalb der Flüssigkeit vorstellt, als etwas, das sich nicht vermischt, etwas, das Kraft besitzt und Ursache für die Bewegung ist. Es ist wirklich wichtig zu wissen, wodurch die Flüssigkeit bewegt wird: Stellt euch eine Kraft vor, eine intelligente Kraft, die viel intelligenter ist als eure eigene menschliche Vernunft« (W.G. Sutherland, 2004, I, S. 26).

3.1.2 Die Werkzeuge der Kommunikation

Behandlungstechniken nenne ich bewusst Werkzeuge der Kommunikation, denn es ist sinnlos, dem Kind craniosacrale Techniken aufzuzwingen. Wenn ich eine craniosacrale Technik anwende, muss ich weiterhin kommunizieren, das heißt beobachten, ob das Kind die Veränderung annimmt und wie das Kind diese Veränderung integriert. Neben den speziellen craniosacralen Techniken sind der CRI sowie die subtilen Bewegungen aus der Biodynamik das für die CSO/CST spezifische Kommunikationsmittel.

3.1.3 *Der CRI*

Der CRI ist eine rhythmische Bewegung, die wie die Bewegung des Blutes oder der Atmung am ganzen Körper, insbesondere an den Knochen des Schädels und dem Os sacrum, palpierbar ist. Über die Herkunft des CRI gibt es nur Hypothesen. Allerdings gibt es bereits interessante wissenschaftliche Arbeiten, die Wahrnehmungen aus der Craniosacralen Osteopathie bestätigen. In der Literatur wird, wie bereits weiter oben erwähnt, eine Frequenz für den CRI von 2,5 bis 16 Zyklen pro Minute angegeben. Entscheidend für eine Aussage über die gesunde Bewegung der Strukturen und das Selbstheilungspotenzial des Organismus ist allerdings die Amplitude der Bewegung, das heißt die Kraft, die hinter der Bewegung steht.

Da der CRI sofort auf Stress reagiert, das heißt unter Stress kurz stoppt, ist er vergleichbar mit anderen Biofeedbackzeichen des Körpers wie die Schwankungen in der Atemfrequenz, die Atemtiefe oder wie der Pulsreflex und die Pulsfrequenzschwankungen. Da Neugeborene und Kleinkinder nicht reden können, ist die Beobachtung der Qualität des CRI während der Behandlung ein sehr spezifisches und sehr hilfreiches Mittel für die Beurteilung ihres Wohlbefindens (s. das Kapitel »Stressevaluation« weiter unten).

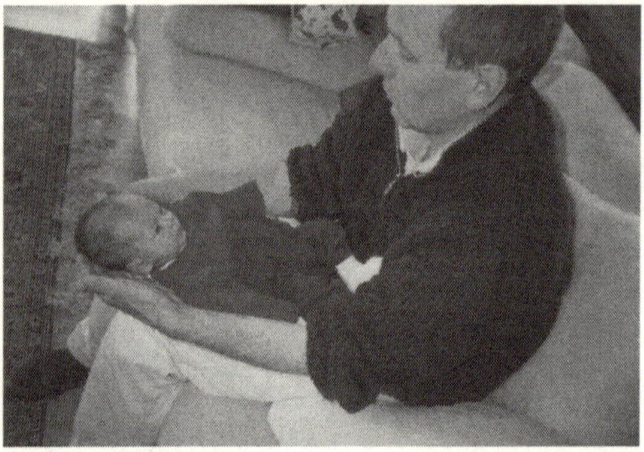

Abb. 5: Untersuchung und Behandlung des Hinterhauptsbeines

3.2 Die erste Begegnung – Behandlungsablauf mit Säuglingen und Kleinkindern

Wenn Eltern mit einem Kind zu mir in die Sprechstunde kommen, gebe ich ihnen meist folgende kurze Beschreibung: »Das Zentrale Nervensystem, also Gehirn und Rückenmark, ist ein Organ wie Herz oder Lunge. Das heißt: Ebenso wie Herz und Lunge sich bewegen, bewegt sich auch das Organ Gehirn. Es bewegt sich allerdings viel langsamer und viel subtiler.« Dann zeige ich den Eltern einen bunten Schädel, der sehr eindrücklich den Aufbau und die Beweglichkeit der Schädelknochen demonstriert.

> »Diese Flexibilität der Schädelknochen ist für ein gutes Funktionieren von Gehirn und Rückenmark sehr wichtig. Wenn Ihr Kind auf den Hinterkopf gefallen ist, ist es möglich, dass dieser hintere Knochen nicht mehr beweglich ist. Wenn dieser Knochen fixiert ist, wird die Eigenbewegung des Organs Gehirn von außen eingeschränkt. Die Beschwerden, die entstehen können, sind meist individuell. Das eine Kind hat Kopfschmerzen und Schwindel, oder es weint viel als Baby, andere Kinder zeigen Lernprobleme oder eine emotionale Unausgeglichenheit. Es ist nicht eine Arbeit mit dem Nervensystem sondern eine Arbeit an dem Haus, in dem das Nervensystem wohnt.«

Vor der Behandlung des Kindes gebe ich keine Prognose an die Eltern. Dies ist erst möglich, wenn ich nach einigen Behandlungen Verbesserungen im Craniosacral-System feststelle und/oder die Eltern selbst subjektiv wahrgenommene Besserungen des Kindes beschreiben.

Die Behandlung nach der CSO/CST ist kein Ersatz für Physiotherapie, Psychotherapie, Logotherapie, Psychomotorik, Ergotherapie etc. Es ist wichtig, das den Eltern mitzuteilen. Die craniale Arbeit mobilisiert das noch nicht geweckte Potenzial, das in dem Nervensystem des Kindes steckt. Die oben genannten Therapien sind auf diesem neuen Boden eventuell erfolgreicher, oder anders ausgedrückt: Die CSO/CST bereitet für diese Therapien ein besseres Umfeld für Veränderung und Erfolg. Sehr deutlich erlebe ich dies bei Kindern mit Bewegungsstörungen. Die behandelnden Physiotherapeutinnen berichten häufig, dass nach einer craniosacralen Behandlung das Kind einen besseren Tonus hatte, oder dass ein spastisches Kind lockerer war. Damit war in der neurophysiologischen Arbeit der Physiotherapeutin ein besseres Terrain für neue Entwicklungsschritte gegeben.

Ich werde im Folgenden nur jene Schwerpunkte beschreiben, die speziell für die Kinderarbeit wichtig sind.

3.2.1 Kopfform und Fontanelle

Im Verlauf der Behandlung, also nicht unbedingt zu Anfang, sehe ich mir die Kopfform mit der Frage nach Asymmetrien im Bereich des Gesichts-

und Hirnschädels an. Weiterhin palpiere ich die Fontanelle, um ihre Größe zu beurteilen.

3.2.2 Stressevaluation

Der Begriff »Evaluation« kommt aus dem Englischen und bedeutet: auswerten. Ich gehe also Situationen durch und werte diese nach ihrem Gehalt an emotionaler Belastung bzw. Stress aus. Die Evaluation bedeutet praktisch, dass ich im Verlauf der Behandlung die Eltern nach Besonderheiten um die Zeit der Schwangerschaft, der Geburt und der Zeit nach der Geburt befrage. Ich frage weiterhin nach Ereignissen in der Familienbiografie wie etwa Geschwister, Todesfälle, Krankheiten, Wohnverhältnisse und eventuelle wirtschaftliche Unsicherheit. Während dieser Fragen und der Antworten beobachte ich den CRI des Kindes und achte darauf, ob dieser bei einem bestimmten Thema stoppt. Der Stopp des CRI gibt mir einen Hinweis darauf, dass das Kind durch diese Thematik physisch und/oder psychisch belastet ist, das heißt, dieses Thema setzt das Kind unter Stress. Da der Stopp des CRI nur ein vager Hinweis ist, spreche ich in der Regel mit den Eltern nicht über das konkrete Ereignis, welches mir in der Stressevaluation aufgefallen ist.

Bei einer leichten Abschwächung des CIR warte ich, bis sich dieser unter dem Körperkontakt mit meinen Händen und ohne mein aktives Tun wieder zu erholen beginnt, mit anderen Worten findet der CRI unter der Berührung nach ein oder zwei Minuten wieder zu seiner normalen Kraft (Amplitude) zurück.

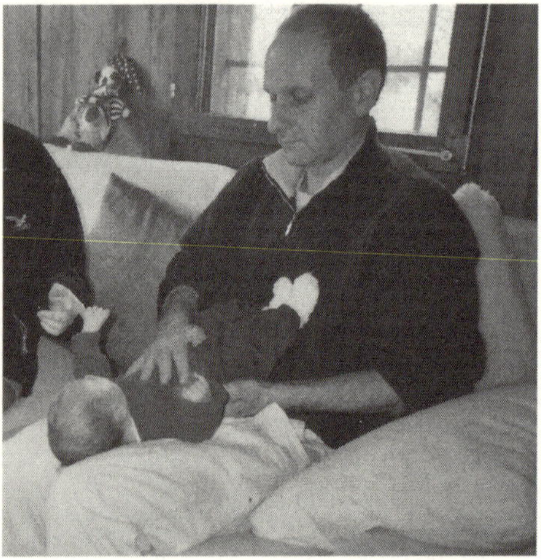

Abb. 6: Beobachtung des CRI über den Kontakt zu Kreuzbein und Becken

Wenn es ein sehr belastendes Thema ist und der CRI lange stoppt, beginne ich erst mit einer strukturellen Arbeit und bereite durch die strukturelle Arbeit günstigere Ausgangsbedingungen für den emotionalen Therapieteil, das heißt, freie Strukturen und ein kräftiger regelmäßiger craniosacraler Rhythmus sind für mich eine wesentliche Ressource für einen Prozess, in den emotionale Themen einbezogen werden. Bei einer späteren Behandlung komme ich dann wieder auf das stark belastende Thema zurück. Wenn der CRI wieder stoppt oder langsamer wird, helfe ich dem Kind, über entspannende craniosacrale Techniken den emotionalen Stress zu übergeben. In diesem therapeutischen Teil macht das Kind die Erfahrung, dass es sich – obwohl dieses Thema im Raum steht – körperlich entspannen kann und der craniosacrale Impuls nach einer entspannenden Ruhepause wieder mit neuer Kraft zurückkommt. Bei einem sehr schwierigen Thema muss ich diesen Prozess mehrmals in den nachfolgenden Sitzungen immer wieder aufnehmen (Abb. 6).

3.2.3 Die drei Möglichkeiten der Behandlung

Während der Behandlung gibt es drei verschiedene Behandlungsstrategien. In der konkreten Behandlungssituation bewege ich mich in ständig wechselnder und unterschiedlicher Reihenfolge zwischen den drei Therapiemöglichkeiten und den Orten meiner Behandlung (z.B. Füße, Kreuzbein, Kopf) hin und her.

Die erste Möglichkeit: Beobachtung und Begleitung der Eigenbewegung
Es wäre ein großes Missverständnis, wenn Außenstehende meinen würden, der CSO Praktizierende würde ständig am Kind mit Techniken herummanipulieren. Ein großer Teil der Behandlungszeit besteht darin, dass ich das craniosacrale System in seiner Struktur und seinen Bewegungen wahrnehme, das heißt, ich stimme mich in die Eigenbewegung des Organismus, also in den CRI und ebenfalls in die subtilen Bewegungen der Biodynamik ein und begleite über längere Zeit diese Bewegungen. Weiterhin lenke ich meine freie Aufmerksamkeit nacheinander auf die verschiedenen Strukturen wie Knochen, Hirnhäute, Organe und Flüssigkeit. Allein die Beobachtung und Begleitung löst Strukturen und verstärkt ebenfalls die Eigenbewegungen der Strukturen, also die Amplitude des CRI und erlaubt, dass sich auch die *Fluid Tide* und *Long Tide* deutlicher manifestieren.

Die zweite Möglichkeit: Diagnostic Touch/Untersuchung auf Fehlstellungen der Strukturen
Ich untersuche die Strukturen – Knochen, Bindegewebe (Hirnhäute, Faszien), Flüssigkeit – auf Fehlstellungen und Bewegungsblockierun-

gen. Diese Untersuchung geschieht in Form eines Zwiegesprächs mit der Struktur. Ich stelle Fragen, indem ich den Strukturen in verschiedene Richtungen subtile Richtungsimpulse gebe, und warte auf die Antwort. Die Antwort kommt dann direkt über die Sinneswahrnehmung der Sinnesorgane der Hände zu mir. Eine Antwort lässt sich ableiten aus der Frage: Wie bewegt die Struktur meine Hände? Es ist mir wichtig, noch einmal zu betonen, dass die CSO/CST keine mentale Arbeit und auch keine Visualisationstechnik ist. Genaueste Kenntnisse über die funktionellen Zusammenhänge der anatomischen Strukturen und praktische Erfahrungen über Jahre erlauben es, die Strukturen mit den Händen zu erkennen und somit auch deren Fehlstellungen und Veränderungen der Eigenbewegungen zu identifizieren.

Die dritte Möglichkeit: Therapeutic Touch/Lösungstechniken
Wenn ich mich in einer therapeutischen Sitzung für spezielle Lösungstechniken entscheide, gibt es für mich drei verschiedene Wege.

Lösung über mobilisierende Techniken: Bei den mobilisierenden Techniken geht es zum Beispiel darum, das Schläfenbein aus einer Fixierung mit dem Hinterhauptsbein zu lösen. Mobilisierende Techniken sind in der Regel indirekt, das heißt, ich ziehe einen Knochen nicht mit Kraft aus seiner Fixierung, das wäre direkt, sondern ich führe den Knochen in die Bewegungsrichtung, in die er sich am leichtesten *(easy)* führen lässt, auch wenn ich damit nach dem obigen Beispiel das Schläfenbein und das Hinterhauptsbein noch enger zusammenführen würde. Für circa eine Minute halte ich die beiden Knochen in dieser Position der Erleichterung *(direction of ease)*. Dadurch entspannt sich das Gewebe zwischen diesen beiden Knochen und die Fixierung beginnt sich aufzulösen.

Lösung über entspannende Techniken: Es ist bekannt, dass wenn ich als Therapeut einen Menschen berühre und mit meinen Händen und meiner Aufmerksamkeit bewusst seiner Atembewegung folge, dies dem anderen sehr wirkungsvoll hilft sich zu entspannen. Die Berührung, das Hineinhorchen in die Strukturen des Zentralen Nervensystems und das einfache Mitgehen mit der Eigenbewegung im CRI hat die gleiche Wirkung wie das Mitgehen mit dem Atemrhythmus. Ich möchte sogar behaupten, dass die Entspannungswirkung durch das Mitgehen mit dem CRI wesentlich intensiver ist.

Eine weitere, für die craniosacrale Arbeit spezifische entspannende Technik ist die des *still point*, die des Ruhepunktes. Wenn ich einen oder gleichzeitig mehrere Schädelknochen in einer Bewegungsrichtung (z.B. Inhalationsphase oder Exhalationsphase) festhalte, dann kommt es nicht zu einem Stopp der Bewegung, sondern zu einer qualitativen Veränderung der Bewegung, das heißt, die Bewegung verwandelt sich in eine feine Vibration. Es ist so, als würde ich ein Pendel in seinem Schwung von außen begrenzen, sodass die langsame Pendelbewegung in eine sehr schnelle Bewegung übergeht. Diese schnelle Bewegung ist beim *still point* eher eine feine Vibration. Diese feine Vibration verteilt sich im ganzen Körper und bringt damit für ein bis drei Minuten das Körpergewebe mit Muskeln und Bindegewebe in eine tiefe Entspannung. Nach der Entspannung kann sich, und das ist das besondere am *still point*, der Patient physisch und psychisch neu orientieren. *Still point* bedeutet nicht nur Entspannung, sondern die Fähigkeit, blockierte Bereiche des Körpers und psychisch belastende Themen ein Stück mehr in das Ganze zu integrieren.

Lösung über aktivierende Techniken: Bei einer aktivierenden Technik gehe ich nicht nur mit der Eigenbewegung des CRI mit, sondern verstärke diese Bewegung, indem ich mit meinen Händen jeweils einen subtilen Impuls zu der bestehenden Bewegung hinzugebe. Diese sogenannten Fluktuationstechniken sind vergleichbar mit einem Pendel, dessen Bewegung ich mit einem leichten Stoß von außen immer wieder verstärke.

Besondere Bedeutung hat das gut abgestimmte Zusammenwirken von entspannenden Techniken und mobilisierenden Techniken. Eine gute Entspannung ist die beste Voraussetzung, eine Struktur zu mobilisieren, und gute Mobilisierungstechniken öffnen das Tor für eine noch tiefer reichende Entspannung.

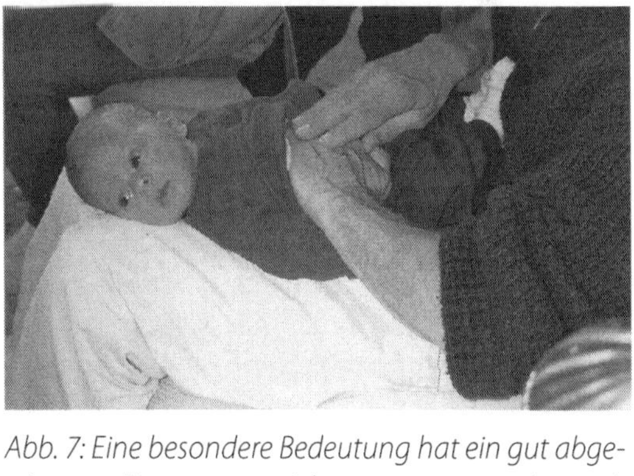

Abb. 7: Eine besondere Bedeutung hat ein gut abgestimmtes Zusammenspiel von entspannenden und mobilisierenden Anwendungen.

3.2.4 *Die Behandlung*

Ein wichtiger Leitsatz für meine craniosacrale Behandlung ist folgender Hinweis des englischen Osteopathen Denise Brooks: »Sie legen einfach Ihre Hände auf den Schädel und warten. Sie warten, bis die Hände Ihnen sagen, was zu tun ist. Wenn sie nichts sagen, dann tun Sie auch nichts und warten weiterhin. Sie sollen nicht am Schädel herummanipulieren, sonst könnten Sie eine Katastrophe herausfordern« (McCatty, 1988, S. 9; Übers. d. Verf.).

3.3 Häufigkeit der Behandlungen

Neugeborene sehe ich meist nur prophylaktisch oder wenn die Eltern wegen einer komplizierten Geburt beunruhigt sind. Bei der Behandlung von Neugeborenen steht im Vordergrund der Untersuchung die Kraft der Amplitude des CRI, wahrgenommen über die Füße, das Kreuzbein und den Schädelknochen. Weiterhin ist von Bedeutung die Stressevaluation und die Diagnostik des Os occipitale mit dem oberen Kopfgelenk.

Bei sonst gesunden Säuglingen und Kleinkindern zum Beispiel mit Bauchkrämpfen, häufigen Schreianfällen und Schlafstörungen sollten ein bis drei Behandlungen von einer halben Stunde bis drei viertel Stunden Dauer eine Besserung bringen. Wenn dies nicht ausreicht, ist die Situation möglicherweise komplexer und ich muss mir die Frage stellen, ob die CSO/CST für die Betreuung von Eltern und Kind ausreichend ist.

Behinderte Kleinkinder kommen leider meist erst dann, wenn die Behinderung schon über ein bis zwei Jahre bekannt ist. Bei diesen Kindern muss ich mich auf eine Langzeitbehandlung einstellen und das oben beschriebene Behandlungsschema erstreckt sich bei ihnen über sehr viele Sitzungen. Im ersten Behandlungsjahr versuche ich vor allem den emotionalen Stress, also die Angst zu erreichen und die wichtigsten Strukturen zu lösen. In dieser Zeit arbeite ich in einem 2- bis 3-Wochen-Rhythmus. Der Behandlungsschwerpunkt ändert sich, wenn ich bemerke, dass das Kind bereits mit einer relativ guten Amplitude zur Behandlung kommt. Jetzt werden Techniken wichtig, die das Nervensystem anregen. Der Abstand der einzelnen Behandlungsintervalle wird dann auf sechs bis acht Wochen gestreckt. Es ist wichtig, mit den Eltern über das Behandlungsintervall im Gespräch zu bleiben.

3.4 Behandlung der Eltern

Jedem Arzt oder Therapeuten ist sicherlich klar, dass viele Probleme nicht nur in der Körperstruktur liegen, sondern ihre Wurzel auch in der Familienstruktur haben können. Wenn eine komplexere psychologische oder soziale Problematik sichtbar wird, muss ich mich nach zwei oder drei Behandlungen entscheiden, ob die CSO/CST die richtige oder ausreichende Behandlungsform ist. Die CSO/CST ist vielleicht nur in dem Sinne eine Gruppentherapie, dass Eltern während der Behandlung anwesend sind und somit die Atmosphäre mitbestimmen.

Ich erlebe es häufig, dass Eltern aus einem eigenen inneren Bedürfnis heraus sehr neugierig werden, wie sich das wohl anfühlt, was sie da sehen. Bei überschaubaren Problemfragen biete ich Mutter oder/und Vater die Möglichkeit einer Behandlung durch mich an. Sonst empfehle ich ihnen eine Behandlungsserie bei einem anderen CSO Praktizierenden. Wenn eine Behandlung der Eltern möglich ist, unterstützt dies sehr häufig die Behandlung des Kindes.

4 Zusammenfassung

Die Craniosacrale Osteopathie oder Craniosacrale Therapie hat sich als eine eigenständige Methode mit eigenen Spezialisierungen aus der klassischen Osteopathie entwickelt. Eine dieser Spezialisierungen ist die Kinderbehandlung.

Die CSO/CST ist nicht nur ein mechanisches Richten von anatomischen Strukturen, das Besondere an der heute praktizierten CSO/CST ist, dass die Therapeuten lernen, über ihre Hände mit dem Kind zu kommunizieren. Sie entwickeln somit einen sehr konkreten Kontakt zum Kind und zu den das Zentrale Nervensystem umschließenden Strukturen.

Die Kommunikation mit den Strukturen bezieht sich nicht nur auf deren Lage oder Bewegungsblockierungen, sondern vor allem auf die Dynamik ihrer Eigenbewegung, den CRI, sowie auf die *fluid tide* und die *long tide*. In der Kinderbehandlung sind wir ganz besonders auf solche nonverbale Zeichen angewiesen. Die sehr bewusste und subtile Kontaktaufnahme und Kommunikation mit den Strukturen des craniosacralen Systems und deren Bewegungen ermöglichen dem Kind eine sehr tief greifende Entspannung, die nicht nur Strukturen selbst, sondern auch emotionale Spannungen löst.

Die CSO/CST gehört in den Bereich der Erfahrungswissenschaften, das heißt, es gibt keine großen Studien über ihren Wirkungsmechanismus und ihren therapeutischen Nutzen. Die unten aufgeführten Geschichten über Kinderbehandlungen sollen der Leserschaft ein konkretes Bild von der Arbeit mit der CSO/CST vermitteln. Die Geschichten sind keine Behandlungsprotokolle, sondern sie sind aus der Erfahrung geschrieben, sie sind nicht für ein bestimmtes Problem repräsentativ und die Namen der Kinder sind geändert.

5 Behandlungsgeschichten

Lukas ist vier Monate alt. Die Nächte waren bisher eine Qual für die Familie. Er wacht fast stündlich auf und schreit. Auch tagsüber hat er Schreianfälle. Ein typisches Schreikind, das insbesondere die Mutter zur Verzweiflung bringt. Die Schwangerschaft war gut. Er lag drei Tage vor der Geburt quer vor dem Beckenausgang. Das hat die Gebärmutter so geweitet, dass die Presswehen nicht mehr kräftig genug waren. Lukas musste in der Schlussphase der Geburt mit der Zange geholt werden.

Im Mutterleib, so kann sich die Mutter erinnern, hatte er sehr viel Schluckauf. Ich werde hellhörig. Sind dies die ersten Anzeichen für eine Nahrungsmittelunverträglichkeit?

Lukas bleibt auf dem Arm der Mutter. Ich beginne mit der Untersuchung, indem ich nur seine Füße halte. Bereits hier bemerke ich, dass sein Körper sehr angespannt ist. Ich hoffe, er erlaubt mir bald, weiter in Richtung Kopf zu gehen. Während ich selbst auf einem bequemen Stuhl sitze, lege ich ihn mit dem Rücken auf meine Knie und Oberschenkel. Eine Hand lege ich unter sein Kreuzbein und die andere von oben auf das Becken (s. Abb. 6). Ich warte, bis die Eigenbewegung der Knochen in meine Hände kommt und gehe dann nur mit dieser Bewegung mit. Lukas schaut mich an. Die Bewegung des Kreuzbeines ist frei und der CRI ist gut zu palpieren. Am Kreuzbein begleite ich nur die Eigenbewegung, eine sehr wirksame und entspannende Technik.

Nach zehn Minuten erlaubt mir Lukas, die Hände an den Kopf zu legen. Die vier Teile des Hinterhauptsbeines sind in sich zusammengedrückt und verdreht, folglich ist auch die Verbindung zum ersten Halswirbel blockiert. Dies ist ein strukturelles Problem, das in der Regel durch ein zu langes Liegen im Beckenausgang oder durch eine forcierte Geburt entsteht.

Die Eigenbewegung von Hirngewebe und Hirnwasser – der CRI – ist in Frequenz und Amplitude bei ihm normal. Durch die entspannende Einstiegstechnik am Kreuzbein hat sich bereits sehr viel Spannung in seinem Körper gelöst. In der Stressevaluation kommt es zu keinem Stopp des CRI, ich erhalte also keinen Hinweis für ein emotional belastendes Ereignis.

Die Mutter gibt ihm die Flasche und ich kann jetzt gezielt und ohne Unterbrechung am Hinterhauptsbein und am Atlas abwechselnd mit entspannenden und mobilisierenden Techniken weiterarbeiten. So löse ich die vier Teile des Hinterhauptsbeines aus ihrer Kompression und Verdrehung untereinander. Die Verbindung zum Atlas wird sich hoffentlich in den nächsten Tagen von selbst neu einstellen.

Da ich bereits in dieser Behandlungsstunde sehr erfolgreich die Strukturen lösen konnte, sage ich der Mutter, dass sich die Spannung im Körper und die Schreianfälle höchstwahrscheinlich bessern werden. Wenn nicht, dann sollten wir die Ernährung anschauen. Zum Glück aller Beteiligten konnte die Mutter den vorsorglich vereinbarten Termin absagen. Am Telefon sagt die Mutter, Lukas sei wie ausgewechselt. Er ist ein zufriedenes Baby, es gehe ihnen allen sehr gut.

Sven wurde mir von einem Kinderarzt für Craniosacrale Osteopathie überwiesen. Er wurde als erster Zwilling geboren. Bei der Kontrolluntersuchung im vierten Monat fiel eine geringe Gewichtszunahme und ein vermindertes Kopfwachstum auf. Die Bewegungsentwicklung war noch altersentsprechend. Bei der Nachuntersuchung im sechsten Monat zeigte sich bei Sven jedoch zusätzlich ein psychomotorischer Entwicklungsrückstand. Die Eltern berichteten weiterhin, dass Sven nachts bis zu 15-mal aufwache und schreie. Alle schulmedizinischen Untersuchungen, einschließlich MRI, zeigten keine Ursache für das verminderte Hirnwachstum. Es wurde mit einer wöchentlichen Physiotherapie begonnen, die aber noch keinen Erfolg zeigt.

Zur ersten craniosacralen Behandlung kommt die Mutter mit den Zwillingen Sven und Jan, als diese neun Monate alt sind. Neben dem vitalen Bruder wirkt Sven wie ein Häuflein Elend. Er ist blass, mit wenig Ausdruck in den Augen. Der zu kleine Kopf ist offensichtlich, er liegt schlaff in seinem Maxi-Cosi (Autositz für Kinder). Ich nehme ihn auf den Arm und setze mich auf die Behandlungsmatratze am Boden. Die Mutter bleibt im Zimmer und schaut uns zu. Sven protestiert nicht. Während ich die einzelnen Schädelknochen und das Sacrum untersuche, beginne ich gleichzeitig mit der Stressevaluation und befrage die Eltern nach besonderen Ereignissen während der Schwangerschaft, der Geburt oder während der ersten Lebensmonate. Der CRI stoppt nicht während dieses Gesprächs mit den Eltern, das heißt, ich erhalte keinen Hinweis für ein emotional belastendes Ereignis, oder habe ich noch nicht die richtige Frage gestellt?

Die Schädelknochen, bis auf den Oberkiefer, sind in den Suturen passiv relativ frei beweglich, auch das Hinterhauptsbein und der erste Halswirbel liegen gut. Ich lenke meine Aufmerksamkeit auf die unter der Schädeldecke liegenden Hirnhäute, aber auch dort findet sich keine besondere Spannung.

Die Dynamik des CRI lässt mich allerdings aufhorchen. Meine Hände liegen weiterhin am Kopf. Ich nehme meine eigene Aktivität zurück und warte auf die Eigenbewegung von Hirn und Hirnwasser, welche die Hirnhäute, dann die Knochen und dann meine Hände bewegen sollte. Es kommt fast keine Bewegung in meine Hände. So stumm und leblos wie die Augen von Sven sind, so ist auch die Eigenbewegung seines craniosacralen Systems. Es ist die Kraftlosigkeit, die ich sonst bei Kindern mit einer schweren Cerebralparese finde, oder neutraler: Es sind circa zehn Prozent der Kraft oder der Amplitude feststellbar, die ich sonst bei einem gesunden Säugling oder Kleinkind finde. Ich bin etwas erschrocken. Wie ist dies möglich neben diesem gesunden Zwillingsbruder?

Ich horche noch weiter mit meinen Händen in das Kind hinein und warte, bis ich sicher bin, was zu tun ist. Dieser Moment ist oft schwierig auszuhalten. Nach circa fünf Minuten beginnen meine Hände mit der strukturellen Arbeit. Es handelt sich um Lösungs- und Entspannungstechniken an den Knochen der Schädelbasis und dann am Gesichtsschädel, insbesondere dem Oberkiefer. Sven schläft nach circa 15 Minuten ein. Ist er erschöpft. Oder ist es der »Cranioschlaf«, in dem sich für das Kind unbewusst eine unangenehme Spannung löst? Ich kann es nicht genau sagen. Im letzten Drittel der Behandlung beginne ich mit anregenden Techniken für die Eigenbewegung von Hirn und Hirnwasser. Ich suche seinen CRI am Kopf und gehe mit der Bewegung mit, dann gebe ich der schwachen Eigenbewegung über verschiedene Schädelknochen subtile anregende Impulse. Es ist, als würde ich seinem Pendel immer wieder einen neuen Schwung geben, in der Hoffnung, dass es anschließend selbstständig und etwas kraftvoller weiterschwingt.

Zum Schluss lege ich eine Hand unter das Kreuzbein und die andere an das Hinterhauptsbein (s. Abb. 2). Wieder horche ich erst mit meinen Händen in seine Eigenbewegung. Das Pendel schwingt fast ebenso schwach wie zu Anfang. Von Neuem gebe ich jetzt wechselweise vom Kreuzbein und vom Hinterhauptsbein aus anregende weiche Impulse in die bestehende Eigenbewegung. Sven schläft noch. Erst als ich ihn wieder der Mutter gebe, öffnet er die Augen. Die Mutter sagt spontan, dass er erholt und wacher anschaue als sonst.

Beim nächsten Termin nach 14 Tagen berichteten beide Eltern, dass Sven mehr zu plaudern begonnen hat und deutlich mehr Spontanbewegungen zeige. Die Nächte seien unverändert unruhig. In der zweiten Behandlung war anfangs die Amplitude des CRI noch auf einem Minimum. Ich arbeitete wieder erst strukturell, jetzt auch über den Mund an dem harten Gaumen des Oberkiefers, dann wieder mit anregenden Techniken über Kreuzbein und Hinterhauptsbein. Nach rund 15 Minuten beobachte ich endlich mehr eigene Kraft in der Amplitude. Ich bin erleichtert: Dies ist das erste wahrnehmbare Zeichen für eine Besserung.

In den folgenden Behandlungen arbeite ich nach dem gleichen Schema. Erst strukturelle Arbeit, dann anregende Techniken, wobei die stimulierenden Techniken eine immer größere Bedeutung bekommen. Nach der dritten Behandlung werden die Nächte zu Hause endlich ruhig. Die Mutter berichtete weiterhin, dass Sven einfach mehr da sei, dass er sich endlich mehr zutraue, was sich besonders in seiner Kontaktfähigkeit und in der motorischen Entwicklung zeige. In der Physiotherapie machte er beachtliche Fortschritte. Sven liegt in der Entwicklung noch um einige Monate hinter seinem Bruder zurück, aber er beginnt langsam, seinen Rückstand aufzuholen. Auch das Kopfwachstum nimmt langsam aber deutlich wieder zu.

Sven kommt noch zu sechs weitere Behandlungen im Abstand von zwei Wochen. Dann endlich entwickelt sich die Kraft des CRI, sodass die Amplitude mit einem gesunden Kind vergleichbar ist. Jetzt sehe ich ihn nur noch in Abständen von ein bis zwei Monaten.

Seine Geschichte ist deshalb interessant, da sich bei ihm keine klassisch strukturelle osteopathische Problematik zeigte. Die Dynamik der Eigenbewegung des Nervensystems, nach Sutherland die Kraft des *»Breath of Life«*, war blockiert. Eine ausschließlich strukturelle craniosacrale Arbeit wäre höchstwahrscheinlich weniger erfolgreich gewesen.

Sandra ist acht Monate alt. Die Mutter kommt mit ihr in die Sprechstunde, da sie einen schwachen Muskeltonus hat und jetzt in ihrer motorischen und sozialen Entwicklung auf dem Stand von drei Monaten ist.

Die Schwangerschaft war gut, der Kopf ist relativ früh abgestiegen und Sandra lag dann mehrere Tage vor dem Beckenausgang. Wegen eines sehr großen Kopfes musste sie in der letzten Phase der Geburt mit der Saugglocke geholt werden. Zum Schluss des Gespräches fügt die Mutter noch hinzu, dass der Großvater im dritten Schwangerschaftsmonat einen schweren Hirninfarkt hatte.

Während die Mutter dies erzählt, stoppt Sandras craniosacrale Bewegung für einige Sekunden. Anschließend kommt die Bewegung wieder, aber nur mit wenig Kraft, das heißt mit einer sehr schwachen Amplitude. Offensichtlich hat Sandra etwas von unserem Gespräch mitbekommen und erinnert sich bewusst oder unbewusst an dieses Ereignis. Die Mutter berichtet auf meine Nachfrage weiter, dass die Krankheit des Großvaters ein Schock und eine große Belastung für die Familie gewesen war. Ich sage der Mutter nicht, dass ich dies an Sandras Körperbewegung bestätigt finde. Es würde die Mutter nur noch mehr belasten. Ich führe Sandra während des CRI, der durch das Gesprächsthema noch sehr schwach ist, über die craniosacrale Technik des *still point* in die Entspannung und warte, bis die Eigenbewegung wiederkommt.

Anschließend beginne ich mit der strukturellen Arbeit am Kopf. Ich finde eine leichte Kompression der beiden Scheitelbeine in der mittleren Schädelnaht, der Sutura sagittalis. Vielleicht ist diese Kompression bedingt durch die Saugglocke, vielleicht aber auch durch die lange Lagerung im Beckenausgang.

Ich löse erst einmal die Scheitelbeine voneinander und integriere sie in die craniosacrale Bewegung des übrigen Schädels. Später nehme ich gleichzeitig ihr Kreuzbein und das Hinterhauptsbein in die Hand und gehe lange mit der Eigenbewegung der Knochen mit.

Durch die lange Berührung bekommt Sandra Kontakt zu ihrem Skelett und die Eigenbewegung wird kräftiger. Jetzt hat sie neue Kräfte und Ressourcen, um sich mit dem Stressthema aus der Zeit vor der Geburt zu konfrontieren. Ich versuche mich noch einmal an die Worte und die Stimmung in den Worten der Mutter zu erinnern. Sandras CRI stoppt diesmal nicht, aber die Amplitude wird deutlich schwächer. Sandra reagiert auf meine Erinnerung mit einer Veränderung des CRI. Ich führe Sandra mit der *still point*-Technik in die Entspannung. Die langsame Bewegung des CRI kommt in eine hochfrequente feinere Schwingung. Es ist wie eine bewegte Stille. Diese hochfrequente stille Bewegung dauert circa eine Minute, dann taucht wie aus einer erholsamen Tiefe langsam mit neuer Kraft die craniosacrale Bewegung wieder auf. Die Frequenz ist unverändert gut und die Amplitude in der Bewegung ist endlich größer als zu Anfang der Behandlung. Möglicherweise haben sich in der Stille, die den ganzen Körper erfasst hat, die stressbedingte Spannungen lösen können. Es war eine tiefe innere Spannung, die sich aber nach außen über einen zu schwachen Muskeltonus und eine soziale Zurückgezogenheit gezeigt hat.

In den folgenden Behandlungen gehe ich ähnlich vor. Nach dem dritten Termin berichtet die Mutter, dass Sandra endlich in der Physiotherapie Fortschritte mache und sehr viel plaudere. In der Stille der craniosacralen Behandlung hat Sandra eine sehr frühe und offensichtlich prägende Verunsicherung übergeben können. Zum Glück schon so früh. Hoffentlich bleibt ihre Entwicklung so gut. Da die Eltern durch den Erfolg der Behandlung sehr motiviert sind, gebe ich ihnen den Rat, sich wieder zu melden, wenn die Entwicklung auch in späteren Jahren stocken sollte. Es ist möglich, dass sich diese Erinnerung an den Schock und die Verunsicherung der Familie durch die Krankheit des Großvaters in späteren Lebensphasen wieder meldet.

Glossar

Craniale Osteopathie
Zur Zeit Sutherlands wurde die craniale Arbeit *Cranial Osteopathy* oder *Osteopathy in the Cranial Field* genannt.
Craniosacrale Osteopathie/Craniosacral-Therapie, CSO/CST
Diese beiden Begriffe sind heute eigentlich synonym. Wer sich als Therapeut auf Sutherland bezieht, nennt seine Arbeit eher CSO, wer sich auf John Upledger bezieht, nennt seine Arbeit eher CST.

Cranial Rhythmischer Impuls, CRI
Dies beschreibt die Bewegung von Hirnwasser und Hirngewebe, welche sich auf die weiteren Strukturen des Craniosacral-Systems, das heißt auf Hirnhäute und Knochen überträgt. Im Text wird diese Bewegung auch »craniosacrale Bewegung« genannt.

Hirnwasser
Gehirn und Rückenmark schwimmen im Hirnwasser. Somit befindet sich das Hirngewebe im Zustand der Schwerelosigkeit, welche eine Eigenbewegung des Gehirns erleichtert.

Dura mater
Drei Hirnhäute umschließen das Hirngewebe und das Rückenmark, die äußerste Haut wird »Dura mater« genannt. »Dura« bedeutet: hart oder

fest, »mater« hingegen: Mutter. Diese Haut ist sehr derbe und zugfest und ist ungefähr so dick wie ein Fingernagel.

Os occipitale
Das Hinterhauptsbein

Os temporale
Das Schläfenbein

Os sphenoidale
Das Keilbein

Os sacrum
Das Kreuzbein

Condylen oder Pars condylaris
Dies sind die Gelenkköpfe, mit denen das Hinterhauptsbein auf dem ersten Halswirbel sitzt.

Kompression des Hinterhauptsbeines
Auch ein Knochen kann wie ein Organ zusammengedrückt, also intraossär komprimiert werden. Das Hinterhauptsbein ist ein Schädelknochen, der sehr häufig komprimiert ist. Die therapeutische Technik für die Kompression ist die Dekompression des Knochengewebes.

Atlas
Der erste Halswirbel

Faszien
Die Faszien gehören zum Binde- und Stützgewebe und umschließen als Haut vor allem die Muskeln und Organe.

Suturen
Die Schädelnähte. Die Naht, die das rechte und das linke Scheitelbein verbindet, ist beispielweise die sogenannte »Sutura sagittalis«.

Tide
Sutherland hat die Bewegung des Hirnwassers mit den Gezeiten Ebbe und

Flut verglichen und nannte sie oft einfach »The Tide«. Die langsame Bewegung des Hirnwassers wird deshalb auch als »Long Tide« bezeichnet.

Amplitude
Die Bewegung des CRI wird wie jede Wellenbewegung definiert durch ihre Frequenz und ihre Amplitude. Frequenz bedeutet die Anzahl der Bewegungszyklen pro Minute. Die Amplitude besagt, wie hoch die Wellen sind. Und je höher die Wellen sind, desto mehr Kraft steckt in ihnen.

Hochfrequent
Dies bedeutet, dass der CRI sehr schnell ist, sodass ich nur eine Vibration, aber nicht mehr die einzelnen Bewegungen wahrnehmen kann.

Ressourcen
Der Begriff kommt aus dem Englischen und bedeutet: natürlicher Reichtum, Bodenschätze, Hilfsquelle, Fähigkeit sich zu helfen, Findigkeit. Bevor ich einen Patienten mit seiner traumatischen Erfahrung konfrontiere, baue ich seine eigenen Kräfte bzw. Ressourcen auf. Ein kräftiger CRI und ein deutlicher Kontakt zum eigenen Skelett ist die Ressource, die ich über die CSO/CST aufbauen kann. Mit Kontakt zu dieser Ressource ist der Patient eher in der Lage, ohne eine Retraumatisierung die traumatische Erfahrung zu verarbeiten und zu integrieren.

Literatur

Arbuckle, B.E. (1994). Cerebral palsy – special reference to importance of early care of newborns. In: *The Selected Writings of Beryl E. Arbuckle* (S. 113). Indianapolis: American Academy of Osteopathy.

Biedermann, H. (1999). *Manualtherapie bei Kindern*. Stuttgart: F. Enke Verlag.

Frymann, V. (2007). *Die gesammelten Schriften*. Pähl: Jolandos Verlag.

Liem, T. (1998). *Kraniosakrale Osteopathie*. Stuttgart: Hippokrates.

Magoun, H.I. (1961). *Commentaries on Dr. Sutherland's Recordings*. Meridian, Idaho: Sutherland Cranial Teaching Foundation.

McCatty, R.R. (1988) Essentials of Craniosacral Osteopathy, Bath: Ashgrove Press.

Sutherland, A.S. (1962). *With Thinking Fingers*. The Cranial Academy.

Sutherland, W.G. (2004). Das große Sutherland-Kompendium. Pähl: Jolandos Verlag.

Upledger, J.E. (1991). *Lehrbuch der Kraniosakral-Therapie*. Stuttgart: Haug Verlag.

Hören und Bindung – Die Systemische Hörtherapie nach Dr. A. Tomatis

Dirk Beckedorf

1 Durch Hörtherapie zur Bindung

Bindung entsteht auch durch Hören und unser Gehör entwickelt sich im Zusammenhang mit Bindungserfahrungen. Im Mutterleib wird der Hörsinn in den letzten vier Monaten weitgehend funktionsfähig (M. Ptok & A. Ptok, 1996; Spitzer, 2003). In diesen vier Schwangerschaftsmonaten entwickelt das Baby im Bauch ein Gefühl für Sprache und zugleich entsteht eine Bindungsbereitschaft. Vor allem über die Stimme der Mutter, die über ihre Knochenschwingungen in ihr Becken geleitet wird, erfasst das ungeborene Kind spezifische Aspekte der Sprache(n), die seine Mutter in dieser Zeit spricht (Hüther & Krens, 2009; Tomatis, 1981). Zum Beispiel schreien neugeborene Kinder deutscher Mütter in einer abfallenden Melodie, Kinder französischer Mütter hingegen in einer aufsteigenden Melodie (Mampe et al., 2009). Dies entspricht den unterschiedlichen Prosodiemerkmalen der deutschen und französischen Sprache. Die deutsche Satzmelodie fällt ab, die erste Wortsilbe wird betont. Im Französischen ist es umgekehrt. Dies haben die Babys schon im Bauch ihrer Mutter gelernt und bringen dieses Wissen mit auf die Welt, um über Melodie, Klangfarbe und Rhythmus auf emotionaler Ebene ihre Eltern verstehen und mit ihnen in Kontakt treten zu können. Sprachwahrnehmung und Hörwahrnehmung beginnen also im Mutterleib und sind von Beginn an mit Beziehung verknüpft. Wie gut vorbereitet für den frühen Dialog die Babys auf die Welt kommen, hängt neben genetischen Faktoren stark von der emotionalen Verfassung der Mutter und ihrem Umfeld ab (Roth & Strüber, 2014).

Die Systemische Hörtherapie nach Dr. Alfred Tomatis ist eine Therapiemethode, die frühe Hör- und Bindungserfahrungen stimulieren und verändern kann. Der vorliegende Beitrag beschreibt zunächst die neurobiologischen Grundlagen des Hörsinns und gibt nachfolgend einen theoretischen und praktischen Einblick in die Hörtherapie auch bei Säuglingen und Kleinkindern.

Die Hörtherapie ist folgendermaßen aufgebaut: Musik von Mozart und eine Aufnahme der Stimme der eigenen Mutter werden durch Klangwandler im Tonspektrum moduliert und über Spezialkopfhörer gehört (Abb. 1) (für eine genaue Beschreibung der Klangveränderungen s. weiter unten).

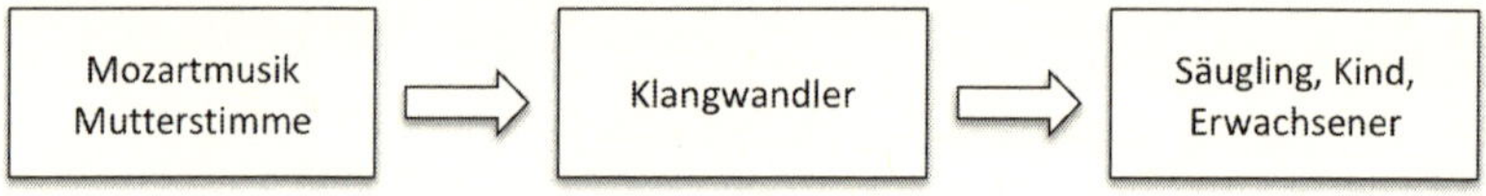

Abb. 1: Prinzip der Hörtherapie

Vor jeder Therapie wird in einem Erstgespräch eine Bestandsaufnahme vorgenommen. Bei Kleinkindern ab etwa drei Jahren führen wir einen speziellen Hörtest durch, der Auskünfte gibt über die Regulation des Gehörs durch das autonome Nervensystem, über Hörverarbeitung und Hörwahrnehmung und über die Kommunikationsfähigkeit (Beckedorf & Müller, 2010). Bei Säuglingen können wir diesen Hörtest noch nicht erheben. An die Stelle des Hörtests tritt die Kindesbeobachtung und eine Beschreibung der Hörreaktionen und des Kontaktverhaltens des Kindes durch die Eltern. Wie ist die Präsenz des Kindes, seine Gesichtsmimik, sein Tonus? Wie geht das Baby in Blick- und Körperkontakt? Wie sind die Bindung zu den Eltern und die Kontaktaufnahme zum Hörtherapeuten? Wie ist das Explorations- und Spielverhalten im Raum? Wie sind die eigenen Resonanzempfindungen im Kontakt mit Kind und Eltern?

Bei Säuglingen und Kleinkindern hört das Kind zusammen mit Mutter oder Vater gemeinsam in einem Raum die durch Klangwandler veränderte Musik, jeder über seinen Kopfhörer. Der Hörtherapeut begleitet sie dabei. Die durch die Klangmodulationen ausgelösten Veränderungen werden aufmerksam wahrgenommen: Was geschieht auf den eben genannten Ebenen, im Gesichtsausdruck, im Tonus, in der Präsenz usw.? Es entwickelt sich unter dem Hören der Mozartmusik rasch eine Interaktion von Säugling, Eltern und Therapeuten mit jeweils eigener Dynamik. Die Funktion des Hörtherapeuten ist in einem ersten Schritt, ein Containment aufzubauen, einen sicheren Rahmen herzustellen und zu halten, in dem die Musik ihre

Wirkung entfalten kann. Manchmal ereignet sich dann schon in der ersten Hörtherapiestunde etwas grundsätzlich Neues. Ein typisches Beispiel: Ein zweieinhalbjähriger Junge kommt zur Hörtherapie. Das Kind war ein Frühgeborenes in der 26. Schwangerschaftswoche. Die Mutter war durch Verkettung verschiedener Ereignisse in der eigenen Geschichte traumatisiert und der Bindungsstil zwischen ihr und ihrem Sohn unsicher-desorganisiert. Das Kind akzeptiert den Kopfhörer zu unserer aller Überraschung ohne Widerstand. Nach einer Phase der Unruhe und Orientierung im für ihn neuen Raum kommt er langsam zur ebenfalls ihre Musik hörenden Mutter. Er setzt sich auf ihren Schoß, lehnt sein Köpfchen an ihre Brust, ist ganz ruhig und schaut sie dabei aufmerksam an. Der stille Kontakt zwischen beiden ist deutlich spürbar. Auf Nachfrage zeigt sich, dass sich die Mutter an so einen innigen Kontakt mit ihrem Sohn nicht erinnern kann.

Die Klangmodulationen bewirken auf beiden Seiten eine neue Bindungsbereitschaft. Die Sicherheit gebende Präsenz des Hörtherapeuten ist eine wichtige Voraussetzung für die Wirkung der Musik und der Mutter-Kind-Interaktion. Die auf dem Containment aufbauenden jeweiligen Interventionen des Hörtherapeuten, zum Beispiel Grenzen setzen, Körperkontakt herstellen, Raum gewähren, Spielangebote machen, erfolgen immer in Bezug auf die im Therapieverlauf sehr unterschiedlichen Klangmodulationen und die Beziehungsdynamik.

Die Hörtherapie hat zwei gleichwertige Komponenten: die Klangmodulation durch die Geräte und die therapeutische Beziehung. Die Hörtherapie ist eine besondere Form der Körpertherapie mit dem Medium Hören und einer psychotherapeutischen Begleitung. Bevor die Durchführung der Hörtherapie in ihren beiden Komponenten näher erklärt wird, geht es nun zunächst um die neurobiologischen Grundlagen des Hörens, durch die die jeweiligen Klangmodulationen verständlich werden können.

2 Hören und Neurobiologie: Drei Tonbereiche – drei Reaktionsmuster

Zunächst ein paar Worte zu einer »Landkarte« des menschlichen Gehörs: Schallwellen sind rhythmische Verdichtungen der Luftmoleküle. Sie breiten sich im Raum wellenförmig aus. Je länger der Abstand von einem Wellental zum nächsten Wellental ist, desto tiefer ist der Ton. Diesen Abstand von Wellental zu Wellental nennen wir Wellenlänge. Wellenlängen (Frequenzen) werden in der Einheit »Hertz« (Hz) bemessen. Ein Hertz ist eine Wellenschwingung pro Sekunde. Schwingungen zwischen 16 und 21.000 Hz (also 16–21.000 Schwingungen pro Sekunde) können wir als Töne wahrnehmen. Schwingungen noch tieferer Wellenlänge als 16 Hz nimmt unser Körper und Gehirn als Vibration war. Schwingungen oberhalb von 21.000 Hz sind der Ultraschallbereich, der zum Beispiel in der Sonografie medizinisch genutzt wird. Je älter wir werden, desto weniger hören wir durchschnittlich in den hohen Tönen. Während ein Säugling, wie eben beschrieben, auch eine Schwingung von 21.000 Hz als Ton hört, kann ein älterer Mensch um die 60 Jahre häufig nur noch Schwingungen bis etwa 10.000 Hz als Ton hören. Dies bezeichnen wir als Altersschwerhörigkeit. Der Hörbereich vieler Säugetiere ist wesentlich umfangreicher als bei uns Menschen. So nimmt ein Hund Schwingungen zwischen 50 und 50.000 Hz als Ton war, eine Katze zwischen 60 und 65.000 Hz und ein Delphin Schwingungen zwischen 150 und 150.000 Hz.

Wie reagieren wir Menschen nun neurobiologisch auf Töne? Der amerikanische Neurowissenschaftler Steven Porges beschreibt drei Tonbereiche, die mit drei biologisch vorgegebenen Reaktionsmustern verbunden sind (Porges, 2010). Die Evolution hat also im Verlauf vieler Millionen Jahre drei Verhaltensprogramme entwickelt, mit denen Tiere und auch wir Menschen unbewusst auf Töne antworten. Diese drei Verhaltensprogramme werden gesteuert durch das *Autonome Nervensystem (ANS)*, einem entwicklungsgeschichtlich älteren Teil unseres Nervensystems.

2.1 Der mittlere Tonbereich gehört zu Sicherheit und Bindung

Der erste dieser drei Tonbereiche, mit denen wir uns nun beschäftigen, ist der *mittlere Tonbereich* zwischen etwa 500 und 4.000 Hz. Das Hören von Tönen in diesem mittleren Tonbereich ist verbunden mit dem Empfinden von Sicherheit, Entspannung und auch sicherer Bindung. In diesem mittleren Tonbereich entfaltet sich das Spektrum unserer menschlichen Stimme und unsere Sprache hat hier ihre wesentlichen Informationen. Und es verwundert nicht, dass die meisten Melodien sich auch in diesem Tonbereich bewegen.

Dabei besteht eine Wechselwirkung in beide Richtungen: Wenn wir uns sicher und entspannt fühlen, wie zum Beispiel an einem Urlaubstag am Mittelmeer in der wohligen Wärme am Strand, dann versetzt unser Gehirn unser Gehör in einen Zustand, in dem wir diese mittleren Töne bevorzugt gegenüber anderen Tönen hören. Das bedeutet: Wenn unsere Kinder sich im Kindergarten wohl und entspannt fühlen, können sie gut der Stimme der Erzieherin folgen. Sie hören gut zu und ihre Ohren sind offen. Durch das bevorzugte Hören der mittleren Töne richtet sich unsere Aufmerksamkeit auf den Tonbereich der menschlichen Sprache und Stimme. Die häufig tiefenbetonten Hintergrundgeräusche wie Verkehrslärm oder das Gebrabbel von Stimmen werden nun ohne Anstrengung ausgeblendet.

Verbunden mit diesem bevorzugten Hören mittlerer Töne ist also die Fähigkeit, anderen Menschen gut zuhören und die Aufmerksamkeit gut fokussieren, auf ein Ziel richten zu können. Wir können dies auch als ein *prosoziales Hören* bezeichnen. Weiterhin können dabei prinzipiell die Gefühle ebenso wie die Muskelspannung gut reguliert werden.

Umgekehrt kann uns das Hören von Tönen, Musik und Stimmen in diesem mittleren Tonbereich beruhigen und aus einem Zustand von Aufregung, Nervosität und Stress wieder in einen entspannten Zustand zurückführen (Beckedorf & Müller, 2014). Eine melodiöse Stimme wirkt lebendig und beruhigt, gibt Sicherheit. Eine monotone Stimme ermüdet nicht nur, sie kann unter Umständen auch irritieren und ängstigend wirken.

Glücklicherweise ist dieser Zusammenhang, wie oben erwähnt, neurobiologisch vorprogrammiert und in unserem Erbgut verankert. Er wird vermittelt durch entwicklungsgeschichtlich jüngere Anteile des ANS, unter anderem das ventrale Vagussystem (Porges, 2010).

Wir folgen instinktiv diesem neurobiologischen Programm und heben die Stimme in den Bereich des prosozialen Hörens, wenn wir mit einem Kleinkind sprechen. Das Kind fühlt sich hierdurch sicher und seine Neugier auf Kommunikation wird geweckt. Niemand würde gegenüber einem Säugling oder Kleinkind mit einer monotonen tiefen Stimme sprechen, weil wir wissen, dass das Kind bestenfalls befremdet reagieren würde.

2.2 Hohe Frequenzen sind mit dem Stressprogramm verknüpft

Der zweite Frequenzbereich und das zweite genetisch vorprogrammierte Reaktionsschema ist der Bereich hoher Töne. Das Hören hoher Töne wie zum Beispiel die schrillen Schreie eines verletzten Kindes oder auch Säuglings, das bzw. der nicht mehr zur Ruhe kommt, ist verbunden mit dem

Verhaltensprogramm von Problem, Gefahr und Stress. Wenn wir einen schrillen Schrei hören, reagieren wir sofort alarmiert und versuchen herauszufinden, was die Quelle dieses Schreiens ist, um Abhilfe zu schaffen. Das aktivierte Verhaltensprogramm ist Kämpfen oder Flüchten, verbunden mit dem Stressast des ANS, dem Sympathikus. In einem solchen Moment ist es biologisch nicht gewünscht, dem anderen zuzuhören. Vielmehr ist alles im Körper darauf ausgerichtet, unmittelbar ein Problem zu lösen. Wieder handelt es sich um eine Wechselwirkung: Hohe Töne rufen den Zustand von Alarmbereitschaft und körperlicher Spannung hervor. Das Gehör eines gestressten Menschen wiederum nimmt nicht mehr bevorzugt den mittleren Tonbereich menschlicher Stimme und Sprache wahr, die prosoziale Ausrichtung geht verloren. Kinder, die sich in der Schule zu sehr unter Druck und gestresst fühlen, verschließen reflektorisch ihre Ohren. Sie werden geräuschempfindlich, gereizt und können nicht zuhören.

2.3 Sehr tiefe Töne sind mit Angst und Lähmung assoziiert

Das dritte Frequenzspektrum und das dritte genetisch vorgegebene Reaktionsschema sind die sehr tiefen Töne. Sehr tiefe Töne rufen in uns ein Gefühl von Bedrohung hervor wie zum Beispiel das Gebrüll eines herannahenden Löwen oder auch ein Donnergrollen. Biologisch ist es verbunden mit der Aktivierung eines entwicklungsgeschichtlich alten Teils des ANS, dem dorsalen Vagus. Es kann unter bestimmten Bedingungen einen Zustand von Lähmung, Erstarrung, Hilflosigkeit und Ohnmacht hervorrufen. In einem Zustand von tiefer Ohnmacht sollen unsere Ohren nicht mehr offen sein. Wir verschließen uns bis hin zum Zustand einer psychischen Dissoziation. Umgekehrt ruft ein Zustand sehr schlechten Hörens tendenziell auch eine Abkapselung von der Außenwelt und dann auch eine gewisse Lähmung und Starrheit hervor. Dies ist eine Reaktionsweise, die bei Erwachsenen mit unbehandelter Schwerhörigkeit oder auch Säuglingen mit nicht erkannter Hörstörung auftreten kann.

Der Leser könnte an dieser Stelle fragen: Warum wirken vertraute tiefere Stimmen zum Beispiel vom Großvater häufig beruhigend und versetzen uns nicht in Angst und Schrecken? Das Gehirn macht immer eine unbewusste Gesamtanalyse der gegenwärtigen Lage, es liest aus Mimik, Gestik und Intonation der Stimme heraus, ob die Situation sicher und vertraut, bedrohlich oder sogar lebensgefährlich ist. Porges nennt dies »Neurozeption«

(Porges, 2010). Solange unser Gehirn unbewusst entscheidet: »Alles o.k. und sicher«, steuert das entwicklungsgeschichtlich jüngere ventrale Vagussystem den älteren dorsalen Vagus. Unter dieser Führung wirkt dann der dorsale Vagus im Sinne eines liebevollen Ruhens. Opa darf also ruhig weiter ein Gutenachtlied singen.

3 Wie das Gehirn das Ohr steuert

Im vorausgehenden Abschnitt wurde beschrieben, wie unser Organismus mit drei biologisch vorgegebenen Reaktionsmustern auf drei Tonbereiche antwortet. Bislang wurde nicht erklärt, wie unser Gehör dabei diese drei unterschiedlichen Arten zu hören umsetzt. Darum soll es nun im Folgenden gehen.

Unsere Ohrmuschel fängt die Schallwellen auf und leitet sie weiter zum Trommelfell. Das Trommelfell gerät in Schwingungen und gibt diese weiter an drei winzige Knochen, die hinter dem Trommelfell sitzen und miteinander durch Gelenke verbunden sind. Diesen Bereich unseres Ohres nennen wir Mittelohr (Abb. 2). Der letzte dieser Knochen überträgt die Schwingungen auf das dahinter liegende Innenohr. Die Namen der drei Knöchelchen lauten »Hammer«, »Amboss« und »Steigbügel«. Hammer und Amboss – das klingt nach Arbeit. Und Steigbügel klingt nach Abenteuer, so könnte man metaphorisch sagen. Und damit wird auch etwas von der Funktion unseres Gehörs beschrieben: Hören ist manchmal Arbeit, es ist mitunter aufregend und es kann Freude bereiten. Die Funktion dieser drei Knöchelchen ist die eines Hebelwerks: Von einem relativ großen Trommelfell werden die Schallwellen und damit der Schalldruck (Lautstärke) auf die deutlich kleinere Membran an der Pforte zum Innenohr konzentriert. Die Lautstärke wird dadurch um das etwa 30-fache erhöht (Schmidt et al., 2000). Ohne unser Mittelohr könnten wir Menschen uns nur hören, indem wir die Köpfe aneinander stecken würden. Denn auch über den Knochen werden die Schallwellen zum Innenohr geleitet, allerdings eben deutlich leiser als über das Trommelfell (Eska, 1997). So übertragen sich die Schwingungen unserer eigenen Stimme vom Kehlkopf über die Halswirbelsäule zum Schädelknochen und das Innenohr. Unsere eigene Stimme hören wir betont über diese Knochenleitung. Deswegen nehmen wir unsere Stimme auch ganz anders wahr als unsere Mitmenschen über deren Trommelfell. Jeder reagiert überrascht auf das Hören einer Aufzeichnung der eigenen

Stimme, weil er es gewohnt ist, sich über die Knochenschwingungen zu hören. Das Trommelfell ist also unser akustisches Fenster zur Welt, die Luftleitung. Sie hat psychologisch einen Bezug zur Wahrnehmung der Außenwelt, zu den anderen Menschen. Die Knochenleitung hingegen hat psychologisch einem Bezug nach innen, zur Wahrnehmung des Ich. In der Systemischen Hörtherapie, deren Ablauf weiter unten ausführlich erläutert wird, machen wir als Eingangsdiagnostik einen speziellen Hörtest. In diesem Hörtest messen wir die Empfindlichkeit des Gehörs für die Luft- und die Knochenleitung. Aus dem Verhältnis dieser beiden Schallwege zueinander können wir Aussagen darüber treffen, wie man sich selbst und wie man die anderen wahrnimmt. Wir bekommen auch Hinweise darauf, ob sich der Klient im Zustand des prosozialen Hörens oder aber im Stressverhalten oder in Lähmung und Angst befindet.

Hinter dem Mittelohr sitzt das Innenohr, geformt wie eine Schnecke (lat. Cochlea) (in Abb. 2 wurde die Cochlea zur besseren Übersicht entrollt dargestellt). Im Innenohr sitzen in sehr salzhaltiger Flüssigkeit die Hörsinneszellen. Sie heißen Haarzellen, weil sie am oberen Pol zahlreiche Ausstülpungen haben, die wie Haare aussehen. Der Hörvorgang läuft folgendermaßen ab: Schallwellen bringen das Trommelfell in Schwingungen und diese werden über die Gehörknochen zum Innenohr weitergeleitet. Die Schwingungen bereiten sich wellenförmig im Innenohr aus und drücken die Härchen der Haarzellen nach unten. Hierdurch wird eine elektrische Entladung der Haarzellen hervorgerufen und über die Hörnerven zum Gehirn weitergeleitet. Über 100.000 elektrische Impulse können so von beiden Ohren innerhalb einer Sekunde zum Gehirn geleitet werden! Es ist also wirklich Arbeit und Abenteuer in einem.

Reguliert wird die Schallübertragung im Mittelohr durch *zwei kleine Muskeln*. Der erste dieser beiden Muskeln sitzt am Trommelfell und heißt »Trommelfellspanner«. Der zweite dieser Muskeln setzt am Steigbügelknochen an und heißt »Steigbügelmuskel«. Gesteuert werden diese beiden Muskeln durch das ANS. Die beiden Muskeln und das Trommelfell funktionieren wie eine Trommel und ihre Trommelmembran: Stellen Sie sich eine Trommel vor, deren Membran schlecht gespannt ist. Wenn Sie mit einem Schlägel darauf schlagen, gibt es einen dumpfen Ton. Ist die Trommelmembran hingegen gut gestraft, gibt die Trommel einen feinen und hohen Ton wieder. Genauso arbeitet unser Mittelohr: Sind beide Muskeln in einem guten Spannungsverhältnis zueinander, so wird das Trommelfell gut gestraft. In diesem Zustand werden die mittleren und hohen Töne bevorzugt übertragen und zum Gehirn weitergeleitet. Sind die beiden Muskeln hingegen verkrampft, so verliert sich dieses bevorzugte Hören der mittelhohen Töne. Wenn die beiden Muskeln, besonders der Trommelfellspanner, sehr schlecht gespannt sind, so hört man dumpf und auch über die Luftleitung schlechter als über die Knochenleitung (Tomatis, 1987; Beckedorf & Müller, 2010; Porges, 2010).

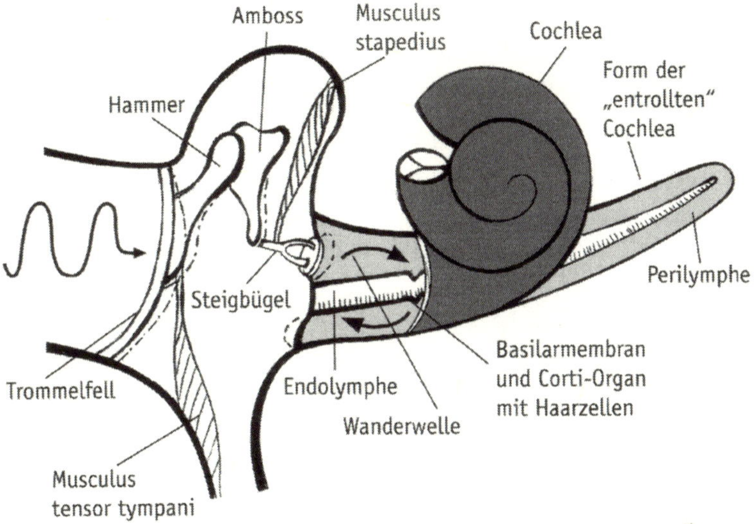

Abb. 2: Schematische Darstellung des Mittelohres und Innenohres

Nun können wir leicht die Frage beantworten, wie unser Gehirn unsere Ohren öffnet oder verschließt: Im Zustand von Sicherheit und sicherer Bindung bringt unser ANS unsere Mittelohrmuskeln in eine gute Spannung. Hierdurch wird, wie schon jetzt mehrfach beschrieben, der Tonbereich der menschlichen Stimme und Sprache, also der mittelhohe Tonbereich, bevorzugt gehört. Im Erleben von Problem und Gefahr versetzt unser ANS die Muskeln im Ohr wie auch im Körper in einen hohen Spannungszustand, tendenziell eine Verkrampfung. Der Zustand des prosozialen Hörens geht verloren. Wir reagieren nun gereizt und gestresst auf Hörsignale von außen. Die Verkrampfung der Mittelohrmuskeln ist biologisch eine Verteidigungsreaktion, eine Defensivreaktion: Durch die Überspannung des Trommelfell prallen die Schallwellen sozusagen an uns ab, nichts mehr soll reingehen. Dies kann auch an der Entstehung von Ohrgeräuschen (Tinnitus) beteiligt sein.

In Momenten von Lebensgefahr und dauerhafter Ohnmacht kann es zu einer traumatischen Körperreaktion kommen. Auf der Ebene des Hörens treten unsere Mittelohrmuskeln in eine Lähmung, eine hochgradige Erschlaffung. So verschließen wir uns unwillkürlich gegenüber unserer Außenwelt und tauchen ab in eine Innenwelt.

4 Systemische Hörtherapie Teil 1: Training der Mittelohrmuskeln und Hinwirken auf Bindungsbereitschaft und Zuhören

Wir haben erfahren, wie unsere Psyche und unser Gehirn die Ohren öffnen oder verschließen, nämlich über die Mittelohrmuskeln. Weiterhin wissen wir, dass dies weitgehend unbewusst und in Reaktion auf die Wahrnehmung der Umwelt erfolgt. Welche Möglichkeiten haben wir nun, mit diesem Wissen im Alltag und auch therapeutisch umzugehen?

Eine erste Anregung ist, wacher dafür zu sein, in welcher Verfassung wir und unsere Gesprächspartner sich gerade befinden, und gegebenenfalls auf eine Entspannung hinzuwirken, die das prosoziale Hören fördert. Hierfür gibt es viele Möglichkeiten, zum Beispiel Körperwahrnehmungs- und Auflockerungsübungen.

Eine vorzügliche Therapiemethode, die Hör- und Bindungsbereitschaft zu verbessern, ist die *Systemische Hörtherapie* aufbauend auf den Forschungen des französischen Hals-Nasen-Ohren-Arztes Dr. Alfred Tomatis. Es werden nun wesentliche Prinzipien der Hörtherapie beschrieben.

In der Hörtherapie hören Kinder wie Erwachsene Musik von Mozart und gregorianische Gesänge. Die Musik wird durch einen *Klangwandler* in ihrem Frequenzspektrum verändert (gefiltert) und nach individuellen Bedürfnissen angepasst. Diese gefilterten Klänge hören die Patienten über *Spezialkopfhörer* mit Luft- und Knochenleitung.

Die beste Wirkung lässt sich erzielen, wenn in Hörblöcken gehört wird. Üblicherweise umfasst der erste Hörabschnitt zwei bis drei Wochen, in denen täglich für zwei Stunden gehört wird. Die Therapie folgt systemischen Gedanken, indem die Eltern in die Therapie einbezogen werden: Die Kinder hören die gefilterte Musik über die Spezialkopfhörer mit einem mehrere Meter langen Kabel in einem Kinderhörraum. Dabei werden sie von Mitarbeitern des Therapieinstitutes betreut. Die Kinder dürfen frei spielen, basteln, malen, ruhen. Kurz: Sie dürfen zunächst ihren jeweiligen

Impulsen folgen. Parallel hört ein Elternteil, zu Beginn in der Regel die Mutter, räumlich getrennt von dem Kind in einem Erwachsenentherapieraum ähnliche Musik wie das Kind.

Das Altersspektrum der Kinder reicht von wenigen Monaten bis ins Erwachsenenalter. Die Behandlungsindikationen umfassen einen großen Bereich: Kinder mit problematischen Schwangerschaftsverläufen und Geburten und auch Hirnschädigungen zum Beispiel durch Sauerstoffmangel bei der Geburt; Bindungsstörungen, emotionale und soziale Auffälligkeiten wie sehr aggressives oder sehr zurückgenommenes Verhalten; weiterhin unterschiedliche Arten von Hörstörungen, sprachliche, motorische und allgemeine Entwicklungsverzögerungen; bei Schulkindern Aufmerksamkeitsschwächen oder Lese-/Rechtschreibprobleme. Zudem kann die Therapie erfolgreich angewandt werden bei Behinderungen wie Down-Syndrom und auch tief greifenden Entwicklungsstörungen wie Autismus-Spektrum-Störungen (Gerritsen, 2009; Vervoort et al., 2007). Die Wirkung der Hörtherapie bei all den genannten Indikationen erklärt sich wesentlich durch eine verbesserte Regulation des Gehörs und Gleichgewichtsorgans durch das ANS. Weiterhin fördert die Hörtherapie die Bindungsbereitschaft und die auditive Verarbeitung und Wahrnehmung im Gehirn.

Häufig sind die Familiensysteme der zur Hörtherapie kommenden Kinder und Eltern durch die hohen Anforderungen, die aus den unterschiedlichen Störungen resultieren, sehr belastet. Häufig ist das Kind und immer wieder auch ein Elternteil in einer Verfassung, in der Stress, Schlafmangel, Aggression und Ohnmacht eine Rolle spielen. Entsprechende Hinweise finden wir dann regelhaft in den vor Therapiebeginn durchgeführten Hörprofilen bei Kind und auch Eltern. Erster Schritt der Behandlung ist daher, das belastete Familiensystem zu beruhigen, sowohl auf der Ebene des Kindes als auch auf der Elternebene. Hierin liegt auch ein Grund, warum die Eltern an der Therapie teilnehmen: Eine Beruhigung wird von beiden Seiten her möglich mit dem Ziel, rasch wieder eine Bereitschaft aufeinander zu hören zu erzeugen und damit die Bindung zu stärken.

Die Kinder hören also vor allem ausgewählte Werke von Mozart. Warum Mozart? Mozart umspielt in seinen Werken in besonderer Weise die Mitte: Die Musik wechselt in ihren Abläufen rasch zwischen Anregung und Beruhigung, zwischen laut und leise, zwischen Struktur und Emotion. Sie schwingt pulsierend hin und her. Mozarts Werke beschreiben häufig eine glückliche, gelungene Kommunikation. Seine Musik enthält einen inneren Rhythmus von etwa 120 Schlägen pro Minute und dieser Rhythmus ähnelt dem Herzschlag eines jungen Kindes. Die Musik ist einfach, klar und macht froh. Sie bietet damit einen atmosphärischen Hintergrund, auf dem sich die nun dargelegten speziellen Wirkmechanismen besonders gut entfalten können.

4.1 Wirkprinzip 1: Die »Klangwippe«

Alle in der Hörtherapie eingesetzten Musikstücke werden durch einen Klangwandler in ihrem Tonspektrum verändert. Das Basistherapieprinzip nennen wir »Klangwippe«: Solange die Musik leise ist, unter einer Grenzlautstärke bleibt, wird sie in den tiefen Tönen betont. Sobald eine bestimmte Grenzlautstärke überschritten wird, wechselt die Musik auf eine Höhenbetonung. Die Musik schwingt also wie auf einer Wippe hin und her: Ist sie leise, klingt sie dumpf, wird sie laut, klingt sie hell. Diese Wechsel in der Klangfarbe wirken auf die Mittelohrmuskeln. Das dumpfe Hören regt sie zu einer Erschlaffung an. Man hört die Musik dann durch das erschlafft Trommelfell dumpf. Die Höhenbetonung stimuliert die Muskeln zu einer Anspannung. Das Trommelfell wird nun gut gespannt, man spitzt die Ohren und hört dadurch bevorzugt die mittelhohen Töne. Es wird damit also das oben beschriebene prosoziale Hören und eine sprachbezogene Aufmerksamkeit erzeugt. Wir machen mit der Klangwippe eine musikalische Mikrogymnastik des Mittelohres. Die Musikwechsel wirken auf das ANS, das diese Muskeln steuert. In dem pulsierenden Wechsel von Entspannung und Anspannung beruhigt sich das ANS häufig innerhalb weniger Tage. So kommen Kinder wie Eltern aus einem stressbelasteten Zustand in einen bindungsstarken, entspannten Zustand. Die Therapiewirkung lässt sich meist direkt an einer Veränderung des Gesichtsausdrucks der Kinder und auch der Eltern ablesen. Die Kinder werden ruhiger, gleichzeitig reden sie typischerweise mehr, die Kommunikation in der Familie beruhigt sich. Man hört einander wieder zu.

Einen wesentlichen Anteil an diesen Auswirkungen hat die Knochenleitung. Wie oben bereits erwähnt, hört man die Musik über Spezialkopfhörer mit einem Knochenleiter, der in der Mitte auf dem Schädel sitzt. Das Hören über den Knochen hat einen deutlichen Bezug zur Selbst- und Innenwahrnehmung. Hierdurch spüren sich die Kinder erfahrungsgemäß rasch mehr in ihrem Körper. Dadurch, dass sie sich besser spüren, werden sie ruhiger und selbstbewusster. Diese Wirkung kann noch unterstützt werden, indem die Musik zusätzlich über einen Extraknochenleiter am Becken als Vibration angeboten wird. Besonders Kinder mit einer zu geringen Muskelspannung (muskuläre Hypotonie) reagieren gut auf diese zusätzliche Stimulation. So werden häufig schon innerhalb weniger Therapietage sichtbare Fortschritte erzielt (Beckedorf & Müller, 2010).

5 Systemische Hörtherapie Teil 2: Sehr hohe Frequenzen: Vorgeburtliche Wahrnehmung und Kommunikation

Alfred Tomatis beschäftigte sich in seinen Forschungen auch mit den menschlichen Reaktionen auf *sehr hohe Frequenzen*, noch über den alarmauslösenden hohen Tönen. Er fand heraus, dass Musik, die nur die allerobersten Frequenzen oberhalb von 8.000 Hz enthält, kleinkindhafte und vor allem vorgeburtliche Erinnerungsspuren hervorrufen kann. Wir haben hier also einen *vierten Frequenzbereich*, die sehr hohen Frequenzen, der mit der pränatalen Wahrnehmung in Verbindung steht. Wie können wir eine solche Reaktionsweise erklären?

Zur Beantwortung dieser Frage beschäftigen wir uns nun mit der vorgeburtlichen Hörwelt. Das Gehör ist in etwa ab dem siebten Schwangerschaftsmonat weitgehend funktionsfähig. Das Innenohr hat sogar schon vorher, im fünften Monat, seine endgültige Größe wie bei uns Erwachsenen erreicht (Hellbrück & Ellermeier, 2004)! Erst im siebten Monat wird jedoch der Hörnerv elektrisch leitfähig und damit kann das Gehörte auch im Gehirn wahrgenommen und erinnert werden (Spitzer, 2003). Die letzten vier Monate im Bauch unserer Mutter hören wir also.

Die Natur hat es gut eingerichtet, denn in den ersten Schwangerschaftsmonaten haben wir als Babys viel Raum. Der Bewegungs- und der Tastsinn sind früher als der Hörsinn bereit, die erste Welt, den Mutterleib, zu erforschen, zu betasten und zu erkunden. Ende des vierten Monats ist die gesamte Körperoberfläche sensibel, der Säugling fühlt und spürt. Er schwimmt im ozeanischen Fruchtwasser von einer Seite der Bauchhöhle zur anderen, betastet die Nabelschnur, die Plazenta, sein Gesicht, seine Hände und seine Genitalien. Wenn nun in den letzten Monaten der Raum immer enger wird und damit der Bewegungsraum kleiner, dann ist das Kind mit seinem Gehör bereit zu lauschen.

Das Baby hört dabei über zwei Wege: Über das Fruchtwasser hört es dumpf, tiefenbetont, denn Wasser leitet bevorzugt die tiefen Töne weiter. Die Körpergeräusche, Herzschlag, Atmung, Darmbewegungen dringen dunkel an das Ohr des Kindes. Und in diese Klangwelt mischt sich auch die Stimme seiner Mutter, gleichfalls durch das Fruchtwasser dumpf (Spitzer, 2003). Immer wenn das Kind sich dann mit seinem Köpfchen in das Becken seiner Mutter oder an die Wirbelsäule begibt und die Mutter gerade spricht, kommt es zu einem *zweiten Weg* der Klangübertragung der Mutterstimme: Die Schwingungen ihrer Stimme übertragen sich auf die Halswirbelsäule und werden hinab in das Becken geleitet. Das Becken mit seiner halbkugeligen Form wirkt wie ein »Stereokopfhörer« oder ein »Violinenkasten« und verstärkt die Stimme zweieinhalbfach (Spitzer, 2003; Tomatis, 1992). Der Knochen leitet genau umgekehrt zum Fruchtwasser betont die höheren Frequenzen weiter. Immer wenn also das Baby mit seinem Kopf im Becken weilt und seine Mutter gerade spricht, hebt sich ihre Stimme hell aus den Körpergeräuschen hervor.

Das Baby versteht nicht inhaltlich, was die Mutter sagt, aber es fühlt den Klang ihrer Stimme, ihre Melodie und ihren Rhythmus (Maiello, 2003). Stimme ist gleich Stimmung, das ganze psychische Empfinden der Mutter ist in ihrer Stimme enthalten und wird vom Kind wahrgenommen. Es entwickelt sich eine emotionale Hintergrundstimmung, die vom Neurowissenschaftler Antonio Damasio in einem anderen Zusammenhang als »background feeling« bezeichnet wird (Damasio, 2010). Die über den Knochen ins Becken geleitete Mutterstimme ist sozusagen die »seelische Nabelschnur«, mit der das Baby immer in Kontakt treten kann. Ein erstes Kommunikations- und Bindungsmuster entsteht: Wenn das Baby sich überwiegend wohl mit seiner Mutterstimme fühlt, nimmt es sich Raum, es sucht den Kontakt zu ihrem Becken, es dehnt sich körperlich und energetisch aus, es macht sich weit. Ein Urvertrauen entsteht, ein sicherer Bindungsstil wird vorbereitet. Wenn Stress, Ängste, Schmerzen psychisch oder physisch überwiegen, kann in dem Baby eine Abwehrreaktion entstehen: Es macht sich klein, Körperkontakt und Kontakt zur Stimme versucht es zu vermeiden, es zieht sich zusammen. Ein unsicherer Bindungsstil kann angelegt werden.

Es sei an dieser Stelle betont, dass erfahrungsgemäß in den meisten Fällen trotz mancherlei Spannungen, Schwierigkeiten und Ängsten die Zeit im Mutterleib eine Ressource, eine Kraftquelle, eine gute Basis darstellt. Keine schwangere Frau lebt im »Paradies« und Zeiten von Stress und Belastung sind normal, solange sie kein Dauerzustand werden. Sie dienen vielleicht sogar in einem gewissen Rahmen der Anpassungsfähigkeit des ANS.

In der vorgeburtlichen Zeit und den ersten Monaten nach der Geburt werden wesentliche Reaktionsweisen des neuronalen Stressbewältigungs-

und Selbstberuhigungssystems ausgeformt. Hierbei spielen genetische Prädispositionen eine große Rolle sowie auf dem Boden der jeweiligen Bindungserfahrungen die epigenetische Modulation (Roth & Strüber, 2014). Die konstante elterliche Zuwendung in dieser frühen Entwicklungsphase stabilisiert das Stressbewältigungssystem für das ganze Leben.

Und was ist in den Monaten zuvor? Gibt es in den ersten sechs Monaten kein Hören? Jeder Körper hat eine Resonanzfrequenz. Dieses Phänomen lässt sich gut am Bespiel der »Glasharfe« erklären: Ein Glasharfenkünstler spielt auf verschieden großen, mit Wasser gefüllten Gläsern, indem er ihren Rand befeuchtet und mit dem Finger auf dem Glasrand kreist. Dabei entstehen Töne. Je kleiner das Glas ist, desto höher ist der erzeugte Ton, desto höher ist die Resonanzfrequenz. Dieses Prinzip gilt in ähnlicher Weise auch für unseren eigenen Körper. Auch er hat Resonanzzonen. Die Resonanzfrequenz für unseren Bauch liegt bei etwa 500 Hz, also im tieferen Bereich. Tiefe Töne spürt man als Schwingung im Bauch oder Becken. Die Resonanzfrequenz unserer Ohrmuschel liegt schon wesentlich höher, weil sie so viel kleiner ist, nämlich bei 2.000 bis 5.500 Hz (Spitzer, 2003). Auch als Embryo haben wir eine Resonanzfrequenz. Im Alter von zehn Wochen sind wir im Bauch unserer Mutter etwa drei Zentimeter groß. Im Alter von drei Wochen sind wir kleiner als einen halben Zentimeter. Man kann sich vorstellen, dass wir als winzige Wesen im Bauch mitschwingen mit den sehr hohen Frequenzen oberhalb von 8.000 Hz. Erfahrungen aus der Hörtherapie deuten daraufhin, dass diese Erinnerungen in unserem Körpergedächtnis gespeichert sind. Sehr hohe Töne können uns unbewusst an diese ersten Höreindrücke erinnern. Es ist kein Hören, wie wir als Erwachsene hören, es ist ein Mitschwingen, eine Resonanz. Tomatis nennt dies in ähnlicher Weise den »Klang des Lebens« (Tomatis, 1981). Er ist verbunden mit einer ozeanischen Ursprungserfahrung aus den ersten Wochen im Bauch der Mutter, einem schwingenden Miteinander-Sein.

Kann es wirklich sein, dass solche Erfahrungen in unserem Körpergedächtnis verankert sind und sogar erinnert werden können? Viele Erfahrungen in der Hörtherapie weisen darauf hin. Und damit kommen wir zurück zum Ablauf der Hörtherapie. In den ersten vier bis fünf Tagen des ersten Hörabschnitts werden Kinder und Erwachsene durch die dargelegte Wirkung der »Klangwippe« und das Prinzip der Knochenleitung zu einer Haltung des Zuhörens und besserer Selbstwahrnehmung geführt. In den nun folgenden Hörtherapietagen werden aus der Musik von Mozart mit jedem Tag die tiefen Frequenzen etwas mehr herausgefiltert. Nach etwa einer weiteren Hörwoche (Tempo der Filterung und andere Differenzierungen sind immer individuell) hat man häufig die Stufe 8.000 Hz erreicht. Die Kinder hören nun die Mozartmusik so, dass nur die Frequenzen oberhalb von 8.000 Hz in der Musik enthalten sind. Häufig wird nun auch eine Aufzeichnung der Stimme der Mutter eingesetzt. Die Mutter liest hierfür einen Text vor, den wir aufnehmen. Anschließend hören die Kinder diese Aufnahme der Mutterstimme auch mit dem Filter 8.000 Hz. Die Stimme ist inhaltlich dabei nicht zu verstehen, aber die Melodie und Klangfarbe ist bestens hörbar und individuell wie ein Fingerabdruck. Sie erinnert durch ihre Höhenbetonung an das Knochenhören im Mutterleib und an die frühen Resonanzreaktionen aus den ersten Schwangerschaftswochen. Typischerweise reagieren die Kinder hierauf mit einer deutlich sichtbaren Änderung ihres Spielverhaltens. Sie werden regressiver, anhänglicher, suchen Körperkontakt zu den Hörtherapeuten im Raum und nach der Hörsitzung zur Mutter. Gerade bei Kindern und Müttern, zwischen denen vorab ein unsicher ambivalenter oder vermeidender Bindungsstil vorlag, ist dies ein großer Schritt und eine Befreiung. Während des Hörens wollen die Kinder nun auf den Bauch, manchmal am liebsten unter das T-Shirt der Betreuerin. Ältere Kinder spielen Höhlenspiele oder malen ähnliche Bilder. Vielfach zeigen sie in ihren Spielen oder anderen symbolischen Ausdrücken, dass sie mit vorgeburtlichem oder kleinkindhaftem Erleben beschäftigt sind. Häufig reden sie viel mehr, mitunter in einer »Babysprache«. Sie suchen Nähe und Bindung und werden anschließend aus dem Erleben einer sicheren Basis heraus selbstständiger und unabhängiger.

Mit diesen Erfahrungen geht der erste Hörabschnitt zu Ende. Nach Hörpausen von mehreren Wochen, in denen die beschriebenen Erfahrungen in den Alltag integriert werden, kann die Hörtherapie mit weiteren, dann jeweils achttägigen Hörabschnitten fortgesetzt werden. Mit insgesamt drei bis vier Hörabschnitten ist in vielen Fällen eine bereits nachhaltige Wirkung erzielt. Die Fortschritte im Hören, in der sprachlichen und motorischen Entwicklung und in der Bindung bzw. im Familiensystem sind nun ausreichend gefestigt.

Die Entwicklungen der Kinder und ihrer Eltern während und nach der Hörtherapie werden fortlaufend in therapeutischen Gesprächen begleitet. Um die hörtherapeutische Begleitung und Beziehungsdynamik bei Säuglingen und Kleinkindern geht es im folgenden Teil. Nachdem es zwischenzeitlich mehr um die Klangstimulation der Hörtherapie ging, wenden wir uns nun also wieder der zweiten Therapiekomponente, der Beziehung zu.

6 Die therapeutische Begleitung in der Hörtherapie von Säuglingen und Kleinkindern

Die Dynamik und die Interventionen in der hörtherapeutischen Beziehung sind geprägt durch das besondere Setting der Hörtherapie. In der Körperpsychotherapie von Säuglingen und Kleinkindern besteht ein Dreieck aus Kind, Therapeut und Eltern. In der Hörtherapie kommt noch die gefilterte Musik dazu. Die Musik bewirkt, wie mehrfach beschrieben, in der Regel eine Öffnung der Bindungsbereitschaft, verbunden mit einem prosozialen Hören und auch einer Sensibilisierung der Körperwahrnehmung. Die Hörtherapie von Säuglingen und Kleinkindern unterscheidet sich zudem von der Hörtherapie älterer Kinder dadurch, dass Therapeut, Kind, Eltern und Musik, wie oben beschrieben, im selben Raum sind.

Nach der Herstellung eines Vertrauens und eines sicheren Rahmens für Kind und Eltern ist der nächste Schritt, den Säugling oder das Kleinkind mit dem Kopfhörer vertraut zu machen. Einige Hörtherapiebabys hatten erhebliche Geburtskomplikationen und Erfahrungen mit der Intensivmedizin, zum Beispiel Beatmung oder Infusionen an den Kopfvenen, wodurch die Kinder abwehrend gegenüber allen Kopfberührungen reagieren. Manchmal wird eine Brücke gebaut, indem der Hörtherapeut zum Beispiel ein Lied singt. Wenn man merkt, dass der Säugling darauf in seiner Mimik und seinen Bewegungen antwortet, kann man statt der üblichen Mozartmusik erst einmal Kinderlieder über die Kopfhörer darbieten. Die Kopfhörer werden dabei über die Ohren gehalten, ohne diese zu berühren. Wenn das Baby wieder »Ja« sagt, kann man nun den Kopfhörer auf die Ohren setzen. Viele Babys akzeptieren ohne Widerstand den Kopfhörer, sobald sie den Klang der Musik oder der Kinderlieder bewusst wahrnehmen.

Dieser erste Moment des Lauschens ist häufig ein besonderer. Der Gesichtsausdruck ändert sich, er wird weicher, es ist spürbar, dass sich eine neue Welt auftut.

Unter dieser »Hülle« der Musik gestaltet sich jetzt die Dynamik der Personen im Raum. Abhängig vom Bindungsmuster des Kindes »klebt« das Kind zum Beispiel an Mutter oder Vater (ambivalentes bzw. aggressives Bindungsverhalten) oder beachtet die Eltern wenig (vermeidendes bzw. gehemmtes Bindungsverhalten) (Brisch, 2009; Holmes, 2006). Der Hörtherapeut kann in Wahrnehmung dieser Muster dem Kind helfen, sich im Raum mehr von den Eltern zu lösen, indem er mit dem Baby ins Spiel geht oder die Eltern in das Spiel einbezieht. Häufig gibt die Musik dem Kind Impulse, die wir dann aufnehmen. Das kann etwas Rhythmisches sein, summen, singen, wiegen, klatschen, oder andere motorische Impulse, Bewegungen im Raum, aufeinander zu krabbeln und wieder weg. In dieser ersten Phase der Hörtherapie werden bevorzugt frühe Werke von Mozart eingesetzt, die besonders einfache, repetitive Elemente enthalten, die auf das motorische System des Kindes wirken. Durch die kräftigende Wirkung der Musik auf den Körpertonus werden rasch Bewegungen möglich, die zuvor nicht durchgeführt werden konnten. Das Kind kann sich mehr aufrichten, kann seine Bewegungen und seine Muskelkraft besser koordinieren. Die Eigenwahrnehmung des Kindes differenziert sich, das Kind nimmt sich besser wahr. Das gibt ihm Selbstwert und Autonomie und ermöglicht eine Ablösungsbewegung von den Eltern, zunächst im Hörraum, später im Alltag.

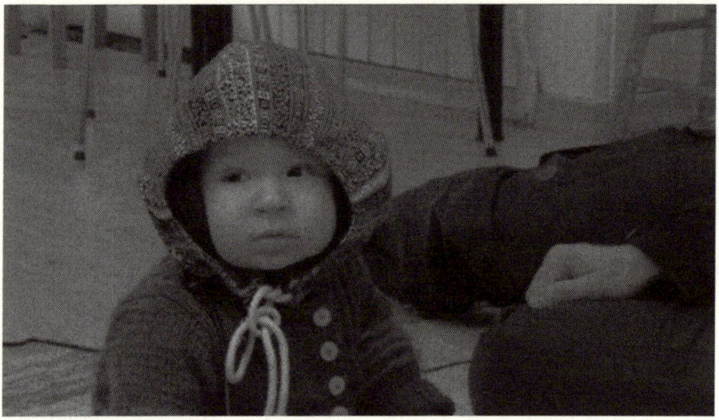

Abb. 3: Kind bei der Hörtherapie. Die Kopfhörer sitzen unter der Stoffmütze, sie haben dadurch mehr Halt und die Kinder können sie so besser tragen. (Dieser Junge ist nicht der in den Fallbeispielen genannte.)

Kleinkinder im zweiten Lebensjahr und älter, die vorher die Eltern so in Beschlag nahmen, dass diese quasi keinen Schritt ohne das Kind tun konnten, lassen die Eltern nun gehen. Dadurch werden mehrere Dinge möglich: Die Interaktion von Kind und Therapeut, nun beschränkt auf eine Zweisamkeit, intensiviert sich. Manche Kinder stellen nun erst wirklichen Blickkontakt her. Der Säuglingsforscher Daniel Stern unterteilt die Entwicklung des kindlichen Selbstempfindens in vier Stufen, die sich in der normalen Entwicklung in folgenden Altersstufen vollziehen: Das aufkeimende Selbst entwickelt sich bis zum zweiten bis dritten Monat, das Kernselbst im Alter von circa drei bis neun Monaten, das intersubjektive Selbst von etwa neun bis 16 Monaten und das verbale Selbstempfinden von etwa 15 bis 18 Monaten (Stern, 1990). Im Sinne von D. Stern kann sich unter der Hörtherapie eine Kernselbsterfahrung ereignen, eine unmittelbare Begegnung im Hier und Jetzt. Es entsteht der Eindruck, dass die gleichzeitig über Kopfhörer wirkende Musik wie ein »Verstärker« oder »Zoom« die Tiefe und Direktheit des seelischen Empfindens und emotionalen Ausdrucks hervorhebt. Erinnert sei daran, dass unter einer guten Spannung der Ohrmuskeln das SSE[1] mit ventralem Vagus und Nervus facialis aktiviert wird. Das Gesicht wird lebendiger. Das Kind spürt sich selbst intensiver und auch das Gegenüber. Häufig »machen« wir als Hörtherapeuten also scheinbar gar nicht viel, vielmehr sind wir vor allem in Ruhe präsent und »da«. Es ereignen sich feine, differenzierte Spiegelungen von Kind und Therapeut, unter denen das Selbstempfinden des Kindes (nach)reifen kann. Aufbauend auf dieser ersten Kontaktebene können weiter Dialogebenen möglich werden.

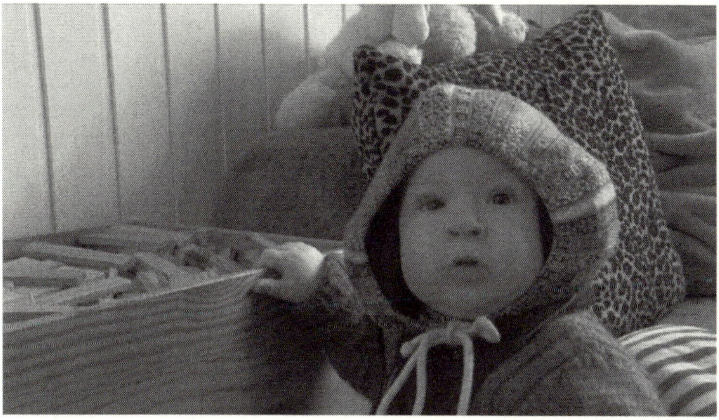

Abb. 4: Kind bei der Hörtherapie

Je nach Entwicklungsstand und Alter rasch und unmittelbar oder auch nach Wochen entsteht mehr und mehr das Gefühl, dass jetzt hinter den Augen die Seele des Kindes spürbar ist. Und auch das Kind scheint zu erkennen, dass der Therapeut ein eigenes Wesen mit eigenen Empfindungen,

1 Nach Porges bilden fünf Hirnnerven das System Soziales Engagement (Porges, 2010). Dazu zählt auch der Nervus facialis, der sowohl die Gesichtsmuskeln wie auch den Trommelfellspanner steuert.

Gefühlen und Bedürfnissen ist (intersubjektives Selbst). Viele Kinder, die zur Hörtherapie kommen, weisen Entwicklungsstörungen unterschiedlicher Genese auf. Zum Beispiel kommt ein 15 Monate altes Mädchen zur Hörtherapie aufgrund eines Entwicklungsrückstands nach traumatischer Geburt und einer Stoffwechselstörung. Sie kann nicht laufen, hat eine muskuläre Hypotonie und ein völlig atonisches Gesicht. Es ist nicht klar zu unterscheiden, ob es sich dabei mehr um eine traumatische Erstarrung oder eher eine Folge der mittlerweile medizinisch behandelten Stoffwechselstörung handelt. Sie spricht noch keine Wörter und lautiert kaum melodiös. In ihrem ganzen Verhalten ist sie nicht bezogen auf das Gegenüber und protestiert auch nicht, wenn die Eltern weggehen. Spielsachen werden vor allem weggeworfen. Der Hörtherapeut ist sehr beschäftigt damit, eine Struktur im Raum aufrechtzuerhalten. Nach einer Woche Hörtherapie verändert sich das Gesicht des kleinen Mädchens, es wird »runder« und »flüssiger«. Das Lautieren wird melodiös und sie antwortet damit auf ihr Gegenüber. Der Hörtherapeut achtet darauf, in seinem emotionalen Ausdruck, in seinem Tonfall und seiner Mimik (z.B. Freude, Erstaunen, Aversion und Grenzen setzen – z.B. »Nein, das tut weh«) besonders deutlich zu sein. Das Kind lernt dadurch mehr und mehr, Gesicht und Stimme seines Gegenübers zu »lesen«.

Die Mutter darf nun nicht mehr weggehen und hört von nun an mit ihrem Kind in einem Hörraum. Kind und Mutter erleben jetzt eine gefühlte Nähe und Innigkeit, eine Bindungsbeziehung kann sich nun aufbauen. Der Hörtherapeut tritt zurück, bleibt selbstverständlich im Raum, aber er lässt Kind und Mutter in ihrem Miteinander. Das Kind kommt nach Monaten nun auch in die Sprache und tritt damit in das verbale Selbstempfinden ein.

Es ist jetzt in der Interaktion von Mutter und Kind zu beobachten, dass die Mutter dem Kind wenig Grenzen setzt und an dem Kind klammert. In Gesprächen mit ihr wird ihr Verhalten thematisiert und die Gründe dafür werden erarbeitet. Einerseits ist sie verständlicherweise sehr glücklich, dass sie nun endlich eine Nähe und einen liebevollen Austausch mit ihrer Tochter haben darf. Beide holen also zusammen ein Stück fehlende Entwicklung nach. Andererseits wird deutlich, dass die Mutter auch ein Stück eigene Bedürftigkeit, einen Mangel ihres »inneren Kindes« über ihre Tochter zu stillen sucht und damit jetzt deren Entwicklung auch stört. Das Ansprechen dieses psychodynamischen Zusammenhangs hilft, die aktuelle Mutter-Kind-Beziehung zu entlasten. Mit der Mutter wird darüber gesprochen, was sie alternativ für sich selbst und ihr »inneres Kind« tun kann.

Bei einigen Eltern vollzieht sich die Erkenntnis, sich selbst und die eigenen Bedürfnisse wichtig zu nehmen, schon alleine durch die Wirkung der Musik. Man kann sagen, dass die Musik auch eine »Hülle« für die mithörenden Eltern darstellt. Sie ist eine Art »Mothering the Mother« und hat etwas auf scheinbar einfache Art Wohltuendes und Heilsames.

Bei anderen Eltern ist eine explizite Gesprächsarbeit in Sitzungen unabhängig vom Kind notwendig, um entweder, wie im gerade dargelegten Beispiel, die Autonomiebewegung des Kindes zu ermöglichen oder aber die Annäherungswünsche des Kindes zulassen zu können. Es ist also in jeder Hörtherapie eine Aufgabe des Hörtherapeuten, zu entscheiden, in welchem Umfang er primär mit dem Kind arbeitet und wann es notwendig ist, auch explizit mit den Eltern Verhaltensaspekte und biografische Hintergründe zu thematisieren. Dies kann dann wieder Konsequenzen für die Art der Musikmodulation bei den Eltern haben. Manchen Eltern tut die entspannende und strukturgebende tiefenbetonte Musik gut. Andere bekommen mit der hochfrequenten Musik die Möglichkeit, ihre Gefühle und Emotionen mehr zu spüren und mehr in Kontakt mit sich selbst und ihren Nächsten zu kommen.

In der Zeit der Gewöhnung an die hohen Frequenzen, zeitlich in der Therapiefolge also noch vor dem »Mutterleibshören«, sind manche Kinder für einige Zeit unruhig, aufgeregt, auch aggressiv. Sie schütteln zum Beispiel den Kopf, wollen den Kopfhörer absetzen und machen abwehrende Bewegungen. Nicht immer lassen sich die Hintergründe, etwa pränatale oder perinatale Erlebnisse, klar entschlüsseln. Manchmal wird deutlich, dass das Kind Widerstand haben möchte, mit Händen oder Füßen nach Gegenimpulsen sucht und sich dann schließlich beruhigt. In anderen Situationen verlangt ein Kind nach Empathie und Beruhigung durch Summen oder Wiegen. In den meisten Fällen handelt es sich um relativ kurze Episoden, denn der gesamte Prozess der Hörtherapie ist in seiner Auswahl und Abfolge der Musik auf die Unterstützung der Autoregulation des Organismus angelegt.

Ein Kern der Hörtherapie ist das Hören der hochgefilterten Musik von Mozart und der Aufzeichnung der Stimme der Mutter mit Betonung der Frequenzen oberhalb von 8.000 Hz. Wie oben ausführlich beschrieben wurde, antworten viele Kinder auf diese Musik mit einer Annäherung oder Wiederannäherung an die Mutter. Die Nähe zwischen Mutter und Kind im gerade beschriebenen Beispiel des 15 Monate alten Mädchens vollzog sich unter dieser höher gefilterten Musik.

Ein weiteres Beispiel handelt von einem 17 Monate alten Jungen. Er hat eine komplexe Hörstörung und kann nach den Untersuchungen der HNO-Medizin nicht hören. Nach Beobachtungen der Eltern gibt es mitunter Hörreaktionen des Kindes vor allem auf einige Geräusche, die jedoch nicht konstant auftreten. Geplant ist die Operation eines Cochlea-Implantats, aber zuvor möchte die Mutter noch die Hörtherapie durchführen. Motiv ist weniger die Hoffnung auf eine Verbesserung des Gehörs (die auch unter der Hörtherapie nicht stattfinden kann), vielmehr wünscht sich die Mutter eine Verbesserung des Kontaktes zu ihrem Kind. Zwischen beiden besteht eine Distanz, der Junge dreht sich auf ihrem Arm eher weg, Blickkontakt ist flüchtig, in der Resonanz des Hörtherapeuten ist eine Spannung, Unruhe und auch Leere fühlbar. Der Junge akzeptiert die Kopfhörer, die Mutter ist mit im Raum. Am dritten Hörtag ist der Junge gegen Ende plötzlich ganz aufgeregt, schreit, will sich die Kopfhörer herunterziehen. Wir ändern sofort die Musik, es laufen gerade gregorianische Gesänge, die auch in der Hörtherapie verwandt werden, und tauschen sie gegen Mozart aus. Das Kind beruhigt sich sofort und hört seine Musik nun friedlich weiter. Ganz offensichtlich kommt etwas von der Musik, von den Schwingungen im System des Kindes an und ruft direkte emotionale Reaktionen hervor. Allmählich ändert sich das Kontaktverhalten des Jungen. Während anfänglich immer die Mutter die Nähe zu ihrem Sohn herstellte, kommt er nun mitunter von sich aus. Wieder ist als Resonanz im Raum deutlich spürbar, dass eine Entspannung einsetzt. Ein Wechselspiel im Einander-Anschauen der beiden, von Lächeln und Zurücklachen ereignet sich in ganz anderer Weise. Außerdem ist die Aufmerksamkeitsspanne zum Beispiel beim Betrachten von Bilderbüchern sichtbar länger. In der Phase der höher gefilterten Musik findet wieder eine Verhaltensänderung statt. Einerseits will der Kleine in der Hängematte mit seiner Mutter kuscheln, dann drückt er sie weg, wirft sich hin und her, ist ruhelos. Besonders wichtig ist jetzt, der Mutter den Rücken zu stärken, sie macht ihre Sache gut, ist erstaunlich klar in ihrem Verhalten und die Spiegelung und Unterstützung des Hörtherapeuten tun ihr gut. In Gesprächen mit ihr kommt heraus, dass die Distanz zu ihrem Sohn sie an die emotionale Kälte mit ihrer Mutter erinnert. Sie ist mit dem Prozess der Hörtherapie trotz der aktuellen Spannungen ihres Sohnes völlig einverstanden, sie fühlt, dass etwas in guter Weise in Bewegung ist. Unter dem Hören der hochgefilterten Mutterstimme kommt der Junge wieder zur Ruhe. Er kuschelt sich nun viele Minuten beim Hören richtig in ihren Arm, will abends eng bei ihr sein. Eine Bindungsbeziehung baut sich auf.

Die Mutter sagt am Ende der Hörtherapie: »Vorher hatte ich immer das Gefühl, dass etwas zwischen uns ist, dass es nicht so ist, wie es sein soll, und ich habe mich gefragt: Was mache ich falsch? Jetzt weiß ich: Alles ist gut – und das macht mich glücklich.«

Die Hörtherapie des kleinen Jungen macht beispielhaft deutlich, dass viele zur Hörtherapie kommenden Säuglinge und Kleinkinder sensomotorische und auditive Wahrnehmungsstörungen haben in Verbindung mit Entwicklungsstörungen und Auffälligkeiten in der Kontaktaufnahme und Bindung. Der besondere Ansatz der Hörtherapie ist, dass sich durch die auditive Stimulation häufig die Wahrnehmungskompetenzen der Kinder verbessern und parallel am Kontaktverhalten in der therapeutischen Beziehung gearbeitet wird. Die sensomotorischen und auditiven Fortschritte führen meist direkt zu Änderungen in der Beziehung. Die gelingende Beziehungsgestaltung unterstützt wieder die sensorische Entwicklung. Die Hörtherapie ist also mit ihrer auditiven Stimulation eine besonders feine Form der Körpertherapie mit psychotherapeutischer Rahmung und Begleitung.

Literatur

Beckedorf, D. & Müller, F. (2014). Enrico Caruso, Alfred Tomatis und die moderne Neurobiologie – prosoziales Hören, ruhiger Herzschlag und gelingende Kommunikation. *Schweizerische Zeitschrift für Ganzheitsmedizin, 26,* 156–161.

Beckedorf, D. & Müller, F. (2010). *Von der Resonanz zur Bindung. Förderung von Wahrnehmung und Bindung durch die Systemische Hörtherapie.* Berlin: Leutner.

Brisch, K. (2009). *Bindungsstörungen. Von der Bindungstheorie zur Therapie.* Stuttgart: Klett-Cotta.

Damasio, A. (2013). *Selbst ist der Mensch. Körper, Geist und die Entstehung des menschlichen Bewusstseins.* München: Pantheon.

Eska, G. (1997). *Schall & Klang. Wie und was wir hören.* Basel/Boston/Berlin: Birkhäuser.

Gerritsen, J. (2009). A Review of Research done on Tomatis Auditory Stimulation. http://www.drbeckedorf.de/Übersichthoertherapiestudien (04.08.2015).

Hellbrück, J. & Ellermeier, W. (2004). *Hören – Physilogie, Psychologie und Pathologie.* 2., aktualis. u. erw. Aufl. Göttingen: Hogrefe.

Holmes, J. (2006). *John Bowlby und die Bindungstheorie.* München: Reinhardt.

Hüther, G. & Krens, I. (2009). *Das Geheimnis der ersten neun Monate. Unsere frühesten Prägungen.* Weinheim/Basel: Beltz.

Maiello, S. (2003). Die Bedeutung pränataler auditiver Wahrnehmung und Erinnerung für die psychische Entwicklung – eine psychoanalytische Theorie. Das doppelte Trauma des frühgeborenen Kindes. In M. Nöcker-Ribeaupierre (Hrsg.), *Hören – Brücke ins Leben. Musiktherapie mit früh- und neugeborenen Kindern* (S. 85–105). Göttingen: Vandenhoeck & Ruprecht.

Mampe, B., Friederici, A., Christophe, A. & Wermke, K. (2009). *Newborns cry melody is shaped by their native language. Current Biology, 19*(23), 1994–1997. DOI: 1016/j.cub.2009.09.064

Jackson, J. (1958). Evolution and dissolution of the nervous system. In J. Taylor (Hrsg.), *Selected Writings of John Hughlings Jackson, vol. 2* (S. 45–75). New York: Basic Books.

Porges, S. (2010). *Die Polyvagaltheorie. Neurophysiologische Grundlagen der Therapie*. Paderborn: Junfermann.

Ptok, M. & Ptok, A. (1996). Die Entwicklung des Hörens. *Sprache, Stimme und Gehör, 20*, 1–5.

Roth, G. & Strüber, N. (2014). *Wie das Gehirn die Seele macht.* Stuttgart: Klett-Cotta.

Schmidt, R., Thews, G. & Lang, F. (2000). *Physiologie des Menschen.* 28. Aufl. Berlin/Heidelberg/New York: Springer.

Spitzer, M. (2003). *Musik im Kopf. Musizieren, Verstehen und Erleben im neuronalen Netzwerk.* Stuttgart: Schattauer.

Stern, D. (1996). *Tagebuch eines Babys. Was ein Kind sieht, spürt, fühlt und denkt*. München: Piper.

Tomatis, A. (1987). *L'Oreille et la voix. On chante avec son Oreille*. Paris: Laffont.

Tomatis, A. (1990). *Der Klang des Lebens*. Hamburg: Rororo.

Tomatis, A. (1996). *Klangwelt Mutterleib*. München: Kösel.

Vervoort, J., de Voigt, M. & van den Bergh, W. (2007). The Improvement of Severe Psychomotor and Neurological Dysfunctions Treated with the Tomatis Audio-Psycho-Phonology Method Measured with EEG Brain Map and Auditory Evoked Potentials. *Journal of Neurotherapy, 11*(4), S. 37–49.

Auf- und Ausbau Früher Hilfen in Zeiten knapper öffentlicher Kassen[1]

Warum es sich lohnt, in Frühe Hilfen zu investieren

Inga Wagenknecht & Uta Meier-Gräwe

Einführung

In vielen Kommunen wurden in den vergangenen Jahren Programme Früher Hilfen auf- und ausgebaut. Dies zeigen auch die Zahlen einer Befragung des Nationalen Zentrums Frühe Hilfen (NZFH), wonach 96% der befragten Jugendämter angaben, im Bereich Früher Hilfen aktiv zu sein (NZFH, 2011). In über 70% der Kommunen liegen politische Beschlüsse zum Ausbau Früher Hilfen vor (NZFH, 2012).

Die Finanzierung der Hilfen bleibt jedoch bis heute unsicher. Mit dem Bundeskinderschutzgesetz wird der Aufbau von Vernetzungsstrukturen gefördert, ebenso wie der Einsatz von Familienhebammen. Die Einbindung des Gesundheitssektors und Verankerung von Leistungen im SGB V sind im Bundeskinderschutzgesetz jedoch gescheitert. Hauptfinancier der Angebote bleibt die Kinder- und Jugendhilfe, d.h. die Kommunen. Für diese stellt sich die derzeitige Situation als größte Herausforderung der letzten Jahre dar (Schilling, 2011), zumal derzeit viele kommunale Haushalte massiv unterfinanziert sind. Hinzu kommt, dass sich nun, mit Verweis auf die Förderung im Rahmen des Bundeskinderschutzgesetzes, bisherige Financiers zurückziehen (vgl. Fegert & Ziegenhain, 2012) und weitere (Pflicht-)Aufgaben, wie der Rechtsanspruch auf einen Betreuungsplatz für unter 3-Jährige, den finanziellen Spielraum zusätzlich eingrenzen.

Die notwendige Umwandlung der aufgebauten Projekte und Programme in regelhafte Angebote sowie die Einführung nachhaltiger Finanzierungsstrukturen bleibt damit – trotz der hohen fachlichen Zustimmung für die

1 Dieser Beitrag erschien zuerst in *Psychoanalytische Familientherapie – Zeitschrift für Paar-, Familien- und Sozialtherapie, 15*(II), Nr. 29, 2014, S. 91–108.

Frühen Hilfen – weiterhin ungelöst und die Frage, was vor Ort umgesetzt wird, gerät schnell zu einer Frage der Haushaltslage. Denn: »mehr Hilfen kosten auch mehr Geld« (Pothmann & Schilling, 2006) und bei insgesamt hohen Ausgaben im Bereich der Pflichtaufgaben und knappen öffentlichen Kassen, sind es zuerst präventive freiwillige Leistungen, die als sogenanntes »Luxusgut« eingespart werden. Dass sich diese Finanzierungspraxis nicht auszahlt, sondern im Gegenteil präventive, qualitativ gute Angebote von Anfang an notwendig sind, weil sie dazu beitragen, langfristig Kosten zu sparen, wird oftmals nicht betrachtet.

Warum es sich lohnt, in Frühe Hilfen zu investieren

Im Bildungsbereich hat bereits ein verändertes Verständnis von Ausgaben und Kosten für familienunterstützende Leistungen eingesetzt. Denn Angebote früher Förderung und Bildung tragen – so das Ergebnis vorhandener Studien – dazu bei, die Entwicklungschancen von Kindern erheblich zu verbessern und Kosten des Sozial-, Gesundheits- und Justizsystems im weiteren Lebenslauf dieser Kinder einzusparen. Die Renditen fallen dabei umso höher aus, je früher die Kinder erreicht werden. Dies machen die Forschungsergebnisse des US-amerikanischen Nobelpreisträgers für Ökonomie, James Heckman, deutlich (vgl. Heckman & Masterov, 2007)(Abb. 1).

Wissenschaftliche Erkenntnisse auf den Gebieten der Neurobiologie und der Entwicklungswissenschaft verweisen einstimmig auf die Bedeutung der frühen Kindheit – in dieser Zeit wird die »Architektur des zentralen Nervensystems« entscheidend geprägt, insbesondere durch die Erfahrungen, die ein Kind in der Beziehung mit seinen Bezugspersonen macht (Petermann et al., 2008). Das Gehirn weist zu diesem frühen Zeitpunkt die höchste Plastizität auf und ist innerhalb sogenannter sensibler Phasen besonders offen für bestimmte Lernerfahrungen, die zu einem späteren Zeitpunkt nur mit größerem Aufwand nachgeholt bzw. kompensiert werden können. Zudem besitzen sie eine höhere Stabilität und Nachhaltigkeit gegenüber Erfahrungen, die im späteren Leben gemacht werden – sie bleiben lebenslang erhalten und bilden die Grundlage für nachfolgende Entwicklungsschritte (Petermann & Damm, 2009). Das Säuglingsalter ist aber nicht nur eine Lebensphase, in der sich entscheidende und nachhaltige Entwicklungsprozesse vollziehen. Vielmehr stellt sie auch eine Phase besonderer Vulnerabilität dar. 42% der infolge von Kindesvernachlässigung und -misshandlung getöteten Kinder waren nach Angabe des U. S. Department of Health and Human Services unter einem Jahr alt, 82% der Kinder waren jünger als vier Jahre (U. S. Department of Health and Human Services, 2011, S. 57). Die vorliegenden Forschungsergebnisse unterschiedlicher Disziplinen verweisen somit auf die besondere Bedeutung der frühen Kindheit und die Chancen, durch Frühe Hilfen Unterstützung anzubieten, bevor es zu massiven Überlastungssituationen und damit zu einer Gefährdung des Kindeswohls kommt. Denn »Vernachlässigungen und Misshandlungen [sind] in den meisten Fällen Endpunkte einer von den Eltern nicht gewollten, verhängnisvollen Entwicklung, an deren Anfang vielfältige Überforderungen stehen« (Kindler & Sann, 2007). Zudem bieten Frühe Hilfen die Chance, den Zugang zu Familien zu erleichtern, denn Eltern sind im Übergang zur Elternschaft Hilfeangeboten gegenüber besonders offen eingestellt.

Insgesamt verweisen die dargestellten Zusammenhänge auf den besonderen Stellenwert eines möglichst frühen Zugangs zu belasteten Familien. Vor dem Hintergrund der immensen Schädigungswirkung von Kindesvernachlässigung und Misshandlung kommt der Prävention in diesem Bereich eine entscheidende Rolle zu.

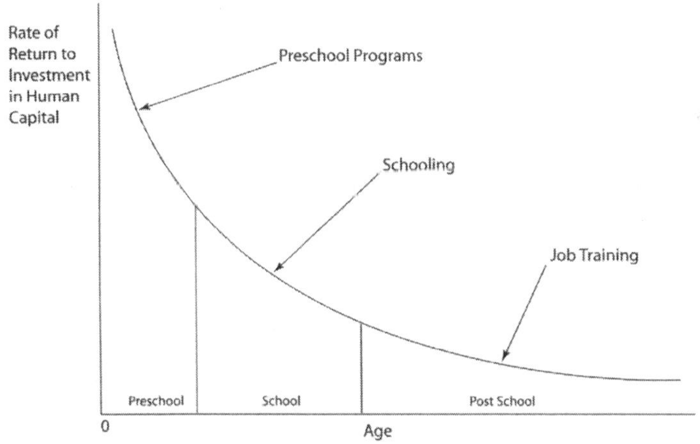

Abb. 1: Rendite durch Investitionen in Humanvermögen (Quelle: Heckman & Masterov, 2007)

Die Folgen einer Gefährdung sind für die Kinder immens. Abgesehen von dem Schmerz und dem Leid, das diese Kinder erfahren, sind sie auch von langfristigen Folgen betroffen. Ihre Entwicklung, sowohl die kognitive als auch die der Sprache und der Motorik, verläuft häufig verzögert und sie weisen häufig deutlich schlechtere Schulleistungen auf. Zudem sind Verhaltensstörungen und psychische Störungen deutlich erhöht (Silverman et al., 1996; Eckenrode et al., 1993). Dass Misshandlungserfahrungen in der Kindheit auch Auswirkungen auf die physische Gesundheit haben, zeigten Ergebnisse der Adverse Childhood Experiences (ACE)-Studie (Felitti et al., 1998).

Aus ökonomischer Sicht entstehen hierdurch Kosten, die neben den Systemen »Kinder- und Jugendhilfe« und »Gesundheit« auch die Bereiche »Justiz« und »Bildung/Erwerbsbeteiligung« betreffen. Denn es sind einerseits direkte Kosten von Kindesvernachlässigung und Misshandlung zu berücksichtigen, die vorrangig in der Kinder- und Jugendhilfe, dem Gesundheitswesen und dem Justizwesen im Rahmen von Inobhutnahmen, Behandlungen von Verletzungen und nicht zuletzt bei den Familiengerichten entstehen. Andererseits sind es aber auch indirekte Kosten, d.h. Kosten, die nicht unmittelbar nach der Kindeswohlgefährdung eintreten, die jedoch indirekt als Folgen der Vernachlässigung und/oder Misshandlung zu sehen sind und im Lebenslauf in Form erhöhter Krankheitsrisiken (insbesondere psychischer Erkrankungen), geminderter Erwerbsbeteiligung oder gesteigerter Delinquenzraten zum Ausdruck kommen. Auf der ökonomischen Seite entstehen hierdurch Kosten, die sich im Sozial-, Gesundheits- und Justizhaushalt niederschlagen.

Vorliegende internationale Studien verdeutlichen bereits eindrücklich das Ausmaß und den Umfang entstehender Folgen und Folgekosten. Die Kosten, die in den USA infolge von Kindesmisshandlungen und Vernachlässigungen pro Jahr entstehen, werden auf 80,3 Mrd. US-Dollar geschätzt (Gelles & Perlman, 2012). Hierbei wurden sowohl direkte Kosten, unter anderem Behandlungskosten und Leistungen der Jugendhilfe berechnet, als auch langfristige, indirekte Kosten, die z.B. im Bereich der Sonderschulpädagogik, durch Jugend- und Erwachsenendelinquenz sowie psychische Erkrankungen entstehen.

Fang und Kollegen (2012) berechneten die Kosten bei tödlicher und nicht-tödlicher Kindesmisshandlung im Lebenslauf und beziffern diese auf 210.012 US-Dollar[2] bzw. 1,23 Mio. US-Dollar pro Opfer. Durch eine Hochrechnung im Bottom-up-Verfahren ergeben sich bei 579.000 neuen

2 Bei 3% Abdiskontierung.

Fällen nicht-tödlicher Kindesmisshandlung kumulierte Lebenslaufkosten in Höhe von 121,6 Mrd. US-Dollar.

Die Daten lassen sich – insbesondere aufgrund der Unterschiede in den Sozialsystemen – nicht auf Deutschland übertragen. Es wird jedoch deutlich, welche großen Anteile diese Kosten im Sozial-, Justiz- und Gesundheitssystem haben und welche Bedeutung der Prävention von Kindesmisshandlung und Vernachlässigung auch aus ökonomischer Sicht zukommt.

Zur Bedeutung ökonomischer Daten

Vergleichbare Daten liegen für Deutschland derzeit nicht vor. Gleichwohl nehmen auch hierzulande finanzierungsbezogene Fragestellungen stetig zu. Insbesondere im Zusammenhang der dargestellten Herausforderungen, die sich aus dem Ausbau der Kinderbetreuung und des Bedeutungszuwachses Früher Hilfen seitens der Kommunen ergeben haben, erhöht sich der Druck im System der Kinder- und Jugendhilfe.

In der Folge ist seit Mitte 2000 nun wieder eine verstärkte Debatte um bessere Wirkungs- und Steuerungssysteme zu beobachten, vergleichbar der Anfang der 1990er Jahre geführten Auseinandersetzung. Im 14. Kinder- und Jugendbericht wird in diesem Zusammenhang von einem »zweiten Ökonomisierungsschub« gesprochen (BMFSFJ, 2013, S. 335). Angebote, Hilfen und Leistungen sollen möglichst kostengünstig erbracht werden und effektiv sein.

Ökonomische Betrachtungen, die lediglich die Reduzierung von Kosten fokussieren, greifen jedoch zu kurz. Hierzu heißt es im 14. Kinder- und Jugendbericht weiter:

> »Eine Diskussion, die lediglich an der Frage ansetzt, wie effizient die Aufgaben der Kinder- und Jugendhilfe erbracht werden können, bleibt letztendlich an der Oberfläche stehen. ... auch berücksichtigen [werden] sollte, welche (Folge-)Kosten entstehen, wenn nicht rechtzeitig die erforderliche und ausreichende Hilfe und Unterstützung geleistet wird« (BMFSFJ, 2013, S. 373).

Eine umfassende Auseinandersetzung, in der sowohl die Kosten als auch der Nutzen betrachtet werden, findet jedoch kaum statt. Statistisch erfasst werden lediglich die Ausgaben der Kinder- und Jugendhilfe, sodass derzeit einseitig (wenig differenzierte) Kostendaten die Finanzierungsdebatte bestimmen. Demzufolge zählen Finanzierungsfragen zu einem immanent relevanten Bestandteil in der Kinder- und Jugendhilfe (ISA Münster, 2012, S. 17), ohne dass jedoch auch die Gründe für steigende Kosten umfassend analysiert und Nutzenbetrachtungen einbezogen werden.

Kosten-Nutzen-Analysen bieten einerseits die Möglichkeit aufzuzeigen, welche Ausgaben durch eine Leistung entstehen – sie liefern den Financiers dadurch wichtige Daten über die Finanzierungshöhe. Andererseits werden die Kosten ins Verhältnis zum Nutzen gesetzt, sodass eine umfassendere Beurteilung der Maßnahmen vorgenommen werden kann.

Diese Analyse stellt damit eine wichtige Methode zur Beurteilung des Kosten-Nutzen-Verhältnisses dar und ist ein entscheidendes Instrument, um Entscheidungsträger zu informieren und zu unterstützen (Goldhaber-Fiebert et al., 2011). Zudem bieten ökonomische Analysen die Chance:

> »Soziale Arbeit als produktive Leistung mit einem legitimen Anspruch auf Teile des Sozialprodukts, aus denen sie sich finanziert, darzustellen. Dass dieser Anspruch nicht nur politisch-moralisch, sondern auch ökonomisch begründet ist, lässt sich zeigen, wenn auch in der sozialen Arbeit die input- durch eine outputorientierte Betrachtung abgelöst wird« (Finis Siegler, 1997, S. 165f.).

Vor diesem Hintergrund wurde die Betrachtung der Kosten und des Nutzens Früher Hilfen innerhalb des Projekts »Guter Start ins Kinderleben« als ein wichtiger Forschungsbereich mit einbezogen und im Rahmen des Aktionsprogramms »Frühe Hilfen für Eltern und Kinder und soziale Frühwarnsysteme« des Bundesministeriums für Familie, Senioren, Frauen und Jugend (BMFSFJ) sowie des Nationalen Zentrums Frühe Hilfen (NZFH) gefördert (Ziegenhain et al., 2010; Meier-Gräwe & Wagenknecht, 2011).

Kosten und Nutzen Früher Hilfen am Beispiel des Projekts »Guter Start ins Kinderleben«

Die Kostenberechnung ist am Projektstandort Ludwigshafen entstanden. Zur Berechnung der Kosten Früher Hilfen ist zuerst eine Abgrenzung über deren Begriffsbestimmung vorzunehmen. Frühe Hilfen werden nach der Begriffsbestimmung des Wissenschaftlichen Beirats des Nationalen Zentrums Frühe Hilfen (NZFH) als

> »... lokale und regionale Unterstützungssysteme mit koordinierten Hilfsangeboten für Eltern und Kinder ab Beginn der Schwangerschaft und in den ersten Lebensjahren mit einem Schwerpunkt auf der Altersgruppe der 0- bis 3-Jährigen [definiert]. Sie zielen darauf ab, Entwicklungsmöglichkeiten von Kindern und Eltern in Familie und Gesellschaft frühzeitig und nachhaltig zu verbessern. Neben alltagspraktischer Unterstützung wollen Frühe Hilfen insbesondere einen Beitrag zur Förderung der Beziehungs- und Erziehungskompetenz von (werdenden) Müttern und Vätern leisten« (NZFH, 2009).

Die hier erbrachten Leistungen sind überwiegend im Gesundheits- und Kinder- und Jugendhilfesystem angesiedelt (z.B. Familienhebammen, Erziehungsberatung, Sozialpädagogische Familienhilfe; hinzu kommen weitere Leistungserbringer wie die Schwangerschaftsberatungs- und Frühförderstellen) (NZFH, 2010).

Die Kosten, die im Rahmen der Frühen Hilfen entstehen, sind dementsprechend vorrangig in den zwei Systemen »Gesundheit« und »Kinder- und Jugendhilfe« zu betrachten und beziehen sich auf zusätzliche Leistungen dieser Hilfesysteme sowie auf Ressourcen für die Vernetzung und Kooperation. Zu unterscheiden sind hierbei die unterschiedlichen Professionen und Akteure innerhalb der Systeme, z.B. Hebammen, Ärzte sowie die Träger in der Kinder- und Jugendhilfe. In dem Netzwerk Frühe Hilfen sind somit sehr unterschiedliche gesetzliche Regelungen und Zuständigkeiten zu berücksichtigen und damit auch verschiedene Geldgeber und Finanzierungsbedingungen, die für die Kostenberechnung von Bedeutung sind. Die Kosten der Kommunen können je nach Programmausgestaltung unterschiedlich ausfallen. Eine detaillierte Beschreibung der Kosten, die im Rahmen der vorliegenden Studie am Standort Ludwigshafen ermittelt wurden, erfolgt im nächsten Abschnitt. Welche Kosten insgesamt im Zuge des Ausbaus Früher Hilfen entstehen, lässt sich anhand bestehender Datenerhebungen der Kinder- und Jugendhilfestatistik nicht herauslesen.

Der Nutzen Früher Hilfen leitet sich aus deren Ziel ab, den »präventive[n] Schutz der Kinder vor einer möglichen späteren Vernachlässigung und/oder Misshandlung [zu erhöhen]« und damit Gefährdungen des Kindeswohls und deren gravierende Folgen zu verhindern bzw. abzuwenden (NZFH, 2010)[3]. Der Nutzen besteht dementsprechend in der Verhinderung von

3 Ein weiteres Ziel besteht darin, die »Entwicklungsmöglichkeiten von Kindern und Eltern in Familie und Gesellschaft frühzeitig und nachhaltig zu verbessern« (NZFH, 2009). Der

Kindeswohlgefährdungen und der Vermeidung negativer Folgen und bemisst sich an deren ökonomischen (Folge)-Kosten[4].

Die Folgen von Kindesmisshandlungen und Vernachlässigungen sind, wie bereits aufgezeigt, besonders schwerwiegend und ziehen lebenslange Beeinträchtigen für die Betroffenen nach sich (Gilbert et al., 2009). Diese zeigen sich vor allem in Form psychischer Erkrankungen (Silverman et al., 1996; MacMillan et al., 2001), Störungen in der emotionalen und sozialen Entwicklung/Verhalten (Fergusson & Lynskey, 1997), physischen Krankheiten (Felitti et al., 1998; Flaherty et al., 2006) sowie in der kognitiven Leistungsfähigkeit (Eckenrode et al., 1993). Sie sind in Abhängigkeit vom Zeitpunkt (Thornberry et al., 2001) und der Dauer der Gefährdung, ihrer Intensität und der Form der Vernachlässigung und/oder Misshandlung (ebd.) unterschiedlich ausgeprägt.

Die Kosten, die der Gesellschaft hierdurch entstehen, lassen sich in direkte und indirekte Folgekosten unterscheiden und betreffen insbesondere die Kinder- und Jugendhilfe (Inobhutnahmen, Hilfen nach dem Kinder- und Jugendhilfegesetz (KJHG)), das Gesundheits- und Justizsystem (Schütteltraumata, Posttraumatische Belastungsstörung (PTBS), Einschaltung des Familiengerichts, indirekte, langfristige Kosten durch erhöhte Straffälligkeit) sowie den Bereich »Bildung/Erwerbsbeteiligung« (verminderte kognitive Fähigkeiten und Schulleistungen, Störungen der Sprache, Schulabbruch, Schulversagen).

Die durchgeführte Kosten-Nutzen-Analyse hat auf der einen Seite die Kosten untersucht, die pro Fall für die Gewährung Früher Hilfen am Projektstandort Ludwigshafen entstanden sind. Auf der anderen Seite wurden Folgekosten berechnet, die durch Kindesmisshandlung und Vernachlässigung im Lebenslauf entstehen.

Enthalten sind Kosten der erweiterten Aufgabenwahrnehmung im Krankenhaus (unter anderem durch die Risikoeinschätzung und die erweiterte Hebammennachsorge) sowie die Leistungen der Jugendhilfe im Rahmen der Frühen Hilfen und die Vernetzung und Kooperation (z.B. die anonymisierte Fallbesprechung).

Nutzen, der durch die Erreichung dieses Ziels erlangt werden kann, ist in der vorliegenden Studie nicht berücksichtigt worden. Da jedoch auch hier Kosteneinsparungen erwartete werden können, sollten weitere Untersuchungen diese Fragestellung betrachten.

4 Im Folgenden werden die Begriffe »Nutzen« und »Folgekosten« synonym verwendet.

Die Kosten betragen nach unseren Berechnungen pro Fall durchschnittlich 7.274 Euro. Die Fälle und die Kosten pro Fall sind jedoch sehr heterogen, so liegen die maximalen Kosten bei 64.220 Euro pro Fall, die minimalen Kosten betragen 526 Euro. Die Mehrzahl der Fälle haben Kosten in Höhe von unter 1.000 Euro verursacht, dies ist bei 62% der untersuchten Stichprobe der Fall, 79% der Fälle liegen unter 5.000 Euro.

Aufgrund der bisher kurzen Laufzeit der Programme und einer entsprechend mangelnden Datenlage konnte der Nutzen nicht über eine entsprechende Wirkungsforschung aus dem Projekt berechnet werden.

Zur Darstellung der Folgekosten wurden – basierend auf vorhandenen Forschungsarbeiten und Expertengesprächen – vier verschiedene Szenarien (zwei moderate und zwei pessimistische) gebildet und berechnet. Diese zeichnen fallbezogen die Folgen von Kindesmisshandlung und -vernachlässigung im Lebenslauf nach und verdeutlichen, welche kumulativen Kosten hierdurch kurz-, mittel- und langfristig entstehen. Solche Kosten werden insbesondere in den Bereichen der tertiär-präventiven/interventiven Jugendhilfe, für kurative Angebote (Behandlung von Folgeerkrankungen, z.B. psychische Störungen) sowie durch Delinquenz und Wertschöpfungsverluste im Erwerbssystem (Arbeitslosigkeit, Wertschöpfungsverluste durch geringe Qualifikation) erwartet.

In den moderaten Szenarien wird von einem Hilfebeginn im dritten Lebensjahr ausgegangen. Hier wird angenommen, dass bei fehlenden Angeboten Früher Hilfen Entwicklungsrisiken und Unterstützungsbedarfe von Familien erst zu einem späteren Zeitpunkt, oftmals mit dem Eintritt in eine Einrichtung, erkannt und Hilfen angeboten bzw. eingeleitet werden. Unter diesen Bedingungen muss jedoch davon ausgegangen werden, dass vorhandene Risiken und/oder Gefährdungen bereits längere Zeit bestanden haben, die ohne entsprechende Hilfen negativen Folgen für die Entwicklung des Kindes sowie die Eltern-Kind-Interaktion nach sich ziehen. Dies bestätigt unter anderem eine Untersuchung von Münder et al. (2000). Hier heißt es:

> »In der Praxis ist es [...] nur selten so, dass schon zu einem Zeitpunkt, an dem noch keine schädigenden Folgen für den Minderjährigen eingetreten sind, bereits Maßnahmen zur Abwendung einer Gefährdung getroffen werden. In der Regel ist es umgekehrt, dass von Fehlentwicklungen der Kinder und Jugendlichen Rückschlüsse auf die Tatsache einer Kindeswohlgefährdung gezogen werden, die Folgen einer Kindeswohlgefährdung – die es eigentlich zu verhindern galt, werden zum Beleg dafür, dass eine Gefährdung vorliegt« (S. 105).

In den Szenarien wird auf der Grundlage vorhandener Untersuchungen im Weiteren davon ausgegangen, dass die Folgen risikobehafteter Bedingungen die Entwicklung eines Kindes umso stärker beinträchtigen, je länger diese bestehen, Maßnahmen zur Vermeidung von Kindeswohlgefährdung umso wirksamer sind, je früher sie die Kinder und Familien erreichen, und dass bei Vorliegen von Vernachlässigungen und/oder Misshandlungen Folgen sowohl für die psychische als auch die physische Gesundheit entstehen sowie insgesamt von eingeschränkten Entwicklungsmöglichkeiten der Kinder ausgegangen werden muss (z.B. geringerer Schulerfolg, aggressives, kriminelles Verhalten). Berechnet man die Kosten, die unter diesen Annahmen in einem moderaten Szenario entstehen, erreichen diese 432.950 Euro pro Fall. In den pessimistischen Szenarien wird davon ausgegangen, dass der Hilfebeginn erst mit Eintritt in die Schule stattfindet und zu diesem Zeitpunkt bereits massive Entwicklungsverzögerungen und Verhaltensauffälligkeiten bestehen, die intensivere Hilfen notwendig machen. Die Folgekosten liegen entsprechend deutlich höher – und zwar bei 1,16 Mio. Euro pro Fall (vgl. Abb. 2).

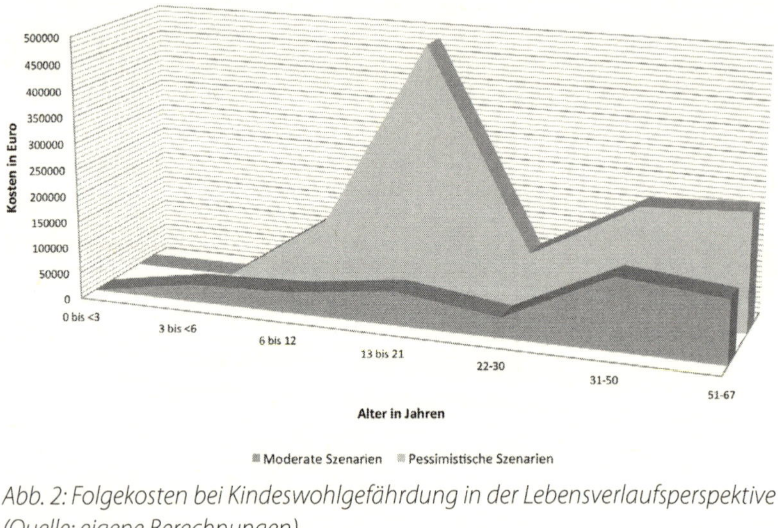

Abb. 2: Folgekosten bei Kindeswohlgefährdung in der Lebensverlaufsperspektive (Quelle: eigene Berechnungen)

Die detaillierte Betrachtung der Kosten in der Lebensverlaufsperspektive zeigt bei den moderaten Szenarien einen treppenförmigen Verlauf, der durch mäßige Kosten im Kindesalter und steigende Kosten in den späteren Lebensjahren gekennzeichnet ist. Diese Kosten entstehen aus Maßnahmen der Jugendhilfe, Nachqualifizierungsmaßnahmen des Übergangssystems, dem niedrigeren Qualifikationsniveau und den daraus resultierenden geringeren Erwerbspotenzialen.

In den pessimistischen Szenarien sind in den ersten Jahren aufgrund fehlender Hilfen keine Kosten zu berücksichtigen. Durch intensive interventive Maßnahmen der Jugendhilfe steigen die Ausgaben dann jedoch im Kindes- und Jugendalter deutlich an und haben einen zweiten Schwerpunkt in der späten Lebensphase durch Folgekrankheiten und verringerte Wertschöpfungspotenziale.

Vergleicht man diese mit den Kosten, die im Lebenslauf unter der Annahme Früher Hilfen[5] entstehen, zeigt sich, wie gering diese gegenüber den Folgekosten bei Kindeswohlgefährdung sind. Denn die Kosten Früher Hilfen betragen gegenüber den Kosten von Kindeswohlgefährdung unter den getroffenen Annahmen im moderaten Szenario 1:13 und im pessimistischen Szenario 1:34 (vgl. Abb. 3).

Im Ergebnis zeigt sich, dass die Folgekosten von Kindeswohlgefährdung um ein Vielfaches über den Kosten der Prävention liegen und insbesondere in der langfristigen Perspektive hohe Kosteneinsparungen erwartet werden, die durch geringere Ausgaben, z.B. im Gesundheitsbereich und in der Jugendhilfe, sowie durch höhere Einnahmen durch Steuer- und Sozialversicherungsbeiträge, begründet sind.

Gelingt es, durch Frühe Hilfen Entwicklungsrisiken zu erkennen, einen guten Zugang zu (gefährdeten) Familien herzustellen, Unterstützung und Hilfen im Sinne eines guten »Übergangsmanagements« anzubieten und damit eine mögliche Kindesvernachlässigung und Misshandlungen zu verhindern, ist das für das Wohlergehen der Kinder, aber auch für die Gesellschaft, unermesslich und führt somit zu einer »doppelten Dividende«.

5 Da davon ausgegangen wird, dass Kinder, die unter benachteiligten und risikobehafteten Bedingungen aufwachsen, auch über die frühe Kindheit hinaus Hilfen und Förderangebote benötigen, die aufeinander abgestimmt sein müssen, damit bereits erreichte Erfolge nicht wieder zunichte gemacht werden, wird zusätzlich zu den Frühen Hilfen angenommen, dass die Familie weitere vernetzte Unterstützungs- und Hilfeangebote erhält. Insbesondere die Übergänge stellen wiederum kritische und zugleich weichenstellende Phasen in der Entwicklung eines Kindes dar, sodass im Lebenslaufszenario neben den berechneten Kosten der Frühen Hilfen weitere Hilfen und Förderangebote angenommen werden. Unter diesen Bedingungen wird ein positiver Entwicklungsverlauf des Kindes modelliert. Die Kosten im Lebenslauf wurden mit 34.105 Euro berechnet.

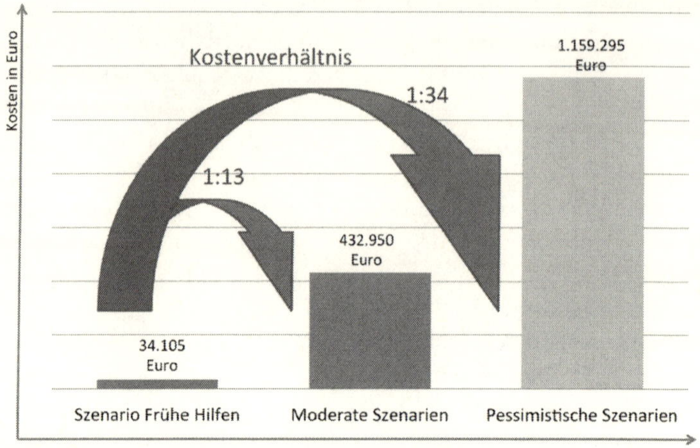

Abb. 3: Kosten im Lebenslauf nach dem Zeitpunkt des Hilfebeginns (Quelle: eigene Berechnungen)

Diskussion

Fragen der Finanzierung von Unterstützungs- und Hilfsangeboten sind heute immanenter Bestandteil der Sozialen Arbeit (ISA Münster, 2012, S. 17). Vor dem Hintergrund knapper finanzieller Mittel ist auch die Soziale Arbeit zunehmend gehalten, die dort eingesetzten Mittel über ihren Nutzen zu legitimieren. Entsprechende Untersuchungen wurden und werden in diesem Bereich jedoch kaum durchgeführt und mit Hinweis auf eine zunehmende Ökonomisierung häufig kritisch betrachtet.

Im Themengebiet »frühe Bildung« hat bereits eine intensive Behandlung ökonomischer Fragestellungen stattgefunden (vgl. u.a. Bertelsmann Stiftung, 2007, 2009), was dort zu einem veränderten Verständnis von Ausgaben und Kosten für familienunterstützende Leistungen geführt hat. Denn Angebote früher Förderung und Bildung tragen – so das Ergebnis dieser Studien – dazu bei, die Entwicklungschancen von Kindern erheblich zu verbessern und Kosten des Sozial-, Gesundheits- und Justizsystems im weiteren Lebenslauf dieser Kinder einzusparen. Die Renditen fallen dabei umso höher aus, je früher die Kinder erreicht werden. Zudem ist der »Earn-Back« von Hilfen für Kinder aus benachteiligten Familien besonders groß (vgl. Cunha & Heckman, 2007).

Die vorliegende Arbeit skizziert erstmals die Kosten und den Nutzen im Bereich Früher Hilfen und möchte mit dieser Darstellung eine umfassendere Auseinandersetzung mit den ökonomischen Größen in der Kinder- und Jugendhilfe unterstützen. Auf der Basis eigener Untersuchungen sowie der Analyse vorhandener Forschungsarbeiten wurde aufgezeigt, welche Kosten einerseits durch Frühe Hilfen verursacht werden und welche Folgekosten demgegenüber bei Kindesmisshandlung und Vernachlässigung durch diese traumatischen Erfahrungen im Kindesalter entstehen.

Die Ergebnisse unserer Studien machen deutlich, wie gering die Kosten früher präventiver Angebote gegenüber den Folgekosten bei Kindesmisshandlung und/oder Vernachlässigung sind (Meier-Gräwe & Wagenknecht, 2011) und welche immensen Kosten der Gesellschaft entstehen, wenn zu Beginn eine angemessene Förderung ausbleibt.

Weitere Forschung ist jedoch notwendig, denn bisher gibt es eine erhebliche Leerstelle an nationalen Ergebnissen, insbesondere zur Wirkung von Angeboten der Kinder- und Jugendhilfe. Zudem wird eine begleitende Forschung über längere Zeiträume benötigt; erst dann lässt sich die Effektivität bestehender Programme genau messen. Auch bei der Untersuchung der Folgen fehlt es derzeit an lebenslaufbezogenen Analysen. Hier bedarf es weiterer Untersuchungen, aber auch guter Erfassungs- und Dokumentationssysteme, welche die Datengrundlage im Themengebiet auf eine solide Basis stellen.

Ausblick

Ungeachtet der noch ausstehenden Längsschnittstudien veranschaulichen die Ergebnisse der vorgestellten Studien und Analysen, dass durch heute versäumte Hilfen und Unterstützungsangebote in Zukunft erhebliche Kosten verursacht werden, die insbesondere die Sozial- und Gesundheitskassen massiv belasten werden.

Bei der Diskussion über die Ausgaben in der Kinder- und Jugendhilfe sollte deshalb auch der Nutzen präventiver Angebote mit betrachtet werden, statt nun einem »zweiten Ökonomisierungsschub« das Wort zu reden. Die Ökonomisierung in der Kinder- und Jugendhilfe, welche die steigenden Kosten durch mehr Steuerung und Wirkungsorientierung aufzuhalten versucht und dabei unterstellt, steigende Kosten seien vor allem Ausdruck einer Ineffizienz im Nicht-Markt-Sektor der Sozialen Arbeit, stellt eine unzulässige Verengung der Problematik dar. Zudem müssen die

Kosten ins Verhältnis zu ihrem Nutzen gesetzt werden, d.h., es muss auch berücksichtigt werden, welche gravierenden volkswirtschaftlichen Folgekosten entstehen, wenn Hilfen nicht zur Verfügung gestellt werden.

> »Diese Ökonomik in der Sozialen Arbeit, die nicht mit einer Ökonomisierung Sozialer Arbeit zu verwechseln ist, bietet [...] die Chance, Soziale Arbeit als produktive Leistung mit einem legitimen Anspruch auf Teile des Sozialprodukts, aus denen sie sich finanziert, darzustellen« (Finis Siegler, 1997, S. 165f.).

Denn: »Gerade gegen Argumentationen, die eine ausgebaute Sozialpolitik als Hindernis für eine angemessene wirtschaftliche Entwicklung ansehen, ist es wichtig, den ökonomischen Wert der Sozialpolitik zu betonen« (Rothgang & Preuss, 2008, S. 44). Die internationale und nationale Forschung verfügt heute mit dem Lebensverlaufsansatz, den Erkenntnissen aus der Neurowissenschaft und der Übergangsforschung über die nötigen Instrumentarien, einen anstehenden Paradigmenwechsel von der nachsorgenden zur präventiven Sozialen Arbeit wissenschaftlich solide zu begründen, um zu verhindern, dass aus einem Risiko eine Gefährdung für die Gesundheit und das Wohlergehen eines Kindes bzw. Jugendlichen wird.

Frühe Hilfen können dazu beitragen, Risiken zu erkennen, bevor Entwicklungsverzögerungen und Schädigungen eingetreten sind. Sie ermöglichen einen sonst schwer herstellbaren Zugang zu den Familien und helfen Eltern, den oftmals als schwierig, teilweise überfordernd empfundenen Übergang zur Elternschaft zu unterstützen und tragen so dazu bei, den Kinderschutz und das Kindeswohl zu verbessern. Außerdem ergeben sich – ausgehend von den Frühen Hilfen – gute Chancen für den Aufbau eines erfolgreichen Präventionsnetzwerks kommunaler Dienste, welche den Kindern und ihren Familien, aber auch der Gesellschaft zugutekommt und sich zudem langfristig auszahlt.

Dieses Potenzial können sie jedoch nur entwickeln, wenn eine solide Finanzierung qualitativ guter Angebote stattfindet, die den Bedarfen der Familien entsprechen.

Dass dies auch aus finanzierungspolitischer Sicht sinnvoll ist, zeigen vorhandene Kosten-Nutzen-Analysen. Eine Übersichtsarbeit von Dalziel und Segal (2012) macht deutlich, dass beim Vergleich unterschiedlicher Hausbesuchsprogramme diejenigen die höchste Effizienz aufweisen, die mit professionellen Kräften in einem multidisziplinären Team arbeiten, sich auf eine Hochrisikogruppe beziehen und über die Hausbesuche hinausgehende Hilfen über längere Zeiträume (mindestens 12 Monate) anbieten. Es sind deshalb qualitativ gute Angebote notwendig, Billigvarianten sind dagegen keine Lösung.

Solide Forschung und eine breite politische Willensbildung müssen folglich Hand in Hand gehen, um einen grundlegenden Paradigmenwechsel, nicht zuletzt in der Finanzierungspraxis von Bund, Ländern und Gemeinden, auf den Weg zu bringen.

Literatur

Bertelsmann Stiftung (2007). *Volkswirtschaftlicher Nutzen von frühkindlicher Bildung in Deutschland. Eine ökonomische Bewertung langfristiger Bildungseffekte bei Krippenkindern.* URL: http://www.bertelsmann-stiftung.de/cps/rde/xbcr/SID-07548FF1-3F6E1813/bst/BASS-Studie081216.pdf (14.02.2014).

Bertelsmann Stiftung (2009). *Was unzureichende Bildung kostet. Eine Berechnung der Folgekosten durch entgangenes Wirtschaftswachstum.* URL: http://www.bertelsmann-stiftung.de/bst/de/media/xcms_bst_dms_30280_30281_2.pdf (14.02.2014).

BMFSFJ: Bundesministerium für Familie, Senioren, Frauen und Jugend (2013). *14. Kinder- und Jugendbericht. Bericht über die Lebenssituation junger Menschen und die Leistungen der Kinder- und Jugendhilfe in Deutschland.* URL: http://www.bmfsfj.de/BMFSFJ/Service/publikationen,did=196138.html (16.03.2013).

Bundesagentur für Arbeit (Hrsg.). (2012). *Grundsicherung für Arbeitsuchende. Jahresbericht 2011.* URL: http://www.arbeitsagentur.de/zentraler-Content/Veroeffentlichungen/SGB-II/SGBII-Jahresbericht-2011.pdf. (14.02.2014).

Cunha, F. & Heckman, J. (2007). The technology of skill formation. *American Economic Review, 97*(2), 31–47.

Czock, H. & Wölbing, R. (2011). *Soziale Prävention. Bilanzierung der sozialen Folgekosten in Nordrhein-Westfalen.* Basel: Prognos.

Dalziel, K. & Segal, L. (2012). Home visiting programmes for the prevention of child maltreatment. Cost effectiveness of 33 programmes. *Archives of disease in childhood, 97*(9), 787–798.

Eckenrode, J., Laird, M. & Doris, J. (1993). School Performance and Disciplinary Problems among Abused and Neglected Children. *Developmental Psychology, 29*(1), 53–62.

Fang, X., Brown, D. S., Florence, C. S. & Mercy, J. A. (2012). The economic burden of child maltreatment in the United States and implications for prevention. *Child Abuse and Neglect, 36*(2), 156–165.

Fegert, J. M. & Ziegenhain, U. (2012). Frühe Hilfen in Deutschland. Erfahrungen und Entwicklungen. *Praxis der Kinderpsychologie und Kinderpsychiatrie, 61*(10), 717–722.

Felitti, V. J., Anda, R. F., Nordenberg, D., Williamson, D. F., Spitz, A. M. & Edwards, V. (1998). Relationship of Childhood Abuse and Household Dysfunction to Many of the Leading Causes of Death in Adults. The Adverse Childhood Experiences (ACE) Study. *American Journal of Preventive Medicine, 14*(4), 245–258.

Fergusson, D. M. & Lynskey, M. T. (1997). Physical Punishment/Maltreatment during Childhood and Adjustment in Young Adulthood. *Child Abuse & Neglect, 21*(7), 617–630.

Flaherty, E. G., Thompson, R., Litrownik, A. J., Theodore, A., English, D. J., Black, M. M., Wike, T., Whimper, L., Runyan, D. K. & Dubowitz, H. (2006). Effect of early childhood adversity on health. *Archives of Pediatrics and Adolescent Medicine, 160*(12), 1232–1238.

Finis Siegler, B. (1997). Ökonomik sozialer Arbeit. Freiburg im Breisgau: Lambertus.

Gelles, R. J. & Perlman, S. (2012). Estimated annual cost of child abuse and neglect. *Prevent Child abuse America.* Chicago, IL. URL: www.preventchildabuse.org/assets/prevent-childabusenc/files/cms/100/1299.pdf (17.12.2014).

Gilbert, R., Widom, C., Browne, K., Fergusson, D., Webb, E. & Janson, S. (2009). Burden and consequences of child maltreatment in high-income countries. *The Lancet*, 373, 68–81.

Goldhaber-Fiebert, D. J., Snowden, L. R., Wulczyn, F., Landsverk, J. & Horwitz, S. M. (2011). Economic evaluation research in the context of Child Welfare policy. A structured literature review and recommendations. *Child Abuse and Neglect, 35*(9), 722–740.

Heckman, J. J. & Masterov, D. (2007). The Productivity Argument for Investing in Young Children. *Review of Agricultural Economics, 29*(3), 446–493.

ISA Münster: Institut für soziale Arbeit Münster (2012). *Anforderungen an Ausstattung und Leistungsfähigkeit der Jugendämter bzw. der Allgemeinen Sozialen Dienste in NRW unter besonderer Berücksichtigung von Vorgaben aus dem Bundeskinderschutzgesetz (BKiSchG). Expertise.* URL: http://www.isa-muenster.de/cms/upload/pdf/Expertise_ASD_Broscheure_Web.pdf (16.02.2014).

Kindler, H. & Sann, A. (2007). Frühe Hilfen zur Prävention von Kindeswohlgefährdung. *Kinder- und Jugendschutz in Wissenschaft und Praxis, 52*(2), 42–45.

MacMillan, H. L., Fleming, J. E., Streiner, D. L., Lin, E., Boyle, M. H., Jamieson, E., Duku, E. K., Walsh, C. A., Wong, M. Y.-Y. & Beardslee, W. R. (2001). Childhood Abuse and Lifetime Psychopathology in a Community Sample. *American Journal of Psychiatry,* 158, 1878–1883.

Meier-Gräwe, U. & Wagenknecht, I. (2011). *Kosten und Nutzen Früher Hilfen. Eine Kosten-Nutzen-Analyse im Projekt »Guter Start ins Kinderleben«.* Köln: NZFH (Hrsg.), Materialien zu Frühen Hilfen, 4.

Münder, J., Mutke, B. & Schone, R. (2000). *Kindeswohl zwischen Jugendhilfe und Justiz. Professionelles Handeln in Kindeswohlverfahren.* Münster: Votum.

NZFH: Nationales Zentrum Frühe Hilfen (2009). *Begriffsbestimmung »Frühe Hilfen«.* URL: http://www.fruehehilfen.de/fruehe-hilfen/was-sind-fruehe-hilfen/ (15.02.2014).

NZFH: Nationales Zentrum Frühe Hilfen (2010). *Frühe Hilfen. Modellprojekte in den Ländern.* Köln. URL:http://www.fruehehilfen.de/fileadmin/user_upload/fruehehilfen.de/pdf/00696_NZFH_Modellprojekte_Ergebnisse.pdf (14.02.2014).

NZFH: Nationales Zentrum Frühe Hilfen (2011). *Bestandsaufnahme zur Entwicklung der kommunalen Praxis im Bereich Früher Hilfen. Zweite Teiluntersuchung.* Köln.

NZFH: Nationales Zentrum Frühe Hilfen (2012). *Bestandsaufnahme zur Entwicklung der kommunalen Praxis im Bereich Früher Hilfen. Dritte Teiluntersuchung.* Köln.

Petermann, U., Petermann, F. & Damm, F. (2008). Entwicklungspsychopathologie der ersten Lebensjahre. *Zeitschrift für Psychiatrie, Psychologie und Psychotherapie, 56*(4), 243–253.

Petermann, F. & Damm, F. (2009). Entwicklungspsychopathologie. In S. Schneider & J. Margraf (Hrsg.), *Lehrbuch der Verhaltenstherapie* (S. 23–41). Heidelberg: Springer.

Pothmann, J. & Schilling, M. (2006). Auch darüber muss gesprochen werden – mehr Hilfen kosten mehr Geld. *Kommentierte Daten der Kinder- und Jugendhilfe,* 9, Sonderausgabe, S. 5.

Pothmann, J. (2007). Konkretisierung des Schutzauftrages und die Folgen für die Fallzahlen. Unter 6-Jährige zunehmend im Fokus der Hilfen zur Erziehung und der Inobhutnahmen. *Kommentierte Daten der Kinder- und Jugendhilfe, 10*(2), 1–2.

Rothgang, H. & Preuss, M. (2008). Ökonomisierung der Sozialpolitik? Neue Begründungsmuster sozialstaatlicher Tätigkeit in der Gesundheits- und Familienpolitik. In A. Evers & R. G. Heinze (Hrsg.), *Sozialpolitik. Ökonomisierung und Entgrenzung* (S. 31–48). Wiesbaden: VS Verlag für Sozialwissenschaften/GWV Fachverlage GmbH.

Schilling, M. (2011). Der Preis des Wachstums. Kostenentwicklung und Finanzierung der Kinder- und Jugendhilfe. In T. Rauschenbach & M. Schilling (Hrsg.), *Kinder- und Jugendhilfereport 3. Bilanz der empirischen Wende* (S. 67–86). Weinheim: Juventa.

Silverman, A. B., Reinherz, H. Z. & Giaconia R. M. (1996). The Long-Term Sequelae of Child and Adolescent Abuse. A Longitudinal Community Study. *Child Abuse and Neglect, 20*(8), 709–723.

Thornberry, T. P., Ireland, T. O. & Smith, C. A. (2001). The Importance of Timing: The Varying Impact of Childhood and Adolescent Maltreatment on Multiple Problem Outcomes. *Development and Psychopathology, 13*(4), 957–979.

U. S. Department of Health and Human Services, Administration. *Child Maltreatment 2011.* URL: https://www.acf.hhs.gov/sites/default/files/cb/cm11.pdf (15.02.2014).

Ziegenhain, U., Schöllhorn, A., Künster, A.-K, Hofer, A., König, C. & Fegert, J. M. (2010). *Werkbuch Vernetzung. Chancen und Stolpersteine interdisziplinärer Kooperation und Vernetzung im Bereich Früher Hilfen und im Kinderschutz.* Köln: Nationales Zentrum Frühe Hilfen (NZFH). (Hrsg.).

Die Autorinnen und Autoren

Matthew Appleton lebt und arbeitet in Bristol (England). Er ist pränataler Babytherapeut und ausgebildeter Craniosacral-Therapeut. Schwerpunkte seiner Arbeit sind die körperpsychotherapeutische Begleitung von Säuglingen und Kleinkindern nach überwältigenden Schwangerschafts- und Geburtserfahrungen. Wichtige Einflüsse für seine babytherapeutische Arbeit kamen von seinem Lehrer Karlton Terry aus den USA. Seit vielen Jahren bietet er Aus- und Weiterbildungen in Integrativer Babytherapie in England und im europäischen Ausland an.

Kontakt: 25 Nottingham Road, Bishopston, Bristol BS7 9DH, England; Tel.: +44-(0)11-79429696; matthew.appleton@sky.com; www.matthew-appleton.co.uk

Dirk Beckedorf ist Arzt für Innere Medizin, Systemischer Hörtherapeut und ärztlicher Psychotherapeut. Er arbeitet seit über 20 Jahren mit Kleinkindern, Schulkindern, Jugendlichen und Erwachsenen in den Bereichen auditive Wahrnehmungsstörungen, Entwicklungsstörungen und Bindungsprobleme. Die Hörtherapie ist eingebettet in einen psychotherapeutischen und kunsttherapeutischen Kontext. Dirk Beckedorf leitet zusammen mit Franz Müller das Institut Auris Integralis für Weiterbildung und Fortbildung in der Hörtherapie.

Kontakt: Praxis für Systemische Hörtherapie und Psychotherapie, Parkallee 75, D-28209 Bremen; Tel.: +49-(0)421-3762393; dirk@drbeckedorf.de; www.drbeckedorf.de

Regina Bücher ist Dipl.-Heilpädagogin (FH) und begleitet seit 1996 Säuglinge, Kinder, Familien und Erwachsene in der Integration prä- und perinataler Erfahrungen. Zusammen mit Klaus Käppeli leitet sie Weiterbildungen in dieser Arbeit, basierend auf dem Curriculum von Ray Castellino (USA).

Kontakt: Praxis »Ein Stück Wegbegleitung«, Hinterhofen 21, D-79291 Merdingen; Tel.: +49-(0)7668-950864; regina_buecher@optosolar.de; www.einstueckwegbegleitung.de

Mechthild Deyringer, Physiotherapeutin, Heilpraktikerin und EEH-Therapeutin, ist seit über 35 Jahren im Bereich von Prävention und Körperpsychotherapie mit Eltern und Säuglingen tätig. Sie leitet die »Praxis für Eltern und Kind« in München und ist seit 15 Jahren als Referentin in der fachlichen Weiterbildung im In- und Ausland aktiv.

Kontakt: Praxis für Eltern und Kind, Treffauerstr. 31, D-81373 München; Tel.: +49-(0)89-74140530; m.deyringer@web.de; www.bindung-durch-beruehrung.de

Paula Diederichs, Dipl.-Sozialpädagogin, Leitung des Wikk (Weiterbildungsintitut für körperorientierte Krisenbegleitung), Leiterin der SchreiBabyAmbulanz/Nachbarschaftszentren Berlin-Mitte. Fortbildung und Supervision in Deutschland, Österreich, Portugal und der Schweiz für professionelle Helfer, Autorin, Lehrauftrag an der Hochschule Darmstadt. Mitgliedschaften: DGK (Deutsche Gesellschaft für Körperpsychotherapie), ISPPM (Internationale Studiengemeinschaft für Pränatale und Perinatale Psychologie und Medizin), GAIMH (German Speaking Association for Infant Mental Health), VIFF (Verein für Interdisziplinäre Früh-Förderung), Rückhalt (Verein für körperpsychotherapeutische Krisenbegleitung e.V.).

Kontakt: Peschkestraße 14, D-12161 Berlin; Tel.: +49-(0)30-43669044; info@pauladiederichs.de; www.schreibabyambulanz.info

Peter Geißler, Dr. Dr., ist Lehranalytiker an der Wiener Sigmund-Freud-Universität im Fachspezifikum Individualpsychologie, Psychotherapeut und Supervisor in freier Praxis, Gerichtssachverständiger, Herausgeber der Zeitschrift *Psychoanalyse und Körper*, Veranstalter des gleichnamigen Symposiums sowie Herausgeber des Lehrbuchs *Psychoanalyse der Lebensbewegungen* (gem. mit Günter Heisterkamp).

Kontakt: Dr.-Paul-Fuchsiggasse 12, A-2301 Neu-Oberhausen; Tel.: +43-(0)699-11874690; geissler.p@aon.at; www.geissler-info.at

Thomas Greil ist Heilpraktiker, Lehrer und Ausbilder für Body-Mind Centering und Leiter des Ausbildungsinstituts SOMA in Paris. Er arbeitet mit einer großen Bandbreite von Herausforderungen: von Frühgeborenen, Babys mit neurologischen Problemen, Kindern mit einer Behinderung oder Lernschwierigkeiten, Hyperaktivität, Autismus bis hin zu Erwachsenen mit strukturellen oder neuromuskulären Beschwerden.

Kontakt: 22 rue de Belleville ; F-75020 Paris; Tel.: +33-(0)627-443600; tgreil@aol.com; www.soma-france.org

Thomas Harms ist Dipl.-Psychologe und Körperpsychotherapeut. Er arbeitet seit über 25 Jahren im Feld der Krisenintervention und bindungsbasierten Körperpsychotherapie mit Säuglingen, Kindern und Erwachsenen. Zentrale Themen seiner Arbeit sind die körperpsychotherapeutische Arbeit mit Eltern und ihren Kindern nach überwältigenden Schwangerschafts- und Geburtserfahrungen. Weiterhin beschäftigt er sich mit der Entwicklung von Konzepten der Bindungsförderung in Kliniken und Eltern-Kind-Gruppen. Seit 1996 leitet er das »Zentrum für Primäre Prävention und Körperpsychotherapie« (ZePP) in Bremen.

Kontakt: Zentrum für Primäre Prävention und Körperpsychotherapie, Bahnhofsstraße 12, D-28195 Bremen; Tel.: +49-(0)421-3491236; kontakt@zeppbremen.de; www.zeppbremen.de

Christine Hausch ist Dipl.-Sozialpädagogin und Psychomotorik-Therapeutin (ASEFOP) und arbeitet seit 15 Jahren als selbstständige Psychomotorikerin in eigener Praxis mit Kindern von der Geburt bis ins Jugendalter und deren Eltern. Die Arbeit umfasst sowohl präventive Gruppenangebote als auch therapeutische Kleingruppen und Einzelinterventionen.
Seit 2012 arbeitet sie zudem im Zentrum für Aus- und Weiterbildung in Psychomotorischer Praxis Aucouturier (ZAPPA) in Bonn im Ausbildungsteam mit.
Psychomotorische Praxis

Kontakt: Boschstraße 15, D-73655 Plüderhausen; hausch@psychomotorische-praxis.de; www.psychomotorische-praxis.de, www.zappa-bonn.de

Ludwig Janus, Jg. 1939, Dr. med., ist seit 1975 psychoanalytischer Psychotherapeut in eigener Praxis in Dossenheim bei Heidelberg und Dozent und Supervisor in der psychoanalytischen und tiefenpsychologischen Weiterbildung. Wissenschaftliche Interessen: Pränatale Psychologie, Psychohistorie und Bindungsanalyse. Ausbilder in der Förderung der vorgeburtlichen Mutter-Kind-Beziehung und Tipi-Coach.

Kontakt: Jahnstr. 46, D-69221 Dossenheim; janus.ludwig@gmail.com; www.ludwig-janus.de

Klaus Käppeli ist Körperpsychotherapeut. Seit 1996 arbeitet er mit Säuglingen, Kindern, Familien und Erwachsen in der Integration prä- und perinataler Erfahrungen. Er leitet zusammen mit Regina Bücher Weiterbildungen zur Integration prä- und perinataler Erfahrungen.
Praxis für somatische Psychotherapie und Integration prä- und perinataler Erfahrungen

Kontakt: St. Leonhardstrasse 4, CH-9000 St Gallen; Tel.:+41-(0)71-2234891; klaus.kaeppeli@bluewin.ch

Doris Lange, ist Dipl.-Psychologin, Psychologische Psychotherapeutin und Kinder- und Jugendlichenpsychotherapeutin für tiefenpsychologisch fundierte Psychotherapie, Analytische Paar- und Familientherapeutin sowie Lehrbeauftragte der Arbeitsgemeinschaft Funktionelle Entspannung.

Kontakt: Badborngasse 1a, 35510 Butzbach; Tel.: +49-(0)6033-73232; www.afe-deutschland.de

Sabrina Mathea, Jg. 1982, Dipl.-Psycholinguistin, Körperorientierte Krisenbegleiterin für Schwangere, Babys und Kleinkinder (Paula Diederichs), Spezialisierung: Geburtstraumatisierungen und deren Auswirkungen auf die Mutter/Vater-Kind-Interaktion, Klangarbeit mit Eltern und Babys zur Förderung der Bindungsstruktur, Förderung des frühkindlichen Spracherwerbs, Mitakteurin im Projekt »Projektehaus DoulaImPuls« in der Stadt Brandenburg an der Havel.

Kontakt: info@sabrina-mathea.de

Uta Meier-Gräwe, Univ.-Prof. Dr. sc. oec., Studium der Ökonomie und Soziologie; seit 1994 Leitung des Lehrstuhls für Wirtschaftslehre des Privathaushalts und Familienwissenschaft am Institut für Wirtschaftslehre des Haushalts und Verbrauchsforschung der Justus-Liebig-Universität Gießen; Mitglied der Sachverständigenkommission zur Erstellung des Siebten Familienberichts sowie des Ersten und Zweiten Gleichstellungsberichts der Bundesregierung; seit dem 1.5.2013 Leiterin des Kompetenzzentrums »Professionalisierung und Qualitätssicherung haushaltsnaher

Dienstleistungen«, gefördert durch das BMFSFJ; seit 1.2.2014 Mitglied der Enquete-Kommission »Zukunft der Familienpolitik in NRW« der Landesregierung von Nordrhein-Westphalen und der Familienpolitischen Kommission der Heinrich-Böll-Stiftung in Berlin. Forschungs- und Publikationsschwerpunkte: Familien-, soziökonomische Haushalts- und Geschlechtersoziologie, Armuts-, Dienstleistungsforschung.

Kontakt: Bismarckstraße 37, D-35390 Gießen; uta.meier-graewe@haushalt.uni-giessen.de

Rudolf Merkel ist Arzt für Kinderheilkunde mit Weiterbildung in anthroposophischer Medizin, Clinical Ecology, Cranial Osteopathy und Biodynamic Osteopathy, 1989 Gründung der Schule für Craniosacrale Osteopathie in Zürich, seit 1985 Praxis für Craniosacrale Kinderbehandlungen, Arzt an der Seeklinik für Psychosomatische Medizin in CH-Brunnen.

Kontakt: Bergacherstrasse 17, CH-8912 Obfelden; Tel.: +41-447615320; rudolf.merkel@cranioschule.ch; www.cranioschule.ch

Gerd Poerschke ist Dipl.-Psychologe und arbeitet seit über 14 Jahren im Bereich der Krisenbegleitung und bindungs- und ressourcenorientierten Körperpsychotherapie mit Säuglingen, Kindern und Erwachsenen. Bis 2015 arbeitete er als Weiterbildungsleiter am Weiterbildungsinstitut für körperorientierte Krisenbegleitung (WIKK) in Berlin.

Kontakt: Praxis für Körperpsychotherapie und SchreiBabyAmbulanz, Peschkestr. 14, D-12161 Berlin; Tel.: +49-(0)160-96754903; info@gerdpoerschke.de; www.gerdpoerschke.de

Franz Renggli, Dr. phil. II, ist Psychoanalytiker und Körperpsychotherapeut, zudem Paar-, Familien- und Gruppentherapeut. Er arbeitet in seiner Praxis in Basel (CH) mit Babys, Kleinkindern und Eltern. Sein Fokus liegt auf der Bearbeitung vorgeburtlicher und geburtlicher Erfahrungen. Er ist Autor einer Vielzahl von Veröffentlichungen im Bereich der pränatalen Psychologie.

Kontakt: Nonnenweg 11, CH-4055 Basel; Tel.: +41-(0)612-716232; www.franz-renggli.ch

Petra Saltuari, Dr. phil., ist Kunstpädagogin und ausgebildete Kunsttherapeutin, Heilpraktikerin (Psychotherapie). Körpertherapeutisch wurde sie in der Funktionellen Entspannung nach Marianne Fuchs ausgebildet.

Kontakt: Praxis für Kunst- und Körpertherapie, Legienstraße 42, D-65929 Frankfurt am Main.; Tel.: +49-(0)69-30035633; praxis@kunsttherapie-saltuari.de; www.kunsttherapie-saltuari.de

Antonia Stulz-Koller, Fachärztin FMH für Kinder- und Jugendpsychiatrie und Psychotherapie. Beruflicher Schwerpunkt: Psychotherapeutische und psychiatrische Arbeit mit Babys, Kleinkindern und deren Eltern und Geschwister. Ausbildungen in systemischer Therapie (G. Weber & F. Simon/Heidelberg, D) und in verschiedenen traumazentrierten Therapieverfahren mit dem Schwerpunkt auf der Behandlung von Säuglingen und Kleinkindern (körperorientierte Verfahren, Hypnotherapie), EMDR-Therapeutin. Arbeitet seit 1999 in eigener Praxis in selbstständiger Tätigkeit zusammen mit mehreren Psychologinnen und Psychologen.

Kontakt: Dr. med. Antonia Stulz-Koller, Edisonstrasse 24, CH-8050 Zürich; Tel.: +41-(0)44-3101115; antonia.stulz@hin.ch; www.praxis-maertplatz.ch

Manfred Thielen, Dr. phil., Dipl.-Psych., Psychologischer Psychotherapeut, ist Leiter des Instituts für Körperpsychotherapie Berlin, Einzel-, Gruppentherapie, Lehrtherapeut, Supervisor, Lehrbeauftragter, Autor und Herausgeber von Büchern zur Körperpsychotherapie, zuletzt im Psychosozial-Verlag: zusammen mit Werner Eberwein (2014): *Humanistische Psychotherapie. Theorien, Methoden, Wirksamkeit.* Delegierter der Bundespsychotherapeutenkammer (BPtK) und der Berliner Psychotherapeutenkammer, Mitglied des Redaktionsbeirates des *Psychotherapeutenjournal,* Vorsitzender der Deutschen Gesellschaft für Körperpsychotherapie (DGK), Vorsitzender der Arbeitsgemeinschaft Humanistische Psychotherapie (AGHPT).

Kontakt: IfK – Institut für Körperpsychotherapie Berlin, Cosimaplatz 2, D-12159 Berlin; ma.thielen@gmx.de

Sabine Trautmann-Voigt, Dr. phil., ist Psychologische Psychotherapeutin und Kinder- und Jugendlichenpsychotherapeutin in eigener Praxis in Bonn (MVZ-Psyche), Tanz- und Ausdruckstherapeutin (ADTR, USA, und BTD), Leitung der Köln-Bonner Akademien für Psychotherapie und Verhaltenstherapie (kbap und kbav) sowie des Deutschen Instituts für tiefenpsychologische Tanztherapie und Ausdruckstherapie (DITAT e.V.),

Vizepräsidentin der DFT, Mitherausgeberin der Zeitschrift: *körper tanz bewegung (ktb)*, zahlreiche Veröffentlichungen.

Kontakt: Köln-Bonner Akademien für Psychotherapie und Verhaltenstherapie (kbap und kbav), Bertha-von-Suttner Platz 6, D-53111 Bonn; Tel.: +49-(0)228-9638134; s.trautmann-voigt@kbap.de; www.kbap.de, www.kbav.de, www.tanztherapie.de, www.mvzpsyche.de

Inga Wagenknecht, Dipl. oec. troph., ist wissenschaftliche Mitarbeiterin am Lehrstuhl für Wirtschaftslehre des Privathaushalts und Familienwissenschaft an der Justus-Liebig-Universität Gießen. Mitarbeiterin im Teilprojekt »Kosten und Nutzen Früher Hilfen. Eine Kosten-Nutzen-Analyse im Projekt *Guter Start ins Kinderleben*«.
Forschungs- und Publikationsschwerpunkte: Frühe Hilfen, Familienforschung, Ökonomie des Haushalts

Kontakt: Bismarckstraße 37, D-35390 Gießen; inga.wagenknecht@haushalt.uni-giessen.de

Anja Weiffen, Jg. 1986, Dipl.-Psychologin, Autorin, wissenschaftliche Mitarbeiterin und Promovendin in der Bindungs-, Stress-, und Schmerzforschung an der Universität Potsdam. Vorträge, Lehrveranstaltungen und Publikationen zu bindungsrelevanten Themen u.a. Weiffen, A. (2013). Pränatale mütterliche Depression und Auswirkung auf die Mutter-Fetus-Bindung: Eine systematische Übersichtsarbeit. Diplomarbeit, Humboldt-Universität zu Berlin. Kostenloser Download unter: http://edoc.hu-berlin.de/master/weiffen-anja-2013-07-23/PDF/weiffen.pdf

Kontakt: anja.weiffen@icloud.com